全国中医药行业高等教育"十三五"规划教材

全国高等中医药院校规划教材（第十版）

临床康复学

（供康复治疗学、运动康复学、听力与言语康复学等专业用）

主　编

唐　强（黑龙江中医药大学）

副主编

冯晓东（河南中医药大学）　　　　　　朱天民（成都中医药大学）

李文迅（北京中医药大学）　　　　　　寇久社（陕西中医药大学）

唐　巍（安徽中医药大学）

编　委（以姓氏笔画为序）

王宇峰（长春中医药大学）　　　　　　方　针（浙江中医药大学）

朱路文（黑龙江中医药大学）　　　　　刘灿珍（山东中医药大学）

金亚菊（云南中医学院）　　　　　　　钟建国（成都医学院）

郭友华（广州中医药大学）　　　　　　郭清娟（上海中医药大学）

阎丽娟（天津中医药大学）　　　　　　颉旺军（甘肃中医药大学）

曾序求（湖南中医药大学）

中国中医药出版社

·北　京·

图书在版编目（CIP）数据

临床康复学/唐强主编 . —北京：中国中医药出版社，2017.8（2023.4重印）

全国中医药行业高等教育"十三五"规划教材

ISBN 978-7-5132-4233-2

Ⅰ.①临⋯　Ⅱ.①唐⋯　Ⅲ.①康复医学-高等学校-教材　Ⅳ.①R49

中国版本图书馆 CIP 数据核字（2017）第 112119 号

中国中医药出版社出版

北京经济技术开发区科创十三街31号院二区8号楼

邮政编码　100176

传真　010-64405721

廊坊市祥丰印刷有限公司印刷

各地新华书店经销

开本 850×1168　1/16　印张 23.5　字数 586 千字

2017 年 8 月第 1 版　2023 年 4 月第 6 次印刷

书号　ISBN 978-7-5132-4233-2

定价　66.00 元

网址　www.cptcm.com

服 务 热 线　010-64405510

购 书 热 线　010-89535836

侵 权 打 假　010-64405753

微信服务号　zgzyycbs

微商城网址　https://kdt.im/LIdUGr

官 方 微 博　http://e.weibo.com/cptcm

天猫旗舰店网址　https://zgzyycbs.tmall.com

如有印装质量问题请与本社出版部联系（010 64405510）

全国中医药行业高等教育"十三五"规划教材

全国高等中医药院校规划教材（第十版）

专家指导委员会

名誉主任委员

王国强（国家卫生计生委副主任　国家中医药管理局局长）

主 任 委 员

王志勇（国家中医药管理局副局长）

副主任委员

王永炎（中国中医科学院名誉院长　中国工程院院士）

张伯礼（教育部高等学校中医学类专业教学指导委员会主任委员

　　　　天津中医药大学校长）

卢国慧（国家中医药管理局人事教育司司长）

委　　　　员（以姓氏笔画为序）

王省良（广州中医药大学校长）

王振宇（国家中医药管理局中医师资格认证中心主任）

方剑乔（浙江中医药大学校长）

左铮云（江西中医药大学校长）

石　岩（辽宁中医药大学校长）

石学敏（天津中医药大学教授　中国工程院院士）

卢国慧（全国中医药高等教育学会理事长）

匡海学（教育部高等学校中药学类专业教学指导委员会主任委员

　　　　黑龙江中医药大学教授）

吕文亮（湖北中医药大学校长）

刘　星（山西中医药大学校长）

刘兴德（贵州中医药大学校长）

刘振民（全国中医药高等教育学会顾问　北京中医药大学教授）

安冬青（新疆医科大学副校长）

许二平（河南中医药大学校长）

孙忠人（黑龙江中医药大学校长）

孙振霖（陕西中医药大学校长）

严世芸（上海中医药大学教授）

李灿东（福建中医药大学校长）

李金田（甘肃中医药大学校长）

余曙光（成都中医药大学校长）

宋柏林（长春中医药大学校长）

张欣霞（国家中医药管理局人事教育司师承继教处处长）

陈可冀（中国中医科学院研究员　中国科学院院士　国医大师）

范吉平（中国中医药出版社社长）

周仲瑛（南京中医药大学教授　国医大师）

周景玉（国家中医药管理局人事教育司综合协调处处长）

胡　刚（南京中医药大学校长）

徐安龙（北京中医药大学校长）

徐建光（上海中医药大学校长）

高树中（山东中医药大学校长）

高维娟（河北中医学院院长）

彭代银（安徽中医药大学校长）

路志正（中国中医科学院研究员　国医大师）

熊　磊（云南中医药大学校长）

戴爱国（湖南中医药大学校长）

秘 书 长

卢国慧（国家中医药管理局人事教育司司长）

范吉平（中国中医药出版社社长）

办公室主任

周景玉（国家中医药管理局人事教育司综合协调处处长）

李秀明（中国中医药出版社副社长）

李占永（中国中医药出版社副总编辑）

全国中医药行业高等教育"十三五"规划教材

编审专家组

组　长

王国强（国家卫生计生委副主任　国家中医药管理局局长）

副组长

张伯礼（中国工程院院士　天津中医药大学教授）

王志勇（国家中医药管理局副局长）

组　员

卢国慧（国家中医药管理局人事教育司司长）

严世芸（上海中医药大学教授）

吴勉华（南京中医药大学教授）

王之虹（长春中医药大学教授）

匡海学（黑龙江中医药大学教授）

刘红宁（江西中医药大学教授）

翟双庆（北京中医药大学教授）

胡鸿毅（上海中医药大学教授）

余曙光（成都中医药大学教授）

周桂桐（天津中医药大学教授）

石　岩（辽宁中医药大学教授）

黄必胜（湖北中医药大学教授）

前　言

为落实《国家中长期教育改革和发展规划纲要（2010–2020年）》《关于医教协同深化临床医学人才培养改革的意见》，适应新形势下我国中医药行业高等教育教学改革和中医药人才培养的需要，国家中医药管理局教材建设工作委员会办公室（以下简称"教材办"）、中国中医药出版社在国家中医药管理局领导下，在全国中医药行业高等教育规划教材专家指导委员会指导下，总结全国中医药行业历版教材特别是新世纪以来全国高等中医药院校规划教材建设的经验，制定了"'十三五'中医药教材改革工作方案"和"'十三五'中医药行业本科规划教材建设工作总体方案"，全面组织和规划了全国中医药行业高等教育"十三五"规划教材。鉴于由全国中医药行业主管部门主持编写的全国高等中医药院校规划教材目前已出版九版，为体现其系统性和传承性，本套教材在中国中医药教育史上称为第十版。

本套教材规划过程中，教材办认真听取了教育部中医学、中药学等专业教学指导委员会相关专家的意见，结合中医药教育教学一线教师的反馈意见，加强顶层设计和组织管理，在新世纪以来三版优秀教材的基础上，进一步明确了"正本清源，突出中医药特色，弘扬中医药优势，优化知识结构，做好基础课程和专业核心课程衔接"的建设目标，旨在适应新时期中医药教育事业发展和教学手段变革的需要，彰显现代中医药教育理念，在继承中创新，在发展中提高，打造符合中医药教育教学规律的经典教材。

本套教材建设过程中，教材办还聘请中医学、中药学、针灸推拿学三个专业德高望重的专家组成编审专家组，请他们参与主编确定，列席编写会议和定稿会议，对编写过程中遇到的问题提出指导性意见，参加教材间内容统筹、审读稿件等。

本套教材具有以下特点：

1. 加强顶层设计，强化中医经典地位

针对中医药人才成长的规律，正本清源，突出中医思维方式，体现中医药学科的人文特色和"读经典，做临床"的实践特点，突出中医理论在中医药教育教学和实践工作中的核心地位，与执业中医（药）师资格考试、中医住院医师规范化培训等工作对接，更具有针对性和实践性。

2. 精选编写队伍，汇集权威专家智慧

主编遴选严格按照程序进行，经过院校推荐、国家中医药管理局教材建设专家指导委员会专家评审、编审专家组认可后确定，确保公开、公平、公正。编委优先吸纳教学名师、学科带头人和一线优秀教师，集中了全国范围内各高等中医药院校的权威专家，确保了编写队伍的水平，体现了中医药行业规划教材的整体优势。

3. 突出精品意识，完善学科知识体系

结合教学实践环节的反馈意见，精心组织编写队伍进行编写大纲和样稿的讨论，要求每门教材立足专业需求，在保持内容稳定性、先进性、适用性的基础上，根据其在整个中医知识体系中的地位、学生知识结构和课程开设时间，突出本学科的教学重点，努力处理好继承与创新、理论与实践、基础与临床的关系。

4. 尝试形式创新，注重实践技能培养

为提升对学生实践技能的培养，配合高等中医药院校数字化教学的发展，更好地服务于中医药教学改革，本套教材在传承历版教材基本知识、基本理论、基本技能主体框架的基础上，将数字化作为重点建设目标，在中医药行业教育云平台的总体构架下，借助网络信息技术，为广大师生提供了丰富的教学资源和广阔的互动空间。

本套教材的建设，得到国家中医药管理局领导的指导与大力支持，凝聚了全国中医药行业高等教育工作者的集体智慧，体现了全国中医药行业齐心协力、求真务实的工作作风，代表了全国中医药行业为"十三五"期间中医药事业发展和人才培养所做的共同努力，谨向有关单位和个人致以衷心的感谢！希望本套教材的出版，能够对全国中医药行业高等教育教学的发展和中医药人才的培养产生积极的推动作用。

需要说明的是，尽管所有组织者与编写者竭尽心智，精益求精，本套教材仍有一定的提升空间，敬请各高等中医药院校广大师生提出宝贵意见和建议，以便今后修订和提高。

国家中医药管理局教材建设工作委员会办公室

中国中医药出版社

2016 年 6 月

编写说明

　　本教材是根据《国家中长期教育改革和发展规划纲要（2010—2020）》和《中医药健康服务发展规划（2015—2020）》的精神，由国家中医药管理局教材建设工作委员会办公室组织建设的全国中医药行业高等教育"十三五"规划教材之一，主要供全国高等中医药院校康复治疗学、运动康复学、听力与言语康复学等专业使用，也可供康复专业相关人员临床参考之用。

　　《临床康复学》是以临床常见疾病或损伤引起的功能障碍为研究对象的一门课程。教学目标是使学生熟悉掌握临床常见功能障碍、康复评定方法和康复治疗技术，培养高素质康复治疗人才。

　　本教材以功能障碍临床康复为主线，贯穿神经、骨骼肌肉、心肺以及儿童等方面的疾病，从临床康复评定、康复治疗的角度进行编写。本教材加大了对康复评定、康复治疗技术的图表描述，图文并茂，旨在注重培养学生实践能力。本教材紧扣康复学科发展脉搏，适当写入康复学科的新知识、新技术及新成果，可拓宽学生的知识领域，提高其独立思考和临床实践能力。

　　在编写本教材的过程中，遵照教材编写的要求，对一些内容的编排进行了调整，将儿童疾病康复单列一章进行撰写，增加了孤独症的康复和智力低下的康复。此外，本教材在相应的章节增加了脊柱侧凸的康复、产后盆底功能障碍的康复等新内容。

　　本教材的第一章绪论由唐强编写；第二章神经系统疾病的康复由唐强、朱路文、唐巍、郭友华、刘灿珍、金亚菊、阎丽娟编写；第三章骨骼肌肉疾病的康复由李文迅、王宇峰、朱路文、颉旺军、曾序求编写；第四章心肺疾病的康复由朱天民、金亚菊编写；第五章儿童疾病的康复由钟建国、阎丽娟编写；第六章其他疾病的康复由冯晓东、寇久社、郭清娟、王宇峰编写；第七章临床常见问题的康复处理由冯晓东、曾序求、方针、寇久社、郭清娟编写。

　　在教材的编写过程中，全体参编人员付出了艰辛的劳动，并对教材做了反复的校对及修改。同时，我们也得到了各编写单位的大力支持以及中国中医药出版社的精心指导，才使本教材能够顺利出版，在此表示衷心的感谢！

　　教材是在使用中不断完善提高的，书中如有不妥之处，敬请广大同道、师生、读者提出宝贵意见及建议，以便再版时修订完善。

《临床康复学》编委会

2017 年 6 月

目 录

第一章 绪 论

第一节 临床康复学概述

随着康复医学的发展，康复作为一种理念已渗透到临床医疗的全部过程以及养生保健领域。专科康复的开展，促进了与临床专科相应的临床康复学的发展。近几年，在一些国家出现了专科康复医师，如骨科康复医师、神经康复医师。专科康复和专科康复医师队伍的发展体现了临床康复学已深入临床工作中，体现了康复医学与临床医学的密切关系。临床医师既是临床专科医师，通过学习也可以成为该专科的康复医师，而且临床早期阶段也是康复的最佳时期。在临床实践工作中，临床康复医师不仅要掌握临床医学的基本知识，还应掌握康复医学的全面知识，特别是本专科疾病康复的相关知识，只有这样，才能正确地指导康复治疗。

一、临床康复学的定义

临床康复学是一门研究因伤病导致功能障碍的预防、治疗和促进伤残患者功能与能力最大程度恢复的医学学科。临床康复学研究的主要对象是临床相关疾病所引起的功能障碍患者。由于功能障碍可以是潜在的，也可以是现存的、可逆或不可逆的，可以在疾病之前出现、与疾病并存或成为疾病的后遗症，所以，临床康复学实际上涉及临床各个学科，它涵盖了临床各学科的知识，侧重康复医学的内容。临床康复学的基本领域主要包括：

1. 神经系统疾病康复（neurological rehabilitation） 主要研究中枢神经系统及外周神经系统病损所致的功能障碍及康复处理。

2. 骨科系统疾病康复（orthopaedic rehabilitation） 主要研究骨与关节、肌肉软组织损伤、畸形、疾病所致的功能障碍及康复处理。

3. 心肺系统疾病康复（cardiopulmonary rehabilitation） 主要研究冠心病、慢性阻塞性肺疾病、高血压等病损所致的功能障碍及康复处理。

4. 儿童疾病康复（children rehabilitation） 主要研究脑性瘫痪、孤独症、智力低下等病损所致的功能障碍及康复处理。

5. 其他疾病康复 包括肿瘤康复、老年病康复等。

二、临床康复的目标

在制定临床康复治疗计划时，每个患者具体的康复目标往往是不同的。针对功能障碍者的具体康复目标主要依据病、伤、残诊断和功能评定。临床康复学的目的是利用以医学为主的多种手段，设法使患者已经受限或丧失的功能和能力康复到可能达到的最大限度，帮助他们重返社会，从而达到接近正常或比较正常的生活。康复基本目标主要包括两个方面：增加患者的独

NOTE

立能力（independence），使患者能回归社会并进行创造性生活（productive life）。

1. 重新获得独立能力　重新获得独立能力是康复的首要目标。长期以来，康复被认为是一个通过康复训练等手段使患者获得尽可能高的身体独立水平的过程。日常生活活动或生活自理能力的明显提高往往被作为临床康复成功的标志。独立能力的概念被极大程度限制在身体的（肉体的）独立能力范围之内，即把生活自理能力作为独立能力的指标。然而，独立能力不能被单纯看作为身体或生理功能上的独立能力，还应包括独立作出决定和解决问题的能力即自决能力（self-determination）。举个例子，如果只强调身体的独立能力，那么仅能使得高位脊髓损伤患者通过指导别人协助和应用某些辅助器械达到一种相对独立的生活方式，而不能真正获得独立能力。因此，在所有患者的临床康复过程中，要同时注意培养患者的自决能力，从而尽可能地达到身心的独立。独立功能评定体现了身体的独立和自决能力两方面内容。

2. 回归社会提高生活质量　至今，很多康复医师仍把康复目标局限于生活自理能力或独立能力的恢复或提高，康复治疗方法局限于物理疗法、作业疗法等体能方面的训练，社会适应能力的恢复及潜在的就业能力的恢复往往被忽视，甚至被忽略。患者和家属满足于患者生活自理，认为重新工作是不可能或不必要的。生活自理能力的恢复，为社会适应能力和就业能力的恢复奠定了基础，但是生活自理能力的恢复并不意味着社会适应能力和就业能力的恢复。患者只要有生活自理能力，可以在家庭环境中进行一定程度的独立活动，但仍难以回归社会。这样，他们事实上只是社会资源的消耗者，而不能通过自己潜在的就业劳动能力（包括体力和智力）为社会提供资源。他们既不能作为社会精神或物质财富的创造者而创造性地生活，也不能通过创造财富增加自信自立。只注重生活自理能力的恢复，实际上只是对人的自然属性的康复。只有注意社会适应能力和就业能力的恢复，才是对人的社会属性进行"康复"，否则，其对自然属性的康复就失去了重要价值。例如脊髓损伤者中，有一定文化水平和专业技术能力的患者通过必要的训练，应用部分科学技术（如计算机）也可从事一定的工作。同时，研究结果显示，脊髓损伤患者在生活自理活动以外的其他方面所消耗的平均时间实际上少于正常人所用的时间，因此可以有更多的时间从事更有意义的工作，这已经被一些事业上取得成功的患者所证实。对康复患者应进行力所能及的职业康复训练，使他们今后能返回合适的工作岗位，从而真正地回归社会，达到全面康复的目标。

第二节　工作特点及工作方式

临床康复以功能康复、整体康复、重返社会为基本原则。与临床医学不同，临床康复有着自己的工作特点及工作方式。

一、临床康复的工作特点

临床康复学与临床医学有很大的不同，从某种意义上讲，临床康复学是一种功能医学，它的主要任务之一是研究患者的功能障碍和残疾，以及如何去治疗（克服）残疾给患者带来的功能障碍。这样临床康复的工作内容也就有了它自己的特色，即康复评定、康复治疗、康复预防。

（一）康复评定

康复评定是康复治疗的基础。它类似于临床医学的诊断过程，但又不完全相同。对于康复评定的定义可以这样来理解：康复评定是客观、准确地检查、判断患者功能障碍的性质、部位、范围、程度，确定尚存的代偿能力情况，估计功能障碍的发展、转归和预后，确定康复目标，制定出可行的康复治疗措施，判定康复治疗效果，决定康复治疗后患者回归及去向的过程。

1. 康复评定的内容

（1）躯体功能评定　一般包括关节活动功能评定、肌力评定、肌张力评定、步态分析、神经电生理评定、感觉与知觉功能的评定、协调与平衡功能的评定、姿势反射与原始反射的评定、日常生活活动能力的评定、上下肢穿戴假肢或矫形器能力的评定、穿戴脊柱矫形器能力的评定等。

（2）精神心理功能评定　一般包括情绪评定、残疾后心理状态评定、疼痛评定、失用症和失认症评定、痴呆评定、非痴呆性认知障碍（注意力、记忆、思维）评定、人格评定等。

（3）语言功能评定　一般包括失语症评定、构音障碍评定、语言错乱评定、痴呆性言语评定、言语发育迟缓的评定、听力测定和发音功能的仪器评定等。

（4）社会功能评定　一般包括社会生活能力评定、生活质量评定、就业能力的医学评定等。

2. 康复评定的分期

（1）初期评定　在患者入院初期完成。目的是全面了解患者功能状况和障碍程度、致残原因、康复潜力，据此确定康复目标和制定康复治疗计划。

（2）中期评定　在康复治疗中期进行。目的是经过康复治疗后，评定患者的功能情况，有无康复效果，分析原因，并据此调整康复治疗计划。中期评定可进行多次。

（3）后期评定　在康复治疗结束时进行。目的是经过康复治疗后，评定患者总的功能情况，评价康复治疗效果，提出重返家庭和社会或做进一步康复治疗的建议。

3. 康复评定会　康复评定会是康复评定工作的一种重要形式。一般是由康复医师主持召开，康复治疗师、康复护士、康复工程师等相关人员参加的康复治疗组会议，在会上小组成员根据其本人的检查及分析，对患者功能障碍性质、部位、程度、发展、预后及康复目标充分发表意见，提出各自领域的康复对策、康复目标和治疗处理意见（包括近、中、远期），然后由康复医师归纳总结为一个完整的康复评定和治疗方案，拟定治疗计划，指派各专业人员分别实施。治疗中期再次召开评定会，对计划执行情况进行评定、修改和补充。治疗结束时再次召开评定会，对康复疗效进行总结并为下阶段康复治疗或出院后去向提出意见。

4. 康复评定应当做出的判断

（1）确定患者功能障碍　包括功能障碍的种类和主要的功能障碍。

（2）确定患者功能障碍程度　不仅应了解功能障碍种类，还应判断其严重程度。

（3）判断患者的代偿能力　在康复医疗工作中，我们不仅应了解患者功能障碍的情况，知道其丧失了什么功能，更应该了解其代偿能力如何，还残存什么功能，能发挥多大的代偿能力，并研究怎样利用这些残存的功能去发挥代偿作用，提高患者的生活和社会适应能力。

（4）确定康复治疗目标　对患者功能障碍的种类、严重程度和主要功能障碍有了正确全面的了解以后，明确康复治疗重点，通过康复治疗和训练，预期使患者的功能障碍恢复到何种水平，这种水平即是康复治疗需要达到的目标。最基本的指标是患者生活自理能力的恢复水平，其次是对家庭及社会适应能力的恢复程度等。治疗目标又可分为：

1）近期目标：是康复治疗初步阶段应达到的目标。

2）中期目标：是康复治疗过程中，分阶段应达到的目标。

3）出院目标：是患者康复治疗结束准备出院时应达到的目标。

4）远期目标：是患者出院后回归家庭和社会后所能达到的水平。

（5）决定承担各种功能训练任务的专业成员　根据患者功能障碍的种类和严重程度，结合康复治疗小组各成员的专长，将功能恢复训练的各方面任务恰如其分地分配给能胜任的成员，充分发挥康复治疗小组各专业的特长，分工协作，共同完成恢复患者功能的任务。

（6）决定各种康复治疗措施　康复评定会议要综合各专业评定结果的意见，根据功能障碍的主次，制定康复治疗计划并对康复治疗的先后顺序做出合理的安排。影响患者生活自理能力最严重的以及患者感到最痛苦并最迫切希望解决的问题，应优先考虑。

（7）判定康复治疗效果、修改康复治疗计划　康复治疗工作中，可根据需要随时对患者状况进行评定，修改康复治疗计划，变更康复治疗措施，取得更好的康复治疗效果。

（8）决定康复结局及转归　康复治疗结束，应对患者做出全面的评定，指出康复治疗后患者的去向，例如，回归家庭、回归社会、回归工作岗位、转至其他康复机构（如康复中心、疗养院）、至社区康复服务站继续康复治疗等。

（二）康复治疗

康复治疗技术的临床应用是康复医学不同于其他临床医学的又一特征之处。康复治疗以康复训练为主要手段，当然并不排斥临床行之有效的其他方法的应用，比如药物、手术、石膏、夹板等。主要康复训练疗法简介如下：

1. 物理疗法（physical therapy，PT）　包括运动疗法和物理因子疗法。

运动疗法是通过运动对身体的功能障碍和功能低下进行预防、改善和功能恢复的治疗方法。应用被动运动、主动运动、主动借助运动、抗阻运动、神经发育疗法等各种运动方法来训练患者，如肢体瘫痪后如何设法使其运动，如何将不正常的运动模式转变为正常或接近正常的模式，改善关节活动，增强肌力，增进运动的协调性，提高调节平衡的能力等。总之，该疗法是有针对性地、循序渐进地恢复患者丧失或减弱的运动功能，同时能够预防和治疗肌肉萎缩、关节僵直、骨质疏松、肢体畸形等并发症的发生。

物理因子疗法主要是应用除力学因素以外的电、光、声、磁、水、冷、热等各种物理因素治疗疾病，促进患者康复的治疗方法。

2. 作业疗法（occupational therapy，OT）　是针对患者的功能障碍，从日常生活活动、手工操作劳动及文体活动中，选出一些针对性强，能恢复患者减弱的功能和技巧的作业活动，让患者按照指定的要求进行训练，逐步恢复其功能，从而提高患者的日常生活能力，使其能自理生活和学习。在日常生活活动方面，常选用进食、梳洗、穿衣、从床上到轮椅转移等活动。在手工操作方面，常选用木工、手工制作等；在文体活动方面，常选用套环、拼七巧板、绘画及各种有康复价值的游戏等。对于活动困难者，作业治疗师可为他们制作自助具，如患者手握持困难，可为他们准备粗柄勺，以便握持；对装配上肢假肢矫形器以及配备特殊轮椅者，进行操纵和使用训练；对于认知能力有障碍的患者，进行认知功能的训练；以及为某些需要辅助具的患者配制辅助具等（主要是上肢，为方便日常生活或训练用）。

3. 言语疗法（speech therapy，ST）　是采用各种科学的方法，对言语障碍的患者，如脑瘫、脑外伤等有交流残疾的患者，进行评定和针对性训练，改善言语功能。

4. 心理疗法（psychotherapy）　心理是脑的功能对客观现实的反映，患者心理往往存在不同程度的改变。心理疗法是通过观察、谈话、实验和心理测验（智力、人格、精神、心理等），对患者的心理异常进行诊断后，再采用精神支持疗法、暗示疗法、行为疗法、松弛疗法、音乐疗法等对患者进行训练、教育和治疗，从而减轻或消除症状，改善心理和精神状态，使康复治疗顺利进行，最终实现全面康复。

5. 康复工程（rehabilitation engineering）　康复工程是应用现代工程学的原理和方法去恢复、代偿或重建患者功能的科学。具体工作有：①康复评定设备的设计和使用；②功能恢复训练器械的设计和使用；③功能代偿性用品的设计和使用（矫形器、辅助用品如自助具、拐杖、助行器、轮椅、站立架和生活自助器具等）；④功能重建性用品的设计和使用（人工喉、人工耳蜗等）；⑤康复工程材料的设计和使用（人工骨关节、肌肉、血管等）；⑥装饰性假器官的设计和使用（人工眼、耳、鼻、乳房等）。

6. 中医康复方法　中医外治法、推拿、传统功法及食疗药膳等对功能障碍的治疗有较好的疗效，临床应用广泛。尤其对运动功能障碍、语言功能障碍、疼痛、吞咽功能障碍等疗效显著。

7. 康复护理（rehabilitation nursing，RN）　康复护士是康复治疗组重要成员之一，主要任务是与其他康复专业人员共同协作，对患者施行符合康复要求的专业护理和必要的功能训练，预防并发症，防止继发性残疾，减轻残疾的影响，提高生活自理能力，使患者最大程度地康复并回归社会。具体康复护理内容应包括：防治长期卧床导致的各种不良反应（例如早期活动防止废用综合征，定时翻身防压疮，鼓励患者尽量主动做各种活动等）；指导患者自主完成日常生活活动（如穿衣、吃饭、洗漱等）；配合治疗师训练患者的肢体运动功能（如坐、站、走等）；做好患者的心理康复工作等。

（三）康复预防

临床康复学同临床医学一样，应以预防为主。早期采取康复预防措施，防止残疾及功能障碍的发生、发展。

二、临床康复的工作方式

临床康复的工作方式需要多专业合作，掌握一定康复技能的人员共同组建康复治疗组。康复治疗组对功能障碍者进行康复评定、治疗、宣教及居家康复指导，提高康复对象的功能，使其融入社会，最大限度提高其生活质量。

（一）康复治疗组

康复治疗组成员包括：康复医师及物理治疗、作业治疗、言语治疗、心理治疗、文体治疗、假肢/矫形器、中医康复、康复护理、社会工作等方面的人员。

治疗组成员的任务：

1. 康复医师（physiatrist）　负责患者的诊断，确定主要的功能障碍或出院目标，决定患者的药物、手术和其他医疗问题。通常康复医师担任治疗组会议组织者的角色。当然这一角色也可以由其他专业人员担任。康复医师必须首先是合格的临床医师，然后还要经过系统的康复医学专业训练和考核。

2. 物理治疗师（physical therapyist） 主要职责是恢复患者躯体和肢体运动能力，包括关节活动、肌力、肌肉耐力、全身耐力和心肺功能等，以及使用下肢矫形器、假肢和步行辅助具，对患者进行步态训练，坐、站和转移训练，牵张训练，协调和平衡训练，皮肤整体感觉训练，各种理疗（冷、热、电、磁、光、超声、水疗等）、轮椅技巧训练等。

3. 作业治疗师（occupational therapyist） 主要职责是恢复患者日常生活、学习、娱乐和工作能力，包括患者的生活自理活动能力（衣、食、住、行、个人卫生等），职业能力，转移能力，使用上肢矫形器、假肢和辅助具的能力等，必要时训练患者的感觉、感知和认知能力。吞咽功能训练有时也由作业治疗师进行。此外，还包括出院前向患者提供家庭和工作环境改造建议、就业建议等。患者家属和陪护者的训练也是作业治疗师的责任。

4. 言语治疗师（speech-language pathologyist） 主要职责是评定和治疗神经源性言语障碍，包括失语症（aphasia）、构音障碍（dysarthria）、失用症（apraxia）以及认知性交流障碍（cognitive-communication impairments）。吞咽障碍训练往往也属于言语治疗师的工作范畴。

5. 矫形器和假肢技师（prosthetist-orthotist） 主要职责是康复评定、矫形器和假肢的制作、穿戴矫形器和假肢前后的康复训练，并指导患者和家属如何进行矫形器和假肢的日常维护等。

6. 心理治疗师（psychologist） 主要职责是对患者进行心理评定、心理咨询、心理疏导、应激处理、行为治疗等。

7. 社会工作者（social worker） 主要职责是与患者家庭和社区联络，评定患者的家居情况，家庭收入情况，就业情况，生活方式等，并协调患者的治疗费用，为患者做出院安排，为患者家属排忧解难。国内目前没有该职业。

8. 文体治疗师（recreational and sports therapist） 主要职责是评定、训练患者进行娱乐和体育活动的能力并教育患者如何正确地参与其中，激发患者主动活动的热情和积极性，为患者确定合适的娱乐和体育活动。

9. 中医康复师（chinese-rehabilitation therapyist） 主要职责是采用传统功法、中医外治法、推拿及食疗药膳等中医康复方法对患者的功能障碍进行康复。

10. 康复护士（rehabilitation nurse） 少数国家设有专职的康复护士，主要负责患者卧床期间的体位摆放、床上活动、皮肤护理、直肠和膀胱处理、个人卫生、病房环境控制、辅助器具使用辅导、治疗时间安排等。没有专职康复护士时，护理组将从整体上承担上述任务。

11. 其他治疗师 与康复治疗相关的其他治疗技术人员还包括：运动治疗师（kinesiotherapist）、园艺治疗师（horticultural therapist）、音乐治疗师（music therapist）、舞蹈治疗师（dance therapist）等。

所有成员不仅要致力于特定的专业目标，还要对康复治疗的所有结果承担共同的责任，共同参与康复目标的确定，提供与目标相关的观察结果（不仅局限于自身的专业），与所有成员共享工作经验，互相学习，取长补短。因此，学科协作模式比学科组合模式更加注重参与康复过程的各个成员的独立性和相互作用。

（二） 临床康复的治疗模式

康复治疗组模式（team approach）是临床康复医疗的基本工作形式。康复医学是多专业和跨学科的学科，因此，多学科的康复治疗组的工作形式是所有临床康复医学工作者都应该了解和实践的重要内容。

1. 治疗组会议（team meeting） 是由康复医师、康复治疗师、康复护士、社会工作者、心理治疗师、矫形器和假肢技师等参加的康复评定和治疗方案讨论会。实施方式一般为：会议前确定患者的主要问题，然后由治疗组负责人确定会议日期、内容和地点。会议可以定期或不定期，在会议上各专业人员报告患者评定结果，确定或回顾治疗目标，设定治疗重点内容，并确定出院日期。会议的宗旨是为治疗组成员提供相互交流讨论的平台，弥补各个专业的缺点或"盲点"，对患者近期和远期治疗目标以及最重要治疗策略和方针达成共识。必要时患者及其家属也可以参加会议，这样可以有效地提高患者对医务人员的信任，也有助于提高疗效。10年前这些会议通常每两周进行一次，现在通常是每周进行一次。会议需要耗费较多的时间和较多的人力资源，效率较低，因此，应根据实际情况进行。

2. 查房（ward round） 查房是临床医学传统的病房工作模式，特征是由上级医师指导下级医师进行医疗处置观察，患者一般被动地参与。康复医学科的查房与临床医学查房模式相类似，康复医师查房时相关治疗师和护士同时参加，查房地点通常在治疗室进行，这样不影响患者治疗，也有利于直接观察患者的康复治疗情况。这种方式的针对性强，效率高，是今后的发展趋势。

3. 会诊（consultation） 请相关学科专家对特殊问题共同进行诊疗讨论是医院工作的基本形式。康复医学的横向多学科合作大部分以会诊的形式进行，必要时也可邀请兄弟学科专家参加。

康复医学的核心是通过多层次、多学科、多渠道的集体合作方式，对患者和残疾者进行训练和再训练，使其功能障碍得到最大程度的恢复，并尽可能恢复他们的社会角色和价值。这种方式可以使各康复医疗相关专业的作用得到充分发挥和扩大，因此已经成为康复医疗最典型的工作特征。

第三节 资格与职责

我国政府十分重视康复事业，继2001年我国《国民经济和社会发展第十个五年计划纲要》提出"发展康复医疗"之后，2002年8月24日国务院办公厅又转发了卫生部、民政部、财政部、公安部、教育部、中国残联《关于进一步加强残疾人康复工作的意见》（下称《意见》）。《意见》的总体目标是：到2005年，在城市和中等以上发达地区的农村，70%有需求的残疾人能够得到康复服务；在经济欠发达地区的农村达到50%。到2010年，在城市和中等以上发达地区的农村，有需求的残疾人普遍得到康复服务；欠发达地区的农村达到70%以上。2017年1月11日，公布《残疾预防和残疾人康复条例》，自2017年7月1日起施行。此条例加大了对残疾预防和残疾人康复事业的扶持力度，包括加强对残疾人的医疗保障，尤其是强化了对0～6岁残疾儿童、城乡贫困残疾人、重度残疾人等特殊残疾群体的保障力度。

一、康复医学资格考试制度的建立

为了适应医药卫生体制改革的需要，科学、客观、公正地评价卫生专业人员的技术能力和水平，完善评价机制，提高卫生专业人员的业务素质，按照人事部、卫生部关于加强卫生专业技术职务的评聘工作要求，其中一个重要的措施是逐步推行卫生专业技术资格考试制度，实行以考代评与执业准入并轨的考试制度。这个考试在人事部、卫生部的统一领导下进行，实行全国统一组织、统一考试时间、统一考试大纲、统一考试命题、统一合格标准，原则上每年进行一次。考试合格后可取得全国统一印制的、在全国范围内有效的专业技术资格证书，它是聘任相应专业技术职务的必备条件。2000 年开始执业医师和执业助理医师准入的全国统一考试，2001 年开始初中级专业技术资格考试，其中包括康复医学专业中级（主治医师）资格考试，2002 年资格考试的范围进一步扩展，增加了康复医学治疗技术专业初、中级（技师、主管技师）资格考试和技师执业准入考试。

报考卫生专业技术资格的人员必须具备人事部、卫生部所规定的有关政治思想，医德医风，相应学历和工作年限的基本条件。关于初、中级卫生技术资格考试的内容，有统一的严格要求。在考试的学科设置中，按卫生部有关综合医院科室设置的要求定位于康复医学科，其中"医"资格考试列入康复医学专业。"技"资格考试列入康复医学治疗技术专业。

二、康复医学专业人员考试的要求

康复医学科的"医""技"两个系列人员同属康复医学科范畴，在考试中对"医""技"两个系列及其中不同层次的要求是有区别的。2002 年康复医学专业、康复医学治疗技术专业的考试大纲基本体现了康复医学科的医、技中级职称资格评审条件的要求，对"医""技"的初、中级资格区分为掌握、熟悉、了解等不同程度的要求。在"基础知识"方面，报考医、技初中级资格的人员均应熟悉与本专业较密切相关的基本理论知识，如：解剖学、生理学、病理学、医用物理学、康复医学总论等。报考技士执业准入者则应掌握在校学习的解剖学、生理学、病理学、药理学课程。在"相关专业知识"方面，报考医、技初中级资格的人员均应熟悉与本专业较密切相关的临床医学科（如：骨科学、神经科学、内科学、外科学等）的基本理论与基础知识。报考"医"中级资格者还应了解本专业常用的医学影像诊断学、医学检验等科学的原理与方法，熟悉其临床应用，并能正确评价其临床意义。报考"技"初、中级资格者还应了解本专业常用治疗设备的基本结构与原理。报考技士执业准入者则应掌握在校学习的内科学、外科学的课程。在"专业知识"和"专业实践能力"方面，报考"医"中级资格者应掌握物理疗法学（含运动疗法学）、运动功能评定学、电诊断学等基本知识，了解肌电图等神经电生理检查、作业治疗学、言语治疗学、心理学等基本知识以及常用康复医学工程装置的应用，并应掌握骨科、神经科、内科、外科等科室常见病的康复评定、康复治疗的原理、技术、方法，以及相应适应证、禁忌证。报考"技"初中级资格者应掌握物理疗法学（含运动疗法学）的基本知识、常用物理疗法的操作规程和注意事项、本专业常见伤病的解剖定位及伤病不同病理阶段的治疗操作常规、禁忌证和注意事项，并应具有分析本专业常见技术故障原因和错误操作后果的能力。报考技士执业准入者则应掌握"技"系列人员所应掌握的最基本原理和最常见伤病的常用治疗方法。我国康复医学教育的不断发展和执业准入及专业技术职务考试制度的建立和完善，对推动我国康复医学事业的可持续发展具有极其重要的意义。

三、康复医师和康复治疗师的职责

康复医师和康复治疗师在临床工作中有明确的职责分工，康复医师的职责主要是针对病人的医学管理、功能评估及康复处方。康复医师应会使用各个治疗区和实验室常见的医疗设施，并熟知其安全性、校准和保养方法。这包括透热、超声波、辐射热和传导热源、其他热疗和水疗器具、紫外线、运动器具、手杖、拐杖、步行器和其他行走辅助器、轮椅、残疾司机特殊器具、电诊断和肌电图仪、尿动力实验仪器、简单的夹板装置以及听力测试器具。应充分利用心理、职业和社会能力评定器具和检查仪器，根据病情知道其使用及测定结果的解释。通过已登记注册的矫形—假肢设备来观察和获得矫形学与假肢学的基本原理，包括装配和制造过程。

康复治疗师的主要职责是在综合的康复治疗中，为患者进行物理治疗和作业治疗，促进其康复。主要任务为使用身体运动和各种物理因子（电、光、热、冷、水、磁、力等）作为治疗手段，进行神经肌肉和骨关节运动功能的评估与治疗训练以及减轻疼痛；又用日常生活活动训练、手工艺治疗、认知训练等作业治疗手段对患者进行细致功能、认知功能、家居及社会生活能力等的评估和治疗训练，促进身心康复，重返社会，改善生活质量。康复治疗师属医学相关领域专业技术人才，不属医师范畴。康复治疗师需具有本专业的理论知识，具有物理治疗方面、作业治疗方面及其他康复治疗方面的技术能力，具有较好的语言沟通技巧、较好的社会工作能力以及一定的组织管理能力；懂得如何示范治疗操作和进行讲解，懂得康复治疗临床实用性研究的基本方法，能在指导下协助收集资料，进行试验性治疗等。

在专业培养方向上，有的地方还存在着康复医师和治疗师混为一体培养的情况，这不利于康复医学的发展。两者是不同的培养体系，康复医师的培养应该在掌握全面的临床医学知识和技能基础上，并具备临床工作经验后，再接受一定时间的康复医学专科培训。康复医师只有掌握了全面的康复知识，才能正确地指导治疗师的工作。随着我国康复治疗学专业的发展，康复治疗师队伍的逐渐扩大，人才培养体系也逐渐细化。目前，我国康复治疗专业教育出现了以PT（物理疗法）为主的康复物理治疗专业，以OT（作业疗法）为主的康复作业治疗专业，以ST（言语疗法）为主的言语与听力技术等专业。

第四节 国际功能、残疾和健康分类

2001 年世界卫生组织（WHO）建立了新的残疾分类体系，即国际功能、残疾和健康分类（international classification of functioning，ICF）。这个体系随着近年 WHO 的研究及推广应用，已经在世界上多数国家的康复评定架构中采用，并成为其他医学领域和康复专业人员之间沟通的桥梁。

一、ICF 的模式

ICF 将"疾病的结局"分类转变为"健康的成分"分类，是以健康新概念为基础的，即健康代表一种功能状态，体现个人作为个体和社会成员完成全部生活的能力，它把功能作为判断

NOTE

健康的主要因素。而功能又分身体功能和结构、活动与参与三个方面。当三者均正常时为健康状态；相反，当身体功能和结构受损伤或（和）能力受限或（和）参与局限性时为残疾。因此，残疾可分为损伤、活动受限和参与局限性三类或三个水平。ICF 的功能与残疾模式（图 1-1）：

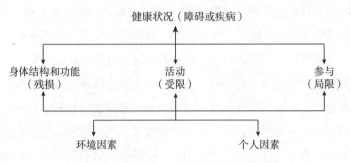

图 1-1　国际功能、残疾和健康分类模式图

在 ICF 的模式中，以上各个项目间的关系是双向的、有关联的、相互作用的。残疾的存在可能改变健康状况本身。从一种损伤或多种损伤可以推断能力受限，从而合理推断活动的受限程度。然而，重要的是如何独立地收集这些结构上的数据并解释之间的关系和因果联系。如果从整体的健康经历来看，则所有的构成成分都是有用的。

对于任何一种疾病或创伤患者，不仅要从损伤、活动受限和参与局限三个层面进行评定，还要了解个体的健康状况和功能水平，同时也应当评定影响个体的背景性因素。在康复实施过程中，则要在提高个体功能水平的同时，积极改善环境和个人因素，有针对性地采取三级预防措施，发挥康复的主动性和积极性，以预防或减轻残疾的发生和程度，实现高水平的康复。

二、ICF 的应用领域

ICF 的总目标是要提供一种统一、标准的语言和框架来描述健康状况及与健康有关的状况，可以在社会保障、评估卫生保健管理以及在地方、国家和国际水平的人口调查等领域中广泛使用。其内容包括预防和健康促进在内的个人卫生保健，以及通过消除或减轻社会障碍并鼓励提供社会支持和便利来改进个体的社会参与。它还有助于对卫生保健系统的研究，用以评估和制定政策。ICF 的应用领域可以归纳为以下五个方面：

1. 统计工具　用于数据的收集和记录（如用于人口研究和调查或用于管理信息系统）。

2. 研究工具　测量与功能、残疾和健康有关的结果、生活质量或环境因素。

3. 临床工具　用于需求评定，为特定状况选择治疗方法，进行职业评定、康复及其结果评估。

4. 社会政策工具　用于社会保障计划、赔偿系统、政策的制定与实施以及评估等多个方面。

5. 教育工具　用于课程设计和提高社会意识及采取社会行动。

三、ICF 的成分

ICF 具有两部分，每一部分有两种成分。

第一部分：功能和残疾。①身体功能和结构；②活动和参与。

第二部分：背景性因素。①环境因素；②个人因素。

每一成分均可用正面或负面术语表述，每一成分由不同领域所构成，而在每个领域中，类目是分类的单位。个体的健康和与健康有关的状况可以通过选择适当的类目或编码并加上限定值进行记录，这些数字编码用以具体显示在该类目上功能或残疾的范围或程度，或显示环境因素是有利或障碍因素的程度。ICF 的成分见表 1-1：

表 1-1　ICF 的成分

	第一部分：功能和残疾		第二部分：背景性因素	
成分	身体功能和结构	活动和参与	环境因素	个人因素
领域	身体功能、身体结构	生活领域（任务、行动）	功能和残疾的外在影响	功能和残疾的内在影响
结构	身体功能的改变（生理的），身体结构的改变（解剖的）	能力：在标准环境中完成任务 活动表现：在现实环境中完成任务	自然、社会和态度等外在因素的积极或消极影响	个人特质的影响
积极方面	功能和结构的结合	活动参与	有利因素	不适用
	功能			
消极方面	损伤	参与局限性活动受限	障碍或不利因素	不适用
	残疾			

四、ICF 的编码

ICF 运用了一种字母数字编码系统，即上述四个成分：身体功能、身体结构、活动和参与以及环境因素分别以字母 b、s、d 和 e 来代表。如字母 b（body）代表身体的功能，s（sructure）代表身体的结构，d 根据使用者的选择，d 可以用 a 或 p 替代以分别显示活动（activity）、参与（participation）和 e（environment）代表环境因素，紧接这些字母的是用章数开头的数字（一位数），后面是第二级水平（两位数）以及第三级和第四级水平（各为一位数）。ICF 的类目是嵌入式的，对于成分比较广泛的类目则在下一级的子类目中包含更详细的内容（如：在活动和参与成分的第 4 章中，活动分别包括站立、坐下、步行、搬运物体等子类目）。简略版（简版）包含两级水平，而全文版（详版）则包含四级水平，但简略版和全文版的编码是一致的。

例如：

b2：感觉功能和疼痛（一级水平类目）

b210：视功能（二级水平类目）

b2102：视觉质量（三级水平类目）

b21022：对比感觉（四级水平类目）

任何个体在每一水平上均可有其编码范围，它们可以是独立的也可以是相互关联的。使用限定值是 ICF 编码的一个重要特点。ICF 编码只有再加上一个限定值后才算完整，限定值用于显示健康水平的程度（即问题的严重性）。限定值是在小数点后的一位、两位或多位数字。使用任何编码应该至少加上一位限定值，没有限定值的编码没有意义。其中身体功能和结构的一级限定值、活动和参与的活动表现和能力限定值，以及环境因素的一级限定值描述在各构成成分中出现问题的大小。ICF 各成分编码中限定值并非一致，例如：

身体功能：一级限定值，用于显示损伤的范围和程度。

身体结构：一级限定值，用于显示损伤的范围和程度。二级限定值，用于显示身体结构各方面改变的性质。

活动和参与：一级限定值，即活动表现，指个人在现实环境中的问题。二级限定值，即能力，指无帮助下活动受限情况。

环境因素：一级限定值，使用负性和正性量度法，分别显示障碍和有利因素的范围。有利因素用"+"号代替小数点。

在 ICF 三个构成成分（身体功能、结构、活动和参与以及环境因素）进行定量化评定时，也使用限定值方法，对于不同结构下存在的损伤、受限、局限性或障碍等问题，使用下面括号中的恰当的定性词汇，并根据相关分类领域作出选择（xxx 表示二级水平的领域数）。针对可以使用校正值或其他标准测量的大范围的实例，对其损伤、能力受限、活动表现问题或障碍情况进行量化。例如，当"没有问题"或"完全问题"被确定时，编码只有 5% 的误差范围。而"中度问题"被确定时，编码的误差范围可达到有完全问题者的一半程度。不同领域中的百分率要参照相应的人口百分率标准进行校正。

xxx.0：没有问题（无，缺乏，微不足道……）0~4%

xxx.1：轻度问题（略有一点，很低……）5%~24%

xxx.2：中度问题（中等程度，一般……）25%~49%

xxx.3：重度问题（很高，非常……）50%~95%

xxx.4：完全问题（全部……）96%~100%

xxx.8：未特指

xxx.9：不适用

例如，s730.3 代表严重上肢结构损害，最后一位数字"3"作为一级限定值表示上肢损伤的范围和程度属于"重度损伤"。而 s7300.32 代表上肢的部分缺失，最后一位数字"2"作为二级限定值表示其上肢结构改变的性质属于中等程度，在具体的限定值定义中对应"部分缺失"。

在 ICF 的应用过程中，限定值的判断体现对功能障碍范围及程度的评定，对于疗效及预后的判断具有重要意义，但也常存在不同个体评定结果的差异，影响其应用的信度。因此，本书的康复评定部分以 ICF 框架为基础，主要介绍各种疾病所涉及的"身体功能和结构""活动""参与"三个层次的"功能与残疾"状态的评定，部分还涉及环境因素。为各种疾病相关的ICF 各成分限定值的判断提供客观的依据，有利于减少不同个体间评定结果的差异。

五、ICF 的特点

ICF 在其理论架构上以及类目术语上，建立了完备的术语系统，用于功能与残疾的分类。其特点如下：

1. 广泛性 该分类系统可以应用于所有处于不同健康状态的人，而不同于以往将残疾人作为一个特殊群体加以分离的分类法。

2. 平等性 强调促进残疾人充分参与社会生活，不同健康状态（身体和心理）均无活动或者参与的限制。

3. 准确定义 在四个分类维度中，各个具体的类目均有操作性定义，并且给出了各类的基本属性、分界（使用包括与不包括术语）、测量方法以及具体的实例。

4. 类目使用中性词语 许多类别以及项目均使用中性词来说明每个维度的积极与消极方面，避免了过去使用的对残疾人带有贬义的消极词汇。

5. 结构与功能分离 将身体结构与功能缺损分开处理，以反映身体所有缺损状态。

6. 用活动替代残疾 活动是一个中性词，用活动取代残疾反映了目前残疾人对自己状态的新认识。该分类还使用严重程度指标，对限制活动的情况进行描述。

7. 用参与代替残障 该分类系统用参与（participation）代替残障（handicap），并列举了一系列环境因素以确定参与社会生活的程度。

六、ICF 的临床应用

WHO 及有关机构为了推动 ICF 在临床和研究项目中的应用和发展，开发设计了《国际功能、残疾和健康分类》检查表（简称检查表）供临床使用。最新版本的检查表（临床版）包括 152 项类目，代表了 ICF 一、二级分类中最相关的维度。在所有 152 个编码中，列出了 38 项"身体功能"项目、20 项"身体结构"项目、57 项"活动和参与"项目以及 37 项"环境"项目。如果用户发现确定项目不在 152 个项目范围内时，可以为每个成分最多追加 2 个编码，每一编码都可以加上相应的限定值限定。

ICF 检查表作为一种综合性的以及包括环境因素的检查表，有着不同于其他检查表的特点。检查表运用了多种信息来源，如自我报告、医学检查、临床记录、家庭成员的报告等。检查者要根据这些不同来源的信息作出临床判断。在填写调查表时要应用访谈程序。检查者希望使用一套从现象定义开始的标准描述语言，以相同的方式提出最初的问题，而后则由临床医生自由应用相关的技术进行评估和记录，检查者能评估多种来源的信息以作出判断。由于临床判断和自我报告都是调查表的完整组成部分，检查表并不是为受训练的受试者专门设计的。

与以往的检查表相比，ICF 检查表可以确定功能问题程度［残损、能力和（或）参与受限］以及环境因素的促进或阻碍范围。严重程度限定值区分为无、轻度、中度、重度、完全、未特指、不适用。对限定值的每一等级都给出了解释或同义词以及百分比范围。例如，"中度"一词通常用来表示中等的、平均程度的问题，意思是这一问题在特定时间内出现率在50% 以上，在强度上影响了人们的日常生活，在最近 30 天内频繁发生。值得注意的是，为限定值划分的百分等级范围是各维度把人群的平均水平用一个百分等级作参照计算。这里要注意的是百分等级是一个统计学概念，不是百分率的概念。

ICF 检查表不同于其他临床专业领域所应用的量表或检查表。各专业领域的检查表所检查的内容是与各领域或专业密切相关的，而 ICF 检查表由于涵盖了不同的领域，包括身体结构与功能、活动和参与以及环境因素等，它综合了不同领域的检查表的内容，同时又能在一个综合的理论基础上，以一种综合的方法，收集不同领域所涉及的信息内容，这样就达到了不同领域针对同一测评对象的数据进行交换的目的。

在具体应用中需要根据患者的具体情况选择不同的 ICF 成分进行评定。如对于肘关节以上截肢患者，不仅需要进行肢体残端的形态测量等身体结构的评定，还要进行关节活动度的测量、残端肌力的测定等身体功能的评定。此外，还需要进行与上肢功能密切相关的日常生活活动能力，和职业、学习等活动及其参与能力的评定，以及环境和个人因素的影响；对于中枢性瘫痪的患者，评定同样包括上、下肢结构和功能、平衡、感觉、精神及言语等身体功能，日常生活活动能力和社会参与能力及背景性因素的评定。

目前，WHO 在全世界开展多中心合作项目，建立与疾病相关的 ICF 核心组合（core sets），以简化 ICF 的评定过程，因为具体病症涉及的 ICF 编码可能只有几十种，不需要进行所有的ICF 成分的判定。如骨关节炎，涉及的 ICF 身体功能层次主要包括"b280 痛觉、b710 关节活动功能、b730 肌肉力量功能、b770 步态功能、b715 关节稳定功能、b740 肌肉耐力功能、b780 与肌肉和运动功能有关的感觉、b760 随意运动控制功能、b134 睡眠功能、b735 肌张力功能"等。通过研究建立各疾病相关的标准核心组合，将大大提高 ICF 在康复评定实施中的效率。

为了保障 ICF 在临床中应用的信度与效度，并且保证其不致被误用或滥用，WHO 提出了ICF 临床应用的伦理道德原则，主要有以下两个方面：①临床医生应该尽可能向个体或个体的支持者解释使用 ICF 的目的，欢迎提出有关在使用 ICF 对功能进行分类时遇到的问题；②对于其功能被分类的个体（或其支持者）应该有机会参与，特别是对关于使用类目和评估提出适当性的意见并进行确认。

第二章 神经系统疾病的康复

第一节 脑卒中的康复

脑卒中是神经系统的常见病、多发病，具有发病率高、致残率高、死亡率高和复发率高的特点，严重危害着人类的生命健康。据统计，在存活的脑卒中患者中，约有四分之三不同程度地丧失劳动能力，其中重度致残者约占40%，严重影响了患者的生活质量。现代康复理论和实践证明，脑卒中后进行有效的康复不仅能使患者得到最大程度的功能恢复，而且能够降低其死亡率，缩短住院时间，减少医疗费用，并促进患者积极参与社会生活，提高其生活质量。

一、概述

（一）定义

脑卒中（stroke）又称脑血管意外（cerebral vascular accident，CVA），是指起病迅速，由脑血管病变引起的局限性或全脑功能障碍，持续时间超过24小时或引起死亡的临床综合征。临床上将其分为两大类：缺血性脑卒中和出血性脑卒中。缺血性脑卒中包括短暂性脑缺血发作（transient ischemic attack，TIA）、脑血栓形成（cerebral thrombosis）及脑栓塞（cerebral embolism）；出血性脑卒中包括脑出血（cerebral hemorrhage）及蛛网膜下腔出血（subarachnoid hemorrhage）。

（二）流行病学特点

脑卒中是导致人类死亡的三大疾病之一，在全球范围内，每年约460万人死亡，其中1/3在工业化国家，其余发生在发展中国家，患病和死亡主要发生在65岁以上的人群。日本是脑卒中发病率、死亡率最高的国家之一，脑血管病死亡率一直居死因之首。中国脑卒中发病率大约是2‰，高于欧美，与日本相近。由于我国人口基数大，每年新发卒中病人约150万，我国现存脑卒中患者为600万～700万，约40%的患者会遗留有中度功能障碍，15%～30%的人会留下严重的残疾。功能障碍包括运动功能障碍、言语障碍、认知障碍、心理障碍等。70%～80%的卒中病人有不同程度的劳动力丧失，独立生活能力下降。

近年来，急性脑血管病发病率有明显上升趋势，发病年龄呈下降趋势。随着现代医学的发展，脑卒中救治水平的提高，呈现死亡率下降、致残率上升的现象，给家庭和社会带来沉重负担。据不完全统计，我国每年用于治疗脑卒中的费用超过百亿元，加上各种间接经济损失，每年此病支出接近200亿元。这不仅是患者个人和家庭问题，而且已经成为严重的社会问题。

（三）病因及发病机制

各种原因如动脉硬化、血管炎、先天性血管病、外伤、药物、血液病及各种栓子和血流动力学改变都可引起急性或慢性脑血管疾病。根据解剖结构的发病机制，可将脑血管疾病的病因归为以下几类：

1. 血管壁病变　以高血压性动脉硬化和动脉粥样硬化所致的血管损害最常见，其次为结核、梅毒、结缔组织疾病和钩端螺旋体等病因所致的动脉炎，再次为先天性血管病（如动脉瘤、血管畸形和先天性狭窄）和各种原因（外伤、颅脑手术、插入导管、穿刺等）所致的血管损伤，另外还有药物、毒物、恶性肿瘤等所致的血管病损等。

2. 心脏病和血流动力学改变　如高血压、低血压或血压的急骤波动，以及心功能障碍、传导阻滞、风湿性或非风湿性心瓣膜病、心肌病及心律失常，特别是心房纤颤。

3. 血液成分和血液流变学改变　包括各种原因所致的高黏血症，如脱水、红细胞增多症、高纤维蛋白原血症等。另外还有凝血机制异常，特别是应用抗凝剂、避孕药物、弥散性血管内凝血和各种血液性疾病等。

4. 其他病因　包括空气、脂肪、癌细胞和寄生虫等栓子，脑血管受压、外伤、痉挛等。

（四）临床特征

1. 运动功能障碍　脑卒中使高级中枢神经元受损，下运动神经元失去控制，反射活动活跃，患者的肢体不能完成在一定体位下单个关节的分离运动和协调运动，而出现多种形式的运动障碍。联合反应（associated reaction）、协同运动（synergic movement）和姿势反射（posture reaction）是最常见的表现形式：

（1）**联合反应**　联合反应是指偏瘫时，即使患侧肢体不能做任何随意运动，但当健侧上下肢紧张性随意收缩时，其兴奋可波及到患侧而引起患侧上下肢发生肌肉紧张，从而产生相似的运动。

（2）**协同运动**　协同运动是指偏瘫患者期望完成某项活动时不能做单关节的分离运动，只有多关节同时活动时才能将动作完成。

（3）**姿势反射**　指由体位改变导致四肢屈肌、伸肌张力按一定模式变化的一种运动，称为姿势反射。主要包括紧张性迷路反射、紧张性颈反射、紧张性腰反射、阳性支撑反射、对侧伸肌反射及抓握反射等。

2. 感觉功能障碍　感觉是其他高级心理活动的基础，它是对客观事物个别属性的反映，如颜色、质地、形状等，这些个别属性整合起来构成事物的整体形象—知觉。脑卒中后感觉传导通路受损，出现感觉障碍（disturbances of sensation），主要表现为一般感觉障碍，如浅感觉的痛、温、触觉，深感觉的关节位置觉、震动觉、运动觉，以及复合感觉（如实体觉、定位觉、两点辨别觉）和特殊感觉（如偏盲）等感觉障碍。

3. 平衡功能障碍　平衡功能的产生需要有功能完整的深感觉及前庭、小脑和锥体外系等的参与，由各种反射活动、外周本体感觉和视觉调整以及肌群间的相互协作共同完成。以上任一环节出现问题均可导致平衡功能障碍。

4. 认知障碍　认知是机体认识和获取知识的智能加工过程，涉及学习、记忆、语言、思维、精神、情感等一系列随意、心理和社会行为。认知障碍（cognitive disorder）指与上述学习记忆以及思维判断有关的大脑高级智能加工过程出现异常，从而引起严重的学习、记忆障碍（learning and memory impairment），同时伴有失语（aphasia）、失用（apraxia）、失认（agnosia）或行为异常（disturbance in executive functioning）等，可单独存在，但多相伴出现。

（1）学习、记忆障碍　记忆是处理、贮存和回忆信息的能力，与学习和知觉相关。记忆过程包括感觉输入→感觉记忆→短时记忆→长时记忆→贮存信息的回忆等过程。短时记忆涉及特定蛋白质的磷酸化和去磷酸化平衡，而长时记忆除特定蛋白质的磷酸化改变外，还涉及新蛋白质的合成。在大脑皮层不同的部位受损伤时，可引起不同类型的记忆障碍，如颞叶海马区受损主要引起空间记忆障碍，蓝斑、杏仁核区受损主要引起情感记忆障碍等。

（2）失认　失认是指脑损害时患者并无视觉、听觉、触觉、智能及意识障碍的情况下，不能通过某一种感觉辨认以往熟悉的物体，但能通过其他感觉通道进行认识。例如，患者看到手表而不知为何物，通过触摸手表的外形或听表走动的声音，便可知其为手表。

（3）失用　失用是指脑部疾患时患者并无任何运动麻痹、共济失调、肌张力障碍和感觉障碍，也无意识及智能障碍的情况下，不能在全身动作的配合下，正确地使用一部分肢体功能去完成那些本来已经形成习惯的动作。如不能按要求做伸舌、吞咽、洗脸、刷牙、划火柴和开锁等简单动作，但病人在不经意的情况下却能自发地做这些动作。

（4）其他精神、神经活动的改变　患者常常表现出语多唠叨、情绪多变、焦虑、抑郁、激动（agitation）、欣快等精神、神经活动方面的异常改变。

5. 言语障碍　言语障碍是由脑损伤后引起语言的和作为语言基础的认知过程的障碍。言语障碍可粗略分为理解及表达两个方面。因为交流可通过语言或者文字进行，所以受到影响的能力包括语言表达、语言理解、书写及阅读等几个方面。卒中后言语障碍主要表现为失语症和构音障碍等。

（1）失语症（aphasia）　是指由于大脑半球损伤而导致已获得的语言能力丧失或受损，并非发音器官功能障碍所致。其功能障碍因卒中部位不同而异，主要表现为听、说、读、写四大方面功能障碍。

（2）构音障碍（dysarthria）　是指由于神经系统损害导致与言语有关的肌肉无力、肌张力异常以及运动不协调等，产生发声、发音、共鸣、韵律等言语运动控制障碍。患者通常听理解正常并能正确地选择词汇以及按语法排列词句，但不能很好地控制重音、音量和音调。

6. 吞咽障碍　吞咽障碍在脑卒中患者中是很常见的，急性期影像学检查发现发生率为25%～50%。主要表现为流口水、构音障碍、进食呛咳、反复肺部感染、体重下降、口腔失用等障碍。吞咽功能减退可造成误吸、支气管痉挛、气道阻塞窒息以及脱水、营养不良，从而导致患者病死率增加。吞咽障碍的表现、程度与病变部位有关，延髓的神经核或其周围神经受累而导致真性球麻痹，双侧大脑运动皮质及皮质延髓束受损导致假性球麻痹。

7. 协调运动障碍　高级中枢对低级中枢控制的失灵，损伤平面以下的反射异常，肌张力过高，肢体各肌群之间失去了相互协调能力，正常的精细、协调、分离运动被粗大的共同运动或痉挛所取代，一般上肢较下肢重，远端比近端重，精细动作比粗大动作受影响明显，运动协调障碍在动作的初始和终止时最明显，尽管偏瘫侧肢体有肌肉收缩活动，如出现用力屈肘、握拳等动作，但这些动作是屈肌共同运动中伴随着痉挛出现而产生的，不能协调进行复杂的精细动作，无法随意恢复到原来的伸展位。

8. 反射亢进　脑损伤后，高级与低级中枢之间的相互调节、制约受损，损伤平面以下的各级中枢失去了上一级中枢的控制，正常反射活动丧失，原始的、异常的反射活动被释放，并夸张地出现，引起反射性肌张力异常，表现为平衡反射、调整反射能力减弱，出现病理反射、脊髓反射、肌紧张反射（姿势反射）亢进，造成躯体整体和局部平衡功能的失调，影响了正常功能活动的进行。

9. 心理障碍　最常见的是抑郁症（depression），有的伴有焦虑。

脑卒中的各种功能障碍，均可导致患者的日常生活活动能力和功能独立性不同程度下降，严重影响其生活质量。

二、康复评定

脑卒中康复评定是脑卒中康复的重要内容和前提，它对康复治疗目标、康复治疗方案起着指导作用，且有利于康复效果的预测。康复评定涉及的内容很多，主要评定如下：

（一）神经功能损伤程度的评定

1. 格拉斯哥昏迷量表（Glasgow coma scale，GCS）　GCS用以确定患者有无昏迷及昏迷严重程度。GCS分数≤8分为昏迷状态，是重度脑损伤，9～12分为中度损伤，13～15分为轻度损伤。

2. 脑卒中患者临床神经功能缺损程度评分　我国第四届脑血管学术会议推荐应用脑卒中患者临床神经功能缺损程度评分标准来评定脑卒中损伤程度（表2-1）。该评分标准简单、实用、可靠、易于操作，是脑卒中最基本的功能评定方法之一。它的最高分是45分，最低分是0分，轻型是0～15分，中型是16～30分，重型是31～45分。

表2-1　神经功能缺损程度评分标准

评价内容	得分	评价内容	得分
1. 意识（最大刺激、最佳反应）①提问：a. 年龄；b. 现在是几月份（回答相差2岁或1个月都算正确）		3. 面肌	
		正常	0
都正确	0	轻瘫，可动	1
一项正确	1	全瘫	2
都不正确进行以下检查：		4. 语言	
②两项指令：握拳、伸掌；睁眼、闭眼，可示范		正常	0
均完成	3	交谈有一定困难，需借助表情动作表达；或流利但不易听懂，错语多	2
完成一项	4		
均不能完成，进行以下检查		可简单交流，但复述困难，语言多迂回，有命名障碍	5
③强烈局部刺激健侧肢体			
定向退让	6	词不达意	6
定向肢体回缩	7	5. 上肢肌力	
肢体伸直	8	Ⅴ度正常	0
无反应	9	Ⅳ度不能抵抗外力	1
2. 水平凝视功能		Ⅲ度抬臂高于肩	2
正常	0	Ⅲ度平肩或以下	3
侧方凝视功能受限	2	Ⅱ度上肢与躯干夹角>45°	4
眼球侧方凝视	4	Ⅰ度上肢与躯干夹角<45°	5

续表

评价内容	得分	评价内容	得分
6. 手肌力		Ⅲ度抬腿45°左右，踝或趾不能动	3
Ⅴ度正常	0	Ⅱ度抬腿离床不足45°	4
Ⅳ度不能紧握拳	1	Ⅰ度水平移动，不能抬高	5
Ⅲ度握空拳，能伸开	2	0度	6
Ⅲ度能屈指，不能伸	3	8. 步行能力	
Ⅱ度能屈指，不能及掌	4	正常行走	0
Ⅰ度指微动	5	独立行走5m以上，跛行	1
0度	6	独立行走，需拐杖	2
7. 下肢肌力		他人扶持下可以行走	3
Ⅴ度正常	0	能自己站立，不能走	4
Ⅳ度不能抵抗外力	1	坐不需支持，但不能站立	5
Ⅲ度抬腿45°以上，踝或趾可动	2	卧床	6

3. 美国国立研究院脑卒中评分表（NIH stroke scale，NIHSS）　是 Brott 等人制定的，是一种有效的标准化的脑卒中后神经功能缺损严重程度评价工具。有 11 项检测内容，得分低说明神经功能损害程度轻，得分高说明程度重（表2-2）。

表2-2　美国国立研究院脑卒中评分表

项目编号	项目名称	得分
1	意识与定向力	
	（1）意识水平	
	清醒	0
	嗜睡	1
	昏睡	2
	昏迷	3
	（2）定向力问题（现在的月份和患者的年龄，回答必须正确，接近的答案不给分）	
	两个问题均回答正确	0
	一个问题回答正确	1
	两个问题回答均不正确	2
	（3）定向力命令（睁眼闭眼，健侧手握拳与张开）	
	两个任务执行均正确	0
	一个任务执行正确	1
	两个任务执行均不正确	2
2.	瞳孔对光反应	
	双眼均有反应	0
	一眼有反应	1
	双眼均无反应	2
3.	凝视（只评测水平凝视功能）	
	正常	0
	部分凝视麻痹	1
	完全性凝视麻痹	2

续表

项目编号	项目名称	得分
4.	视野	
	没有视野缺失	0
	部分偏盲	1
	完全偏盲	2
	双侧偏盲	3
5.	面瘫	
	正常	0
	轻度瘫痪	1
	部分瘫痪	2
	完全性瘫痪	3
6.	上肢的运动（如果坐位，上肢前屈至90°，手掌向下；如果卧位，前屈45°，观察上肢是否在10秒内跌落）	
	保持10秒	0
	不到10秒	1
	不能抗重力	2
	直接跌落	3
7.	下肢的运动（下肢抬高30°，常常在卧位检测下肢是否在5秒内跌落）	
	保持5秒	0
	不到5秒	1
	不能抗重力	2
	直接跌落	3
8.	跖反射	
	正常	0
	可疑	1
	伸性	2
	双向伸性	3
9.	肢体共济失调（指鼻试验和足跟膝胫试验）	
	无共济失调	0
	上肢或下肢共济失调	1
	上下肢体均共济失调	2
10.	感觉	
	正常	0
	部分缺失	1
	明显缺失	2
11.	忽视	
	没有忽视	0
	存在一种类型的忽视	1
	存在一种以上类型的忽视	2
12.	构音障碍	
	正常	0
	轻度至中度障碍	1
	重度障碍	2

续表

项目编号	项目名称	得分
13.	语言	
	没有失语	0
	轻中度失语	1
	重度失语	2
	完全性失语	3

（二）运动功能评定

对于脑卒中造成的肢体功能障碍比较实用的评定方法主要有 Brunnstrom 偏瘫功能评价法、Fugl-Meyer 法、上田敏法。其中 Fugl-Meyer 法在感觉运动功能和平衡功能方面信度和效度较好，其缺点是评定过于复杂和费时；上田敏法对于上、下肢、手指运动功能评定简易、快速但使用较局限，而 Brunnstrom 偏瘫功能评价法在临床中以其简便易于操作而得到广泛应用。

1. Brunnstrom 偏瘫功能评价法 Brunnstrom 将脑血管意外后肢体偏瘫恢复过程结合肌力肌张力变化情况分为六个阶段进行评定（表2-3）。

表2-3 Brunnstrom 偏瘫功能恢复过程六阶段及功能评定标准表

阶段	上肢	手	下肢
I	无任何运动	无任何运动	无任何运动
II	仅出现协同运动模式	仅有极细微的屈曲	无任何运动
III	可随意发出协同运动	可有钩状抓握，但不能伸指	坐和站位上，有髋、膝、踝的协同性屈曲
IV	出现脱离协同运动的活动：1. 肩伸展0°，屈肘90°的情况下，前臂旋前、旋后 2. 在肘伸直的情况下，肩可前屈90° 3. 手背可触及腰骶	能侧捏及松开拇指，手指有半随意的小范围伸展	在坐位上，可屈膝90°以上，可使足向后滑向椅子后方，在足跟不离地情况下能背屈踝
V	出现相对独立于协同运动的活动：1. 肘伸直时肩可外展90° 2. 在肘伸直时肩前屈30°~90°的情况下，前臂可旋前和旋后 3. 肘伸直，前臂中立位可上举过头	可做球状和圆柱状抓握，手指可做集团伸展，但不能单独伸展	健腿站，病腿可先屈膝后伸髋，在伸膝的情况下可背伸踝，可将踵放在向前迈一小步的位置上
VI	运动协调近于正常，手指指鼻无明显辨距不良，但速度比健侧慢（≤5秒）	所有抓握均能完成，但速度和准确性比健侧差	在站立姿势上可使髋部外展到超出站起该侧骨盆所能达到的范围；在坐位上可在伸直膝的情况下，内、外旋下肢，并发足的内、外翻

2. 简化 Fugl-Meyer 评定法 Fugl-Meyer 评定法是由 Fugl-Meyer 等在 Brunnstrom 评定法的基础上制定的综合躯体功能的定量评定法，其内容包括上肢、下肢、平衡、四肢感觉功能和关节活动度的评测，科学性较强，因而在相关科研中多采用此法。而简化 Fugl-Meyer 评定法是一种只评定上、下肢运动功能的简化评定形式，具有省时简便的优点。简化 Fugl-Meyer 运动功能评定中各单项评分充分完成为2分，不能完成为0分，部分完成为1分。其中上肢33项，下肢17项，上、下肢满分为100分。可以根据最后的评分对脑卒中患者的运动障碍严重程度

进行评定（表2-4）。

表2-4　Fugl-Meyer 运动功能评定积分总表

项目	入院日期	出院日期	最大积分
运动			
上肢			36
腕和手			30
上肢总积分			66
下肢总积分			34
总运动积分			100
平衡总积分			14
感觉总积分			24
被动关节活动度			
运动总积分			44
疼痛总积分			44
Fugl-Meyer 总分			226

3. 上田敏偏瘫功能评价　日本上田敏等认为，Brunnstrom 评定法从完全偏瘫至完全恢复仅分为6级是不够的。因此，他在 Brunnstrom 评定法的基础上，将偏瘫功能评定分为12级，并进行了肢位、姿势、检查种类和检查动作的标准化判定，此方法称为上田敏偏瘫功能评定法。也是一种半定量的评定方法。

4. 运动功能评定量表　运动功能评定量表（motor assessment scale，MAS）是由澳大利亚的 Carr 等人于1985年提出的，由8个不同的运动功能项目和一个有关全身肌张力的项目组成。每一项评定记分为0~6分，检测内容有：仰卧位翻至侧卧位、侧卧位至床边坐、坐位平衡、坐位至站位、行走、上肢功能、手的运动和手的精细活动等。

5. Rivermead 运动指数　运动指数（RMI）是由英国 Rivermead 康复中心1991年编制的、专门用于评估运动功能的方法。该方法针对性强，简单，实用，易于掌握，但相对较粗略，共有15项评测内容和2个功能等级（0~1分），能独立完成规定的运动得1分，不能完成则为0分。

6. 改良 Ashworth 肌张力分级评定法　主要用于上运动神经元损伤肌张力增高的评定，通过被动活动关节来了解受累肌肉的张力情况。

（三）平衡功能评定

1. 三级平衡检测法　三级平衡检测法在临床上经常使用，Ⅰ级平衡是指在静态下不借助外力，患者可以保持坐位或站立位平衡；Ⅱ级平衡是指在支撑面不动（坐位或站立位）身体某个或几个部位运动时可以保持平衡；Ⅲ级平衡是指患者在外力作用或外来干扰下仍可以保持坐位或站立平衡。

2. Berg 平衡评定量表（Berg balance scale test）　Berg 平衡评定量表是脑卒中康复临床与研究中最常用的量表，一共有14项检测内容，包括：①坐—站；②无支撑站立；③足着地，无支撑坐位；④站—坐；⑤床—椅转移；⑥无支撑闭眼站立；⑦双足并拢，无支撑站立；⑧上肢向前伸；⑨从地面拾物；⑩转身向后看；⑪转体360°；⑫用足交替踏台阶；⑬双足前后位，无支撑站立；⑭单腿站立。每项评分0~4分，满分56分，得分高表明平衡功能好，得分低表明平衡功能差。

3. 平衡测试分析系统检测　通过检测了解患者动态和静态时身体重心分布情况来判断其平衡能力。一般正常人身体重心分布是两侧肢体分别承担体重50%，脑卒中患者健侧大于患侧。

（四）　日常生活活动能力的评定

日常生活活动（activity of daily living，ADL）能力的评定是脑卒中临床康复常用的功能评定，其方法主要有Barthel指数和功能独立性评定（functional independence measure，FIM）。

（五）　生活质量评定

生活质量（quality of life，QOL）评定分为主观取向、客观取向和疾病相关的QOL 3种，常用的量表有生活满意度量表、WHO-QOL100和SF-36等。

（六）　其他功能障碍的评定

其他功能障碍评定的量表还有感觉功能评定、认知功能评定、失语症评定、构音障碍评定和心理评定等，请参见有关章节和相关书籍。

三、康复治疗

脑卒中的康复主要是针对卒中后各种功能障碍进行相应的处理。脑卒中后最初几周功能恢复最快，基本上是在3个月以内达到康复平台期。脑卒中6个月后瘫痪肢体的运动和步行功能的进一步改善的可能性减小，但言语、认知、家务及工作技能在2年内都还有进一步恢复的可能。

康复时机选择：大量临床康复实践表明，早期康复有助于改善脑卒中患者受损的功能，减轻残疾的程度，提高其生活质量。通常主张在生命体征稳定48h后、原发神经病学疾患无加重或有改善的情况下开始进行康复治疗（脑出血患者脑水肿程度相对较重，一般主要在发病后1~2周，病情稳定后开始康复治疗）。对伴有严重的并发症，如血压过高、严重的精神障碍、重度感染、急性心肌梗死或心功能不全、严重肝肾功能损害或糖尿病酮症酸中毒等，应在治疗原发病的同时，积极治疗并发症，待患者病情稳定48h后方可逐步进行康复治疗。

脑卒中的康复应遵循以下基本原则：①选择合适的康复时机；②康复评定贯穿脑卒中治疗的全过程，包括急性期、恢复早期（亚急性期）、恢复中后期和后遗症期；③康复治疗计划是建立在康复评定的基础上，由康复治疗小组共同制订，并在治疗方案实施过程中逐步加以修正和完善；④康复治疗注意循序渐进，要有脑卒中患者的主动参与及其家属的配合，并与日常生活和健康教育相结合；⑤采用综合康复治疗，包括物理治疗、作业治疗、言语治疗、心理治疗、中医康复治疗和康复工程。

（一）　急性期的康复治疗

脑卒中急性期持续时间一般为2~4周，待病情稳定后康复治疗即可与临床诊治同时进行。

急性期康复目标：预防压疮、呼吸道和泌尿道感染、深静脉血栓形成及关节挛缩和变形等并发症；尽快地从床上的被动活动过渡到主动活动；为主动活动训练创造条件，尽早开始床上的生活自理；为恢复期功能训练做准备。

1. 运动疗法

（1）床上正确体位的摆放　脑卒中急性期的大部分患者肢体呈弛缓状态，此阶段不仅不能运动，还会导致关节半脱位和关节周围软组织损伤，甚至由于长时间异常体位造成肢体的痉挛模式。正确体位的摆放能预防和减轻肌肉弛缓或痉挛带来的特异性病理模式，防止因卧床引起的继发性功能障碍。

1）健侧卧位（图2-1）：是患者最舒服的体位。患肩前伸，肘、腕、指各关节伸展，放在胸前的垫枕上，上肢向头顶方上举约100°。患腿屈曲向前放在身体前面的另一垫枕上，既不外旋，也不内旋，避免足内翻。

2）患侧卧位（图2-2）：患肩前伸，将患肩拉出，避免受压和后缩，肘、腕、指各关节伸展，前臂旋后。患侧髋关节伸展，膝关节微屈，健腿屈曲向前放在身体前面的垫枕上。患侧卧位时，康复人员应注意患肩、患髋不能压在身体下面。

3）仰卧位（图2-3）：仰卧位不是最佳的体位，因为仰卧位可以加重病人的痉挛模式，如患侧肩胛骨后缩及内收，上肢屈曲、内旋（常常放在胸前），髋关节轻度屈曲及下肢外旋（可引起外踝压疮），足下垂及内翻。为预防这些异常，患肩应放在体旁的垫枕上，肩关节前伸，保持伸肘，腕背伸，手指伸展。患侧臀部和大腿下放置垫枕，使骨盆前伸，防止患腿外旋，膝下可置一小枕，使膝关节微屈，足底避免接触任何支撑物，以免足底感受器受刺激，通过阳性支持反射加重足下垂。另外，偏瘫患者应避免半卧位，因该体位的躯干屈曲及下肢伸展姿势直接强化了痉挛模式。

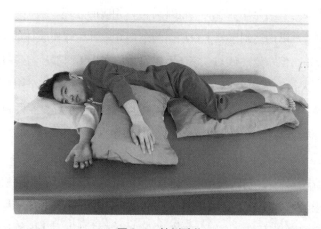

图 2-1   健侧卧位

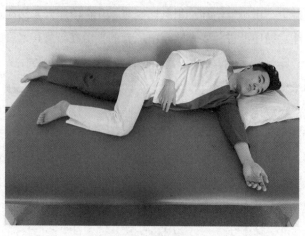

图 2-2   患侧卧位

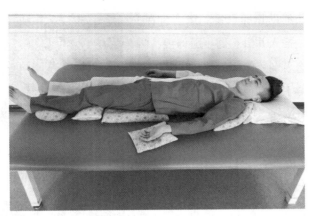

图 2-3 仰卧位

（2）床上体位变换 任何一种体位若持续时间过长，都可能引起继发性损伤，如关节挛缩、压疮等。因此，为了防止关节的挛缩或维持某一种体位时间过长而导致的压疮，要适时变换体位。

1）被动向健侧翻身：先旋转上半部躯干，再旋转下半部躯干。治疗者一手放在颈部下方，另一手放在患侧肩胛骨周围，将患者头部及上半部躯干转呈侧卧位；然后，一手放在患侧骨盆将其转向侧方，另一手放在患侧膝关节后方，将患侧下肢旋转并摆放于自然半屈位。

2）被动向患侧翻身：治疗者先将患侧上肢放置于外展 90° 的位置，再让患者自行将身体转向患侧，若患者处于昏迷状态或体力较差时，则可采用向健侧翻身的方法帮助患者翻身。

体位变换应注意以下几点：①每隔 2 小时变换一次体位。在特殊情况下亦不应超过 3 小时，否则，褥疮开始形成；②变换体位时不要在肢体远端牵拉，必须对肢体远端及近端均进行支撑并缓慢进行活动；③出现下列症状时，应暂时停止体位变化：血压明显下降，收缩压在 13.33kPa 以下；头部轻度前屈时出现瞳孔散大；患侧瞳孔散大和对光反射消失；呼吸不规则；呕吐频繁；双侧弛缓性麻痹；频发性全身痉挛；去大脑强直状态。

（3）被动活动关节 对昏迷或不能做主动运动的患者，应做患肢关节的被动活动。通过被动活动关节，既可以防治关节挛缩和变形，又能早期体验正确的运动感觉，保持大脑皮质对运动的"记忆"。

肢体的被动活动应注意以下几点：①被动运动要在关节正常活动范围内进行，若患者出现疼痛，不可勉强；②要充分固定活动关节的近端关节，以防止替代运动；③动作要缓慢、柔和、有节律性，避免因粗暴动作而造成的软组织损伤；④对容易引起变形或已有变形的关节要重点运动；⑤活动顺序应从近端关节至远端关节，各关节要进行各方向的运动，每个动作各做 3~5 次，每天 2 次；⑥两侧均要进行，先做健侧，后做患侧。

（4）床上活动 当肢体肌力部分恢复时，可进行早期的助力运动；待肌力恢复至 3~4 级时，可让患者进行主动活动。急性期的主动训练主要是在床上进行的，目的是使患者独立完成各种床上的早期训练后达到独立完成从卧位到床边坐位的转移。

1）双手交叉上举训练：患者正坐，双手手指交叉，患手拇指置于健手拇指之上（Bobath握手）（图 2-4），用健侧上肢带动患侧上肢在胸前伸肘上举，然后屈肘，双手返回置于胸前，如此反复进行。上举过程中，要保证肩胛骨前伸，肘关节伸直，患者可将其上肢上举过头。

2）双手交叉摆动训练：在完成前项训练的基础上，进行上举后向左、右两侧摆动的训练。摆动的速度不宜过快，但幅度应逐渐加大，并伴随躯干的转移。

NOTE

3）利用健侧下肢辅助抬腿训练：患者仰卧，用健侧足从患侧腘窝处插入并沿患侧小腿伸展，将患足置于健足上方。患者利用健侧下肢将患侧下肢抬起，尽量抬高，患侧下肢不得屈曲。然后缓慢放回床面，如此反复进行。

4）"桥式"运动：患者仰卧，上肢伸直放于体侧，双腿屈髋屈膝，足支撑在床上。嘱患者将臀部主动抬起，并保持骨盆成水平位，维持一段时间后慢慢放下（双桥式运动）（图2-5）。最初，治疗者可以通过轻拍患侧臀部，刺激其活动，帮助伸髋。随着控制能力的改善，为了进一步提高患侧髋关节伸展控制能力，可逐步调整桥式运动的难度。如将健足从治疗床上抬起，或将健腿置于患腿上，以患侧单腿完成桥式运动（单桥式运动）（图2-6）。

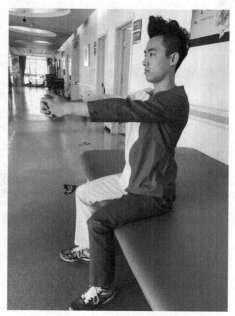

图2-4 Bobath 握手

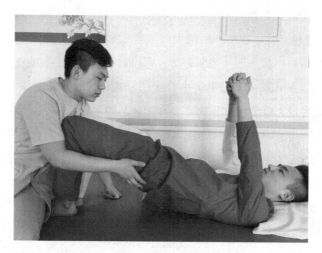

图2-5 双桥式运动

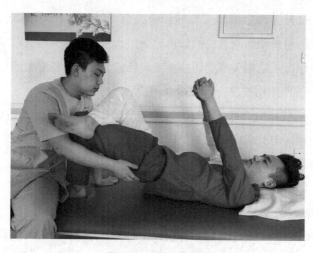

图2-6 单桥式运动

2. 物理因子治疗　常用的有局部机械性刺激（如用手在肌肉表面拍打等）、冰刺激、功能性电刺激、肌电生物反馈和局部气压治疗等，可使瘫痪肢体肌肉通过被动引发的收缩与放松逐步改善其张力。

3. 中医康复方法

（1）针灸疗法　一般脑卒中患者只要生命体征稳定就可以开始针灸治疗。

1）头针：头针治疗脑卒中具有较好的疗效，头针的取穴方法较多，常用的有头皮针标准线取穴法、头穴分区取穴法、头穴透刺法、头穴丛刺法，可根据功能障碍选择穴区进行治疗。

2）体针：此期多为弛缓性瘫痪，应尽快促进肌力恢复，使患者及早摆脱弛缓状态，还应注意异常模式。上肢取穴以手阳明经穴为主，下肢取穴以足阳明经穴为主，小腿部以足太阳、少阳经穴位为主。肩髃、曲池、手三里、外关、合谷、环跳、阳陵泉、足三里、解溪、昆仑。针刺得气后连接电脉冲治疗仪。

（2）中药治疗　高热不退、痰热内闭清窍者可用安宫牛黄丸，鼻饲或灌肠，1丸，每6～8小时1次；痰湿蒙蔽清窍者可灌服苏合香丸，1丸，每6～8小时1次鼻饲；出现脱证的患者可以选择使用具有扶正作用的中药注射液，如生脉注射液、参脉注射液、参附注射液；腹气不通、大便秘结者，急用承气汤煎服或清洁灌肠，每日1次；呕血、便血者，给予云南白药或三七粉0.5～1g，每日3次，冲服或鼻饲。

（3）推拿疗法　从远端至近端进行推拿，尤其要注意对患侧手、肩及下肢的推拿，这有利于改善血液循环，消除肿胀，缓解疼痛，预防压疮和静脉炎。如果为了促进功能恢复，则推拿宜从近端至远端，以促进患侧肢体功能的恢复。在推拿后可进行各关节的被动活动，上肢主要是掌指关节和肩关节，下肢主要是踝关节。在做髋关节和肘关节活动时，应注意活动幅度不宜过大和采用柔和手法，以免发生骨化性肌炎。患者在体力允许的情况下，自我推拿的效果更好。

（二）恢复期的康复治疗

脑卒中恢复期一般为1年，言语和认知功能的恢复可能需要1～2年。发病后1～3个月是康复治疗和功能恢复的最佳时期。恢复后期功能进步缓慢或停滞不前，出现肢体的废用。

恢复期康复目标：运动功能的康复，重点是抑制痉挛、原始反射和异常运动模式，增强肌力，促进协调性和精细运动，提高和恢复日常生活活动能力；翻身、坐起和站起训练；步行训练，改善步态，恢复步行能力。

1. 运动疗法

（1）床上活动

1）分离运动及控制能力训练：患者仰卧，支撑患侧上肢于前屈90°，让患者上抬肩部使手伸向天花板并保持一定的时间，或患侧上肢随治疗者的手在一定范围内活动，并让患者用患手触摸自己的前额、另一侧肩部等部位。

2）屈曲分离训练：患者仰卧，上肢置于体侧。治疗者一手将患足保持在背伸位、足底支撑于床面；另一手扶持患侧膝关节，维持髋关节呈内收位，令患足不离开床面完成髋、膝关节屈曲，然后缓慢地伸直下肢，如此反复练习。

3）伸展分离训练：患者仰卧，患膝屈曲，治疗者用手握住患足（不应接触足尖），使其充分背伸和足外翻。随后缓慢地诱导患侧下肢伸展，让患者不要用力向下蹬，并避免髋关节出现内收内旋。

4）髋控制能力训练：摆髋是早期髋控制能力的重要训练方法。患者仰卧，屈髋屈膝，足支撑在床上，双膝从一侧向另一侧摆动。同时，治疗者可在健膝内侧施加阻力，加强联合反应以促进患髋由外旋回到中立位。进一步可进行患腿分、合运动。

5）踝背屈训练（图 2-7）：患者仰卧，屈髋屈膝，双足踏在床面上。治疗者一手拇、示指分开，夹住患侧踝关节的前上方，用力向下按压，使足底保持着床位，另一手使足背屈外翻。当被动踝背屈抵抗消失后，让患者主动保持该位置，随后指示患者主动背屈踝关节。

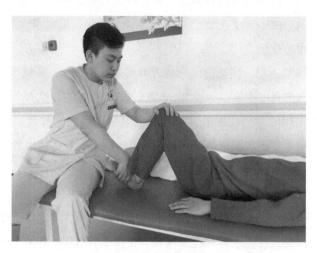

图 2-7 踝背屈训练

（2）翻身训练（图 2-8~图 2-14） 患者仰卧，双上肢 Bobath 握手伸肘，头转向要翻转的一侧，肩上举约 90°，健侧上肢带动患肢伸肘向前送，用力转动躯干向翻身侧，同时摆膝，完成肩胛带、骨盆带的共同摆动而达到侧卧。

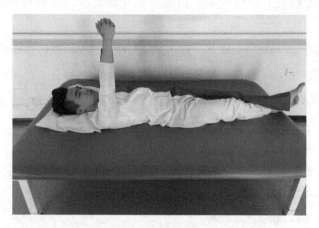

图 2-8 向健侧翻身 a

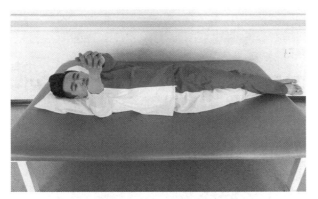

图 2-9　向健侧翻身 b

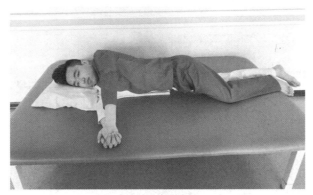

图 2-10　向健侧翻身 c

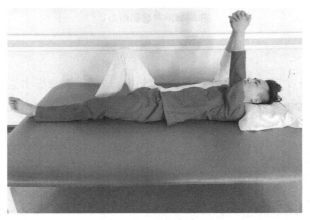

图 2-11　向患侧翻身 a

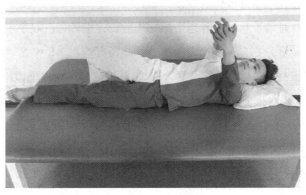

图 2-12　向患侧翻身 b

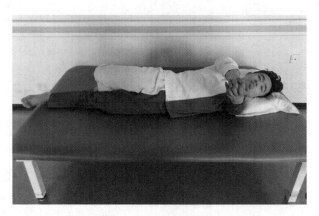

图 2-13　向患侧翻身 c

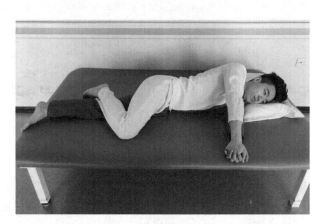

图 2-14　向患侧翻身 d

（3）坐位训练

1）坐起训练：患者首先从仰卧位变换为侧卧位，用健手握住患手置于腹部，头抬起，健侧肘关节屈曲，上臂呈直立位以支撑上半身抬起；健足插入患足下呈交叉状，以健足带动患足向床边挪动；上半身进一步上抬、前倾，同时健手手掌向下放在床上，以支撑身体起立。两足下垂在床沿上。坐起，移开交叉的双腿，两足着地。

2）坐位平衡训练：平衡训练分静态平衡训练和动态平衡训练。静态平衡训练要求患者无支撑下在床边或椅子上静坐，髋关节、膝关节和踝关节均屈曲 90°，足踏地或支撑台，双足分开约一脚宽，双手置于膝上。治疗者协助患者调整躯干和头至中立位，当感到双手已不再用力时松开双手，此时患者可保持该位置数秒，然后慢慢地倒向一侧。随后治疗者要求患者自己调整身体至原位，必要时给予帮助。静态平衡完成后，让患者自己双手手指交叉在一起，伸向前、后、左、右、上和下方并有重心相应的移动，此为自动态坐位平衡训练。患者一旦在受到突然的推、拉外力仍保持平衡时（他动态平衡）就可以认为已完成坐位平衡训练。

3）坐位时身体重心向患侧转移训练：偏瘫患者坐位时常出现脊柱向健侧侧弯，身体重心向健侧偏移。治疗者站在患者对面，一手置于患侧腋下，协助患侧上肢肩胛带上提，肩关节外展、外旋，肘关节伸展，腕关节背伸，患手支撑于床面上；另一手置于健侧躯干或患侧肘部，调整患者姿势，使患侧躯干伸展，完成身体重心向患侧转移，达到患侧负重的目的。

（4）立位训练

1）站起训练（图2-15～图2-18）：患者坐位，双足平放于地面，足尖与膝盖成一直线。治疗者坐在患者对面，膝关节屈曲并抵住患侧膝关节，用肘部将患者上肢抵在自己的腰部，另一手置于患者肩部，协助患者将身体重心向前移动。当双肩前移超过双足时，膝关节伸展而完成起立动作。起立时尽量患侧负重，抬头看前方。

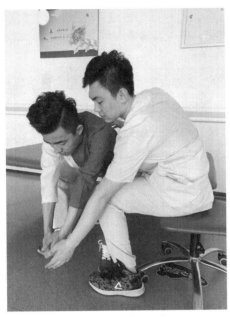

图2-15 站起训练 a

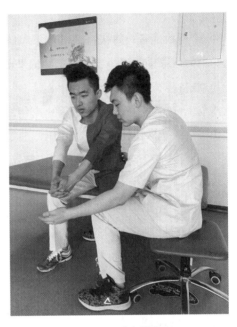

图2-16 站起训练 b

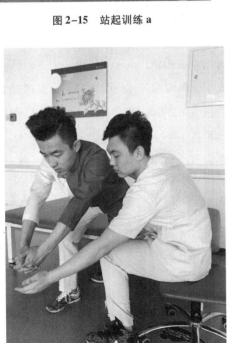

图2-17 站起训练 c

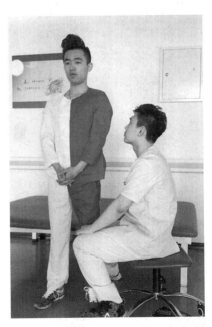

图2-18 站起训练 d

2）站位平衡训练：静态站位平衡训练是在患者站起后，让患者松开双手，上肢垂于体侧，治疗者逐渐除去支撑，让患者保持站位。注意站位时不能有膝过伸。患者能独立保持静态站位后，让患者重心逐渐向患侧转移，训练患腿的持重能力。同时让患者双手交叉的上肢（或仅用健侧上肢）伸向各个方向，并伴有随躯干（重心）相应的摆动，训练自动态站位平衡。如在受到突发外力的推拉时仍能保持平衡，说明已达到他动态站位平衡。

3）患侧下肢负重训练：当患侧下肢负重能力逐渐提高后，就可以开始患侧单腿站立训练。患者站立位，身体重心移向患侧，健手可抓握一固定扶手起保护作用，为避免患侧膝关节过度伸展，治疗者可用手辅助膝关节保持屈曲15°左右，然后患者将其健足抬起，置于患侧膝关节内侧，躯干、骨盆及患侧下肢位置不动，将健侧下肢内收、内旋。

（5）步行训练

1）步行前准备：如扶持站立位下患腿的前后摆动、踏步、屈膝、伸髋练习，患腿负重，健腿向前向后移动及进一步训练患腿的平衡。

2）扶持步行：治疗者站在偏瘫侧，一手握住患手，掌心向前；另一手从患侧腋下穿出置于胸前，手背靠在胸前处，与患者一起缓缓向前步行，训练时要按照正确的步行动作行走或平行杠内步行，然后扶杖步行（四脚杖、三脚杖、单脚杖）到徒手步行。

3）改善步态训练：步行早期常有膝过伸和膝打软（膝突然屈曲）现象，应进行针对性的膝关节控制训练。

4）复杂步行训练：如高抬腿步，弓箭步，绕圈走，转换方向，越过障碍走，各种速度和节律的步行以及训练步行耐久力（如长距离的步行、接力游戏），增加下肢力量（如上斜坡、上楼梯），训练步行稳定性（如在窄步道上步行），训练协调性（如踏固定自行车，踏脚踏式织布机等）。

（6）上、下楼梯训练　偏瘫患者上下楼梯训练应遵照健足先上、患足先下的原则。治疗者站在患侧后方，一手协助控制膝关节，另一手扶持健侧腰部，帮助将重心转移至患侧，健足先蹬上一层台阶。当健侧下肢在高一层台阶上支撑时，重心充分前移，治疗者一手固定腰部，另一手协助患足抬起，髋膝关节屈曲，将患足置于高一层台阶。如此反复进行，逐渐减少帮助，最终能够独立上楼梯（图2-19～图2-22）。下楼梯时，治疗者站在患侧，一手置于患膝上方，稍向外展方向引导，协助完成膝关节的屈曲及迈步，另一手置于健侧腰部身体向前方移动。患者健手轻扶楼梯扶手以提高稳定性，但不能把整个前臂放在扶手上（图2-23～图2-26）。

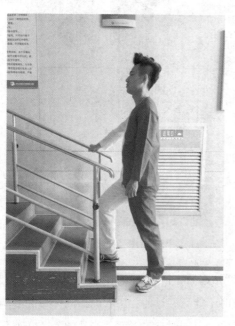

图2-19　上楼梯训练a

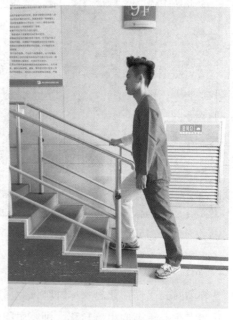

图2-20　上楼梯训练b

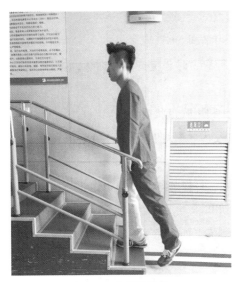

图 2-21 上楼梯训练 c

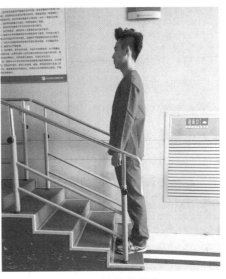

图 2-22 上楼梯训练 d

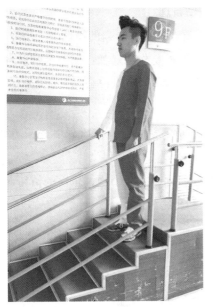

图 2-23 下楼梯训练 a

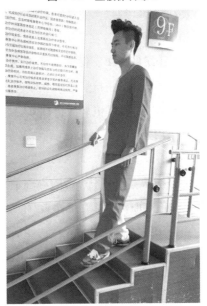

图 2-24 下楼梯训练 b

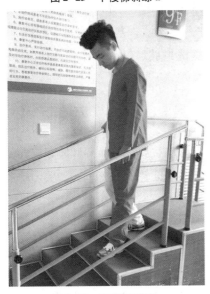

图 2-25 下楼梯训练 c

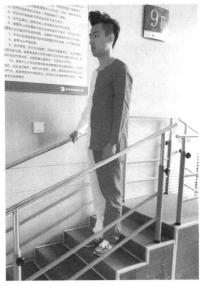

图 2-26 下楼梯训练 d

NOTE

2. 作业疗法

（1）作业治疗　对偏瘫患者应针对其功能障碍采用作业治疗。

1）肩、肘、腕的训练：应用墙式或桌式插件进行肩、肘、腕关节的训练，捶钉木板、调和黏土等作肘伸屈的训练。

2）前臂旋前或旋后的训练：拧水龙头、拧螺帽，利用圆盘状插件等。

3）手指精细活动：用栓状插件进行拇指的对指、内收、屈曲活动，捡豆、和面、编织、刺绣、拼图、打字等。

4）改善协调平衡功能的训练：脚踏缝纫机、拉锯，打保龄球、砂磨板作业等。

5）认知功能的作业训练：脑卒中患者很多存在认知障碍，主要包括注意力障碍、记忆力障碍及定向力障碍等。要针对性地采取相应的作业训练，如注意力、记忆力、定向力、表达力、计算力、理解力等的作业训练。

（2）日常生活活动能力训练　包括床椅转移、穿衣、进食、上厕所、洗澡、行走、上下楼梯、个人卫生等。通过作业治疗，使患者尽可能实现生活自理。

3. 物理因子治疗　在脑卒中的康复治疗中可根据需要选择一些恰当的物理因子治疗手段，对改善肌力、缓解痉挛、促进功能重建、消炎、镇痛起到重要作用。如：调制中频脉冲电疗法，刺激痉挛肢体的拮抗肌缓解痉挛，改善肌力。功能性电刺激疗法（FES），可以改善肌力，对于偏瘫肩采用功能性电刺激治疗减轻肩关节半脱位。

4. 言语治疗　尽早地进行言语训练可提高患者残存的言语功能，改善患者的交流能力，促进患者全面康复。

5. 心理疗法　脑卒中患者的心理治疗在于早期发现问题，及时干预，恶性的情绪对患者全身状况和各方面功能都有负面影响。治疗以心理干预和药物为主。

6. 康复工程　脑卒中病人在功能训练和日常生活中要使用或借助一些助行器、自助具或矫形器来矫正或改善其功能障碍。康复工程技术可为脑卒中后偏瘫患者提供这方面的服务。

7. 中医康复方法

（1）中药疗法　此阶段病机大多为虚实夹杂。气虚血瘀者，宜益气活血，方用补阳还五汤加减；肝肾阴亏者，宜滋补肝肾，方用镇肝息风汤加减；痰湿阻滞者，宜化痰祛湿，方用半夏白术天麻汤加减。若偏瘫日久，恢复较慢，也可用中药熏洗法，方用透骨草、荆芥、防风、桂枝、当归、苏木、牛膝、红花、桑枝，水煎后熏蒸烫洗患肢。每个肢体熏蒸烫洗30分钟左右。

（2）针灸疗法

1）头针：取穴方法亦同"急性期"。

2）体针：此时根据偏瘫多以痉挛为主，在针刺选穴时应主要在偏瘫侧肢体相应的拮抗肌上选取，兴奋拮抗肌以对抗重力肌的痉挛。取肩髃、臂臑、天井、手三里、外关、髀关、承扶、委中、阳陵泉、悬钟等穴，得气后连接电脉冲治疗仪。痉挛较重的患者，可在四肢末梢行温针灸。

3）耳针：可取神门、脑干、枕、颞区、肝、肾，用王不留行籽贴敷，每3日1次，辨证取穴。

（3）推拿疗法　推拿按摩可疏通经脉，缓解肢体痉挛，改善局部血液循环，预防褥疮，促进患肢功能恢复。对偏瘫肢体进行推拿时，多采用较缓和的手法，如揉、摩、擦手法，治疗时间宜长，以使痉挛肌群松弛。穴位推拿的取穴，可参照针灸取穴进行。手法要平稳，由轻而重，以不引起肌肉痉挛为宜。推拿可结合运动疗法同时进行。

（4）传统功法　可选用太极拳、八段锦、六字诀等气功导引练习。

（三）后遗症期的康复治疗

后遗症期是指脑卒中发病后一年以上的时期，此期患者不同程度地留下各种后遗症，如痉挛、肌力减退、挛缩畸形、共济失调、姿势异常甚至软瘫。

后遗症期康复目标：维持性训练，利用残余功能，防止功能退化。

1. 继续强化患侧的康复训练　以防止功能退化，提高日常生活活动能力。值得一提的是强制运动疗法，目前该方法主要应用于慢性期中风患者（发病半年以上）的上肢治疗。患肢至少具备主动伸腕10°，拇指掌侧或桡侧外展10°，其余四指中任意两指的掌指和指间关节可以伸10°。患者没有明显的平衡障碍，能自己穿戴吊带，无严重的认知障碍、痉挛、疼痛及并发症。主要的临床干预方法为：在连续10～15天内对患侧上肢保持每天至少6h的训练量，同时对健侧上肢进行2～3周的限制性使用。有研究表明，这种疗法的突出效果在于其治疗效果可以很好地转化为真实环境中的能力，患者可以在日常生活活动中大幅度增加患侧肢体的实际使用。

2. 加强代偿　患侧功能不可恢复或恢复很差的，应充分发挥健侧的代偿作用。

3. 矫形器和辅助器具的使用　针对患者功能水平、对残疾的适应水平、居住环境与建筑情况，指导其使用各种矫形器、辅助器具，是十分必要的，如日常生活中用以帮助吃饭、洗澡、穿衣、修饰、行走的器具和轮椅，以及用于支持和制动、预防畸形的各种矫形器。这些器具的运用可以补偿患者的功能，帮助患者提高日常生活活动能力。

4. 改善周围环境　为方便患者完成日常生活活动和预防跌倒。例如，门槛和台阶改成斜坡，厕所改成座厕或凳式便器，在经常活动的范围内，墙上应装上扶手，床铺以40cm左右为宜。

5. 中医康复方法

（1）中药疗法　脑卒中后遗症期主要病机是气虚血瘀、脉络痹阻。治疗应以益气活血为原则，方用补阳还五汤加减。

（2）针刺疗法　这一期针刺以阳明经为主，用以补益气血，促进脾胃运化，从而达到加强肌肉功能，促进肢体功能恢复的效果。

（3）推拿疗法　同"恢复期"。

（4）传统功法　同"恢复期"。

四、并发症的康复

脑卒中的并发症直接影响到脑卒中后各种功能的恢复，这些并发症较常见的有：肩部的并发症、直立性低血压、深静脉血栓形成、肺部感染、泌尿系感染、骨质疏松、骨折、痉挛、关节挛缩、压疮以及废用综合征、误用综合征等。其中痉挛和关节挛缩、骨质疏松和骨折、压疮的康复可参见相关章节。

（一）肩部并发症

肩部并发症是脑卒中后常见并发症之一，主要包括肩痛、肩关节半脱位、肩手综合征，下面分别介绍：

1. 肩关节半脱位　肩关节半脱位是脑卒中早期的常见并发症，多在脑卒中3周内发生，对患者上肢功能的恢复影响极大。卒中病人肩关节半脱位的原因是卒中后早期，上肢不同程度的瘫痪，肩关节稳定性减弱，偏瘫侧肩关节周围肌肉肌张力低下，维持肩关节正常解剖位置的周围肌肉松弛，使固定肩关节的稳定机构强度降低，导致肩关节脱离关节窝的正常位置。

对于肩关节半脱位最主要的是预防：①在软瘫时做好肩部关节的保护，避免对瘫痪肩的过分牵拉。②患侧卧位时间不宜过长，以免在无知觉时损伤肩关节。③在硬瘫时，做肩外展上举运动时宜掌面向上使肩外旋，让肱骨大结节避开肩峰的挤压。④同时须配合做肩胛骨的被动活动，增加肩胛骨的活动范围。

肩关节半脱位的治疗方法：①矫正肩胛骨的姿势，注意良肢位摆放。②纠正肩胛骨的位置，抵抗肩胛骨后缩：Bobath式握手，双上肢伸展充分上举，多次反复进行，卧位、坐位均可。③活动肩胛带：让肩胛骨向上、外、前活动。④刺激肩关节周围起稳定作用肌群的张力和活动。⑤肩关节无痛范围被动运动以保持肩关节的正常活动范围。

2. 肩痛　肩痛是脑卒中后常见的和严重的并发症之一，多在脑卒中发病后很长时间甚至数月后发生，发病率高达84%。它不仅给患者带来身心上的痛苦，也使患者的进一步康复受到极大影响。肩痛发病原因很多，一般认为主要由于肌痉挛破坏肩关节运动的正常机制以及患侧肩部处理不当，导致肩关节外展时所必需的肩肱关节节律紊乱，使肱骨头、喙肩韧带以及软组织之间产生摩擦和压迫，从而刺激了软组织中高度密集的神经感受器所致。

治疗应针对偏瘫后肩痛的发病机理使用神经促通技术，纠正肩胛骨的下沉、后缩及肱骨的内旋、内收，以减轻肩带肌的痉挛。注意纠正患者的坐、卧体位和进行患肢被动、自主运动；同时还应由治疗师实施有效的抗痉挛活动，使肩周各组肌群间的张力逐步恢复平衡，促进肩胛骨与肱骨间的协调和同步运动，从而达到肩关节的痉挛状态得到明显改善。另外还可以采用止痛药物控制疼痛，并在局部采用超声波、超短波等物理疗法进行综合治疗。

3. 肩手综合征　肩手综合征是脑卒中后常见的并发症，常在脑卒中后1~3个月内发生。发病机制尚不清楚，一般认为与反射性交感神经营养不良有关，也有人认为与机械作用致静脉回流障碍有关。表现为：突然出现的肩部疼痛，运动受限，手部疼痛及水肿；后期出现手部肌肉萎缩，手指挛缩畸形，甚至患手的运动功能永远丧失。常用的预防及治疗方法有：

（1）**患肢正确的放置**　将患肢抬高，防止患手长时间处于下垂位；维持腕关节于背伸位，可采用上翘夹板固定腕关节。卧位时，将上肢平放，远端抬高与心脏平齐，手指放开，半握空拳，可置一圆形物体于手掌中。此姿势可促进静脉血的回流。

（2）**向心性加压缠绕**　即以一根粗约1~2mm的长布带，对患肢手指、手掌、手背作向心性缠绕，至腕关节以上，随后立即除去绕线。反复进行可减轻水肿，促进周围血管收缩舒张自行调节机能。

（3）**冰疗**　即将患手浸于冰水混合液中，连续3次，中间可有短暂的间歇，本法可消肿、止痛并解痉。但应注意避免冻伤和血压升高。

（4）**冷热水交替法**　即先把患手浸泡在冷水中5~10分钟，然后再浸泡在温热水中10~

15 分钟，每日 3 次。以促进末梢血管收缩舒张调节的能力。

（5）**主动运动** 在可能的情况下，练习主动活动，如可训练患者旋转患肩，屈伸肘腕关节，但要适量适度，以患者自觉能承受的感觉为度，避免过度运动人为损伤肌肉及肌腱。

（6）**被动运动** 医护人员帮助活动患肢，顺应肩、肘、腕各关节的活动，活动应轻柔，以不产生疼痛为度。在卒中早期即开始训练，卒中后 24~48 小时即可进行，越早越好，可预防肩痛的发生，维持各个关节的活动度。

（7）**其他** 此外，还可应用针刺、中药、推拿、物理治疗等治疗手段综合治疗肩手综合征。

（二）直立性低血压

正常人由卧位至立位时因体位血压调节反射的作用能维持正常的循环供血。脑卒中长期卧床病人体位血压调节反射机制障碍，病人站立时，收缩期血压可迅速降低，极易出现头晕、恶心甚至昏厥等脑缺血表现。预防应强调早期起坐；起床动作要缓慢进行；可穿弹性长袜；有条件可以利用起立床（斜床）训练，逐渐提高倾斜角度达到90°，延长训练时间至 30 分钟。

（三）深静脉血栓形成

当下肢偏瘫严重时，缺血性脑卒中患者的深静脉血栓形成发生率在卧床患者中高达50%~75%，且多发生在一两周内。典型的症状是患腿肿胀，痛觉保留的患者可有痛感。约半数患者并无典型的临床症状而必须靠高灵敏度的多普勒血流仪确诊。一旦确诊，应避免下肢剧烈运动，使用抗凝药治疗（低分子肝素、华法林等），局部理疗也可能有一定帮助，必要时行手术治疗。

（四）肺部感染

昏迷或有吞咽障碍的患者常常会由于吸入食物、呕吐物、气管分泌物而导致肺部感染。问题可能发生在吞咽动作的口舌期，也可以发生在咽喉期，但都是因为吞咽反射减弱或消失造成会厌不能完全封闭喉口（气管开口）所致。发现有吞咽功能障碍时，应及时下鼻饲管。一旦确诊有肺部感染，则应全力以赴地处理：吸痰、排痰、大量使用抗生素，严重的需要吸氧，甚至气管切开。对有轻度吞咽障碍者，除进行唇、舌、颜面、软腭、口腔等处的刺激和肌肉功能训练外，让患者取直坐位，头前伸，从试吞结实的冻状物（如果冻）开始，逐步过渡到固体、软食、半流食、流食。总之，对吸入性肺炎的发生，要以预防为主。

（五）泌尿系感染

二便失禁是重症脑卒中患者常见的问题，因此留置导尿管帮助排尿和观察出入量在疾病早期十分常见。通常每 4~6 小时开放排尿一次，以刺激神经反射性排空和防止膀胱过度充盈及尿失禁为主。由于导尿管的长期留置，易于发生泌尿系感染，因此应尽可能地缩短导尿管的留置时间，采用习惯的排尿姿势。适当进行热敷、按摩、针灸等操作有利于早日排尿。另外，膀胱冲洗、使用抗生素、更换导尿管等也都是必要的措施。

（六）废用综合征

废用综合征是指长期卧床不活动，或活动量不足及各种刺激减少的患者，由于全身或局部的生理功能衰退，而出现的关节挛缩、肺部感染、压疮、深静脉血栓、便秘、肌肉萎缩、心肺功能下降、体位性低血压、智力减退等一系列综合征。大多数废用综合征的表现可以通过积极的康复训练得到预防。对"废用状态"比较明显的患者，应酌情进行被动关节活动训练，提高心肺功能的处理，增加神经肌肉反应性的处理（如利用保护性反应、姿势反应、平衡反应、多种感觉刺激、适当的手法治疗等）以及及时地处理各种并发症等。在积极控制"废用综合征"的同时，还应介入主动性运动，并使患者得到正确的康复训练。但是，如果已经出现了废用综合征的表现，再进行积极的康复训练，也只能部分逆转。

（七）误用综合征

误用综合征是指脑卒中偏瘫患者在康复过程中，由于运动方法不适当，而使偏瘫肢体肌群运动不协调，不能实现有效活动功能的一组症状。存在该综合征的患者，其偏瘫肢体伸、屈肌群肌力发展不平衡，常出现肌痉挛，不能进行分离运动，给病人日常生活活动增加困难。它是偏瘫肢体功能康复的一大障碍。在脑卒中患者常见的有：由于发病后对肢体及关节不正确的摆放和不合理用力所致的炎症，韧带、肌腱和肌肉等的损伤，骨关节变形，痉挛状态的增强，强肌和弱肌不平衡加剧，以及形成"划圈"步态和上肢"挎篮"状，并伴有肩痛、肩关节半脱位等症状。如果在患病早期就开始正确的训练，可完全或部分预防这种异常模式的形成。

五、脑卒中预后

一般来说，脑卒中后有三种结局：①经神经内科常规治疗，其受损功能完全恢复，临床痊愈；②经神经内、外科治疗，仍留有不同程度的功能障碍；③经积极抢救治疗无效，死亡。对于存活并有功能障碍的脑卒中患者来说，由于干预措施等因素的影响，其功能结局仍有较大差异。

1. 影响脑卒中功能结局的因素

（1）年龄　随着年龄的增加，人体器官功能会发生退行性改变，易合并多种慢性疾病，有研究表明年龄≥75岁的脑卒中患者受损功能恢复不如年轻患者。

（2）并发症与继发性功能损害　合并有心脏病的脑卒中患者，由于心功能受限可影响原发病造成功能障碍的改善；继发于原发病的吞咽困难、失语、智力下降、感觉障碍、二便失禁和抑郁，也可延长脑卒中患者的住院时间，影响其受损功能恢复的速度，从而使其生活质量下降。

（3）病灶部位与严重程度　在损害程度相同的情况下，脑卒中患者左、右半球病变对其功能结局没有明显影响，若有忽视存在，即右半球损害的患者功能结局相对较差。一般来说，脑卒中后受损功能程度越重，持续时间越长，其功能结局越差。

（4）康复治疗　大量的临床实践表明规范化康复治疗可以促进脑卒中患者的功能恢复。早期康复治疗不仅可以预防并发症的发生，缩短住院日，加快恢复时间，其效果也较非早期康复者为好。

（5）家庭与社会的参与　在脑卒中患者的功能恢复过程中，家庭成员的积极配合和社会相关因素的参与，都对其功能结局产生积极的影响。

2. 脑卒中预后的评定　相关的影响因素有助于预测脑卒中患者的预后，Brunnstrom运动功能恢复分期、Fugl-Meyer运动功能评定、FIM量表和Barthel指数，以及反映神经功能缺损的脑卒中量表，以及多元回归数学模型等方法均可预测脑卒中预后。

第二节　颅脑损伤的康复

随着经济社会的飞速发展，工业事故、交通意外等危险因素不断增多，颅脑损伤的发病率也呈上升趋势，且多发生于青壮年。颅脑损伤具有发病率高、病情急、变化快、功能障碍复杂等特点，严重地影响患者的生活和工作，给自身及其家庭带来痛苦和负担。对颅脑损伤患者进行早期和积极的康复治疗，使受损的功能得以最大程度地恢复和代偿具有重要的意义，一直以来都是临床康复的重点工作内容。

一、概述

（一）定义

颅脑损伤（traumatic brain injury，TBI）是指致伤外力作用于头颅部，特别是脑所造成的脑部损伤，常导致头皮、颅骨、脑膜、脑血管和脑组织发生机械性改变，从而引起暂时性或永久性的神经功能受损，常见意识障碍、记忆缺失及各种神经功能障碍。

（二）流行病学特点

颅脑损伤是危害人类生命健康的重要疾病之一。在我国，年发病率为 55.4/10 万人口，仅次于四肢创伤，但病死率居首位。在美国，颅脑损伤的发生率大约为 200/10 万人口，每年有 50 万新增病例，每年约有 8 万人死于颅脑损伤。轻度、中度和重度颅脑损伤的病死率分别是 0%、7% 和 58%，而致残率分别为 10%、66% 和 100%。经研究发现，颅脑损伤可发生在各年龄组，其分布呈两极分化，即 15～24 岁青少年（200/10 万人口）、65～75 岁老年人（200/10 万人口）居多。老年人死亡率高，与青壮年相比，老年病人恢复过程非常慢，甚至难以恢复。男性颅脑损伤的发生率明显高于女性，约为 2:1。

（三）病因及发病机制

交通事故、工伤事故、意外坠落、运动损伤、失足跌倒以及各种锐器、钝器对头部的伤害，是颅脑损伤的常见原因，常复合身体其他部位的严重损伤。不同类型的颅脑损伤发病机制不尽相同，但均属于脑组织及脑血管的直接或间接病理生理改变，如神经纤维断裂、神经通路传导障碍、神经细胞功能丧失及脑缺血、脑水肿、颅内压增高、脑内血肿等。

脑组织遭受撞击后，电镜下可见神经元线粒体变化、ATP 酶消失、血脑屏障通透性变化等现象，局部碰撞点见灰质及表面出血，轴突髓鞘内出现广泛分散的肿胀、撕裂，并伴毛细血管和小血管的出血。通过脂质过氧化反应，引起血管完整性破坏、脑微循环血流紊乱、细胞膜通透性改变、细胞肿胀等，从而产生脑水肿，进一步使颅内压升高，引起脑移位，甚至脑疝。

（四）临床特征

颅脑损伤是一种常见外伤，可单独存在，也可与其他损伤复合存在。虽然其临床表现呈多样性与多变性，但其受伤后常见症状与体征仍有一定的共性，主要表现为以下几个方面：

1. 认知功能障碍　认知功能属于大脑皮质的高级活动范畴。颅脑损伤患者大脑皮质常常受累，由于损伤性质、部位、严重程度各不相同，因而可出现各种认知功能障碍，如意识的改变、记忆障碍、听力理解异常，严重损伤的还可有感知、交流和处事行为障碍等。如果大脑皮质广泛受损则可能导致全面智能减退，成为外伤性痴呆。

认知功能障碍导致颅脑损伤患者生活与社会适应的障碍。认知障碍不仅在颅脑损伤患者中相当常见，而且往往影响到其他功能障碍的康复治疗效果，因此认知功能障碍常常成为颅脑损伤患者康复中的重要问题。

2. 运动功能障碍　由于颅脑损伤形式多样，导致运动功能障碍差异很大，可出现单肢瘫、偏瘫、三肢瘫或四肢瘫。通常伴肌张力异常，出现痉挛、姿势异常、共济失调、手足徐动等运动障碍。

3. 言语功能障碍　颅脑损伤后常见的言语功能障碍有言语错乱、构音障碍、命名障碍和失语。失语症也可根据不同的表现分为运动性失语、感觉性失语、命名性失语和混合性失语等。

4. 心理及行为功能障碍　颅脑损伤患者经受突发性外伤，往往会因对受伤情景的回忆、头痛引起的不适、担心生命危险等不良情绪导致否认、抑郁、倦怠嗜睡、易怒、攻击性强及躁动不安，严重者还会出现人格改变、类神经质反应、行为失控等。

5. 日常生活活动能力障碍　主要因为认知、运动、心理及行为等功能障碍的存在，使患者的日常生活活动受到不同程度的限制。

6. 职业能力障碍　中重度颅脑损伤患者往往因各种功能障碍无法重返原来的工作岗位。

二、康复评定

颅脑损伤可导致多种严重的功能障碍，主要包括意识、认知、运动、心理、行为、日常生活能力等障碍，这些功能障碍严重影响着患者的生存质量。及时、客观、准确的康复评定，对评估患者的损伤严重程度、制定康复目标和康复治疗计划、评定康复治疗效果、判断预后等均有重要意义。

（一）损伤严重程度的评定

颅脑损伤的严重程度差别很大，可以是最轻微的脑震荡，也可以是脑干严重受损而长期昏迷，甚至终生不醒。因而在讨论康复问题前，首先要确定颅脑损伤病情的严重程度，并据以判断预后，考虑其康复指征及评价其疗效。

颅脑损伤的严重程度主要通过昏迷的程度与持续时间、创伤后遗忘持续的时间来反映。临床上常采用格拉斯哥昏迷量表、盖尔维斯顿定向遗忘试验等方法来确定颅脑损伤的严重程度。

1. 格拉斯哥昏迷量表（Glasgow coma scale，GCS）　格拉斯哥昏迷量表是颅脑损伤评定中最常用的一种评定量表（表2-5）。国际上普遍采用GCS来判断急性损伤期病人的意识情况。该量表通过检查颅脑损伤患者的睁眼反应、运动反应和言语反应三项指标，确定这三项反应的计分后，再累计得分，以三者的总分为判断伤情轻重的依据。GCS能简单、客观、定量评定昏迷及其深度，并对预后有一定的指导意义。评分越低，昏迷时间越长，伤后遗忘时间越长，远期预后越差。

表2-5　颅脑损伤严重程度评定

严重程度	GCS	昏迷时间
轻型	13~15 分	<20 分钟
中型	9~12 分	20 分钟~6 小时
重型	6~8 分	≥6 小时或在伤后 24 小时内出现意识恶化并昏迷≥6 小时
特重型	3~5 分	伤后昏迷或再次昏迷 1 周以上

下述两种情况不计入评分：①颅脑损伤入院后 6 小时之内死亡；②颅脑火器伤。

临床上根据 GCS 计分及伤后昏迷时间长短，可将颅脑损伤分为四型：轻型、中型、重型、特重型。详见上表。

2. 创伤后遗忘（post traumatic amnesia，PTA）与盖尔维斯顿定向遗忘试验（Galveston orientation and amnesia test，GOAT） PTA 是颅脑损伤后记忆丧失到连续记忆恢复所需的时间，其情况如表 2-6 所示。

表 2-6 创伤后遗忘（PTA）

记忆情况	创伤阶段	记忆情况	创伤阶段	记忆情况	创伤阶段	记忆情况
	伤前		受伤时刻		伤后	
连续记忆		逆行性遗忘		PTA		恢复连续记忆

对于患者是否仍处于 PTA 之中，还是已恢复了连续记忆，常用 GOAT（表 2-7）来确定，主要通过向患者提问的方式了解患者的连续记忆是否恢复。目前认为 GOAT 是评定 PTA 客观可靠的方法。

表 2-7 Galveston 定向力及记忆遗忘检查表

姓名：	性别：	出生日期： 年 月 日	受伤时间：
诊断：			检查时间：

①你叫什么名字？（2 分）
  你的生日是什么时候？（4 分）
  你现在在哪里？（4 分）
②你现在在什么地方？城市名（5 分）
            医院名（5 分）
③你是哪一天入院的？（5 分）
  你是怎样到医院的？（5 分）
④受伤后你记得的第一件事是什么？（5 分）
  你能详细描述受伤后记得的第一件事吗？（5 分）
  （例如：时间、地点、伴随情况等）
⑤你能描述事故发生前的最后一件事情吗？（5 分）
  你能详述伤前记住的第一件事吗？（5 分）
  （例如：时间、地点、伴随情况等）
⑥现在是几点？几分？（最高 5 分，与当时时间相差半小时扣 1 分）
⑦今天是星期几？（最高 5 分，与正确者相差 1 天扣 1 分）
⑧今天是几号？（最高 5 分，与正确者相差 1 天扣 1 分）
⑨现在是几月份？（最高 5 分，与正确月份相差 1 月扣 5 分）
⑩今年是公元多少年？（最高 30 分，与正确年份相差 1 年扣 10 分）

注：该项检查满分为 100 分，患者回答错误时按规定扣分，GOAT 实际得分为：100 减去总扣分。GOAT 评分；75 ~ 100 分为正常；66 ~ 74 分为边缘；<66 分为异常。一般认为≥75 分才可认为是脱离了 PTA。

（二）认知功能障碍评定

认知功能是指大脑加工、储存和提取信息的能力，是人们完成活动最重要的心理条件，包括语言信息、智慧技能、认知策略等方面。颅脑损伤后认知功能障碍很常见，主要涉及感知、意识、记忆力、理解力、注意力、专注力、思维能力、推理能力和解决问题的能力等。常用的方法有：Rancho Los Amigos（RLA）认知功能分级、神经行为认知状态测试（neurobehavioral cognitive status examination，NCSE）、洛文斯顿作业疗法认知评定成套测验（Losewenstein occupational therapy cognitive assessment，LOTCA）。

1. Rancho Los Amigos 认知功能分级　按 RLA 的等级评定标准，颅脑损伤患者恢复过程中的认知与行为变化，包括从无反应到有目的反应共 8 个等级。该等级评定虽然不能表明患者特定的认知障碍，但可大致反映患者颅脑损伤后一般的认知及行为状态，并常常作为制定治疗计划的依据，因此在临床上广泛使用（表2-8）。

表 2-8　Rancho Los Amigos（RLA）认知功能分级

分级	特点	认知与行为表现
Ⅰ级	没有反应	患者处于深昏迷，对任何刺激完全无反应
Ⅱ级	一般反应	患者对无特定方式的刺激呈现不协调和无目的的反应，与出现的刺激无关
Ⅲ级	局部反应	患者对特殊刺激起反应，但与刺激不协调，反应直接与刺激的类型有关，以不协调延迟方式（如闭着眼睛或握着手）执行简单命令
Ⅳ级	烦躁反应	患者处于躁动状态，行为古怪，毫无目的，不能辨别人与物，不能配合治疗，词语常与环境不相干或不恰当，可以出现虚构症状，无选择性注意，缺乏短期和长期的回忆
Ⅴ级	错乱反应	患者能对简单命令取得相当一致的反应，但随着命令复杂性增加或缺乏外在结构，反应呈无目的、随机或零碎性；对环境可表现出总体上的注意，但精力涣散，缺乏特殊注意能力，用词常常不恰当并且是闲谈，记忆严重障碍，常显示出使用对象不当；可以完成以前常有结构性的学习任务，如借助帮助可完成自理活动，在监护下可完成进食，但不能学习新信息
Ⅵ级	适当反应	患者表现出与目的有关的行为，但要依赖外界的传入与指导，遵从简单的指令，过去的记忆比现在的记忆更深更详细
Ⅶ级	自主反应	患者在医院和家中表现恰当，能自主地进行日常生活活动，很少出差错，但比较机械，对活动回忆肤浅，能进行新的活动，但速度慢，借助结构能够启动社会或娱乐性活动，判断力仍有障碍
Ⅷ级	有目的反应	患者能够回忆并且整合过去和最近的事件，对环境有认识和反应，能进行新的学习，一旦学习活动展开，不需要监视，但仍未完全恢复到发病前的能力，如抽象思维、对应激的耐受性、对紧急或不寻常情况的判断等

2. 神经行为认知状态测试（NCSE）

（1）评测工具　NCSE 是一全面性的标准认知评定，能比较敏感地反映患者认知障碍的内容及程度，可按病人的认知状况作初步的筛选和评估，且操作比较方便，结果可以图示，因而比较直观，具有良好的效度和信度。NCSE 可以评估患者的定向、专注、语言（理解、复述和命名）、结构组织、记忆、计算、推理（类似性、判断）等领域。

（2）评测内容及方法　NCSE 评估认知功能的三个一般因素（意识水平、注意力和定向能力）和五个主要的认知功能区域（语言能力、结构能力、记忆力、计算能力和推理能力）。除了记忆及定向分测验外，其余所有分测验都先给予"筛查试"，若受试者通过"筛查试"则认定该项认知功能未受损，不需进一步评估。若"筛查试"未通过，则给予该分测验的一系列难度渐增的"等级试"。

（3）特点　根据 NCSE 评估所得到的信息，判断是否存在认知障碍，同时明确认知功能受损的区域以及尚存的功能。临床常用的认知功能筛查量表如 MMSE、CCSE 等，仅得出单一的总分性评估结论，对于特定的认知障碍，如失语、失用症等不敏感，NCSE 则充分考虑了以上几个因素。

3. 洛文斯顿作业疗法认知评定成套测验（LOTCA）　LOTCA 是目前认知评估领域应用较为广泛的方法之一。它基本涵盖了检测认知功能的各个方面，操作简单，实用性强，是临床康复中评定认知功能的敏感、系统的指标。

评定内容分为四大类：定向力、知觉、视运动组织及思维运作检查，共20项测验，除思维运作中的三项检查为5分制外，均采用4分制评分标准。通过检查结果可了解患者在定向、视失认、命名、空间失认、失用、单侧忽略、视空间组织推理能力、颜色失认、失写、思维运作、注意力等方面的能力。

4. 记忆能力评估　记忆是人对过去经历过的事物的一种反应，是对已获信息的感知及编码、储存和提取的过程，可分为瞬时记忆、短时记忆和长时记忆三种。记忆功能是人脑的基本认知功能之一。颅脑损伤者经常出现记忆功能障碍，这就要求对患者的记忆状况进行客观评定。常用Rivermead行为记忆能力测验（Rivermead behavioural memory test，RBMT）和韦氏记忆量表（Wechsler memory scale，WMS）。

（1）Rivermead行为记忆能力测验　该方法是应用较广的成套记忆测验，也是神经心理测验之一。其目的是在医院的室内环境下评定日常生活的记忆功能。RBMT包含11个项目，主要检测患者对具体行为的记忆能力，患者在此项行为记忆能力测验中的表现，可帮助治疗师了解患者在日常生活中因记忆力受损所带来的影响。包括时空及时间的定向、记忆姓名（延迟忆述）、记忆图片（实时忆述及延迟忆述）、记忆样貌（实时忆述及延迟忆述）、记忆故事（实时忆述及延迟忆述）、记忆要做的事情（延迟忆述）、记忆说话讯息（延迟忆述）、记忆所走路线（实时忆述及延迟忆述）、记忆对象摆放位置（实时忆述及延迟忆述）等。记忆高（Memory Quotient，MQ）表示记忆的总水平。

评定方法：患者各项目得到的初步积分会转化成标准分数及筛选分数。经过测试后的记忆功能水平可分为正常、轻度障碍、中度障碍及严重障碍。22~24分为正常，17~21分为轻度障碍，10~16分为中度障碍，0~9分为重度障碍（表2-9）。

表2-9　Rivermead行为记忆功能评定表

检查项目	操作方法	评分标准
1. 记住姓和名	让患者看一张人像照片，并告知他照片上人的姓和名。延迟一段时间后让他回答照片上人的姓和名，延迟期间让他看一些其他东西。可先让患者跟着复述一遍人名，确认其注意集中且记住了之后再开始	姓和名均答对，2分；仅答出姓或名1分；否则0分
2. 记住藏起的物品	向患者借一些属于他个人的梳子、铅笔、手帕、治疗时间表等不贵重的物品，当着他的面藏在抽屉或柜橱内，然后让他进行一些与此无关的活动，结束前问患者上述物品放于何处	正确指出所藏的地点，1分；否则0分
3. 记住预约的申请	告诉患者，医生将闹钟定于20分钟后闹响，让他20分钟后听到闹钟响时提出一次预约的申请，如向医生问"您能告诉我什么时候再来就诊吗"？	钟响当时能提出正确问题，1分；否则0分
4. 记住一段短的路线	让患者看着医生手拿一信封在屋内走一条分5段的路线：椅子→门→窗前→书桌，并在书桌上放下信封→椅子，从书桌上拿信封放到患者前面。让患者照样做。提前告知患者需关注的重点，在做的过程中不再给予提示	5段全记住，1分；否则0分
5. 延迟后记住一段短路线	方法同4，但不立刻让患者重复，而是延迟一段时间再让他重复，延迟期间和他谈一些其他事	全记住，1分；否则0分

续表

检查项目	操作方法	评分标准
6. 记住一项任务	即观察 4 中放信封的地点是否对	立即和延迟后都对，1 分；否则 0 分
7. 学一种新技能	找一个可设定时刻、月、日的计算器或大一些的电子表，让患者学习设定月、日、时和分（操作顺序可依所用工具的要求而定）。如①按下设定钮（set）；②输入月份，如为 3 月，输入 3；③输入日，如为 16，输入 16；④按下仪器上的日期（date）钮，告诉患者这是日期；⑤输入时间，如为 1 时 54 分，输入 1-5-4；⑥按下时刻（time）钮，告诉患者这是时刻；⑦按复位钮，消除一切输入。让患者尝试 3 次	3 次内成功，1 分；否则 0 分
8. 定向	问患者下列问题：①今年是哪一年？②本月是哪个月？③今日是星期几？④今日是本月的几号？⑤现在我们在哪里？⑥现在我们在哪个城市？⑦您多大年纪？⑧您何年出生？⑨现届国家总理的名字是什么？⑩谁是现届的国家主席？	①②③④⑤⑥⑦全对，1 分；否则 0 分
9. 日期	问题 8 中的第④题时记下错、对	正确 1 分，否则 0 分
10. 辨认面孔	让患者细看一些面部照片，每张看 5 秒，一共看 5 张。然后逐张问他这是男的还是女的？是不到 40 岁，还是大于 40 岁？然后给他 10 张面部照片，其中 5 张是刚看过的，让他挑出来	全对 1 分；否则 0 分
11. 认识图画	让患者看 10 张用线条图绘的物体画，每次一张，每张看 5 秒，让他叫出每图中的物体名称。在延迟后让患者从 20 张图画中找出刚看过的 10 张	全对 1 分；否则 0 分

　　注：以上 11 题除第一题最高 2 分外，余各题最高为 1 分，满分为 12 分。正常人总分 9～12 分，平均 10.12 分，标准差为 1.16 分。脑损伤时至少 3 项不能完成，总分 0～9 分，平均 3.76 分，标准差为 2.84 分。对脑损伤的患者最难的是 1、2、3、10 题，对第 2 题尤感困难。

　　（2）韦氏记忆量表　由我国学者根据国外单项测验编制的中文版成套记忆量表，用于成人（20～90 岁）。由于临床所见记忆障碍以近事记忆障碍或学习新事物困难为多见，故该量表各个分测验都是检查持续数分钟的一次性记忆或学习能力。本测试可以鉴别不同类型的记忆障碍，如词语记忆障碍或视觉记忆障碍，并为大脑功能障碍评定提供参考数据。

　　该量表共有 10 项分测验，分别测量长时记忆、短时记忆和瞬时记忆。长时记忆，如给患者看抽屉内的剪刀，数分钟后提问患者剪刀在何处等；短时记忆，如让患者记住不熟悉的人名，然后主试者与之交谈无关内容，1 分钟时让患者说出该人名；瞬时记忆，如数字复述，主试者从两位数开始，以每秒一数的速度念各行数字，每念完一列即让患者复述，能复述 5～7 位数字为正常。该量表特点是对各个方面的记忆功能都予以评定，其结果也有助于鉴别器质性和功能性的记忆障碍。

　　5. 解决问题能力评估　该项目评估包括执行功能障碍的行为评估法（behavioral assessment of dysexecutive function，BADS），后设认知能力面试（metacomponential interview）及 Raven 的演变图形（Raven's progressive matrices，RPM）。BADS 主要是针对额前叶执行能力障碍所设计。由于额前叶障碍的患者往往在筛选评估中各方面的认知功能障碍都有好的表现，因此 BADS 在一些模拟的活动，例如转换及遵守规则、计划行动以及思考方法等活动中，便能找出患者在其他测试中无法评定出的执行能力障碍。

　　6. 感知功能评定　感知功能评定包括感觉功能、知觉功能评定两个方面。感觉功能方面，一般检查触觉、痛觉、听觉、视觉等。知觉障碍评定包括失认症、失用症的评定。

（三）　言语功能障碍评定

颅脑损伤患者常见的言语障碍如表2-10。

表2-10　颅脑损伤患者常见的言语障碍

编号	障碍类型
Ⅰ	错乱言语（confused language）
Ⅱ	构音障碍（dysarthrias）
Ⅲ	失语（aphasia）
Ⅳ	命名障碍（dysnomia）
Ⅴ	言语失用（apraxia of speech）
Ⅵ	阅读困难（dyslexia）
Ⅶ	书写困难（dysgraphias）

颅脑损伤患者言语障碍的特点如下：

1. 言语错乱　颅脑损伤早期最常见的言语障碍。其特点：①答非所问但言语流畅，没有明显的词汇与语法错误。②失定向：时间、空间、人物等定向障碍十分明显。③缺乏自知力：不承认自己有病，不能配合检查，且意识不到自己的回答是否正确。

2. 构音障碍　常见，主要表现有吐词不清、鼻音过重、说话费力等。

3. 命名障碍　常见，而且可以持续很久。

4. 失语　除非直接损伤言语中枢，真正的失语较少见。在发病初期，在闭合性、开放性颅脑损伤中，其发病率分别为12%～15%、14%～23%。但3个月后，闭合性颅脑损伤患者的失语迅速恢复，因而比例比开放性者明显减少。在失语症中，约50%左右为命名性失语，另外对复杂资料理解差也很常见。

颅脑损伤患者言语障碍的筛查和评定，可参阅语言治疗学相关内容。失语的评定可采用原北京医科大学汉语失语症成套测验（aphasia battey of Chinese，ABC）和中国康复研究中心版的失语症检查法（CRRCAE）；构音障碍的常用评定方法有Enderby构音障碍评定。

（四）　运动功能障碍的评定

颅脑损伤可致痉挛、偏瘫、共济失调、震颤、运动反应迟钝等运动障碍，其评定与脑卒中或脑性瘫痪所致运动障碍评定相似。目前国际上统一的运动功能评定方法主要有：Brunnstrom等级评定法、Fugl-Meyer运动功能评定法、Rivermead运动指数等，下面主要介绍前两者。

1. Brunnstrom等级评定法　美国物理治疗师Signe Brunnstrom在进行大量的临床实践后，将偏瘫肢体功能的恢复过程根据肌张力的变化和运动功能情况分为六个阶段，这就是著名的Brunnstrom运动功能恢复六阶段理论，并据此理论设计制定了偏瘫功能恢复6级评价标准。神经疾患的恢复过程可能停留在任一阶段，但不会跨越任一阶段。Brunnstrom运动疗法的中心就是促进患者沿着运动功能恢复顺序达到正常运动功能。治疗早期通过姿势反射和联合反应诱发共同运动，其后训练患者对共同运动的主动控制，后期以促进分离运动，进行功能活动为主导。治疗常用的方法有：本体感觉刺激、皮肤刺激诱发肌肉活动等。Brunnstrom疗法强调有目的性的活动克服共同运动，强调反复练习所获得的正确运动的重要性。

2. Fugl-Meyer运动功能评定法　由瑞典医生Fugl-Meyer等人在Brunnstrom运动评定法的基础上发展而来，是目前公认的、使用最为广泛的评价方法。Fugl-Meyer运动功能评定法是将上肢、下肢、手和手指运动功能评定、平衡能力、关节活动度、关节运动的疼痛、感觉功能等多项与偏瘫后身体运动功能恢复有密切关系的内容综合进行定量评定的方法。上肢总评积分66分，下肢总评积分34分，最大平衡积分14分，最大关节活动度积分88分。它能反映偏瘫患者功能恢复过程中各种因素的相互作用，是脑损伤患者康复评定常用的定量方法之一。

（五）行为障碍的评定

颅脑损伤患者行为障碍的评定主要依据症状判断和观察记录，如攻击、冲动、丧失自知力、无积极性、严重的强迫观念、癔症等。在没有专门心理人员的情况下，主要依据颅脑损伤患者行为障碍常见的临床表现来评定。常见的器质性行为障碍如表2-11。

表2-11　颅脑损伤常见的行为障碍

性质	表现
Ⅰ正性	A　攻击
	B　冲动
	C　脱抑制
	D　幼稚
	E　反社会性
	F　持续动作
Ⅱ负性	A　丧失自知力
	B　无积极性
	C　自动性
	D　迟缓
Ⅲ症状性	A　抑郁
	B　类妄想狂
	C　强迫观念
	D　循环性情感（躁狂-抑郁气质）
	E　情绪不稳定
	F　癔病

颅脑损伤患者典型的行为障碍可表现为：

1. 发作性失控　往往是颞叶内部损伤的结果，发作时脑电图有阵发异常，表现为无诱因、无预谋、无计划的突然发作，直接作用于最近的人或物，如打破家具、向人吐唾沫、抓伤他人以及其他狂乱行为等。发作时间短，发作后有自责感。

2. 额叶攻击行为　又称脱抑制攻击行为，因额叶受损引起，特点是对细小的诱因或挫折发生过度的反应，其行为直接针对诱因，最常见的是间歇性的激惹，并逐步升级为一种完全与诱因不相称的反应。

3. 负性行为障碍　常为额叶和脑干部位受损的结果，特点是精神运动迟滞，感情淡漠、失去主动性，患者往往不愿动、嗜睡，即使是日常生活中最简单、最常规的活动也完成得十分困难。

（六）情绪障碍评定

颅脑损伤患者常见的情绪障碍如表2-12。其中以焦虑、抑郁较为重要。对于有抑郁症状的患者可用汉密尔顿抑郁量表（Hamilton depression scale，HAMD）和抑郁自评量表（selfrating depression scale，SDS）进行评定；对于有焦虑症状的患者，可采用汉密尔顿焦虑量表（Hamilton anxiety scale，HAMA）和焦虑自评量表（selfrating anxiety scale，SAS）进行评定。

表 2-12 颅脑损伤患者常见的情绪障碍

编号	障碍类型	编号	障碍类型
I	淡漠无情感	V	情绪不稳定
II	易冲动	VI	神经过敏
III	抑郁	VII	攻击性
VI	焦虑	VIII	呆傻

（七）日常生活活动（ADL）能力的评定

患者由于运动、认知等功能障碍的存在，经常导致 ADL 能力的下降。评定基本 ADL（basic ADL），可用 Barthel 指数（BI）或改良 Barthel 指数（MBI），更推荐使用功能独立性评定（FIM），因为颅脑损伤患者多有认知障碍，而 FIM 不仅评估躯体功能，而且还评定了言语、认知及社会功能，显然比 BI 或 MBI 更客观、全面。

评定工具性 ADL（instrumental ADL），可用社会功能活动问卷（functional activities questionnaire，FAQ）。

（八）其他功能障碍的评定

部分颅脑损伤患者还可能涉及以下功能障碍或损伤，如前庭功能障碍、吞咽障碍、感觉障碍、颅神经损伤（如面神经、位听神经、动眼神经、滑车神经、外展神经、视神经等）、迟发性癫痫等，也需要分别进行评定。

三、康复治疗

颅脑损伤的康复要从急性期开始介入，采用各种综合康复手段，对颅脑损伤患者的运动、认知、言语等功能障碍进行康复治疗，消除或改善功能障碍，使患者最大程度地恢复正常的生活、工作能力并参与社会活动。

（一）急性期的康复治疗

颅脑损伤病人的生命体征（即呼吸、心率、脉搏、血压）稳定，特别是颅内压持续 24 小时稳定在 2.7kPa（20mmHg）以内即可进行康复治疗。康复治疗措施包括综合促醒治疗和一般康复处理等。

康复目标：稳定病情，提高觉醒能力，促进意识恢复；预防各种并发症；促进功能康复。

1. 促醒治疗 严重颅脑损伤病人会出现不同程度的昏迷、昏睡或嗜睡等。昏迷存在于损伤的早期，通常持续不超过 3~4 周。严重颅脑损伤的恢复首先从昏迷和无意识开始，功能恢复的大致顺序为：自发睁眼→觉醒周期变化→逐渐能听从命令→开始说话。可以应用各种神经肌肉促进和刺激方法加速其恢复的进程，帮助患者苏醒，恢复意识。

（1）听觉刺激 ①定期播放患者喜欢和熟悉的音乐；②亲属经常与患者谈话，谈话内容包括患者既往遇到过的重要事件、患者喜欢或感兴趣的话题等。通过患者面部及身体其他方面的变化，观察患者对听觉刺激的反应。③家庭成员和治疗小组成员需了解与患者说话的重要性，在床边交谈时需考虑患者的感觉，尊重患者的人格，鼓励患者主动的反应。

（2）**视觉刺激**　可在患者头上放置五彩灯，通过不断变换的彩光刺激视网膜、大脑皮层等。

（3）**浅深感觉刺激**　皮肤触觉刺激、肢体关节位置觉对大脑皮层有一定的刺激作用。可由治疗师或患者家属每天利用毛巾、毛刷、冰块等从肢体远端至近端进行皮肤刺激，对患者的四肢关节进行被动活动。

2. 运动疗法

（1）**良肢位摆放**　能有效预防和减轻肌肉弛缓或痉挛带来的异常模式，预防关节半脱位等并发症的发生。头的位置不宜过低，以利于颅内静脉回流；患侧上肢保持肩胛骨向前、肩前屈、肘伸展，下肢保持髋、膝关节微屈和踝关节中立位。目前多主张采用患侧卧位或健侧卧位，少采用仰卧位。具体方法参见"脑卒中康复"的相关内容。

（2）**关节被动活动**　可维持肌肉和其他软组织的弹性，防止挛缩或关节畸形，在患者生命体征稍稳定后即可进行瘫痪肢体被动关节活动范围的训练。每日 1~2 次，每一关节 5 分钟左右。进行被动运动时要注意动作轻柔、缓慢，活动范围避免拉伤肌肉或韧带。

（3）**床上体位转移**　患者应经常变换体位以预防压疮。在保持至少每 2h 变换一次体位的同时，还应使用气垫床，密切观察皮肤颜色变化，并避免皮肤破损。

（4）**尽早活动**　一旦生命体征稳定、神志清醒，应尽早鼓励患者进行深呼吸、肢体主动运动、床上活动和坐位、站位练习。可应用起立床对患者进行训练，逐渐递增起立床的角度，使患者逐渐适应，预防体位性低血压、骨质疏松及泌尿系统感染，治疗时应注意观察患者的呼吸、心率和血压的变化。

（5）**排痰训练**　每次翻身时用空掌从患者背部肺底部向上拍打至肺尖部，帮助患者排痰，并指导患者作体位引流排痰，以保持呼吸道通畅，预防肺部感染。

3. 物理因子疗法　对弛缓性瘫痪患者，可利用低频脉冲电刺激疗法增强肌张力、兴奋支配肌肉的神经，以增强肢体运动功能。另外对高热患者可以采用冰毯、冰帽治疗。

4. 高压氧治疗　颅脑损伤后及时改善脑循环，保持脑血流相对稳定，防止灌注不足或过多，将有利于改善脑缺氧所致的脑功能障碍，从而促进脑功能的恢复。高压氧治疗，可每日 1 次，每次 90 分钟，10 次为一个疗程，可连续数个疗程。

5. 中医康复方法

（1）**针灸治疗**　促醒选用头部腧穴，如百会、四神聪、神庭等，采用提插泻法，留针后连接电针仪加强刺激。

其他可选用醒脑开窍针刺法，选穴以阴经和督脉为主。主穴取内关、人中、三阴交。辅穴：极泉、委中、尺泽。配穴：吞咽困难加取风池、翳风、完骨；手功能障碍加取合谷；言语障碍加取廉泉、金津、玉液。行针手法以泻为主。

（2）**推拿治疗**　对患肢进行早期推拿可促进血液、淋巴回流，同时又是一种运动感觉刺激，有利于促进运动功能的恢复。推拿手法主要选择揉法、滚法、推法、拿法等放松类手法，具体操作时要轻柔、缓慢、有节律地进行，不宜用强刺激手法。

中度及重度的颅脑损伤病人不管其意识状态如何，在急性期卧床的一般康复治疗措施均适合，并不因此导致病情加重。不仅如此，这些治疗措施还有助于预防肢体关节挛缩、压疮、肺部感染、尿路感染、静脉血栓等并发症的发生，也有助于促进功能障碍的恢复。

（二）恢复期的康复治疗

颅脑损伤的急性期过后，生命体征已稳定1～2周后，即进入恢复期，时间一般为伤后2年内。恢复期患者病情相对稳定，发病后6个月内是康复治疗和功能恢复的最佳时期，但6个月后功能仍可进一步恢复。在此期内康复治疗应全面介入，重点改善患者的运动、言语、认知等功能障碍，提高患者的 ADL 能力。

康复目标：最大限度地恢复患者的运动、感觉、认知、语言等功能和生活自理能力，学会应对残疾，尽可能在工作、个人生活等方面达到自理，提高生存质量。

1. 运动疗法　恢复期的运动治疗主要是进一步改善和加强患者感觉和运动功能，训练各种转移能力、姿势控制及平衡能力，尽可能使患者达到日常生活活动自理。主要采用神经发育疗法，包括 Brunnstrom 技术、Rood 技术、Bobath 技术、神经肌肉本体促进技术以及运动再学习技术，如床上运动、翻身训练、坐起训练、坐位训练、站起训练、站位训练、步行训练等。通过训练，促进神经功能的恢复，使颅脑损伤患者重新恢复机体的平衡、协调及运动控制功能。颅脑损伤恢复期的运动疗法与脑卒中恢复期的运动疗法相类似，可参见相关内容。

2. 认知功能训练　颅脑损伤患者的认知障碍主要表现在觉醒和注意障碍、学习和记忆障碍及思维障碍等。可按照 RLA 分级标准，根据其认知功能恢复的不同时期，采用相应的治疗策略。

早期（Ⅱ、Ⅲ）：对患者进行躯体感觉方面的刺激，提高觉醒能力，使其能认出环境中的人和物。

中期（Ⅳ、Ⅴ、Ⅵ）：减少患者的定向障碍和言语错乱，进行记忆、注意、思维的专项训练，训练其组织和学习能力。

后期（Ⅶ、Ⅷ）：增强患者在各种环境中的独立和适应能力，提高在中期获得的各种功能的技巧，并应用于日常生活中。

（1）改善患者自知力的康复训练　在颅脑损伤（尤其是额叶损伤）的恢复早期，患者常缺乏自知力，否认疾病，拒绝治疗，或即使接受治疗但会确定不现实的目标，使康复治疗变得困难，严重影响治疗效果。因此，本阶段应首先恢复患者的自知力。可采用下述的方法。

1）改善患者对自身缺陷的察觉：对患者的日常活动进行录像，并向患者播放，针对性展示其活动缺陷，向他指出哪些是对的，哪些是错的，并逐步将放录像任务交给患者，要求他在录像中出现他的错误时停住，由自己述说错误所在。如暂无录像条件，可面对镜子活动并在自己的实际活动中指出自己的错误。

2）改善患者的感知功能：让患者观看一群颅脑损伤患者的集体活动，并让他观察和记下其中某一患者的错误，和他一起分析错误的特征和原因。

3）改善患者判断行为是否成功的知觉：选出一些与患者康复目标有关的行为，分别播放该行为成功和不成功的录像，和患者一起进行足够详尽的分析，使他认识行为成功和不成功的特征和原因，并告诉患者克服不正确行为的方法。

4）改善患者对现存缺陷和远期目标之间差距的认识：具体、详尽地讨论患者的长期目标和期望，拟定一个为了达到这一目标所需技能的详尽一览表，和他讨论哪些已掌握而哪些尚不足。

（2）注意障碍的康复训练　可用下述方法。

1）猜测作业：取两个透明玻璃杯和一粒弹球，在患者注视下治疗师将一个杯子扣在弹球上，让患者指出哪个杯子中有弹球，反复进行数次。成功后可通过逐步改用不透明的杯子，用三个或更多的杯子，用两粒或更多不同颜色的弹球等方式以增加训练难度。

2）删除作业：在一张纸中部写几个大写的汉语拼音字母如 KBEZBOY（也可依据患者文化程度选用数字或图形），让患者删除由治疗师指定的字母如其中的"B"。成功后，改变字母顺序和要删除的字母，反复进行多次。进一步可通过逐步缩小字母的大小、增加字母的行数、增加小写字母或插入新字母等方式以增加训练的难度。

3）时间作业：给患者一个秒表，让他按命令启动，并于 10 秒内停止。如此反复进行练习。随后可以逐步延长秒表走动时间以增加训练难度，进而还可在与患者交谈分散其注意力的情况下进行训练，以进一步提高难度。

4）顺序作业：让患者按顺序写出 0 ~ 10 的数字，如有困难，可排列 10 张数字卡。成功后，加大数字系列，反复进行。随后改为让患者按奇数或偶数的规律说出或写出一系列数字，并由治疗师任意改变起点的数字。在此基础上再进行该列数字的算术处理，如在该列数字的每 4 个数字的末一个数字上加上由治疗师指定的数目，并由患者报出两者相加的结果等方式以增加训练难度。

（3）记忆障碍的康复治疗　可用下述方法。

1）运用环境能影响行为的原理

a. 日复一日地保持恒定、重复的常规和环境。

b. 控制环境中信息的量和呈现条件，每次提供的信息量少要比多好；信息重复的次数多比少好；多个信息相继出现时，间隔时间长比短好等。

c. 充分利用环境中的记忆辅助物，要帮助患者学会充分利用记忆策略和内、外环境中的记忆辅助物，而不是单调、重复的训练。

2）教会患者充分利用内部策略和外部策略

①内部策略：是在患者记忆损伤的严重程度不同的情况下，让他以损伤较轻的部分来从事主要的记忆工作，或是以另一种新的方式去记忆的方法（如患者言语记忆差就让他改用形象记忆的方法等）。内部辅助主要依靠以下一些记忆的策略。

a. 背诵：是反复无声地背诵要记住的信息。背诵的好处是背诵一个项目可以增加对他的注意时间，从而加强对它们的记忆；另外，背诵可以将一些项目保持在短期记忆之中，将它们编好码，并将之转移到长期记忆中去。

b. PQRST 法

P（preview）——先预习要记住的内容；

Q（question）——向自己提问与内容有关的问题；

R（read）——为了回答问题而仔细阅读资料；

S（state）——反复陈述阅读过的资料；

T（test）——用回答问题的方式来检验自己的记忆。

c. 精细加工：是教会患者将要记住的信息详细地分析，找出各种细节，并将之分解，并设法与已知的信息联系起来，以便于记忆的方法。

d. 兼容：要患者培养成一种良好的、善于将新信息和已知的、熟悉的信息联系起来记忆的方法。

e. 自身参照：让患者学会分析新信息与其自身有何关系，并将之尽量与其自身的事物联系起来记忆的方法。

f. 视意象：是让患者将要记住的信息在脑中形成与之有关的视觉形象的方法。

g. 首词记忆法：将要记住的信息的头一个词编成一些类似诗歌的句子，以便记忆，例如将训练记忆的要点编成"天天复习，不要偷懒，作业勤快，美好的结果将等着你"的句子，由于头一个字合起来是"天不作美"这样一个好记的句子，因而易于记住。

h. 编故事法：按自己的喜爱和习惯也可将记住的信息编成一个自己熟悉的故事。

②外部策略：主要是利用身体以外的提示或辅助物来帮助记忆的方法。

对于提示，要求：能在最需要的时候提供；其内容要和需记住的信息密切相关。

对于辅助物，要求：便于携带，而且容量要大；容易使用而无须再借用其他工具。

常用的辅助物有：

a. 日记本：应用的条件是患者能阅读，最好能写，如不能写，由他人代写也可；患者能提取信息中的关键词。

应用时要注意：一人一本；随身携带；放置的地点要恒定；开始使用时记录要勤，以 15 分钟为一段记下要记的事，记忆能力改善后再逐步延长。如患者视力不佳、注意力差或口语能力不良等情况下使用日记本的效果较差。

b. 时间表：将有规律的每日活动写在大而醒目的时间表上，张贴在患者经常停留的场所，初用时，经常提醒患者观看时间表，让他知道什么时候应当做什么。这样，即使有严重的记忆障碍，患者也能掌握生活的规律。

c. 地图：适用于伴有空间、时间定向障碍的患者。用大的地图、大的罗马字和鲜明的路线，标明常去的地点和顺序，以便应用。

d. 闹钟、手表和各种电子辅助物：有一种可以定时报时的手表就很适用，如日记本上为每 15 分钟记一次事，则将手表调到每 15 分钟报时一次，则可及时地提醒患者看日记本。

e. 应用连接法训练记忆：将作业分解为许多步骤，每次只要求患者记住一个步骤，记住后再加入下一步。

f. 修改外部环境以利于记忆：如房门上贴粗大的字或鲜明的标签，物品放置的位置恒定，简化环境，突出要记住的事物等，均有助于记忆。

g. 提供言语或视觉提示：让患者记住一件事物时，口头提问有关的问题并同时让他观看相关的图片等。

进行记忆训练时，需要注意的事项：每次训练的时间要短，开始要求患者记忆的内容要少，而信息呈现的时间要长。以后逐步增加信息量，反复刺激以提高记忆能力。训练要从简单到复杂，可将整个练习分解为若干小节，分节进行训练，最后再逐步联合训练。如每次记忆正确时，应及时地给予鼓励，使其增强信心。

3）药物治疗：胆碱酯酶抑制剂如多奈哌齐、卡巴拉汀、石杉碱甲等有助于促进记忆。颅脑损伤后记忆障碍患者可选择应用。药物与记忆训练两者相结合，可能效果更好。

（4）思维障碍的康复训练　颅脑损伤可引起推理、分析、综合、比较、抽象、概括等多种认知过程的障碍，常表现为解决问题的能力下降。对于这些患者，训练其解决问题的能力就是

NOTE

改善其思维障碍的有效方法。简易有效的方法如下：

①提取信息的训练：取一张当地当天的报纸，让患者找出尽可能多的、不同种类的信息（表2-13）。

表2-13　报纸中的各类信息

信息内容	提取正确时的得分（%）
Ⅰ报纸名称	10
Ⅱ日期	10
Ⅲ头版头条新闻	10
Ⅳ天气预报	10
Ⅴ患者感兴趣的栏目	10
Ⅵ电视节目	10
Ⅶ体育节目	10
Ⅷ招聘广告	10
Ⅸ保健或化妆品广告	10
Ⅹ家用电器广告	10

给患者报纸后，先让患者自己述说其内容，不完全时，再按表中的项目提问。提问时要稍加扩大，以核实患者是否真正了解。对真正了解的项目给相应的分数。再次训练时，如分数增加，即可看出进步。

②排列顺序的训练：让患者进行数列的排序（表2-14）。

表2-14　数列的排序

序列	范围	排列正确时的得分（%）
Ⅰ数目	1~20	20
Ⅱ字母	A~Z	20
Ⅲ星期	1~7	20
Ⅳ月份	1~12	20
Ⅴ年份	2000~2007	20

将上述内容制作成分列的卡片，每次一组，打乱后让患者重新排好，正确时给相应的分数。

③物品分类的训练：将每类有5种共5大类物品（表2-15）的卡片，打乱后让患者重新分类，正确时给相应的得分。

表2-15　物品的分类

类别	内容	分类正确时的得分（%）
Ⅰ食物	西红柿、青椒、鸡蛋、土豆、香肠	20
Ⅱ家具	写字台、沙发、书柜、茶几、椅子	20
Ⅲ衣物	衬衫、长裤、西装、背心、鞋子	20
Ⅳ家用电器	电视机、电脑、电扇、电冰箱、电话机	20
Ⅴ梳洗用品	牙刷、洗发水、肥皂、梳子、毛巾	20

在每组内，如排列不完全对时，可按每对一小项给4分计算。

④从一般到特殊的推理训练：方法是向患者提供一类事物的名称（表2-16），让患者通过向治疗师提问的方式，推导出究竟为何物。如告诉患者为食物，患者可以问是否是蔬菜？如回答是，患者可以再问是叶子？茎类？还是根类？如回答是根类，患者可以再问是长的还是圆的？如回答为长的，患者可以再问，是红的还是白的？如回答是红的，患者即可推导出是胡萝卜。起初允许患者通过无数次的提问猜出结果，以后限制他必须至多20次提问猜出结果，成功后再逐步限定为至多10次乃至5次。

表 2-16　从一般到特殊的推理

类别	目标事物	推理正确时的得分（%）
I 食物	香蕉	20
II 工具	钳子	20
III 植物	柳树	20
IV 动物	孔雀	20
V 职业	医生	20

⑤对问题及突发情况的处理训练：可让患者设想遇到的一些问题（表2-17），训练患者处理问题的能力。进一步增加难度，可假设一些突发情况（表2-17），训练其应变处理能力。这里需要指出的是，突发情况下的应变方法可以有多种，只要患者言之有理，均可认为是正确的。

表 2-17　对问题及突发情况的处理

问题	回答正确时的得分（%）
I 刷牙	20
II 煎鸡蛋	20
III 丢了钱包怎么办？	20
IV 出门回来忘了带钥匙怎么办	20
V 到新地方迷了路怎么办？	20

⑥计算和预算的训练：让患者进行简单的计算，并作出一个家庭预算，如表2-18。

表 2-18　计算和预算

项目	例	回答正确时的得分（%）
I 加法	54+47	10
II 减法	67-39	10
III 乘法	15×6	20
IV 除法	90÷15	20
V 家庭预算	每月工资用在房租、水电、伙食、衣着、装饰、文化、娱乐、保健、医疗、预算外支出等方面的分配是否合理	40

在计算方面，可以先是笔算，每题限半分钟，以后可改为心算，最后即便心算也将规定的时间缩短。在家庭预算方面，视其合理性如何？所需时间是多少？为增加难度，可假设某月因故有较大的预算外开支，将余下的钱让患者重新分配，视其处理问题的能力如何。

以上各种训练，均应得分达到80%或以上，方可增加难度或更换训练项目。另外，并非一日之内将所有训练做完，每日可选择其中的2～3项进行练习，视患者的耐受和反应而定。

NOTE

（5）计算机辅助训练　由于计算机提供的刺激高度可控，给予的反馈即时、客观、准确；患者自己可以完成训练，也可以自己控制治疗的进程，可以节省治疗师的劳动；电脑操作的趣味性较大，患者常乐于使用。在编制或选用电脑软件时，应该注意到以下要求：①作业应有稳定的、可被控制的难度；②训练过程能培养患者的能力；③指导语简明易懂；④有一致的反应形式；⑤内容与年龄相符；⑥有患者乐于接受的反馈方法；⑦有保存记录的方法。

3. 感知障碍的康复治疗　感知是指大脑将感觉信息综合为概念的认知能力。感知障碍主要表现为各种失认症和失用症。康复训练的方法是采用反复多次的训练，通过给予患者特定的感觉刺激，使大脑对感觉输入产生较深影响，从而提高感知能力。

（1）*失认症的康复训练*　常见失认症的训练方法如下。

①单侧忽略训练法

a. 不断提醒患者集中注意其忽略的一侧。

b. 站在忽略侧与患者谈话和训练。

c. 对忽略侧给予触摸、拍打、挤压、擦刷、冰刺激等感觉刺激。

d. 将患者所需物品放置在忽略侧，要求其用健手越过中线去拿取。

e. 鼓励患侧上下肢主动参与翻身，必要时可用健手帮助患手向健侧翻身。

f. 在忽略侧放置色彩鲜艳的物品或灯光提醒其对患侧的注意。

g. 阅读文章时，在忽略侧一端放上色彩鲜艳的标尺，或让患者用手摸着书的边缘，从边缘处开始阅读，避免漏读。

②视觉空间失认训练法

a. 颜色失认：用各种颜色的图片和拼版，先让患者进行辨认、学习，然后进行颜色匹配和拼出不同颜色的图案，反复训练。

b. 面容失认：先用亲人的照片，让患者反复观看，然后把亲人的照片混放在几张无关的照片中，让患者辨认出亲人的照片。

c. 路线失认：让患者自己画钟面、房屋，或在市区路线图上画出回家路线等。如画一张地图，让患者用手指从某处出发到某处停止，让患者将手放在停止处，要求其能原路找回出发点，如此反复训练。连续2次无误可再增加难度。

d. 图案失认：让患者按要求用火柴、积木、拼板等构成不同图案。如用彩色积木拼图，治疗师演示拼积木图案，然后要求患者按其排列顺序拼积木，如正确后再加大难度进行。

e. 垂直线感异常：监控患者头的位置，偏斜时用声音给患者听觉暗示。进行镜子前训练，在镜子中间放垂直线，让患者认知垂直线，反复多次地进行。

③Gerstmann 综合征训练法

a. 左、右失认：反复辨认身体的左方或右方，接着辨认左方或右方的物体。左右辨认训练可贯穿于运动训练、作业训练及日常生活活动中。

b. 手指失认：给患者手指以触觉刺激，让其呼出该手指的名称，反复在不同的手指上进行。

c. 失读：让患者按自动语序，辨认和读出数字，让患者阅读短句、短文，给予提示，让他理解其意义。

d. 失写：辅助患者书写并告知写出材料的意义，着重训练健手书写。

④触觉失认（失实体觉）训练法：触觉失认也称之为体觉障碍，包括实体觉和体像觉。实体觉训练方法同身体失认训练。而体像觉则是对身体各部分的定位及命名能力有障碍。训练时可用人的轮廓图或小型人体模型让患者学习人体的各个部分及名称，再用人体拼板让患者自己拼配；同时，刺激患者身体某一部分，让其说出这一部分的名称，或说出患者身体某一部分的名称，让其刺激自己身体的这一部分。也可以看图说明，让患者按要求指出身体的各部分和说出身体各部位名称。

（2）失用症的康复训练　失用症的治疗一定要根据患者的损伤和相应功能障碍有针对性地进行。在训练时先选用分解动作，熟练后再逐步把分解动作组合起来，即通过活动分析法进行训练。对难度较大的运动分解动作要反复强化练习。先作粗大运动，再逐步练习精细运动。治疗师使用柔和、缓慢、简单的口令指导患者，也可用触觉、视觉和本体觉暗示患者。应尽可能在真实的生活环境中训练。

失用症的训练方法如下：

①结构性失用：如训练患者对家庭常用物品的排列、堆放等，可让治疗师先示范一下，再让患者模仿练习，开始练习时一步一步给予较多的暗示、提醒，有进步后再逐步减少暗示和提醒，并逐渐增加难度。

②运动失用：如训练患者完成刷牙动作，可把刷牙动作分解一并示范，然后提示患者一步一步完成或手把手地教患者。也可以将牙刷放在患者手中，通过触觉提示完成一系列刷牙动作。反复训练，改善后可减少暗示、提醒等，并加入复杂的动作。

③穿衣失用：训练者可用暗示、提醒指导患者穿衣，甚至可一步一步地用言语指示并手把手地教患者穿衣。最好在上衣、裤子和衣服的左右标上明显的记号以引起患者的注意。

④意念性失用：当患者不能按指令要求完成系列动作，如泡茶后喝茶，洗菜后切菜，摆放餐具后吃饭等动作时，可通过视觉暗示帮助患者。如令其倒一杯茶，患者常常会出现顺序上的错误，如不知道先要打开茶杯盖子，再打开热水瓶塞然后倒水这一顺序，那么就必须把一个个动作分解开来，演示给患者看，然后分步进行训练，上一个动作要结束时，提醒下一个动作，启发患者有意识的活动，或用手帮助患者进行下一个动作，直到有改善或基本正常为止。

⑤意念运动性失用：患者不能按训练者的命令进行有意识的运动，但过去曾学习过的无意识运动常能自发地发生。治疗时要设法触动其无意识的自发运动。如要让患者刷牙，患者不能完成；让他假装刷牙也不行；令其模仿刷牙也不一定能完成。当其不能完成这项动作时，可以将牙刷放在患者手中，通过触觉提示完成一系列刷牙动作。再如患者划火柴后不能吹灭它，假装或模仿也不能完成，但训练者把火柴和火柴盒放到患者手中或许能完成；把点燃的火柴放到患者面前他常能自动吹灭。因此要常启发患者的无意识活动以达到恢复功能的目的。

4. 作业治疗　颅脑损伤患者由于精神、情绪异常、行为失控、肢体运动功能障碍等原因，而不能自我料理日常生活，应根据患者的功能状况选择适应其个人的作业活动，提高患者日常生活活动能力和适应社会生活能力。作业活动一般包括下面几项。①日常生活活动能力训练：日常生活能力的水平是反映康复效果和患者能否回归社会的重要指标，基本的日常生活活动（如主动移动、进食、个人卫生、更衣、洗澡、步行和用厕等）和应用性日常生活活动（如做家务、使用交通工具、认知与交流等）都应包括在内。②治疗性作业训练：通过相应的功能活动增大患者的肌力、耐力、平衡与协调能力和关节活动范围。③辅助用具使用训练：为了充分利用和发挥已有的功能可配置辅助用具，有助于提高患者的功能活动能力。训练中可尽量逐渐减少他人的帮助，充分调动患者的主观能动性，以达到生活自理。

5. 言语治疗 言语是人类特有的复杂的高级神经活动。颅脑损伤患者言语障碍的特点是损伤程度重，失语和构音障碍常同时存在，治疗难度大，50%左右为命名性失语，早期多表现为言语错乱。患者病情稳定后即可开始言语训练，以方便医患之间的交流，增强整体康复的效果。

6. 吞咽功能训练 颅脑损伤后一部分患者会因球麻痹等因素导致吞咽功能障碍，影响患者的进食、发音等，治疗方法包括食物的调整、胃肠营养、Mendelsohn方法、冷刺激咽部、舌肌训练、咽收缩练习及吞咽障碍治疗仪等。

7. 康复工程 对部分功能障碍的患者需要矫形器及各种自助具的代偿、替代和补偿。包括：①多功能固定带；②腕关节背伸位固定板；③进食类自助具：弹性筷子，叉、勺，防滑垫，盘挡等；④更衣类自助具：系扣器、拉锁环、穿衣棒、穿袜自助具；⑤梳洗修饰类自助具：刷子、梳子、固定式的指甲刀；⑥沐浴类自助具；⑦写字用自助具；⑧炊事自助具；⑨手杖：有单足手杖、三足手杖、四足手杖；⑩踝足矫形器。

8. 物理因子疗法

（1）温热疗法 可用蜡疗、温水浴、红外线等，可改善血液循环，减轻疼痛。

（2）冷疗 长时间冷敷、快速冰水浸泡，可抑制肌梭的活动，降低神经传导速度，缓解肌痉挛，但作用短暂。

（3）功能性电刺激 可刺激痉挛肌的拮抗肌收缩来抑制痉挛肌。

（4）低频脉冲电疗法 可增强肌张力及兴奋支配肌肉的运动或感觉麻痹的神经，以增强肢体运动功能。

（5）超声波治疗 利用频率大于2000Hz以上的超声波的机械振动波和在介质中的传播达到机械、温热及化学治疗作用，达到缓解肌肉痉挛、止痛、镇静和促进伤口愈合的作用。

（6）高频电疗 对肺部感染及尿路感染有显著效果。

（7）磁疗 对于肩关节半脱位产生肩关节疼痛及髋、膝、踝等关节疼痛的患者可以进行磁疗缓解疼痛。

（8）光疗 红外线及紫外线照射具有杀菌作用，亦可促进压疮患者肉芽组织的生长。

9. 中医康复方法

（1）针灸疗法 针对恢复期颅脑损伤患者，针刺能够改善大脑皮质的血液循环和脑组织的摄氧代谢能力，减轻脑水肿，保护损伤的脑组织。在颅脑损伤的治疗和功能恢复方面有较好的疗效。临床较常用的有体针、头针及耳针。具体操作方法参见本书脑卒中恢复期的针灸治疗。

（2）中药疗法 参照本书第二章第一节脑卒中内容。

（三）后遗症期的康复治疗

后遗症期一般是指发病2年以上，部分患者经过临床处理和前期康复治疗后，各种功能已有不同程度的改善，但仍遗留诸如偏瘫、痉挛、关节畸形、认知言语障碍等部分功能障碍，常停留在某一水平或进行性加重，进入后遗症期。

康复目标：进一步改善和提高患者的运动、言语、认知功能，使其学会应付功能不全状况，学会用新的方法代偿功能不全，增强患者在各种环境中的独立和适应能力，对患者进行身体上、精神上和职业上的康复训练，为能顺利重返工作、社会和家庭打好基础。

1. 继续强化康复训练　继续加强日常生活能力、认知、言语等障碍的功能训练，以维持或促进功能的进步，防止功能的进一步退化。

2. 矫形支具与轮椅训练　通过矫形支具及辅助器具的使用，加强健侧肢体的功能训练，以增强其代偿功能。

3. 强化复职前训练　颅脑损伤的患者大部分是青壮年，其中不少在功能康复后尚需重返工作岗位，部分可能要转变工作性质。因此，当患者的运动功能、认知功能等基本恢复后，应同时进行就业前的专项技术技能的训练，包括驾车、电脑操作、汽车修理、机械装配和货物搬运等。可在模拟情况下练习操作，也可把复杂过程分解成几个较为简单的动作，反复操练后，再综合练习。为满足某些工种的特殊需要，也可为患侧的上下肢装配一定的支具，以利于重返工作岗位。

4. 心理支持　此期由于患者残留的各种功能障碍恢复较慢，会导致焦虑、抑郁等不良情绪，因此患者家属要从患者思维、情绪变化中，发现其积极和消极因素，采用说服、解释、启发、鼓励、对比等方法，调动患者积极性，提高其恢复的信心，结合 PT、OT、ST 等治疗成果，常能唤起病人的康复希望，多数心理障碍患者随病情改善而缓解。

5. 康复宣教　中、重度颅脑损伤患者的康复是长期的，少数病人甚至终生都需要康复，对此，患者本人与家属应有充分、清醒的认识。预后与康复治疗的介入、家庭的支持、患者的体质及对康复治疗的配合等众多因素有关。系统的、规范的康复治疗以及良好的家庭与社会支持对颅脑损伤后的预后有较大的影响。因此必须有患者家人的参与，通过对患者及家属的教育和指导，使其掌握一些日常的、不复杂的训练技巧进行日常的康复训练，是长期康复最现实、最可靠的方法。

四、并发症的康复

颅脑损伤患者的并发症主要包括：继发性癫痫、精神障碍、中枢性高热、持续植物人状态等。任何并发症的发生都会影响康复效果，延缓康复进程，甚至危及患者的生命。因此应进行预防，当并发症发生后采取综合的康复治疗措施，减轻并发症的影响。下面介绍 3 个主要并发症的康复。

（一）继发性癫痫

1. 概述　继发性癫痫（post-traumatic epilepsy）是颅脑损伤最常见的严重并发症之一，其发生率与脑损伤的部位、类型、受伤时间及严重程度均密切相关，可出现于伤后的任何时期（高峰时间为伤后 1 个月、半年和 1 年），长期存在并反复发作。

颅脑损伤引起的脑组织原发性或继发性损害，均可造成神经元本身或其周围的胶质细胞以及血管的改变，因此促使各个脑细胞过度放电和异常的超同化，导致癫痫灶形成。

继发性癫痫的临床表现形式有多种，根据发作情况主要可分为大发作、小发作、精神运动性发作（复杂部分性发作）和局限性发作。

2. 康复评定　电生理检查如脑电图、癫痫患者生活质量量表评定、华盛顿癫痫社会心理调查表评定、利物浦评价组合量表、癫痫患者外科调查表、美国癫痫基金会关注指数等。

3. 康复治疗

（1）物理因子疗法

1）直流电疗法具有较好的镇静效果。

2）离子导入法可用 Br^- 或 Ca^{2+} 导入或中药导入，能增强兴奋与抑制过程，消除疲劳和减少发病频率，提高生活质量。

（2）心理治疗　主要通过改善颅脑损伤患者的抑郁、焦虑等心理障碍，提高其对生活质量的满足感，从而可以减少癫痫的发作频率。

（3）生物反馈疗法　癫痫患者常用脑电生物反馈治疗，它通过脑电图仪将患者的电活动记录下来，让患者学会识别癫痫发作前的信号，通过产生抗癫痫脑电图来抑制癫痫的急性发作。

（4）行为治疗　癫痫患者的行为治疗包括一般支持治疗，识别先兆和触发因素，正确处理日常压力，学习自我观察，进行放松训练及提高社会能力等方面。

（5）中医康复方法

1）针灸疗法：主要以豁痰开窍、息风止痫为治疗原则，可选用水沟、长强、筋缩、鸠尾、丰隆、阳陵泉等为主穴，针刺得气后留针20分钟，每天1次，10次为1个疗程。

2）耳针：取胃、皮质下、神门、心、枕、脑点。每次选2~3穴，毫针强刺激，留针20分钟，间歇行针。每天1次，10次为1个疗程。

3）中药治疗：应根据癫痫的标本虚实辨证施治。频繁发作，以治标为主，着重清泻肝火、豁痰息风、开窍定痫；平时则补虚以治其本，使用益气养血、健脾化痰、滋补肝肾、宁心安神的中药，从而调理脏腑机能，固本培元。

继发性癫痫的康复预防：避免癫痫发作的诱因。如：饮食应营养丰富、均衡、易于消化，多食清淡、含维生素高的蔬菜和水果，切忌暴饮暴食；建立良好的生活习惯，适当从事一些轻体力劳动，避免过度劳累及从事精神高度紧张的工作；保持心情愉悦，避免大喜大悲，所居住环境应安静、舒适，尽量避免不必要的干扰等。

（二）精神障碍

1. 概述　颅脑损伤患者出现的精神障碍是由于颅脑受到外力的直接或间接作用，引起器质性或功能性障碍，从而出现精神异常，可见于颅脑损伤的任何时期。其产生的概率决定于脑组织受损的严重程度，并与个体素质、社会心理因素等密切相关。

颅脑损伤引起的精神障碍，与脑损伤的程度、部位、急性期的病理生理变化等多种因素有关。损伤程度越严重、部位越广泛，越容易引起精神障碍。其次，其发生发展还与社会心理因素有关，部分精神障碍纯属功能性，颅脑损伤可能只是诱发因素。

颅脑损伤引起的精神障碍临床上有多种表现形式，常见的有两类患者。一种以持续性心理功能缺损为主；另一种以情绪障碍与无力状态为主。

2. 康复评定　住院精神病患者康复疗效评定量表、精神病简明评定量表、日常生活活动能力评定等。

3. 康复治疗

（1）作业治疗

1）阅读：是通过治疗师、阅读媒体与患者三者之间的互动过程来改善患者的情绪，提高认知水平，改善精神障碍。

2）手工制作：教患者折纸、陶艺加工、编织、串珠等，培养患者动手动脑能力，还可以借机鼓励患者对生活树立信心。

3）书画练习与欣赏：书画作品欣赏给人以美的享受，创作或欣赏书画作品可以不断丰富患者的生活内容，提高患者的自信。

4）音乐治疗：音乐可以给患者带来愉悦和满足感，将音乐治疗和心理治疗有机结合起来可以让患者在艺术表演和欣赏中认识自己的不良行为，从而逐步强化正常行为。音乐治疗还可以帮助患者减轻焦虑、抑郁及被鼓励的感觉，增加注意力、表达力、想象力及思考力，还可以稳定患者情绪。

（2）**心理疗法**　需要进行一对一的治疗，态度和蔼，言语谨慎，与患者建立良好的医患关系。对敏感多疑的患者态度应自然大方，不要在其面前与他人窃窃私语，避免引起患者的猜测和不安。对兴奋躁动的患者，可启发诱导其合作，尽量减少刺激，避免激惹患者。对抑郁及焦虑不安的患者，应多与他们交谈，专心倾听他们的诉说，对于他们提出的问题，用通俗的语言给予解释、指导。

（三）中枢性高热

1. 概述　中枢性高热是颅脑损伤后严重的并发症之一，是由于颅脑损伤后导致脑干或下丘脑损伤，引起体温调节中枢的功能紊乱，发生体温异常，表现为高热，体温可高达41℃以上，头颈、躯干体温上升明显。发病早期若出现高热且持续时间长，处理不当可危及病人生命。

2. 康复治疗

（1）*冷疗*

①头部给予冰枕、冰帽，使患者脑部处于低温环境，降低脑细胞的代谢和耗氧量；②置冰袋于双侧腋下及腹股沟等皮肤表浅大血管处持续降温；③用36～40℃的温水或30%～50%的酒精进行擦浴；④冰毯机降温：设置冰毯温度20℃，逐步降低体温，每3h降低温度1℃，降温不宜过快，以免引起寒战。

（2）*中医康复方法*

1）针灸治疗：取大椎、尺泽、曲泽、十二井穴、委中、十宣穴点刺放血，每天2次；毫针刺法：取大椎、曲池、合谷、外关穴位，针刺得气后留针20分钟，每天1次，10次为1个疗程。

2）中药治疗：常用清肝息风、化痰清热，醒脑开窍的药物进行治疗，常用方剂为安宫牛黄丸。

第三节　脊髓损伤的康复

脊髓损伤（spinal cord injury，SCI）是临床常见病，常发生在青壮年人群中，是严重致残性疾病，且治疗费用昂贵，给家庭及社会带来沉重的负担，极大影响患者的生活质量。为此，积极开展脊髓损伤康复，对预防和减少脊髓功能的进一步损害、预防并发症的发生、最大限度利用残存功能，使患者重新开始自理生活、重返社会具有重要意义。

脊髓损伤患者的康复贵在持之以恒，根据康复评定的结果制定个体化的康复治疗方案，促进患者的各种功障碍恢复，并使患者的残损功能发挥到极致。

一、概述

（一）定义

脊髓损伤是由于各种致病因素引发的脊髓结构和功能的损害，造成损伤平面以下运动、感觉、括约肌和自主神经功能障碍。颈段脊髓损伤表现为四肢瘫痪称四肢瘫，胸段以下脊髓损伤引起躯干及下肢瘫痪而未累及上肢者称截瘫。

（二）流行病学特点

脊髓损伤的发病率在不同国家和地区有较大的差异，在北美国家脊髓损伤发病率约（25～93）/100 万；日本的发病率约为 39.4/100 万；中国北京市 2002 年的调查资料显示，年发病率约 68/100 万；上海浦东新区年发病率约 25/100 万。且各地区均出现每年进行性增长的特点，主要原因应该是现代化工业的迅速发展及汽车保有量等不断增加导致脊髓创伤显著增多。脊髓损伤好发于青壮年，男女比率约为（3～4）∶1，这可能与该年龄段男性从事高风险社会活动有关。国外的调查显示脊髓损伤的年龄分布存在双峰特点，即 20～50 岁及 70～80 岁两个高峰，老年高峰的主要原因是跌倒。

（三）病因及发病机制

1. 病因　青年人脊髓损伤致伤原因主要是交通事故、高处坠落、重物砸伤、运动相关的损伤及暴力损伤，60 岁以上的老人脊髓损伤致伤原因则以跌倒损伤为主。

（1）外伤　是造成脊髓损伤的主要原因。包括车祸、坠落、暴力、体育意外、杂技事故、工矿业事故及自然灾害等，也包括刀枪伤或爆炸性损伤及挥鞭性损伤。2004～2008 年天津市调查资料显示交通事故和跌倒是主要致伤原因。

（2）非外伤　多由感染性、血管性、退行性疾病、发育性及肿瘤等原因所致。

2. 发病机制

（1）闭合性损伤　多因车祸、坠落等外伤导致脊柱过度伸展、屈曲、扭转，造成脊柱骨折、脱位，以及脊椎附件、韧带及脊髓供血血管的损伤，进而引发脊髓的闭合性损伤。

（2）开放性损伤　脊髓损伤可由于爆裂伤、血管损伤，也可由于子弹穿过或骨折片刺破脊髓所致。

（3）挥鞭性损伤　是一种特殊的颈脊髓损伤。多见于上身在高速运动时突然停止，头部由于惯性继续向前运动，造成颈髓损伤。

3. 病理变化急性期　主要是组织出血、水肿、变性和坏死，晚期主要表现为瘢痕增生、囊肿、硬膜粘连、神经胶质化。由于脊髓损伤的急性期病理变化发展迅速，呈持续性加重，故一般认为，伤后 6 小时内是抢救的黄金时期。

（四）脊髓损伤的分类

1. 脊髓震荡　指暂时性和可逆性脊髓或马尾神经功能丧失，可见于单纯性压缩性骨折，甚至影像学检查阴性的患者。这种情况下，脊髓既无机械性压迫，也无解剖上的损害。脊髓实质在光镜下无明显改变或有少量渗出甚至出血。伤后早期表现为不完全截瘫，24 小时内开始恢复，且在 3~6 周完全恢复。由于早期其表现与脊髓不完全性损伤难于鉴别，故为一回顾性诊断，即在 6 周后获得完全恢复者的最后诊断。

2. 脊髓休克 指脊髓被横断与高级中枢失去联系后，断面以下的脊髓暂时丧失反射活动，处于一种无反应的状态。在断面以下脊髓所支配的骨骼肌紧张性减退或消失，外周血管扩张，血压下降，括约肌功能障碍及发汗反射消失，这表明断面以下躯体和内脏反射均减退或消失。脊髓休克只是暂时现象，损伤后不久可逐渐恢复，人类需要数周至数月。

3. 脊髓不完全性损伤 指在损伤神经平面以下包括最低位的骶段（$S_4 \sim S_5$）保留部分感觉或运动。骶部感觉包括肛门黏膜皮肤交界处和肛门深部的感觉。骶部运动检查指通过肛门指检发现肛门外括约肌有无自主收缩。此外脊髓不完全性损伤尚有以下几种特殊类型的损伤：

（1）中央束综合征 最常见于颈椎病患者发生过伸性损伤时（常见原因为摔伤），可伴或不伴骨折和脱位。临床表现为不完全损伤，运动功能障碍重于感觉功能障碍，上肢无力重于下肢。

（2）半切综合征（布朗-塞卡综合征） 多见于刀刺伤，由于脊髓半侧损害造成损伤平面以下同侧本体感觉和运动功能丧失，对侧痛温觉丧失。

（3）前束综合征 脊髓前柱和侧柱损伤造成损伤平面以下不同程度的运动功能和痛温觉障碍，而本体感觉存在。

（4）后束综合征 脊髓后部损伤，损伤平面以下本体感觉丧失，而运动和痛温觉存在。

（5）脊髓圆锥综合征 脊髓骶段圆锥损伤，临床表现除运动、感觉障碍外，还包括膀胱、肠道功能障碍和下肢反射消失，部分患者可以保留骶反射。

（6）马尾综合征 指椎管内的腰骶神经根损伤，引起膀胱、肠道和下肢反射消失，表现外周神经损伤的特征（弛缓型瘫痪）。

4. 脊髓完全性损伤 指在最低位的骶段（$S_4 \sim S_5$）的感觉和运动功能完全消失。

（五）临床特征

颈髓损伤是最常见，所占比例超过 50%，其次是胸腰段。根据损伤部位（颈段、胸腰段）、损伤程度（完全性损伤和不完全损伤）和并发症的不同，脊髓损伤的临床表现也各不相同。

1. 临床症状

（1）运动功能障碍 颈段脊髓损伤表现为四肢瘫痪，胸段以下脊髓损伤引起躯干及下肢瘫痪；脊髓休克期呈现弛缓性瘫痪，一般持续 6 周以上或更长时间。脊髓休克期结束后，脊髓锥体束受损的患者出现痉挛性瘫痪。马尾神经受损出现弛缓性瘫痪。

（2）感觉功能障碍 损伤平面以下各种感觉消失、减退及过敏（感觉异常及疼痛），完全性损伤患者鞍区（会阴区）感觉消失。

（3）膀胱功能障碍 脊髓损伤会造成脊髓反射中枢与皮质高级中枢的联系障碍，导致神经源性膀胱，从而出现尿潴留或尿失禁，神经源性膀胱的类型包括骶髓以上脊髓损伤导致的自动性膀胱（或反射性膀胱）及骶髓排尿中枢损伤导致的自主性膀胱。

（4）直肠功能障碍 脊髓休克期主要表现为大便失禁。脊髓休克期后，脊髓腰段以上的完全性损伤主要表现为便秘。

（5）呼吸功能障碍 ①胸腰椎移行部以上的脊髓损伤时，因肋间肌麻痹而导致呼吸功能低下；②第 4 颈髓以上损伤因膈肌瘫痪而不能呼吸。

（6）自主神经调节功能障碍　主要表现为阵发性高血压、搏动性头痛、眼花、视物不清、心动过缓、损伤平面以上出汗、面部潮红和鼻塞等症状。

（7）性和生育功能障碍　脊髓损伤患者多有不同程度的性功能和生育功能障碍。男性颈髓及胸髓损伤患者多数均可勃起，女性对性交及生育无明显影响。

（8）其他障碍　包括体温调节障碍、日常生活自理能力障碍、社会参与能力受限及心理障碍等。

2. 临床体征　主要表现为肌力减弱或消失，肌肉张力异常（肌张力、高张力、痉挛），腱反射异常（无反射、弱反射、反射亢进），皮肤感觉异常（无感觉、感觉减退、感觉过敏），皮肤破溃或压疮等。

3. 临床并发症　脊髓损伤急性期呼吸系统、心血管系统并发症、电解质紊乱、泌尿系统感染、消化系统并发症、深静脉血栓、伤口感染、肺栓塞等都会出现。其他并发症还包括痉挛、中枢性疼痛、压疮、自主神经反射异常、关节挛缩、肌肉萎缩、骨质疏松及骨折、骨化性肌炎等。

二、康复评定

脊髓损伤引起的功能障碍多种多样，与损伤的水平、损伤的程度密切相关，在临床康复中必须对脊髓损伤患者进行全面、细致的康复评定，除了常见的神经系统疾病导致的功能障碍评定外，还包括特征性的脊髓损伤的神经学检查、脊髓损伤程度的评定及脊髓休克的评定，从而为制订康复计划提供可靠依据。

（一）脊髓损伤的神经学检查

1982 年美国脊髓损伤学会（American Spinal Injury Association，ASIA）首次制定了脊髓损伤的神经功能分类标准，并经多次修订，于 2011 年发布第七版，该标准描述了脊髓损伤的标准查体方法包括运动检查和感觉检查及残损分级。

1. 感觉功能检查　方法为检查身体两侧各自的 28 个皮节的关键点（C_2 至 S_{4-5}）。关键点为容易定位的骨性解剖标志点。每个关键点要检查 2 种感觉，即轻触觉和针刺觉（锐/钝区分）。检查时按照 3 个等级分别评定打分，正常者两侧感觉总积分为 112 分，分数越高，表示感觉越接近正常。

分级标准：0＝感觉缺失；1＝感觉改变（受损或部分感知，包括感觉过敏）；2＝正常或完整（与面颊部感觉类似）；NT＝无法检查（即因石膏固定、烧伤、截肢或患者无法感知面部感觉等）。

轻触觉检查需要在患者闭眼或视觉遮挡的情况下，使用棉棒末端的细丝触碰皮肤，接触范围不超过 1 厘米。针刺觉（锐/钝区分）常用打开的一次性安全别针的两端进行检查：尖端检查锐觉，圆端检查钝觉。在检查针刺觉时，检查者应确定患者可以准确可靠地区分每个关键点的锐性和钝性感觉。如存在可疑情况时，应以 10 次中 8 次正确为判定的准确标准。无法区分锐性和钝性感觉者（包括触碰时无感觉者）为 0 分。若锐/钝感知发生改变则为 1 分。这种情况下患者可以可靠地区分锐性和钝性感觉，但关键点的针刺程度不同于面部正常的针刺强度。其强度可以大于也可以小于面部感觉。两侧感觉关键点的检查部位见表 2-19。

表 2-19　感觉关键点

脊髓节段	关键感觉点
C_2	枕骨粗隆外侧至少1cm（或耳后3cm）
C_3	锁骨上窝（锁骨后方）且在锁骨中线上
C_4	肩锁关节的顶部
C_5	肘前窝的外侧（桡侧）（肘横纹近端）
C_6	拇指近节背侧皮肤
C_7	中指近节背侧皮肤
C_8	小指近节背侧皮肤
T_1	肘前窝的内侧（尺侧），肱骨内上髁近端
T_2	腋窝的顶部
T_3	锁骨中线第3肋间 *
T_4	锁骨中线第4肋间（乳线）
T_5	锁骨中线第5肋间（$T_4 \sim T_6$ 的中点）
T_6	锁骨中线第6肋间（剑突水平）
T_7	锁骨中线第7肋间（$T_6 \sim T_8$ 的中点）
T_8	锁骨中线第8肋间（$T_6 \sim T_{10}$ 的中点）
T_9	锁骨中线第9肋间（$T_8 \sim T_{10}$ 的中点）
T_{10}	锁骨中线第10肋间（脐水平）
T_{11}	锁骨中线第11肋间（$T_{10} \sim T_{12}$ 的中点）
T_{12}	锁骨中线腹股沟韧带中点
L_1	T_{12} 与 L_2 连线的中点
L_2	大腿前内侧，T_{12} 和股骨内侧髁连线的中点
L_3	股骨内髁
L_4	内踝
L_5	足背第3跖趾关节
S_1	足跟外侧
S_2	腘窝中点
S_3	坐骨结节或臀下皱襞
S_{4-5}	肛周1cm范围内，皮肤黏膜交界处外侧（作为1个平面）

*表示锁骨中线第3肋间的判定方法：胸前触诊，确定第3肋骨，其下即为相应的第3肋间；另一个方法是触诊胸骨柄，该处为第2肋骨水平。自该点向外可触及第2肋，远端为第3肋，其下即为第3肋间。

2. 运动功能检查　运动检查是通过检查10对肌节（$C_5 \sim T_1$ 及 $L_2 \sim S_1$）对应的肌肉功能来完成。推荐每块肌肉的检查应按照从上到下的顺序，使用标准的仰卧位及标准的肌肉固定方法。体位及固定方法不当会导致其他肌肉代偿，并影响肌肉功能检查的准确性。通过徒手肌力检查法进行肌力测试和分级。关键肌是确定神经平面的标志性肌肉，通过对关键肌运动能力的检查和总的运动评分，可以判断脊髓损伤的神经平面、部分保留区和残损分级（表2-20）。

NOTE

表 2-20　运动关键肌

脊髓节段	关键肌
C_5	屈肘肌（肱二头肌、肱肌）
C_6	伸腕肌（桡侧伸腕长、短肌）
C_7	伸肘肌（肱三头肌）
C_8	中指屈指肌（指深屈肌）
T_1	小指外展肌
L_2	屈髋肌（髂腰肌）
L_3	伸膝肌（股四头肌）
L_4	踝背屈肌（胫前肌）
L_5	足踇长伸趾肌（足踇长伸肌）
S_1	踝跖屈肌（腓肠肌、比目鱼肌）

肌肉的肌力分为 6 级：0＝完全瘫痪；1＝可触及或可见肌收缩；2＝去重力状态下全关节活动范围（ROM）的主动活动；3＝对抗重力下全 ROM 的主动活动；4＝肌肉特殊体位的中等阻力情况下进行全 ROM 的主动活动；5＝（正常）肌肉特殊体位的最大阻力情况下全 ROM 的主动活动，最大阻力根据患者功能假定为正常的情况进行估计；5^*＝（正常）假定抑制因素（即疼痛、废用）不存在情况下，对抗重力和足够阻力情况下全 ROM 的主动活动，即认为正常；NT＝无法检查（即由于制动、导致无法分级的严重疼痛、截肢或大于 50% ROM 的关节挛缩等因素导致）。

评定时分左、右两侧进行，分别将左、右两侧各关键肌得分相加后得到运动总评分，最高得分左侧 50 分，右侧 50 分，共 100 分。运动评分越高，表示肌肉功能越佳。

对脊柱不稳的患者，进行徒手肌力检查时要小心。对胸 8 以下怀疑急性创伤的患者髋主动或被动屈曲均应不超过 90°，以降低对腰椎的后凸应力。检测时应保持等长收缩并单侧检查，这样对侧髋部就可以保持伸展位以稳定骨盆。

3. 脊髓损伤神经平面的评定　脊髓损伤的神经平面是指保留身体两侧正常感觉和运动功能的最低脊髓节段。感觉和运动平面可以不一致，左右两侧也可能不同。神经平面是通过运动关键肌和感觉关键点的检查来确定（图 2-27）。

（1）感觉平面　为针刺觉和轻触觉两者的最低正常皮节。皮节从 C_2 开始，向下至第一个轻触觉或针刺觉小于 2 分的节段。感觉平面由一个 2 分（正常/完整）的皮节确定。在轻触觉或针刺觉受损或缺失的第一个皮节平面之上的正常皮节即为感觉平面。因左右侧可能不同，感觉平面应左右分开确定。检查结果将产生 4 个感觉平面：R-针刺觉、R-轻触觉、L-针刺觉、L-轻触觉。所有平面中最高者为单个感觉平面。若 C_2 感觉异常，而面部感觉正常，则感觉平面为 C_1。若身体一侧 C_2 至 $S_{4\sim5}$ 轻触觉和针刺觉均正常，则该侧感觉平面应记录为 "INT"，即"完整"，而不是 S_5。

（2）运动平面　通过身体一侧 10 个关键肌的检查确定，肌力为 3 级及以上（仰卧位 MMT）的最低关键肌即代表运动平面，前提是代表其上节段的关键肌功能正常（5 级）。身体左右侧可以不同。二者中的最高者为单个运动平面。对于那些临床应用徒手肌力检查法无法检查的肌节，如 $C_1 \sim C_4$、$T_2 \sim L_1$，及 $S_2 \sim S_5$，运动平面可参考感觉平面来确定。如果这些节段的感觉是正常的，其上的运动功能正常，则认为该节段的运动功能正常。

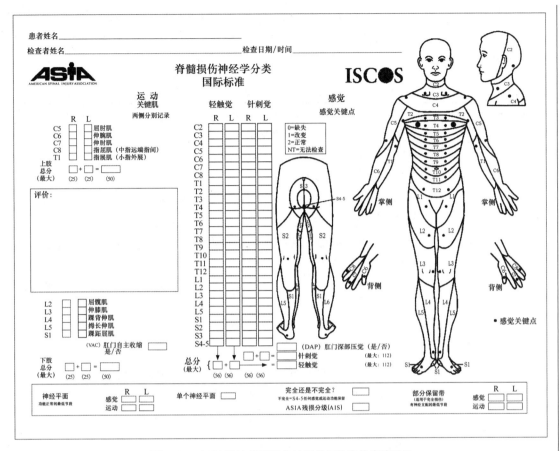

图2-27 AISA2011脊髓损伤神经学标准查体表格图示

（二）脊髓损伤程度的评定

损伤一般根据鞍区功能保留程度分为神经学"完全损伤"或"不完全损伤"。"鞍区保留"指查体发现最低段鞍区存在感觉或运动功能（即S_{4-5}存在轻触觉或针刺觉，或存在肛门深部压觉或存在肛门括约肌自主收缩）。鞍区保留（即最低骶段S_{4-5}感觉和运动功能）不存在即定义为完全损伤，而鞍区保留存在则定义为不完全损伤。

骶部功能的残留证明了骶反射的存在。骶反射的检查方法见表2-21。

表2-21 骶反射的检查方法

反射	检查方法	阳性结果
Ⅰ 球海绵体-肛门反射	捏阴茎龟头或阴蒂	肛门外括约肌收缩
Ⅱ 肛门黏膜皮肤反射	针刺肛门皮肤与黏膜交界处	肛门外括约肌收缩
Ⅲ 肛指诊反射	将手指在肛门内提插	肛门外括约肌收缩
Ⅳ 耻骨上轻叩反射	轻叩耻骨上区	肛门外括约肌收缩

1. 完全性损伤的确定 完全性损伤是指损伤后不存在骶部感觉和（或）运动功能的残留。但损伤平面以下1~3个节段可有部分感觉和运动保留，称为部分保留区（zone of partial preservation，ZPP）。部分保留区是因为脊髓损伤水平以下一些皮节和肌节保留部分神经支配，故仍存在感觉或运动功能的残留。完全性损伤的确定必须在脊髓休克消失后才可作出，原因在于脊髓休克阶段一切反射均暂时消失，因而无法判断。

2. 不完全性损伤的确定和分级不完全性损伤 是指脊髓损伤后损伤平面以下最低骶段

（$S_4 \sim S_5$）仍有运动和（或）感觉功能存留。不完全性脊髓损伤提示脊髓损伤平面未发生完全性的横贯性损害，预后较完全性脊髓损伤好。损伤程度的分级采用 ASIA 修订的 Frankel 残损分级（表 2-22）。

表 2-22　ASIA 脊髓损伤分级

损伤等级	功能状况
A：完全性损伤	在骶段 $S_4 \sim S_5$ 无任何感觉或运动功能保留
B：不完全性损伤	神经平面以下包括鞍区 S4～S5 无运动但有感觉功能保留，且身体任何一侧运动平面以下无 3 个节段以上的运动功能保留
C：不完全性损伤	神经平面以下有运动功能保留，且单个神经损伤平面以下超过一半的关键肌肌力小于 3 级（0～2 级）
D：不完全性损伤	神经平面以下有运动功能保留，且神经损伤平面以下至少有一半以上（一半或更多）的关键肌的肌力大于或等于 3 级
E：正常	所有节段的感觉和运动功能均正常，且患者既往有神经功能障碍，则分级为 E。既往无 SCI 者不能评为 E 级

注：如患者需要评为 C 级或 D 级，即不完全损伤，则需要满足下列之一：①肛门括约肌自主收缩或②鞍区感觉保留，同时身体一侧运动平面以下有 3 个节段以上的运动功能保留。

3. 部分保留带（ZPP）　ZPP 仅用于完全损伤（ASIA 分级为 A 级），指感觉和运动平面以下保留部分神经支配的皮节和肌节。保留部分感觉或运动功能的节段即为相应的感觉或运动 ZPP，且应按右侧和左侧以及感觉和运动分别记录。对不完全损伤，ZPP 不适用。

（三）脊髓休克的评定

脊髓休克期损伤平面以下一切神经反射消失，肌张力降低，但这并不意味着完全性损伤。因此在这一时期无法对脊髓损伤程度作出正确的评估。球-海绵体反射是判断脊髓休克是否结束的指征之一。具体方法：用戴手套的示指插入患者肛门，另一手刺激龟头（男性）或阴蒂（女性），若手指可以明显感觉到肛门括约肌的收缩，则为阳性，提示脊髓休克期结束。但正常人中有 15% ~ 30% 不出现该反射，应通过观察损伤平面以下出现感觉、运动、肌张力增高，腱反射活跃或亢进，出现病理反射这几个指征来确定是否度过脊髓休克期。

（四）痉挛评定

目前临床多用改良 Ashworth 评定标准来评定痉挛程度，具体评定方法及评分标准参见本书第七章第一节。

（五）神经电生理评定

神经电生理评定技术对脊髓的功能评定比较客观，灵敏度较高，其变化先于临床体征，在判断脊髓损伤程度、评价脊髓残存功能、手术监测、治疗评定等方面能作出客观、准确、全面、可靠的评定，为脊髓损伤预后的估计、治疗方案的选择及疗效判定提供了相对客观的指标。脊髓损伤常用的神经电生理检查包括：

1. 运动诱发电位（motor evoked potentials，MEP）　指应用电或磁刺激皮质运动区或脊髓，产生兴奋，通过下行传导通路，使脊髓前角细胞或周围神经运动纤维兴奋，在相应肌肉表面记录到的电位。MEP 可以直接检测脊髓运动传导束的功能并预测运动功能的恢复，是脊髓神经及轴突功能完整程度的反映，是临床最常用的脊髓损伤的电生理检查方法。

2. 体感诱发电位（somatosensory evoked potentials，SEP）　是从周围感受器发出电冲动，

引起输入排放，沿周围神经至脊髓，再沿中央传导通路向上，最后可在刺激对侧的体感区记录到的电位变化，可分为以下几类。

（1）脊髓诱发电位（spinal cord evoked potentials，SCEP）　在给予周围神经刺激时，在相应脊髓节段可引出与刺激有锁时关系的节段性与传导性电位，称SCEP。SCEP反映了脊髓某一节段神经元与传导纤维的综合功能，有助于判断脊髓损伤的严重性、治疗反应及预后，其波形及曲线倾斜度可估计脊髓感觉功能状态，可确定病变范围及分析症状，还可帮助了解脊髓损伤后病变发展及破坏程度。

（2）皮质体感诱发电位（cortical somatosensory evoked potentials，CSEP）　CSEP是指连续刺激周围神经引起的冲动，在大脑皮质体感区记录到的时间和空间上的综合电位变化。CSEP是一种非创性检查方法，可估计脊髓损伤的严重程度，判断预后，早期敏感地区分完全性与不完全性截瘫，对于脊柱、脊髓手术则能起到监护脊髓功能的作用。

（3）节段性体感诱发电位（segmental somatosensory evoked potentials，SSEP）　多用于神经根、脊髓节段性感觉损伤的定位，并能判断脊髓损伤的程度。SSEP波幅降低通常为传导阻滞所致，常见于病损早期；潜伏期延长则为传导障碍所致，常见于病损后期。脊髓严重受损伤者则诱发不出任何图形。

3. F波（F-wave）和H反射（H-reflex）　F波检查可帮助判断脊髓前角细胞传导有无异常；H反射可提供被测神经传入和传出通路的传导信息，并反映脊髓灰质功能，是判断脊髓损伤后灰质破坏程度的有效方法。

（六）心理评定

长期严重功能障碍导致大多数脊髓损伤患者都存在不同程度的心理障碍，多表现为抑郁、焦虑等，临床上多采用汉密尔顿焦虑量表（Hamilton anxiety scale，HAMA）、汉密尔顿抑郁量表（Hamilton depression scale，HAMD）、焦虑自评量表（Self-rating anxiety scale，SAS）及抑郁自评量表（Self-rating depression scale，SDS）等。

（七）日常生活活动能力的评定

日常生活活动（activities of daily living，ADL）能力是人们在家庭、医疗机构和社区中的基本能力之一。对于截瘫患者的ADL评定可采用改良Barthel指数（modified barthel index，MBI），四肢瘫患者可采用四肢瘫功能指数（quadriplegic index of function，QIF）。此外，运用较广泛的还有功能独立性量表（functional independence measure，FIM）。

（八）性功能障碍的评定　（具体参见本教材第七章）

（九）其他评定

脊髓损伤除引起运动、感觉功能障碍外，还会导致膀胱和大肠功能障碍、呼吸功能障碍、自主神经反射障碍等。因此，对脊髓损伤患者的评定内容还应当包括以上功能障碍的评定。

三、康复治疗

脊髓损伤的患者经过早期治疗，脊柱恢复稳定，应早期进行功能锻炼。对于神经功能稳定不再恢复的截瘫患者，经过康复治疗，虽然神经功能不再恢复，但其运动功能仍然可改善。脊髓损伤的康复治疗包括早期和中后期两个阶段，治疗措施包括运动疗法、作业疗法、物理因子疗法、心理疗法、康复工程、中医康复方法等，应做到早期康复介入，综合协同治疗，最终达到回归家庭、回归社会的目标。不同脊髓损伤水平的基本康复目标见表2-23。

表2-23　不同脊髓损伤基本康复目标

损伤水平	活动能力	生活能力
$C_1 \sim C_3$	依赖膈肌维持呼吸，可用声控方式操纵某些活动	完全依赖
C_4	使用电动高靠背轮椅，用口或下颌操纵，有时需要辅助呼吸	高度依赖
C_5	可用手在平坦路面上驱动高靠背轮椅，需要上肢辅助器具及特殊改进轮椅	大部依赖
C_6	可用手驱动轮椅，独立穿上衣、上下床及上下汽车，基本可以独立完成转移，可驾驶特殊改装汽车	中度依赖
C_7	轮椅使用，可独立完成床-椅转移/厕所/浴室的转移	大部自理
$C_8 \sim T_4$	可用手驱动轮椅活动，使用骨盆长支具站立	基本自理
$T_5 \sim T_8$	可用支具进行治疗性步行	基本自理
$T_9 \sim T_{12}$	可用长下肢支具进行治疗性步行	基本自理
$L_1 \sim L_3$	长腿矫形器扶杖步行，长距离行动需轮椅	基本自理
$L_4 \sim S_1$	短腿矫形器扶杖步行，无须轮椅	基本自理

（一）早期康复

早期康复一般指在脊髓损伤后8周内，是指脊髓损伤发生后直到骨科情况允许患者伤区脊柱适当负重以采取垂直姿位的这一段时间，在临床中应尽可能在急救阶段就开始康复介入。此期康复的主要目标是：①预防和及时处理呼吸道感染、泌尿系统感染、压疮、深静脉血栓等并发症；②维持关节活动度和肌肉软组织的正常长度，并对受损平面以上的肢体和受损平面下的残存肌力进行肌力和耐力训练；③防止失用综合征，预防肌肉萎缩、骨质疏松和关节挛缩等。

临床上，脊髓损伤早期又包括急性不稳定期（卧床期）和急性稳定期（轮椅活动期）两个阶段。

1. 急性不稳定期　为急性脊柱脊髓损伤后约2~4周之内，又称卧床期。脊柱和病情的相对不稳定是这一时期的特点，患者需要卧床和必要的制动。但是这一时期也是开展早期康复的重要时期，在尽快稳定病情的基础上，在ICU内即应开始康复。早期康复训练，不仅对预防并发症和稳定病情有重要意义，也为中后期的康复打下良好基础。

康复原则：①以床旁康复训练为主；②在进行关节活动度（range of motion，ROM）训练和肌力增强训练时，应注意脊柱的稳定性问题，要控制肢体活动的范围与强度，并应循序渐进；③临床治疗与康复治疗应同时进行，互相配合；④此期康复训练强度不宜过大，以每天1~2次为宜。

急性不稳定期康复的主要内容包括良肢位摆放、床上体位变换训练、床上ROM训练、呼吸及排痰训练、膀胱直肠功能训练和早期床上肌力增强训练等。

（1）**良肢位摆放**　卧床时保持肢体于功能位，以防止压疮、关节挛缩和肌肉痉挛等。四肢瘫患者，采用手夹板，使腕、手保持于功能位。

1）仰卧位：患者双上肢置于身体两侧枕头上，肩下垫软枕防止肩后缩，肩关节外展90°，肘关节伸展，前臂旋后，腕关节背屈约45°，拇指外展背伸，手指关节轻度屈曲。保持髋关节伸展并轻度外展，膝关节伸展但不能过伸，踝关节背屈，两腿间可放软枕相隔，足跟放一软垫圈。

2）侧卧位：双肩均向前伸，呈屈曲位（肩前屈90°），下方的肘关节屈曲，前臂旋后，上方的前臂放在胸前的枕头上，腕关节自然伸展，手指自然屈曲。躯干后放一枕头给予支持。位于下方的髋、膝关节伸展，上方的髋、膝关节屈曲（髋20°，膝60°）放在枕头上，踝关节自然背屈，上方踝关节下垫一枕头防止踝跖屈内翻。

（2）床上体位变换训练　　正确的体位变换可有效防止压疮和肢体挛缩。对卧床患者可应用气垫床，并根据患者情况定时变换体位，一般每2h翻身1次，采用间歇充气床垫者可以适当延长翻身间隔，但不能替代体位变换。进行翻身时要注意脊柱的稳定性，一般由2～3人进行轴向翻身，且应避免在床上拖动患者，损伤皮肤。

（3）床上肢体ROM训练　　生命体征稳定后即开始对瘫痪肢体的关节进行被动ROM训练，有助于保持关节活动度，防止肌肉萎缩及关节挛缩畸形，同时还可预防压疮及肢体疼痛等。每个肢体从近端到远端关节的活动应在10分钟以上，每一关节在各轴向活动20次即可，每日2次。

ROM训练的注意事项：①动作轻柔、缓慢、有节奏，活动范围应尽量达到最大生理范围，但不可超越，要注意控制在无痛范围内，以免拉伤肌肉或韧带。②下肢髋关节屈曲的同时要外展（<45°），膝关节伸直要缓慢，不能过伸。髋关节内旋、外旋要在屈髋90°时进行。③髋关节外展要限制在45°以内，以免损伤内收肌群。④患者仰卧位时被动屈曲膝关节，需同时外旋髋关节。对膝关节的内侧要加以保护，以免损伤内侧副韧带。⑤对上位胸椎骨折，过度的肩关节屈曲有可能影响骨折部位的稳定；在下胸椎或腰椎骨折时，进行屈髋、屈膝运动时，要格外小心，不可造成腰椎活动。⑥对颈髓损伤患者，应进行肩胛骨和肩带肌的被动活动与训练，这对于恢复上肢功能意义重大；但禁止同时屈曲腕关节和指关节，以免拉伤伸肌肌腱。⑦对颈椎不稳者，肩关节外展不要超过90°；腰椎不稳者，髋关节屈曲不要超过90°。

（4）呼吸及排痰训练　　呼吸肌由膈肌（C_4支配，为主要的吸气肌）、肋间肌（$T_1 \sim T_7$支配，稳定肋骨配合膈肌运动）和腹肌（$T_6 \sim T_{12}$支配，为主要的呼气肌，并在咳嗽、呕吐及排便动作中起很大作用）三组肌肉组成。脊髓损伤后，其损伤平面以下的呼吸肌瘫痪，胸廓的活动度降低，肺活量下降，尤其是急性期患者，呼吸道分泌物增多又不易排出，容易发生肺部感染和肺不张。因此，脊髓损伤患者应进行深呼吸、咳嗽、咳痰及体位排痰训练，以预防及治疗呼吸系统并发症。

脊髓损伤患者每日应进行2次以上的呼吸训练，增加肺活量，清除呼吸道分泌物。延长呼气时间，提高呼吸肌肌力，呼吸功能训练包括腹式呼吸训练、体位排痰训练等。

1）呼吸肌肌力训练：指导患者运用腹式呼吸，先从放松缓慢开始，逐渐用手法或使用沙袋将一定阻力施于患者腹部等方式，锻炼呼吸肌的负荷能力，阻力施加应循序渐进，开始训练时最好行血氧饱和度监测，以患者感到稍许呼吸困难但血氧饱和度仍维持在95%以上为度。

2）辅助咳嗽：腹肌部分或全部麻痹的患者，不能做咳嗽动作，治疗师要用双手在其膈肌下面施加压力，以代替其腹肌的功能，协助完成咳嗽动作。一般可用单人辅助法，但若患者胸部较宽，或肺部感染、痰液黏稠，就需采用两人辅助法，为患者提供咳嗽所需的足够压力。所需的压力酌情而定，以不使骨折处疼痛、又能把痰排出为度。最初2周内，每天治疗3～4次，以后每天1次。也可以让患者自行练习，或在家人、治疗师帮助下练习咳嗽，预防肺不张或肺炎，这对于颈髓损伤患者尤为重要。

3）体位排痰训练：当患者因腹肌麻痹而不能完成咳嗽动作时，常使用体位排痰，使粘在气管壁上的痰液松动并排出体外。管床护士、治疗师及家属坚持每天按照由外向正中线，由下向上有节律地叩击、拍打患者胸背部，同时鼓励患者主动进行咳嗽排痰训练，防止气道分泌物滞留。

体位排痰的注意事项：①在体位排痰之前要了解疼痛和关节活动受限的部位；②排痰前要针对肺内感染的位置确定相应的引流体位；③饭后 30 ~ 60 分钟内不能进行体位排痰；④防止粗暴手法引起肋骨骨折；⑤四肢瘫患者每日至少做一次预防性体位引流。

4）日常趣味训练：为提高患者肺活量、延长呼气时间及提高呼吸肌肌力，还可设计多种多样的主动呼吸训练方法，如吹蜡烛、吹气球、水杯里插吸管吹泡泡等。

（5）膀胱直肠功能训练

1）早期留置尿管：处理脊髓损伤后早期常有尿潴留，且此期因急救需要输液难以控制入量，临床一般采用留置导尿方式。留置导尿时，要注意卧位时男性导尿管的方向必须朝向腹部，以免导尿管压迫尿道壁，造成尿道内损伤，留置导尿时还要注意夹放导尿管的时机。膀胱储尿在 300 ~ 400mL 时有利于膀胱自主功能的恢复，要记录水的出入量，以判断放尿时机。留置导尿时每日进水量必须达到 2500 ~ 3000mL，尿量在 1500 ~ 1800mL。

2）清洁间歇导尿：脊髓损伤患者的留置导尿要尽早结束，改为清洁间歇导尿，目的是减少患者对医务人员的依赖性，提高患者的生活独立性。导尿次数根据残余尿量调整，如果残余尿量 200mL 以上，则每日导尿 4 次，残余尿量 150 ~ 200mL，则每日导尿 3 次，残余尿量 100 ~ 150mL，则每日导尿 2 次，残余尿量 80 ~ 100mL，则每日导尿 1 次，残余尿量少于 80mL 时可以停止清洁导尿。每次导出的尿液一般不超过 500mL，一般 400mL 左右（生理性膀胱容量）为宜。在清洁导尿的同时，要尽早进行排尿训练。每次导尿前，配合各种辅助手法进行膀胱功能训练，如耻骨上区叩击法、屏气法、Crede 手法等。

清洁间歇导尿的注意事项：①患者必须有定时定量喝水、定时排尿的制度，以便合理选择导尿时机；②患者每日进水量一般不需要超过 2000mL，保持尿量在 800 ~ 1000mL/d 左右；③充分清洗和合理保存导尿管；④选用长度足够的最细硅胶导尿管，插入动作必须轻柔，不可暴力，避免尿道损伤；⑤间歇导尿开始阶段，应每周检查尿常规、细菌计数及细菌培养 1 次，发现感染应根据尿细菌培养结果及药敏试验结果选用抗菌药物。

禁忌证：原因不明的发热，泌尿系感染；膀胱输尿管反流；尿道损伤；前列腺炎症或增生的患者慎用，前列腺癌患者禁用。

3）尿失禁用器具：男性患者的集尿器品种较多，女性集尿器也有生产，但由于固定困难，都不理想。现有生产一次性集尿便短裤，吸水性较强，用后更换。

4）膀胱控制训练：进行定时饮水、定时排尿训练，增加腹压的训练，尽可能站立或坐位排尿，少用卧位排尿。排尿时患者或家属可用 Crede 手法在下腹部压迫将尿排出，但不可用力太大避免尿液反流。排尿前，可采用叩击、按摩下腹部或大腿根部，挤压下腹，牵拉阴毛，耻骨上区叩击，电针刺激等，建立排尿反射。

5）排便训练：脊髓损伤后的直肠问题主要是便秘。首先要强调保证足量高粗纤维的饮食和规律的排便习惯。可采用肛门直肠润滑剂如开塞露、缓泻剂如番泻叶、麻仁软胶囊和手指肛门牵张法、按结肠走向按摩法促进排便。

（6）早期床上肌力增强训练　截瘫患者双下肢功能丧失，很多时候要用双上肢的功能来代偿。在卧床期间不但要防止上肢和躯干肌肉的肌力下降或肌肉萎缩，而且要锻炼出比健康人还强健的肌力，为日后手控制轮椅或用拐杖步行打下基础。卧床期间一般主要针对三角肌、肱二头肌、肱三头肌、背阔肌等肌群进行肌力训练，采用助力运动、抗阻训练、渐进性抗阻训练等方式。但要注意，胸椎骨折所致胸髓损伤，左右不对称的上肢肌力强化训练会产生胸椎旋转，肩关节过度屈曲会引起胸椎的伸展，诱发骨折部位不稳而产生疼痛。

2. 急性稳定期　急性不稳定期结束后，脊髓损伤的第 4~8 周左右为急性稳定期（轮椅活动期）。此期患者经过内固定或外固定支架的应用，重建了脊柱的稳定性；危及生命的复合伤也得到了处理或控制，脊髓损伤的病理生化改变进入相对稳定的阶段；脊髓休克期多已结束，脊髓损伤的水平和程度基本确定，康复成为首位的任务，患者应逐步离床乘轮椅进行康复训练。

在强化急性不稳定期的有关训练的基础上，此期应增加肌肉牵张训练、床上坐起训练、起立床站立训练和 ADL 训练等。由于每个患者的年龄、体质不同，脊髓损伤水平与程度不同，因此训练内容、强度均有区别。本期应强化康复训练内容，每日康复训练时间总量应在 2 小时左右。在训练过程中注意监护心肺功能改变。在训练室训练完成后，患者可在病房内护士的指导下自行训练。此期内应对将需用下肢支具者进行测量制作以准备用于训练。在从卧床期过渡到轮椅活动期训练时，应注意脊柱稳定性和直立性低血压的防治。

（1）运动疗法

1）ROM 训练：此期的 ROM 训练主要为患者主动运动。训练目的在于保证起坐、支撑、转移等动作训练能够顺利进行，如有关节挛缩阻碍动作训练时则应积极采取对策。

2）肌肉牵张训练：主要以牵拉下肢的腘绳肌、内收肌和跟腱为主，方法包括治疗师被动手法牵拉和患者自我牵拉。可帮助患者降低肌肉张力，对痉挛有一定的治疗作用。牵拉腘绳肌是为了使患者直腿抬高大于 90°，以实现独立坐起；牵拉内收肌是为了避免患者因内收肌痉挛而造成会阴部清洗困难；牵拉跟腱是为了防止跟腱挛缩，以利于步行训练。

3）肌力增强训练：此期肌力训练的目的是为了使肌力达到 3 级以上，以恢复肌肉的实用功能。尤其是在应用轮椅、拐杖或助行器时，要求有足够的肌力稳定肩及肘关节。因此，患者在卧床、坐位时均要重视肩带肌的训练，包括上肢支撑力训练、肱三头肌和肱二头肌训练和握力训练。对于四肢瘫患者，背阔肌训练非常重要，对其进行强化训练则可保持坐位和躯干的平衡。而手指肌力的增强可用抓网球来训练。对于采用低靠背轮椅者，还需要进行腰背肌力训练。

根据不同的情况和条件可选用徒手或哑铃、沙袋、弹簧、拉力计以及重物滑轮系统等简单器械进行抗阻运动，卧位时可采用举重、支撑等方式，坐位时可利用支撑架等。肌力 3 级及以上的，可以采用主动运动、渐进性抗阻训练；肌力 2 级时可以采用滑板练习或辅助性动力运动；肌力 0~1 级时采用功能性电刺激等方式进行训练。

4）早期床上坐起训练：对脊髓损伤后脊柱稳定性良好者应早期（佩戴脊柱矫形器）开始坐起训练，每次 30 分钟~2 小时，每天 2 次。开始时将床头摇起 30°，如无不良反应，则每日将床头逐渐升高，一直到 90°，并维持训练。一般而言，从平卧位到直立位需 1 周的适应时间，适应时间长短与损伤平面相关。

5）早期起立床站立训练：患者经过坐起训练后无直立性低血压等不良反应即可进行站立训练。患者站起立床，从倾斜20°开始，角度渐增，直至达到90°，如有不良反应发生，应及时降低起立床的高度。训练时应注意保持脊柱的稳定性。

（2）作业疗法

1）四肢瘫的作业治疗：早期四肢瘫患者作业治疗是从日常生活动作及一些身边动作的自立开始，以逐渐建立持续坐位保持为目标，并重视患者心理自信的恢复。具体包括：①支持疗法：会话、读书、朗读、欣赏音乐、听收音机、看电视等；②精神心理疗法：理解患者心理，精神鼓励等；③自助具及其装置：口杖、口棒、书架、镜子、特制呼叫器等；④自我辅助运动，如棋类训练，亦可进行利用呼气的简单游戏，较轻的四肢瘫患者可开始进行吃饭、刷牙、刮脸、擦脸、梳头、写字等 ADL 基本动作的训练。

2）截瘫的作业治疗：除最低限度的生活自理能力保持和心理支持外，截瘫患者此期还要进行残存肌力增加的作业治疗训练。具体如下：①功能性作业：包括良肢位、双下肢 ROM 训练和上肢躯干肌力强化等；②支持性作业治疗：除交谈、游戏等一般支持性作业外，在卧位、床上半坐位也可进行简单的手工业作业；③更衣、物品整理等 ADL 训练。

（3）物理因子疗法

1）肢体气压治疗：SCI 患者长期卧床易导致下肢深静脉血栓及淋巴回流障碍。肢体气压治疗可促进静脉血和淋巴回流，有利于预防深静脉血栓形成、防止肌肉萎缩、促进肢体水肿的消散。但下肢深静脉血栓形成属禁忌证。每次 20 分钟，每天 1～2 次，10 次为 1 个疗程。中后期 SCI 患者同样适用。

2）功能性电刺激疗法：急性期 SCI 患者容易出现尿失禁，功能性电刺激尿道括约肌和盆底肌，可增强其肌力，对男性患者可用体表电极或直肠电极，对女性患者可用阴道电极，刺激参数为频率 20～50Hz，波宽 0.1～5ms，通断比为 8：15，波型为交变的单相方波或双相方波，每次 20 分钟，每天 1～2 次，20 次为 1 个疗程。此外，高位脊髓损伤患者早期由于冈上肌、三角肌无力，常出现肩关节半脱位，功能性电刺激用双相方波刺激冈上肌和三角肌后部，采取频率 20Hz，波宽 0.3ms，通断比为 1：3 的治疗，能取得较好的效果。对于高位脊髓损伤所致的呼吸肌麻痹患者，将接收器植入皮下，环式电极经手术置于双侧膈神经上，或将表面电极放在颈部膈神经的运动点上（肌腹隆起处），进行功能性电刺激，可引起膈肌收缩。

3）调制中频电疗法：可兴奋神经肌肉、预防和减轻肌萎缩和骨质疏松，常采用通断比 1：1、频率 50Hz、调制幅度 100% 的间调波；对脊髓损伤所致的神经源性膀胱，常采用频率 30～20Hz、调制幅度 80%～100%、通断比 5：5 的间调波，作用时间 5 分钟。

4）神经肌肉电刺激：可使肌肉收缩，防止肢体出现失用性肌萎缩。此外，电刺激小腿肌肉可以减少发生深静脉血栓的危险。

5）超短波疗法：中小剂量超短波疗法对 SCI 患者出现的肺部感染及尿路感染有明显效果。但有金属内固定器和外固定架的患者禁用。治疗采用中小剂量，电容电极治疗区对置，每次 10～20 分钟，每天 1 次，5～10 次为 1 个疗程。

6）紫外线疗法：SCI 患者容易出现压疮，大剂量紫外线照射，特别是波长为 253.7nm 的短波紫外线照射杀菌作用最强，适用于压疮感染期。若照射创面、溃疡或有脓液痂皮的部位时，应先将坏死组织和分泌物清理干净，照射范围应包括伤口周围 1～2cm 正常组织。每次 20～30 分钟，每天1次，5~10次为1个疗程。

7）高压氧疗法：高压氧治疗可以增加脊髓血氧含量及血氧分压，改善脊髓缺氧；调节微循环，减轻脊髓水肿，保护神经细胞，促进神经纤维再生，促进传导功能恢复。一般伤后2小时进行高压氧治疗效果最好，4~6小时内应用也可以收到良好的效果。每次90分钟，每天1次，10次为1个疗程。

（4）心理疗法　早期心理治疗主要是使患者尽早克服悲观、失望、消沉、焦虑、抑郁的情绪，勇敢面对现实，改善患者非适应社会的行为，积极配合康复治疗。具体心理干预时，要根据患者的心理特点以及心理障碍的临床表现，选择药物疗法、行为疗法、认知疗法、作业心理支持等适当的方法。

（5）康复工程

1）上、下肢支具：SCI早期患者麻痹的肌肉呈弛缓状态，易于因循环障碍产生水肿，为避免无意识的肌肉伸展，保持肢体良肢位，防止水肿、畸形的发生，应及早应用支具。颈髓损伤患者早期使用的支具有防止肩关节半脱位的肩支具和防止足下垂和跟腱挛缩的足支具，手部夹板对颈髓损伤患者也是必需的，而且应在入院后48小时内提供。

2）脊柱支具：脊柱支具亦称躯干矫形器，是通过作用于皮肤、软组织、肋骨的应力，来稳定脊柱、矫正和防止畸形。依脊柱部位的不同而分颈椎支具、腰骶椎支具、胸腰骶椎支具、颈胸腰骶椎支具。

注意事项：①佩戴脊柱支具时，必须能够舒适地坐下，如佩戴腰骶椎支具需考虑在支具下缘与身体之间留有空隙，以防压迫皮肤。因坐位时盆骨倾斜，改变了力线和支具的位置，设计与穿戴支具时要考虑到站立位与坐位的改变。②塑型贴附于身体的支具须避免对呼吸、消化和咀嚼等生理运动的干扰。支具的目的虽在于固定脊柱或防止与矫正畸形，但在制作与设计时必须考虑到呼吸和消化过程中胸腹部的活动，可在胸腹部的前侧开窗，或在颈椎支具上加一下颌托。③短期使用脊柱支具可以减少肌肉痉挛、稳定脊柱和减轻疼痛，但长期使用会导致躯干肌肉萎缩、脊柱活动度减少和心理依赖。要定期复查患者，以确定在适当的时机停止使用支具。

（6）康复教育　SCI可造成终身残疾，患者早期需要学习有关SCI的基本知识及自我解决问题的方法，后期应了解如何在现实的家庭和社区的条件下进行康复训练，以利于患者出院后长期保持独立生活能力和回归社会。护士在康复教育中有重要的作用，患者与家属更乐意听护士介绍有关SCI康复护理和康复训练方面的知识与技巧，从而对SCI康复理论获得初步的理解。

（7）中医康复方法

1）中药治疗：早期多以活血化瘀通络为主要治则，可选用复元活血汤加减，多选用桃仁、川红花、炙甘草、酒大黄、当归、穿山甲、柴胡、天花粉等药。大量使用活血化瘀药物需注意防止过度活血而致出血。

2）针灸疗法：SCI早期患者，脊柱不稳定，不宜俯卧位接受针刺。当选择仰卧位，多以肢体阳明经、少阳经为主，酌情选用阴经穴位。下肢瘫痪主要取风市、阳陵泉、足三里、申脉、悬钟、三阴交、太溪等穴；上肢瘫痪取肩髃、肩贞、曲池、手三里、外关、阳溪、合谷等穴。膀胱功能障碍选用中极、关元、气海、液门、中渚等穴。直肠功能障碍选用上巨虚、下巨虚、天枢等穴。针刺用泻法，宜用强刺激，久留针，电针用断续波，强度以肌肉微颤或患者能够忍受为度，每次 20 分钟，每天 1 次，10 次为 1 个疗程。

3）推拿治疗：以温经通络、行气活血为原则，选穴参照针刺穴位，施以擦法、按法、揉法、搓法、擦法等。

4）艾灸疗法：使用温箱艾灸，选择气海、关元、中极施灸，每次约 30 分钟，每日 2 次。治疗 SCI 后尿潴留情况。

（二）中后期（恢复期）康复

当患者生命体征平稳、骨折部位稳定、神经损害或压迫症状稳定、呼吸平稳后，应在早期康复训练的基础上开始进行中后期的康复治疗。脊髓损伤中后期的康复治疗目标为：进一步改善和加强患者残存功能，训练各种转移能力、姿势控制及平衡能力，尽可能使患者获得独立生活活动能力。

1. 垫上训练 是 SCI 患者恢复期康复的主要组成部分，经典的康复训练过程是先通过训练获得躯干的稳定控制，之后在此基础上追求日常生活中功能活动需要的其他技能。早期的垫上训练往往强调双侧、对称性的训练，随着患者的进步，可以强调单侧肢体的负重及重心转移。要获得复杂的功能技能，需要从垫上训练开始。

（1）翻身训练

1）翻身动作的必要条件：正常人的翻身动作在身体任何部位都可开始，但脊髓损伤患者的翻身动作则常由上肢与头颈部的旋转开始，顺次向尾部传递，最后旋转下肢而结束。故损伤水平越高，能活动的部位就越少，动作也越困难，尤其高位颈髓损伤者，上肢不能自由旋转，翻身困难。胸腰髓损伤时，为辅助下肢的旋转，必须按压地面方可，故上半身旋转运动量小的时候，难以完成翻身动作。为易于完成翻身动作，许多患者利用上肢的反作用来加大上半身的旋转运动的量，或抓住床栏而使上半身强力旋转。能够完成翻身的患者三角肌、肱二头肌、肱肌或肱桡肌还必须具备较强的肌力，肩、肘关节活动不受限。

2）翻身训练的方法：截瘫患者可采用抓住病床床栏翻身，也可以借助摆动势能不抓物品翻身；四肢瘫患者的翻身训练基本方法与截瘫相同，但需要更多时间。训练中康复治疗师给予的辅助力量可以增减，开始的体位不是侧卧位而是半侧卧位，采取分阶段进行。在翻身训练前，先被动改善其躯干的旋转活动范围，进而使动作易于完成。具体方法有：可以通过前屈及旋转头、颈帮助从仰卧位向俯卧位翻身；可以通过后伸及旋转头、颈帮助从仰卧位向俯卧位翻身；可以通过双侧上肢伸直上举及左右摇摆帮助从仰卧位向俯卧位翻身；下肢的合理放置能够用于促进翻身，如从仰卧位向左侧翻身时，可以将右侧下肢置于左下肢之上，同时通过屈髋、屈膝促进翻身；在从仰卧位向俯卧位翻身时，可以在肩胛及骨盆下垫置枕头制造躯干旋转，帮助实现翻身；很多 PNF 的模式运动可以用于翻身训练，上肢的 D1 屈曲及 D2 伸展可以促进从仰卧位向俯卧位翻身。

（2）肘支撑俯卧位俯卧 肘支撑位可以为四点跪位及坐位做准备，开始时治疗师辅助，要独立完成这个体位转换（从俯卧位）患者可以将双侧肘关节尽可能置于躯干侧，将双手置于肩关节下，然后通过肘关节将身体撑起。但是胸腰段脊柱损伤患者需谨慎，因该体位胸腰段后伸剪切力会增加。

1）肩关节的手法抗阻训练可以用来增强肩周力量，作为该体位的准备训练。

2）在肘支撑俯卧位下，通过肩关节负重可以强化肩关节的稳定性和力量，在两侧上肢之间进行重心转移可以进一步强化肩关节的控制和力量。

3）在肘支撑俯卧位下，患者可以将一侧上肢前伸，将上身的体重全部转移到对侧上肢，强化负重侧上肢肌肉的协同收缩。

4）在俯卧位用双肘支撑并向上推起上身，加强前锯肌等肩周的肌肉力量。

（3）**手支撑俯卧位**　在手支撑俯卧位下，患者的髋关节及腰椎处于过伸状态，使髋关节进入过伸位在 SCI 患者的站立、步行以及穿戴大腿矫形器时使用拐杖从轮椅站起有重要意义。手支撑俯卧位并不适合每一个患者，此体位的实现需要下段脊柱的极度后伸，对于一些胸椎或腰椎骨折内固定的患者可能无法实现。

1）手支撑俯卧位下，向侧方进行重心转移，可帮助强化负重肩关节的稳定性及力量。

2）可通过手法抗阻训练强化上肢近端关节的力量及控制，为此训练做准备。

3）肩胛骨的下降和俯卧位撑起可作为力量训练的方式。

（4）**肘支撑仰卧位**　肘支撑仰卧位可强化肩关节伸肌及肩胛内收肌群的力量及控制，改善患者的床上活动能力，也可为长腿坐位做准备。如果患者保有支配腹肌的神经支配并有有效的腹肌收缩，可以轻易通过双肘支撑进入该体位；常用的方式是将双手置于髋关节下，将双手固定，通过肱二头肌或者腕关节的收缩将上身拉起，然后通过两侧的重心转移，将肘关节移至肩关节下。

2. 坐位训练　独立实现长腿坐位及短腿坐位并稳定维持躯干平衡，患者的穿衣、转移、轮椅等功能活动才能实现，稳定进入坐位也是站立的必要条件。

（1）**坐位保持的必要条件**　保持躯干能有屈曲活动，能避免因骨盆倾斜而不能保持平衡；上肢有充分的功能，在无靠背的垫上能保持躯干的相对稳定；克服直立性低血压的问题。

（2）**截瘫患者的坐位训练**

1）轮椅坐位训练：刚开始坐轮椅时，尽量选择姿势稳定的高靠背轮椅，一定要穿鞋，轮椅座面上放 10cm 厚的垫子。

2）长坐位训练：在有稳定的轮椅坐位后，开始无靠背状态下的长坐位训练，长坐位平衡的保持是起坐和转移动作的基础，应熟练掌握。可先在垫上开始髋关节屈曲 90°、膝关节完全伸展的长坐位保持训练。在坐位平衡训练中，需先进行睁眼状态下的平衡训练，再逐步过渡到闭眼状态下的平衡训练。可让患者坐在一镜子前面，通过视觉反馈来建立新的姿势感觉。首先进行自我支撑的坐位训练，即双手在身体两侧支撑着训练椅，尽可能保持躯干直立位；接着训练抬起一侧上肢，只用一侧支撑；再训练抬起双侧上肢，不需支撑；然后进行不用镜子的双上肢抬起训练；最后康复治疗师有意图地推其身体破坏平衡，再恢复平衡。在无靠背的长坐位下练习篮球的传球也是一个好的平衡训练方法。

3）端坐位训练：床边坐位保持平衡，是横向转移动作的重要基础。训练中，为安全起见，可在患者前方放上床，康复治疗师在后方，按长坐位同样顺序进行训练。

（3）**四肢瘫患者的坐位训练**

1）床上被动坐位：四肢瘫患者，坐位训练早期多出现直立性低血压症状，此时多用起立床慢慢增加直立性低血压的耐受。在病房内，可将头从 30°开始慢慢抬起，如有不适立即回到仰卧位。不断地反复进行则不适感会逐渐减少，随着头部上抬角度一点点地增加，坐位时间也随之延长。值得注意的是，摩擦应力及压迫力易使骶尾部发生压疮，预防方法为被动坐起后使躯干前倾，后背离开床，去除皮肤的摩擦力及压力。

2）轮椅坐位的开始：颈髓损伤轮椅坐位训练的早期，为增加稳定性、减少直立性低血压，多使用高靠背轮椅。待坐位稳定、低血压症状减少后再换至普通型轮椅。如在普通型轮椅上发生低血压，则由辅助人员抬起轮椅的前轮即可。压疮预防的动作，患者自己多不能完成，有必要选择压力分散性能好的垫子。

3）长坐位与轮椅坐位的训练：训练顺序与截瘫相同，损伤水平在脊髓 C_6 节段以上者，肱三头肌无残存功能，需练习在伸展位下锁住肘关节以支撑体重。

3. 起坐动作训练

（1）起坐动作的必要条件　起坐动作也是决定脊髓损伤患者 ADL 能力的基本动作，起坐动作不能完成时，患者不能离开床边。脊髓损伤者由上肢及颈部肌力来进行仰卧位到坐位的动作，故动作中必需的肩伸展肌、水平外展肌、伸肘肌必须强而有力。高位脊髓损伤患者，躯干是否有充分的活动度，也是获得起坐动作的决定性因素。此外，起坐动作中要很好地掌握时间来移动重心位置而不失去平衡。

（2）起坐训练方法　截瘫患者一般采用用肘起坐方法，上肢肌力弱及训练早期时多使用翻身起坐的方法。四肢瘫者起坐动作的方法有多种，可根据瘫痪水平和残存肌力、关节活动范围等来选择合适的方法进行训练。为了能够在任何情况下都能坐起，患者要学会多种方法，包括抓住几根绳或床上吊环的起坐、抓住床栏的起坐方法和不抓物体的起坐方法。

4. 支撑动作训练

（1）支撑动作的必要条件　支撑动作是预防压疮和自己变换姿势和位置的基本动作。要完成支撑动作，上肢要有充分的肌力，尤其肩胛带周围的肌力是必需的。

（2）截瘫者支撑动作训练　将手撑在股骨大粗隆的侧方，肘伸展，肩胛带下掣，抬起臀部。开始训练时用支撑台，由此使有效上肢长度加长，易于完成上提臀部动作。在抬起状态下，臀部可向左右前后活动。练习中，在足跟与垫子之间可铺上滑行板而减轻摩擦，此动作可由康复治疗师帮助完成。在臀部能抬高后可开始练习向高处转移，此时需把垫子铺在台上以保护臀部皮肤。

（3）四肢瘫者的训练　四肢瘫患者中，支撑动作对恢复失去的姿势非常重要。为提高姿势复原的能力，可在垫上、轮椅上向前后、左右破坏平衡，然后做恢复姿势的训练。

四肢瘫患者在开始训练时，易于向前方倾倒，可在膝上放枕头练习。如果肱三头肌瘫痪无力，在向前方倾倒时，可利用闭式链条运动的机制，屈曲、内收肩关节而伸展肘关节，用此动作使姿势复原。

5. 四点跪位训练　四点位下患者通过双手或双肘及双膝支撑体重。四点位是重要的从卧位变换为站位的过渡体位。在此体位下髋关节开始负重，故该体位还可用于训练髋周肌肉的力量及控制。要实现该体位，可先进入肘支撑俯卧位，之后通过双肘间的重心转移交替后行，并逐渐用手承负体重，然后通过头、颈、上躯干的快速屈曲将重心后移，从而屈曲髋关节，患者继续交替后移双手直至髋关节移至膝关节正上方。

6. 膝跪位训练　膝跪位对于强化躯干和骨盆的控制及力量，改善直立平衡有重要意义，也是 SCI 患者从地面站起（双拐及 KAFO 辅助）必须掌握的技能。实现膝跪位最简单的方式是从四点跪位过渡。四点跪位下患者通过交替后移双手而将重心向后转移，进一步屈曲髋及膝关节，直至骨盆坐落于踝关节上实现膝跪位。患者也可以通过借助肋木的帮助，患者四点跪位于肋木前，双手交替上爬，直至实现膝跪位，治疗师可在患者身后帮助控制骨盆。

7. 转移训练　转移是 SCI 患者必须掌握的技能，独立的转移技能可为患者的日常生活提供更多选择的机会，使患者不再依赖护理人员及家属的帮助而能独立地从床转移到轮椅，从轮椅转移到坐便器或汽车，或者在摔倒后能够不借助他人的帮助而重新回到轮椅上。

转移训练包括帮助转移和独立转移，帮助转移指患者在他人的帮助下转移体位，可有两人帮助和一人帮助。独立转移指患者独立完成转移动作。转移训练包括床与轮椅之间的转移、轮椅与凳子之间的转移、轮椅与坐便器之间的转移、淋浴间（浴盆）的转移以及轮椅与地之间的转移等。在转移时可以借助一些辅助具，四肢瘫患者可利用扶手、绳子等工具，截瘫患者可借助滑板等工具。

8. 轮椅训练　轮椅是替代脊髓损伤患者下肢的终身伴侣，即使是具有拐杖步行能力的患者，在距离较长或复杂路面等许多场合都需要使用轮椅。轮椅操纵是脊髓损伤患者真正回归社会所必须掌握的技术，轮椅操纵技术的高低是其康复水平和未来生活质量高低的重要标准。

脊髓损伤后 2～3 个月，患者脊柱稳定性良好，坐位训练已完成，可独立坐 15 分钟以上时，即可开始进行轮椅训练。上肢力量及耐力是良好轮椅操纵的前提。轮椅训练首先是轮椅上平衡训练，其次是轮椅操纵训练。

（1）轮椅上平衡训练　患者选择合适的姿势，可采用身体重心落在坐骨结节上方或后方（后倾坐姿）或相反的前倾坐姿。前倾坐姿的稳定性和平衡性更好，而后倾坐姿较省力和灵活。

（2）轮椅各部件操作训练　包括手闸的操作、卸下扶手、从地板上拾起物品、用手向下触摸脚踏板、在轮椅上使臀部前移的支撑等基本操作训练。

（3）轮椅驱动训练　如前后轮操纵、左右转进退操纵、前轮翘起行走、旋转训练，上下台阶、坡道，跨越障碍、狭窄场所的转换方向、蛇形前进以及安全跌倒和重新坐直的训练等多项内容。

（4）特殊控制的练习　如电动、气控、颌控、颏控、声控、舌控轮椅等训练。

（5）轮椅训练的注意事项　①配合轮椅的减压训练，每坐 15～30 分钟，必须使用上肢撑起或侧倾躯干，使臀部减压，以避免坐骨结节处发生压疮；②防止骨盆倾斜和脊柱侧弯。

9. 站立训练　脊髓损伤患者的站立训练早期就可以进行，主要是在治疗师帮助下站立或在平行杠内站立训练。截瘫或不完全性四肢瘫患者站立训练为双手抓住平行杠并向下支撑，身体向上伸展，双脚承重后伸髋；完全性四肢瘫患者可由治疗师帮助进行站立训练，患者双臂抱住治疗师颈部，必要时身体前倾，下颌钩住治疗师的肩部以保持稳定。治疗师面对患者，两腿分开跨过患者双下肢，双手置于患者臀下，协助患者站立并保持平衡。开始站立训练时，时间不宜过长，一般 5～10 分钟，若患者无不适，可逐渐延长。站立训练还包括从轮椅上站起、从地上站起等。患者从轮椅上站起，上肢肌肉功能必须完好，从地上站起则要求患者脊髓 C_6～T_1 节段支配肌功能完好。

在站立时也应加强站立平衡训练，主要是从静态到动态平衡的训练过程。患者可以在平行杠内进行，在治疗师的监护下，先以一只手扶住平行杠，另一手放开或抬高离开平衡杠保持平衡，后练习手臂在各方运动的站立平衡，继之可练习进行躯干的前后移动。也可使用辅助支具在治疗床边进行站立平衡训练。

10. 步行训练　步行训练是脊髓损伤患者重返社会最为重要的康复治疗。完全性脊髓损伤患者步行的基本条件是上肢有足够的支撑力和控制力，不完全性脊髓损伤患者，则要根据残留肌力的情况确定步行能力。并非所有脊髓节段损伤患者都能步行，脊髓 $C_2 \sim C_4$ 损伤是不能步行的，$C_5 \sim C_6$ 损伤只能在平行杠内站立，而 $C_8 \sim T_5$ 损伤可在平行杠内步行，$T_6 \sim T_9$ 损伤可用拐杖步行，T_{10} 及以下损伤具有功能性步行能力，功能性步行又有家庭功能性步行和社区功能性步行之分。

（1）平行杠步行　平行杠步行训练主要是练习患者站立平衡能力，为后期步行做好必备准备。首先为防止膝关节屈曲，应用支架或石膏夹板和弹力带将双侧膝关节固定，将轮椅靠近平行杠一端，将座位前移，双手握住平行杠近端，用力将身体撑起，在平行杠间保持站立位，两足两手的位置与身体重心取得平衡，并逐渐松开双手，练习站立平衡。

平行杠内的步行姿势与双拐（腋杖）步行一样，截瘫患者以四点移动、交替移动、同时移动、小幅（摆至步）四点步行、最后大幅（摆过步）两点移动的顺序进行训练。髂腰肌是上提骨盆的主要肌肉，如该肌无功能，则变成拖地步行。如果有功能则足可离地，或四点步行或两点步行。

（2）治疗性步行　是指患者因不耐受长时间穿戴矫形器完成日常生活活动而短暂使用膝踝足矫形器及框架助行器进行的一种非功能性步行训练，一般适合于脊髓 $T_6 \sim T_{12}$ 平面损伤患者。其价值主要体现在：①能给患者走的感觉，增加其自信心；②可以预防和减少压疮；③防止骨质疏松；④促进血液循环和大小便的排空。因此，即使该步行训练无功能，也要积极练习。

（3）功能性步行　功能性步行必须符合下列标准：①安全，独立行走时稳定，无须监护，不会跌倒；②姿势基本正常；③无须笨重的助行器；④站立时双手可以游离做其他活动；⑤有一定的步行速度和效力，即5分钟能步行550m左右，而且步行效力（步行速度或步行3分钟后的心率）>30%。

功能性步行训练的目的，在于使患者学会使用轮椅和拐杖的方法，以便在不同的场合使用。靠拐杖步行能扩大患者独立活动的范围，大大改善其日常生活活动能力。进行功能性步行训练，多数患者需要矫形器。如用 Calipers 式长下肢矫形器固定膝关节，并使双足保持在背屈位，此种矫形器可使下肢承受体重，是大多数患者唯一不可缺少的机器。

临床上，功能性步行分为家庭功能性步行和社区功能性步行两种。前者主要满足患者室内行走，但步行的速度和耐力较差，行走距离不能达到900m，一般适合于脊髓 $L_1 \sim L_3$ 平面损伤患者。后者是指患者能长时间耐受穿戴踝足矫形器，能独立上下楼梯，能独立进行日常生活活动，能连续行走900m左右，主要适用于 L_4 以下平面损伤患者。

（4）减重步行训练　减重步行训练主要作用是降低患者体重，使其原来较难支撑体重的肢体可以很容易地步行，且不会因平衡原因而跌倒，还可根据患者具体情况调整所减重量、步行速度和斜率等来增加训练的难度，为独立步行做准备。适用于虽肌力不足以支撑体重、平衡训练还不太好，但具备站立能力，且能交替迈步的患者。

治疗时让患者站在步行系统的电动跑台上，通过减重吊带固定腰部和双大腿，调整减重的比例，原则上根据患者下肢运动能力情况，先减40%体重，然后根据患者步行改善情况逐步增加下肢负重程度。步行时平板速度一般从每秒 0.07 ~ 0.11m 开始，逐渐增加到每秒 0.12 ~ 0.23m，每次 15 ~ 30 分钟，每天 1 ~ 2 次。开始行走时需要 1 ~ 2 名治疗师协助双腿的交替移动。

11. ADL 能力训练　SCI 患者，特别是四肢瘫患者，训练 ADL 能力尤其重要。基本的 ADL 活动包括各种移动（翻身、坐起、转移）、进食、更衣、梳洗修饰、洗澡及如厕等自理活动。工具性的 ADL 活动包括做家务、交通工具的使用、娱乐设施的使用、购物、保养维护轮椅、矫形器或行走辅助具；阅读、打电话以及应付火灾、突然发病等。吃饭、梳洗、上肢穿衣等活动能在床上进行时，就可过渡到轮椅水平。洗澡可在床上或洗澡椅上给予帮助完成。此外，ADL 训练应与手功能训练结合进行。四肢瘫患者可借助自助具和手部支具代偿部分功能，环境控制系统及护理机器人可极大地帮助四肢瘫患者生活自理。

12. 物理因子疗法

（1）功能性电刺激疗法（FES）　在脊髓损伤中后期，FES 疗法的治疗目的主要是帮助患者重建上下肢和膀胱功能，完成如抓握、步行等功能活动，促进随意协调控制运动的恢复。

1）下肢功能重建：主要对象为脊髓 T_4 ~ T_{12} 损伤的截瘫患者。这部分患者一般可以借助助行器或拐杖支持上身，保持躯干的稳定，下肢则可在功能性电刺激的作用下，完成站立和行走的动作。对截瘫患者一般采用 4 通道刺激，在双站立相（即双足同时站定时），刺激双侧股四头肌；在单侧站立相，一个通道刺激同侧股四头肌，同时对侧处于摆动相，一个通道刺激胫骨前肌。临床上，也可增加两个通道，分别刺激双侧臀中肌或臀大肌，控制骨盆活动。这样，患者使用 FES 可以站立、转移、行走，使得下肢功能重建。

2）上肢功能重建：主要对象为脊髓 C_4 ~ C_6 损伤的高位截瘫患者。其主要目标是通过刺激手和前臂肌肉，给患者提供上肢运动和手的基本功能，如抓握、进食和饮水等，重建上肢功能。因为手和前臂肌肉较小，一般临床上多用植入式电极，通过同侧肩部肌肉或对侧上肢来控制开关。

3）膀胱功能重建：对于脊髓损伤中后期膀胱逼尿肌麻痹出现尿潴留的情况，FES 治疗采用植入式电极刺激逼尿肌，使其收缩并达到一定强度，克服尿道括约肌的压力，使尿排出。电极植入的位置和刺激部位有几种：①直接刺激逼尿肌；②刺激脊髓排尿中枢；③刺激单侧骶神经根；④刺激骶神经根的部分分支。典型的刺激参数是频率 20Hz，脉冲宽度 1 毫秒，每次 30 ~ 40 分钟，每天 1 次，10 次为 1 个疗程。

（2）神经肌肉电刺激疗法　应用低频脉冲电流刺激神经肌肉引起肌肉收缩，可加速神经的再生和传导功能的恢复，促使失神经支配的肌肉恢复功能。常用频率为 70 ~ 110Hz，脉宽为 0.04 ~ 0.3ms 的双相波，每次 30 ~ 60 分钟，每天 1 次，10 ~ 15 次为 1 个疗程。注意治疗中不能使患者有过度疲劳和疼痛的感觉。

（3）经皮电神经刺激疗法　SCI 患者在中后期可出现肢体烧灼感及疼痛感，应用经皮电神经刺激作用于体表刺激感觉神经可达到镇痛的目的。治疗时电极与皮肤应充分接触，否则会产生电热烧伤。治疗采用频率 100Hz，波宽 100μs 的方波，每次 15 ~ 45 分钟，每天 1 次，10 ~ 15 次为 1 个疗程。

（4）肌电生物反馈疗法　通过肌电生物反馈训练可使患者自主提高患肢肌肉张力，增强肌肉功能，使松弛肌肉的收缩功能得以恢复。每次 40 ~ 60 分钟，每天 1 ~ 2 次，10 ~ 15 次为 1 个疗程。

（5）**磁疗法** 对于 SCI 患者肩关节炎症水肿疼痛及异位骨化症有较好的抗炎退肿及镇痛效果。治疗多采用低频交变磁，每次 10~20 分钟，每天 1~2 次。另外，磁疗对长期卧床的 SCI 患者可以起到抗骨质疏松的作用，治疗时采用骨质疏松仪，每次 20~30 分钟，每天 1 次，10~15 次为 1 个疗程。

（6）**水疗法** 温水浴（36~38℃）可使血管扩张、充血，促进血液循环和新陈代谢，降低神经的兴奋性，缓解痉挛，减轻疼痛。另外，水中运动疗法适用于不完全性脊髓损伤患者，患者在水上进行功能锻炼时，利用水的浮力，可降低训练时的难度。水疗应在餐后 1~2 小时进行，运动池训练温度以 36~38℃为宜。每次 15~30 分钟，每日 1 次或隔日 1 次，15~20 次为 1 个疗程。

（7）**石蜡疗法** 对于存在关节挛缩或肌肉痉挛的患者可用石蜡疗法，以其温热作用来缓解肌肉痉挛，以机械压迫作用来促进水肿消散，可采用蜡饼法、浸蜡法、刷蜡法。每次 20~30 分钟，每天 1 次，20 次为 1 个疗程。

13. 心理疗法 脊髓损伤中后期，患者心理主要会经历抑郁或焦虑阶段、对抗独立阶段和适应阶段等过程，除了急性期运用的心理康复治疗方法外，在中后期心理干预有其特殊性。

在抑郁或焦虑反应阶段，会有患者产生自杀想法和自杀行为，此时要注意观察患者可能出现的自杀倾向以及自杀行为，帮助制订预防自杀的措施。在对抗独立阶段，针对患者对生活缺乏自信心而产生的依赖性心理反应，在结合患者的物理治疗、作业治疗、日常生活技能训练和职业技能训练的同时，鼓励患者树立生活的信心，通过展示过去患者康复的案例，在日常生活和训练中建立新的应对行为模式。在适应阶段，由于生活方式的变化和由此产生的社会角色的转变，患者面对新生活会感到选择职业困难，需要重新择业，因此要帮助患者进行求职咨询、职前培训，帮助其看到自己的潜能，扬长避短，努力适应环境。

14. 康复工程 辅助器械的应用是脊髓损伤患者康复治疗的重要组成部分，正确根据适应证选择相应的矫形器或支具和合理安装使用其他辅助器械，不仅可以改善患者的生活自理能力，而且有利于患者心理和体质的全面康复，对患者早日开始自理的、创造性的生活有重要意义。

使用矫形器的前提条件：脊柱稳定是脊髓损伤患者应用步行矫形器的必要条件之一。在装配步行矫形器之前，患者应首先进行肌力（主要是上肢肌力）训练以及平衡、站立和转移能力的训练。此外，患者的年龄、体质、体重、有无压疮及泌尿系统并发症等对应用步行矫形器也有一定影响。患者的心肺功能应基本在正常生理范围。

（1）**上肢支具和自助具的应用** 主要用于改善和代偿功能，有利于动作的完成。常用的有进食、穿衣、转移、洗澡、书写和居家等自助器具等。

（2）**下肢支具** 脊髓损伤患者应用的下肢支具又称为截瘫矫形器，对于截瘫患者重新获得站立、行走能力，预防并发症和保持身心健康都有重要意义。目前，截瘫矫形器主要可分为助动矫形器和无助动矫形器两种类型。脊髓损伤的水平与程度是确定应用步行矫形器的主要因素。T_{10} 以上脊髓损伤患者须使用助动矫形器，如复式截瘫步行器（reciprocating gait orthosis, RGO）或改进往复式截瘫步行器（advanced reciprocating gait orthosis, AGRG）。T_{10} 以下完全损伤患者，可借助无助动矫形器让其恢复行走功能。下胸段脊髓水平损伤致腰腹肌受损患者，须使用带骨盆托的髋膝踝足矫形器（hip knee ankle foot orthosis, HKAFO）；腰髓平面损伤引起膝、踝关节不稳，但腰肌和腹肌功能存在，尚能控制骨盆的患者可用膝踝足矫形器（KAFO）。

（3）**环境控制系统**（environmental control system or unite, ECS or ECU） 是专为四肢瘫或

其他重度残疾者设计的一种自动控制系统。系统可以帮助患者利用其尚存的活动能力，有效控制病床周围环境中的一些常用设施，并按照编好的程序完成特定的任务。环境控制系统是残疾人与环境间的桥梁，可以帮助残疾人不同程度地减少日常生活依赖程度、提高生活自理能力，在提高重度残疾人的生活质量方面有着积极意义。

15. 康复教育

（1）预防压疮 要教育患者及家属早期正确认识，积极预防，关键是预防骨突部位的压力。要求家属帮患者每隔 1~2 小时翻身 1 次，并用软而厚的垫子保护骨突部位不受长时间的压迫，或用防压疮气垫，并定期按摩，促进局部血液循环，保持床褥的清洁、干燥、平整。

（2）预防呼吸道感染 高颈段脊髓损伤或老年患者回家后长期卧床均易发生呼吸道感染，要鼓励患者咳嗽，压住胸廓或腹壁辅助咳痰，进行体位排痰等。

（3）预防尿路感染 早期教会患者家属导尿，后期可教患者自行导尿，鼓励患者适量饮水，保持小便通畅。

（4）预防骨质疏松和骨折 告知患者及家属，若长期卧床，很少进行治疗性站立和治疗性步行者，易患骨质疏松症，应加强离床的站立和行走，且每天达 2 小时以上，必要时进行抗骨质疏松的药物治疗。同时，SCI 患者可因为骨质疏松而增加骨折的危险性，在家中和社区进行关节活动度练习或在转移过程中避免跌倒而致骨折发生，应有人保护。

（5）预防麻痹性肠梗阻 要早期预防，软化大便或定期排大便。超过 3~7 天无大便，要在肛门内快速注入开塞露 1~2 支，大便过于干燥要戴乳胶手套挖出，手要轻柔，防止肛裂，同时可口服一些蜂蜜或缓泻药（如番泻叶泡水或中药麻仁丸润肠通便等）。

（6）饮食起居 给患者提供充足的营养品，定时饮水，限制入量，每小时饮水 1 次，每次不超过 125mL，不要一次大量饮水。

16. 中医康复方法

（1）针灸疗法 合并脊柱骨折的患者，此期脊柱已相对稳定，可翻身成俯卧位，故此期针刺取穴一般多取背部督脉经穴、华佗夹脊穴及膀胱经背俞穴，尤其以损伤脊柱周围的穴位为重点，头针以运动区为主。下肢瘫还可选用环跳、承扶、昆仑、承山、三阴交等，上肢瘫者可选用肩髃、肩贞、臂臑、手三里、内关等。膀胱功能障碍者，选用委阳、委中；直肠功能障碍者，选用八髎、下巨虚、上巨虚。条件允许者，可针刺长强。针刺得气后连接直流脉冲式电针仪，对弛缓性瘫痪者，宜把正极放在损伤平面以上；对于痉挛性瘫痪者，宜把负极放在上面。强度以耐受为度，每次 20 分钟，每天 1 次，10 次为 1 个疗程。

（2）其他 临床上还可采用灸法、穴位注射、推拿疗法和中药口服等中医康复方法治疗脊髓损伤，达到通督温阳，化瘀通络的功效，改善脊髓损伤患者肢体血液循环，防止肌萎缩、扩大、维持关节活动度和缓解肌痉挛。

四、并发症的康复

SCI 的并发症很多，常见的有中枢性疼痛、深静脉血栓、异位骨化症、压疮、神经源性膀胱、大肠功能障碍、痉挛、骨质疏松症、泌尿系统感染、性功能障碍等。对这些并发症的处理显得尤为重要，若处理不当，会严重影响患者的后期康复，甚至危及生命。压疮、神经源性膀胱、大肠功能障碍、痉挛、骨质疏松症、性功能障碍等问题的处理详见本教材相关章节。

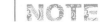

（一）中枢性疼痛

中枢性疼痛是 SCI 患者主观上感觉到的损伤平面以下区域以自发痛为主要症状的难治性疼痛，可发生在脊髓损伤 4 周后的任何阶段。疼痛的部位不确定，性质、程度、发作频率变化多端，发作时间、间隔时间多不固定，严重影响患者日常生活，具体发生机制尚不明确。多以目测类比评分法（VAS）进行评定。目前尚无一种特效的治疗方法，多采取综合治疗。

1. 药物疗法　主要包括抗癫痫药如卡马西平、加巴喷丁等；抗抑郁药物如舍曲林等；其他药物如鞘内注射巴氯芬、吗啡等。

2. 物理因子疗法　常选用经皮电刺激，频率 15～150Hz，强度以患者感到舒适的最大强度，每次 20 分钟，每天 1 次。

3. 心理疗法　采用以心理健康教育、心理疏导及放松治疗为主的心理疗法，转移患者对疼痛的注意力，直接调节中枢兴奋性。

4. 中医康复方法

（1）针刺疗法　以通经脉，调神志为主要治则。可选损伤平面夹脊穴、内关、水沟及疼痛部位的循经取穴，每次 20 分钟，每天 1 次。

（2）耳穴疗法　用王不留行籽贴于耳穴，如心、肾、神门、皮质下，3～5 天更换 1 次穴位贴。

（3）推拿疗法　由双下肢远端向近端进行，选用拿捏法、揉法，配合点按法，并可在脊柱两侧、痛感觉平面以上区域沿神经根走向进行操作，每次 20 分钟，每天 2 次。

（二）深静脉血栓

SCI 患者因长期卧床和运动受限，下肢静脉壁处于松弛状态，静脉内血液较长时间淤滞，易导致深静脉血栓，临床上容易被忽视，若血栓脱落易形成肺栓塞，危及生命。常规应监测患者下肢的周径、皮温，一旦疑诊应立即行双下肢血管彩超及胸部增强 CT 检查。

1. 一般治疗　下肢深静脉血栓患者需卧床休息 2 周，患肢抬高，下床活动时穿弹力袜或应用弹力绷带，以促进静脉回流。

2. 药物及手术治疗　抗凝治疗是目前治疗急性深静脉血栓的最主要方法，常用药物有肝素、香豆素类衍化物。病程不超过 7 天者，可选用尿激酶或链激酶等溶栓。对广泛性髂静脉血栓形成者可手术取栓或放置滤网。

3. 预防要点　增加患肢被动活动，定时翻身，尽早床上活动；保持大便通畅，避免增加腹压，避免膝下放硬枕、过度屈髋、穿过紧的衣物，以免影响静脉回流；尽量避免在下肢静脉输液，特别是刺激性液体。

（三）异位骨化症

异位骨化症指非骨组织部位形成骨组织，造成关节活动受限或丧失。多发生在脊髓损伤平面以下，最常见于髋关节，其次为膝关节、肩关节、肘关节。发病初期表现为不明原因的低热、局部皮温升高及软组织肿胀，常在影像学检查时发现，症状严重时表现为关节活动受限、关节僵直及运动障碍。临床常用 X 线片观察病变经过，CT 有利于早期诊断。

1. 运动疗法　确诊后即应停止被动活动，1 周后可重新开始运动，增加关节活动范围，但训练手法宜轻柔，不可采用暴力，关节活动范围应在无痛范围内，不可以造成明显疼痛，否则可加重病情。

2. 物理治疗　Ⅰ期常用局部冷疗，Ⅱ～Ⅲ期采用温热疗法。

3. 药物治疗 非甾体抗炎药如吲哚美辛，改变触发骨质重建的局部炎症反应；二磷酸盐类药物调节免疫和抗炎症反应。

4. 手术治疗 对于引起严重症状或功能障碍的患者，可行手术切除骨化组织，以增加关节活动范围。多建议在异位骨化症发生 1 年后，且骨化成熟后手术。

5. 其他 基因治疗、自由基清除剂治疗及放射性治疗在异位骨化症的防治方面已取得一定进展，有可能为异位骨化症的防治提供新的方法。

第四节 周围神经损伤的康复

一、概述

周围神经损伤（peripheral nerve injury）临床上十分常见，常引起运动、感觉等功能障碍，影响生活质量。积极、适当的康复治疗，可促进神经的修复与再生，改善功能障碍，预防或减轻并发症，提高生活质量。

（一）定义

周围神经（peripheral nerve）是指嗅、视神经以外的脑神经、脊神经、自主神经及其神经节。多数周围神经为混合神经，包含感觉纤维、运动纤维及自主神经纤维。

周围神经损伤是指周围神经丛、神经干或其分支受到外界直接或间接力量作用而发生的损伤，主要病理变化是损伤远端神经纤维发生瓦勒变性（Wallerian degeneration）。损伤后的典型表现：运动障碍、感觉障碍和自主神经功能障碍。常见的周围神经损伤有：臂丛神经损伤、尺神经损伤、桡神经损伤、正中神经损伤、股神经损伤、胫神经损伤、腓总神经损伤等。本节重点讨论周围神经损伤的康复。

（二）流行病学特点

周围神经损伤临床上非常多见。上肢神经损伤较下肢神经损伤多见，占四肢神经损伤的 60% ~ 70%。骨、关节损伤可伴发神经损伤，如肱骨干骨折可伴有桡神经损伤，肘关节脱位可有正中神经与尺神经损伤，腓骨颈骨折可伴有腓总神经损伤等。

（三）病因及发病机制

周围神经损伤的病因很多，常见的病因有机械性损伤、火器伤、医源性损伤等。其发病机制为：①切割伤：如刀割伤、电锯伤、玻璃割伤等，造成神经完全或不完全断裂。②牵拉伤：如产伤致婴儿头与肩部分离，过度牵拉引起臂丛神经损伤。③压迫性损伤：如骨折、关节脱位、石膏包扎过紧等，造成神经受压。④火器伤：如枪弹伤和弹片伤，造成神经断裂。⑤神经摩擦伤：如尺神经于肘部滑脱，在肘关节屈、伸运动时，尺神经反复摩擦于尺神经沟内外，导致创伤性尺神经炎的发生。⑥医源性损伤：如药物注射性损伤，是由注射时针刺直接损伤和药物成分的化学性损伤所致。

（四）临床特征

周围神经损伤可因受损神经的多少、部位不同、病因的差别、病程的早晚以及病情的轻重等，使其临床表现多种多样，但仍存在着共同的症状体征，可归纳如下：

1. 运动障碍 视受损的严重程度有所区别，轻者仅表现为该神经支配的肌肉无力，重者可出现瘫痪或及肌肉萎缩。

2. 感觉障碍

（1）由于受损部位不同可表现为节段型、手套袜子型、马鞍状或片状等类型的感觉障碍。

（2）感觉障碍的性质可有疼痛、麻木，感觉异常、减退、消失、过敏、过度等。

3. 自主神经（植物神经）功能障碍 受损神经支配区域发生皮肤、毛发、温度、出汗等方面的改变。

4. 反射障碍 表现为腱反射减弱或消失。

5. 相关神经检查阳性 神经干叩击试验（Tinel 征）阳性。

二、康复评定

周围神经损伤后，除了详细的病史采集和全身体格检查外，还必须进行一系列的康复评定。康复评定的目的在于正确判断病损的部位、性质、程度，确定康复目标，制定康复计划，评价康复疗效，作出预后判断。

（一）形态观察

主要观察皮肤是否完整、肌肉有无肿胀或萎缩、肢体有无畸形、步态和姿势有无异常等。如当周围神经完全损伤时，所支配的肌肉主动运动功能消失，肌张力消失并呈松弛状态，肌肉逐渐发生萎缩。

（二）运动功能评定

1. 肌力评定 常用徒手肌力检查法，按 0~5 级的肌力检查记录，并与健侧对比。当肌力达到 3 级以上时，也可用器械测试法，包括握力测试、捏力测试、背肌肌力测试、四肢肌群肌力测试等。

2. 关节活动范围测定 测量患肢各关节、各轴位的关节活动范围，包括主动、被动关节活动范围测定，并与健侧对比。

3. 患肢周径测量 用尺或容积仪测量受累肢体周径并其相对应的健侧肢体周径对比。

4. 反射检查 主要包括肱二头肌反射、肱三头肌反射、桡骨膜反射、膝反射、踝反射等。检查时需患者充分合作，并进行双侧对比检查。

5. 运动功能恢复等级评定 由英国医学研究会（the British medical research council，BMRC）提出，将神经损伤后的运动功能恢复情况分为 6 级。此法简单易行，是评定运动功能恢复最常用的方法（表 2-24）。

表 2-24 周围神经损伤后运动功能恢复评定表

分级	临床表现
0 级	无肌肉收缩
1 级	有肌肉纤维收缩，但不能产生关节运动
2 级	肌肉收缩可产生关节运动，但不能抵抗重力
3 级	肌肉收缩可对抗重力，能达到全关节活动度，但不能抵抗任何阻力
4 级	肌肉收缩能对抗重力及一定阻力，能达到全关节活动度，但肌力较正常差
5 级	正常肌力

晚期病例可用关节活动度检查（ROM-T）评定关节、肌肉、软组织挛缩程度。肢体麻痹范围广的病例也可行日常生活动作（ADL）测试，确定肢体运动能力。

（三） 感觉功能评定

感觉检查包括浅感觉（痛、温、触），深感觉（关节位置、震动、压痛）和复合觉（数字识别、两点辨别、实体），还要根据病例特点询问有无主观感觉异常（异常感觉、感觉倒错）。

在神经不全损伤的情况下，神经支配区的感觉（触觉、痛觉、温度觉、振动觉和两点辨别觉）丧失的程度不同。在神经恢复过程中上述感觉恢复的程度也有所不同。目前临床上测定感觉神经功能多采用英国医学研究会（BMRC）1954年提出的评定标准六级法区别其程度（表2-25）。

表2-25 感觉功能障碍分级

分级	临床表现
S0 级	完全无感觉
S1 级	深痛觉存在
S2 级	有痛觉及部分触觉，部分有感觉过敏
S3 级	痛觉和触觉完全
S4 级	痛、触觉完全，且有两点辨别觉，距离较大（7～11cm）
S5 级	感觉完全正常，两点辨别觉≤6cm，实体觉存在

（四） 自主性神经功能评定

常用发汗试验。无汗表示神经损伤，从无汗到有汗则表示神经功能恢复，而且恢复早期为多汗。常用的方法为：

1. 碘淀粉试验 即在患肢检查部位涂抹2.5%碘酒，待其干燥后再敷以淀粉，若有出汗则局部变为蓝色。

2. 茚三酮试验 即将患手指腹印压在涂有茚三酮的试纸上，出现蓝紫色指纹，则表示有汗。

（五） 神经干叩击试验 （Tinel 征）

神经干叩击试验（Tinel 征）在神经损伤和神经再生的判断方面有一定的临床价值，此方法简单易行。在神经断裂后，其近侧断端出现再生的神经纤维，开始时无髓鞘，如神经未经修复，即使近端已形成假性神经瘤，叩击神经近侧断端，可出现其分布区放射性疼痛，称为Tinel 征阳性。通过这一试验可以判定断裂神经近端所处的位置。断裂的神经在经过手术修复以后，神经的纤维生长会沿着神经内膜管向远端延伸，此时，沿着神经干缝合处向远端叩击，到达神经轴突再生的前沿时，即出现放射性疼痛，通过这一试验，可以测定神经再生的进度。

（六） 周围神经电生理学评定

周围神经电生理检查对周围神经损伤的诊断具有重要意义，能较好地反映出神经肌肉所处的功能状态，对判断周围神经损伤的部位、范围、性质、程度和预后等均有重要价值。定期进行复查，可监测损伤神经的再生与功能恢复的情况。常用方法有：

1. 直流感应电测定 应用间断直流电和感应电刺激神经、肌肉，根据阈值的变化和肌肉收缩反应状况来判断神经肌肉的功能状态。

2. 强度-时间曲线 强度-时间曲线是神经肌肉兴奋性电诊断方法。通过时值测定和曲线描记判断肌肉有无失神经支配，是完全或是部分，并可反映神经是否再生。

3. 肌电图检查　肌电图检查对周围神经病损有重要的评定价值，可判断失神经的范围与程度以及神经再生的情况。由于神经损伤后，受累神经出现变性和坏死，这种变化多在神经损伤后3周左右才出现，故最好在损伤后3周进行肌电图检查。完全性神经损伤时肌肉不能自主收缩，运动单位丧失，记录不到电位，或出现纤颤电位、正锐波等；部分损伤时可见平均时限延长，波幅及电压降低，变化程度与损伤的轻重有关。

4. 神经传导速度测定　神经传导速度测定对周围神经损伤的诊断最为重要，既可用于感觉神经也可用于运动神经的功能评定，以及确定受损部位。周围神经损伤后，神经传导速度改变明显。当神经完全断离时，运动和感觉神经传导消失，刺激神经无诱发电位变化，这种情况一般于神经损伤后的3~5天出现；当神经部分断离时，神经传导速度减慢。

5. 体感诱发电位　在重度神经损伤和神经吻合术后初期，记录运动和感觉神经的传导速度比较困难，此时可从头部记录诱发电位，测定周围神经的传导速度，判定障碍的程度，了解神经再生的情况。

（七）手功能评定

包括抓、握、捏等。可采用Carroll手功能评定法等。

（八）日常生活活动能力评定

日常生活活动能力（ADL）评定包括躯体的日常生活活动能力（PADL）和工具性日常生活活动能力（IADL）。常用的标准化的PADL评定有Barthel指数、Katz指数、PULSES评定、修订的Kenny自理评定等。常用的IADL评定有功能活动问卷（FAQ）、快速残疾评定量表（RDRS）等。

三、康复治疗

（一）早期康复

一般为发病后5~10天，此期的治疗重点是首先要去除病因，及早消除炎症、水肿，减轻对神经的损害，预防关节挛缩的发生，为神经再生作好准备。具体措施有：

1. 运动疗法　为防止关节出现挛缩和畸形，故早期受累肢体应在无痛范围内做各关节全范围、各轴向的被动运动，每天至少1~2次，以保持受累关节正常活动范围。被动活动时应注意：①只在无痛范围内进行。②在关节正常范围内进行。③运动速度要慢。④周围神经和肌腱缝合术后要在充分固定后进行。如神经损伤程度较轻，肌力在2~3级以上，在早期也可进行主动运动。注意运动量不能过大，尤其是在神经创伤、神经和肌腱缝合术后神经吻合术后的患者，术后2~3周内避免进行牵拉神经的运动。

2. 关节保持功能位　周围神经损伤后由于肿胀、疼痛、不良的肢位、受累肌与拮抗肌之间失去平衡等因素的影响，常易出现肌肉肌腱挛缩。防止挛缩最好的方法是肢体保持良肢位，应用矫形器、石膏托、三角巾、夹板等将受累肢体各关节保持在功能位，防止挛缩等畸形发生。如腓总神经损伤致足下垂时，可用足托或穿矫形鞋将踝关节保持在90°功能位，以预防跟腱挛缩。

3. 物理因子疗法

（1）温热疗法　早期应用短波、微波透热疗法，无热或微热量，每日1~2次，可以消除炎症、促进水肿吸收，有利于神经再生。应用热敷、蜡疗、红外线照射等，可改善局部血液循环、缓解疼痛、松解粘连、促进水肿吸收。治疗时要注意温度适宜，尤其是有感觉障碍和局部血液循环差时，容易发生烫伤。若病人感觉丧失，或治疗部位机体内有金属固定物时，应选脉冲短波或脉冲微波治疗。

（2）激光疗法　常用氦-氖激光（10～20mW）或半导体激光（200～300mW）照射损伤部位或沿神经走向选取穴位照射，每部位照射5～10分钟，有消炎、促进神经再生的作用。

（3）水疗法　用温水浸浴、旋涡浴，可以缓解肌肉紧张，促进局部循环，松解粘连。在水中进行被动运动和主动运动，可防止肌肉挛缩。水的浮力有助于瘫痪肌肉的运动，水的阻力使在水中的运动速度较慢，防止运动损伤发生。

4. 矫形器治疗　早期预防挛缩畸形。根据损伤情况，主要应用功能位矫形器、固定用静态矫形器、功能训练用动态矫形器。

5. 中医康复方法

（1）中药疗法　依据中医理论进行辨证论治，以活血化瘀，益气补血为主。常用的有参苓白术散、六味地黄丸、独活寄生汤加减（《千金要方》）、大活络丹、小活络丹等。

（2）针灸疗法　以受损局部取穴为主、远端取穴为辅的原则，根据辨证虚实，采用泻、补或平补平泻的手法。也可选用脉冲电针仪治疗。如桡神经损伤时，可在手阳明大肠经取穴，可取手三里、合谷等穴连接电针治疗，每次20分钟，一日一次。

（3）推拿疗法　以祛瘀消肿、通经活络为原则，推拿按摩的主要作用是改善血液循环、防止软组织粘连，也能延缓肌肉萎缩。但手法要轻柔，强力按摩对软瘫的肌肉多有不利，长时间的按摩也有加重肌肉萎缩的危险。选穴参照针刺穴位，手法以㨰法、按法、揉法、搓法、擦法等为主。

6. 肢体出现肿胀的处理　周围神经损伤后肢体出现肿胀与损伤后血液与淋巴回流受阻、组织液渗出增多有关。一般采用抬高患肢、弹力绷带包扎、被固定的肢体做肌肉等长性收缩运动、患肢做轻柔的向心性按摩与受累肢体的被动活动、冰敷等措施。此外，物理因子如超短波等均可改善局部血液循环，促进组织水肿和积液的吸收。

7. 受损部位的保护　受损肢体因感觉障碍易发生继发性外伤如烫伤等，且由于局部营养障碍，一旦发生损伤，治疗困难且不易恢复，故应注意对受累部位多加保护，如戴手套、穿袜等。若出现外伤，可选择适当的物理因子进行治疗，如紫外线、超短波、激光等，促进伤口早期愈合。

8. 药物疗法　肌注或静滴神经生长因子（NCF）可促进神经再生；维生素 B_1、B_{12}，复合辅酶、甲钴胺片等神经营养药物亦有促进神经再生的作用。如病情需要还可选用适当的抗生素以控制外伤感染，减少对神经的损伤。

（二）恢复期康复

急性期炎症水肿消退后，即进入恢复期。早期的治疗措施仍可有选择地继续使用。此期的治疗重点是促进神经再生、保持肌肉质量、增强肌力和促进感觉功能恢复，防止肢体发生挛缩畸形，最大限度地恢复其功能，改善患者的日常生活和工作能力，提高患者的生活质量。对于功能恢复不完全或不能恢复的功能，可使用矫形器代偿。

1. 运动疗法　目的是改善和维持关节活动范围，增强肌力和耐力。采用被动运动、主动助力运动、主动运动、抗阻运动等训练。

当肌电图检查出现较多动作电位时应开始增强肌力训练，以促进运动功能恢复。根据肌力检查结果，受累神经支配肌肉肌力为 0~1 级时，施行电刺激、电针、针灸、中枢冲动传递训练、被动运动、肌电生物反馈、等长收缩等治疗；受累神经支配肌肉肌力为 2~3 级时，进行主动助力运动、主动运动及器械性运动，随着肌力的增强，逐渐减少助力，但应注意运动量不宜过大，以免肌肉疲劳。受累神经支配肌肉肌力为 3 级以上时，可以进行抗阻力运动，以争取肌力的最大恢复，同时进行速度、耐力、灵活性、协调性与平衡性的专门训练。

2. 作业疗法   根据功能障碍的部位及程度、肌力及耐力的检测结果，进行有关的作业治疗。

（1）操作训练   上肢周围神经损伤患者可进行木工、编织、泥塑、打字、修配仪器、套圈、雕刻、缝纫、刺绣、拧螺丝等操作，下肢周围神经损伤患者可进行踏自行车、缝纫机等练习。同时进行 ADL 训练，如用上肢练习洗脸、梳头、穿衣、伸手取物等动作。也可选择文艺和娱乐活动以改善心理状态。治疗中应不断增加训练的难度与时间，以增强肌肉的灵活性和耐力，并应注意防止由于感觉障碍而引起机械摩擦性损伤。

（2）感觉训练   针对病人的不同情况，采取相应的治疗方法。①患者病损区如有感觉过敏现象，可用不同程度的连续刺激进行脱敏，即选用不同质地、不同材料的物品如棉花、棉布、毛巾、毛刷、米粒、沙子等刺激敏感区，刺激量逐渐加大，使之产生适应性和耐受性，刺激程度由弱到强，刺激物由软到硬。②感觉减退或消失、实体感缺失者，需要采用感觉重建训练法进行训练。感觉训练时先进行触觉训练，选用软物（如橡皮擦）摩擦手指掌侧皮肤，然后是振动觉训练。③后期训练重点是辨别觉，涉及对多种大小、形状、质地和材料不同的物体鉴别训练。可将一系列不同大小、形状、质地、材料制成的日常用品如钥匙、螺钉、曲形针、纽扣、硬币、手表、橡皮块等放在布袋中让患者用手触摸辨认。采用循序渐进的训练原则，即由大物体到小物体、由简单物体到复杂物体、由粗糙质地到纤细质地、由单一类物体到混合物体。

3. 物理因子疗法   神经肌肉电刺激疗法可使神经肌肉兴奋性和生物电活性升高，利于损伤神经的修复再生，防止和延缓肌肉萎缩的发生和发展，保持和恢复肌肉质量以迎接神经再支配。以能输出指数曲线波或三角波的低频脉冲电刺激疗法为首选。调制中频电疗法亦可达到此作用。失神经支配后的第一个月，肌肉萎缩最快，故宜及早进行神经肌肉电刺激，且失神经后数月仍有必要施用神经肌肉电刺激治疗。

4. 心理疗法   周围神经损伤病人，往往伴有心理问题，担心损伤后不能恢复、就诊的经济负担、损伤产生的家庭和工作等方面的问题。主要表现有急躁、焦虑、忧郁、躁狂等。可采用医学教育、心理咨询、集体治疗、病人示范等方式来消除或减轻病人的心理障碍，使其发挥主观能动性，积极地进行康复治疗。也可通过作业治疗来改善病人的心理状态。

5. 康复工程   对于功能恢复不完全或不能恢复的功能，应根据患者的具体情况选择合适的矫形器进行代偿。矫形器在周围神经损伤中的应用可预防、矫正挛缩畸形，动力性矫形器可帮助瘫痪肢体完成某些功能性活动，下肢的某些矫形器还有承重作用。注意矫形器重量宜轻，尺寸要合适，避免对感觉丧失部位的压迫。如足部肌力不平衡所致足内翻、外翻、足下垂，可用下肢短矫形器矫正；大腿肌群无力致膝关节支撑不稳、小腿外翻、屈曲挛缩，可用下肢长矫形器矫正。

6. 物理因子疗法　可选用超短波、微波、激光、红外线等物理因子治疗，有利于损伤神经的再生。有条件也可行高压氧治疗。

7. 中医康复方法

（1）中药疗法　依据中医理论进行辨证论治，以活血化瘀，益气补血为主。常用的有参苓白术散、六味地黄丸、独活寄生汤加减（《千金要方》）、大活络丹、小活络丹等。

（2）针灸疗法　以受损局部取穴为主、远端取穴为辅的原则，根据辨证虚实，采取或泻或补或平补平泻的手法。也可选用脉冲电针仪治疗。

（3）推拿疗法　以受损局部治疗为主，手法宜轻柔。主要作用是改善血液循环、防止粘连、促进肌肉功能恢复。

（三）常见周围神经损伤的康复治疗

1. 臂丛神经损伤

（1）概述　臂丛神经由 $C_5 \sim C_8$ 前支和 T_1 前支大部分纤维组成。在前斜角肌外缘由 $C_5 \sim C_6$ 组成上干，C_7 为中干，$C_8 \sim T_1$ 组成下干。臂丛的五个来源反复分支、组合后，最后形成三个束，分别称为臂丛的外侧束、内侧束和后束。各束在喙突平面分出神经支，外侧束分为肌皮神经和正中神经外侧头，内侧束分出尺神经和正中神经内侧头，后束分出腋神经和桡神经。正中神经的内、外侧头分别在腋动脉两侧至其前方组成正中神经。

临床上常将臂丛神经分为上臂丛（$C_5 \sim C_7$）和下臂丛（$C_8 \sim T_1$）。臂丛神经损伤多由牵拉所致，如上肢过度牵拉或过度伸展、肩关节脱位、高处坠落、重物压伤颈肩部以及胎儿娩出时过度牵拉等，皆可引起臂丛神经的全部或部分损伤。

（2）临床特征

1）臂丛神经损伤：由于解剖特点，臂丛神经损伤各有不同表现。①上臂丛神经损伤时，腋神经、肌皮神经、肩胛上下神经、肩胛背根神经发生麻痹，桡神经和正中神经部分麻痹。冈上肌、肩胛提肌、大小菱形肌、三角肌、肱二头肌、肱桡肌、桡侧腕屈肌、指伸肌及拇展肌等出现瘫痪或部分瘫痪。肩关节外展与外旋障碍，肘关节屈曲障碍，腕关节屈伸肌力弱，手指活动尚可，上肢伸侧感觉大部分缺失。②下臂丛神经损伤时，尺神经及部分正中神经和桡神经麻痹，表现为手的功能障碍，即手指不能伸屈，而肩、肘、腕关节活动基本正常。③全臂丛神经损伤时，则引起整个上肢弛缓性瘫痪及感觉障碍、腱反射消失、肌肉萎缩、自主神经功能障碍及 Horner 征，此型比较严重而少见。

2）腱反射：腱反射减弱或消失。反射检查仅在患侧减弱或消失、健侧存在时才有意义（表2-26）。

表2-26　臂丛神经反射检查

反射	传入神经	中枢	传出神经
三角肌反射	腋神经	$C_5 \sim C_6$	腋神经肌支
肱二头肌反射	肌皮神经	$C_5 \sim C_6$	肌皮神经
桡骨膜反射	桡神经	$C_5 \sim C_8$	正中神经、桡神经
肱三头肌反射	桡神经	$C_5 \sim C_8$	桡神经

（3）康复评定

1）形态观察：肌肉有无肿胀或萎缩、肢体有无畸形等。

2）运动功能评定：包括肌力评定、关节活动范围测定、患肢周径测量、反射检查等。

3）感觉功能评定：包括浅感觉、深感觉、复合感觉。评定可参考英国医学研究会的分级评定表。

4）手功能评定：包括抓、握、捏等。

5）Tinel 征检查。

6）周围神经电生理学评定：电诊断、肌电图、神经传导速度等对判断周围神经损伤的范围、部位、性质与程度有重要价值。

7）自主神经功能检查：常用发汗试验。

8）日常生活活动能力评定。

（4）康复治疗

损伤早期：去除病因，消除炎症、水肿，减轻对神经的损害，预防关节挛缩畸形的发生。

1）运动疗法：损伤上肢受累关节进行无痛范围的被动活动，每天至少 1~2 次，以保持受累关节正常活动范围，防止肌肉萎缩和关节僵硬。当患肢出现主动运动时，应积极进行主动活动。神经吻合术后的患者，术后 2~3 周内避免进行牵拉神经的运动，必要时可采用夹板限制过度活动。

2）关节保持功能位，预防关节挛缩变形：上臂丛神经损伤时，采用外展支架或腋下垫一棉纱卷支撑，手部用拇外展支具以预防肩关节内收、内旋及拇指内收挛缩，三角巾悬吊患肢，肘关节屈曲 90°；下臂丛神经损伤时，采用支具使腕关节保持在功能位，手呈半握拳状。

3）物理因子疗法：根据具体情况可选择下列疗法进行治疗。①超短波疗法：板状电极，损伤上肢，对置法，无热量，每次 10~12 分钟，每天 1 次，15~20 次为一疗程。②直流电碘离子导入疗法：对置法或并置法，每次 15~20 分钟，每天 1 次，15~20 次为一疗程。③紫外线疗法：Ⅰ级红斑量，于损伤上肢隔 1~2 天照射一次，6~10 次为一疗程。④氦-氖激光或半导体激光沿神经走行之表浅部位选穴位照射，每次 3~5 分钟，每天 1 次，5~10 次为一疗程。⑤超声波疗法：声头置于损伤上肢或手术伤口周围，接触移动法，强度 $0.5~1.5W/cm^2$，每次 5~10 分钟，每天 1 次，10~15 次为一疗程。

4）为防止肢体出现肿胀，一般采用抬高患肢、弹力绷带包扎、被固定的肢体作肌肉等长性收缩运动、患肢作轻柔的向心性按摩、受累肢体的被动活动、冰敷等措施。

5）药物疗法：肌注或静滴神经生长因子（NCF）可促进神经再生；维生素 B_1、B_{12}，复合辅酶、甲钴胺片等神经营养药物亦有促进神经再生的作用。

恢复期：促进神经再生、保持肌肉质量、增强肌力和促进感觉功能恢复，防止肢体发生挛缩畸形，最大限度地恢复其功能。对于功能恢复不完全或不能恢复的功能，可使用矫形器代偿。

1）运动疗法：①臂丛神经上部损伤时，进行肩关节和肩胛带肌肉的被动运动、主动助力运动和主动运动、渐进抗阻、短暂最大负荷训练、等长收缩训练等。②臂丛神经下部损伤时，进行拇指、示指屈伸运动，拇指与小指对掌运动，分指运动，肩胛带肌肉运动训练等。③全臂丛神经损伤时，进行患肢各关节的被动运动、主动助力运动、主动运动等。

2）作业疗法：可编排一些有目的、有选择的活动，如木工、编织、泥塑、雕刻、缝纫、刺绣、拧螺丝等操作，增强患者的肌力、耐力和协调性。同时进行 ADL 训练，如练习洗脸、梳头、穿衣、伸手取物等动作。选择娱乐活动以改善心理状态。对感觉过敏患者可采用脱敏疗法，鼓励患者使用敏感区，在敏感区逐渐增加刺激。可选用不同质地、不同材料的物品如棉花、毛巾、毛刷、沙子等刺激敏感区，刺激量逐渐加大，使之产生适应性和耐受性，刺激程度由弱到强，刺激物由软到硬。对感觉丧失患者可采用感觉重建的方法，用不同的物体放在患者手中，而不靠视力帮助，进行感觉训练。开始让患者识别不同形状、大小的木块，然后用不同质地、不同材料的物品进行识别和训练，最后用一些常用的家庭器皿训练。

3）物理因子疗法：根据具体情况可选择下列疗法进行治疗。①神经肌肉电刺激疗法：以能输出指数曲线波或三角波的低频脉冲电刺激疗法为首选。一般以阴极为刺激电极，将点状刺激电极置于患肌或患肌的运动点上，另一个较大的辅极置于肢体近端或躯干。电流的强度以能引起肌肉明显可见收缩而无疼痛为度，避免波及邻近肌肉或引起过强的收缩。肌肉收缩的次数以不引起过度疲劳为宜，每天1次。②超短波疗法：板状电极，损伤上肢，对置法，微热量，每次10~15分钟，每天1次，15~20次为一疗程。③其他：音频电疗法、直流电碘离子导入疗法、调制中频电疗法、光疗法（激光、红外线等）、超声波药物透入疗法、磁疗法、石蜡疗法、水疗法等。

4）心理疗法：周围神经损伤患者常常伴有急躁、焦虑、抑郁等情绪，让患者了解神经损伤的性质、程度和康复治疗方案，从而增强战胜疾病的信心，使其发挥主观能动性，积极地进行康复治疗。

5）中医康复方法：针灸采用局部取穴为主、远端为辅的原则，可选择肩髃、肩髎、臂臑、曲池、手三里、外关、合谷、中渚等穴位。推拿手法应轻柔。

2. 腋神经损伤

（1）概述　腋神经由 C_5 ~ C_6 前支组成。腋神经发自臂丛后束，与旋肱后血管伴行向后外，穿过腋窝后壁的四边孔，绕肱骨外科颈至三角肌深面，发出分支分布三角肌、小圆肌，余部纤维称为臂外侧上皮神经自三角肌后缘穿出，分布在肩部、臂外侧区上部的皮肤。腋神经损伤常见的原因为肱骨外科颈骨折、肩关节脱位或被腋杖压迫所致。

（2）临床特征

1）腋神经损伤时，三角肌瘫痪、萎缩，肩外展功能丧失，外旋无力，肩部、臂外上部感觉障碍，肩部失去圆隆的外形。

2）腱反射：三角肌反射减弱或消失。

（3）康复功能评定　请参见"臂丛神经损伤"。

（4）康复治疗　为保持关节功能位，预防关节挛缩变形，可采用外展支架或腋下垫一棉纱卷支撑肩关节以预防内收、内旋挛缩。其他治疗请参见"臂丛神经损伤"。

3. 桡神经损伤

（1）概述　桡神经由 C_5 ~ C_8 组成。桡神经来自臂丛后束，在腋动脉之后，于肩胛下肌、大圆肌表面斜向后下，绕经肱骨后方桡神经沟至臂外侧，沿肱三头肌外侧头下行。桡神经在腋部发出数支至肱三头肌，然后在肱肌与肱桡肌之间至肘前外侧，于肘上发出分支至肱桡肌和桡侧腕长伸肌，继之于肱桡肌与桡侧腕长伸肌之间进入前臂，分成深、浅两支。浅支与桡动脉伴行，在肱桡肌深面于桡骨茎突上5cm转向背侧，至手背桡侧及桡侧三个半手指皮肤；深支又称骨间背侧神经，在进入旋后肌之前发出分支至桡侧腕短伸肌，穿经旋后肌并于其下缘分成数支，支配旋后肌、尺侧腕伸肌、指总伸肌、示指和小指固有伸肌、拇长展肌和拇长、短伸肌。桡神经损伤常见的原因为外伤、手术、骨折、酒醉睡眠或极度疲劳后不良的睡姿史等。

（2）临床特征

1）由于解剖特点，桡神经损伤各有不同表现。①高位损伤：指在腋下桡神经发出肱三头肌分支以上部位受损，表现为上肢各伸肌完全瘫痪，肘关节不能伸直，垂腕，前臂伸直时不能旋后，指关节屈曲，拇指不能外展；肘关节、上臂和前臂后面、手背桡侧部位感觉障碍。②在肱骨中 1/3，即发出肱三头肌分支以下部位受损时，肱三头肌功能完好。③前臂中 1/3 以下受损时，主要表现为伸指障碍而无垂腕。

2）腱反射：桡骨膜反射、肱三头肌反射减弱或消失。

（3）康复功能评定　请参见"臂丛神经损伤"。

（4）康复治疗　为保持关节功能位，预防关节挛缩变形，可使用伸腕关节固定夹板或动力型伸腕伸指夹板，维持腕关节呈背屈、掌指关节伸直、拇指外展位。进行腕关节背伸，前臂伸直旋后和手指被动运动、主动助力运动和主动运动，重点训练伸腕、伸指功能。其他治疗请参见"臂丛神经损伤"。

4. 正中神经损伤

（1）概述　正中神经由 $C_6 \sim T_1$ 神经组成。正中神经有分别发自臂丛内、外侧束的内、外侧两根，两根夹持腋动脉向下呈锐角汇合成正中神经干。在臂部，正中神经沿肱二头肌内侧下行，在肱动脉内侧与之伴行至肘窝。从肘窝向下穿旋前圆肌及指浅屈肌腱弓，于指浅屈肌与指深屈肌之间下行，发出分支支配旋前圆肌、指浅屈肌、桡侧腕屈肌、掌长肌。在旋前圆肌下缘发出骨间掌侧神经，沿骨间膜与骨间掌侧动脉同行于指深屈肌与拇长屈肌之间，至旋前方肌，发出分支支配上述三肌。其主干至前臂远端于桡侧腕屈肌腱与掌长肌腱之间，发出掌皮支，分布于掌心和鱼际部皮肤。然后经过腕管至手掌部发出分支，支配拇短展肌、拇短屈肌外侧头、拇指对掌肌和 1、2 蚓状肌，桡侧 3 个半手指掌面及远节指背的皮肤。

正中神经损伤常见的原因为骨折（肱骨髁上骨折）、肘关节脱位、刀枪伤、腕部切割伤等。

（2）临床特征

1）由于解剖特点，正中神经损伤各有不同表现。①低位损伤（腕部）时，所支配的鱼际肌和蚓状肌麻痹及所支配的手部感觉障碍，临床主要表现是拇指不能对掌、手的桡侧三个半指感觉障碍，特别是示、中指远节感觉消失。②高位损伤（肘上）时，则所支配的前臂肌亦麻痹，除上述表现外，另有前臂不能旋前，屈肌群萎缩，屈腕力下降，拇指、示指不能屈曲，不能做对指动作，不能捏物，大鱼际肌明显萎缩，手掌变平，拇指紧靠示指，呈"猿手"畸形。③正中神经富有交感神经纤维，患者常表现烧灼性疼痛。

2）腱反射：桡骨膜反射减弱或消失。

（3）康复功能评定　请参见"臂丛神经损伤"。

（4）康复治疗　为保持关节功能位，预防关节挛缩变形，可应用夹板固定掌指关节及指关节呈半屈状位置，应用拇外展夹板。进行屈腕运动、屈手指运动、拇指对掌运动及整个手臂的被动运动和主动运动。其他治疗请参见"臂丛神经损伤"。

5. 尺神经损伤

（1）概述　尺神经由 $C_8 \sim T_1$ 神经组成。尺神经来自臂丛内侧束，沿肱动脉内侧下行，于上臂中段逐渐转向背侧，经肱骨内上髁后方的尺神经沟，向下穿过尺侧腕屈肌并发出分支至尺侧腕屈肌，然后于尺侧腕屈肌与指深屈肌间进入前臂掌侧，发出分支至指深屈肌尺侧半，再与尺动脉伴行，于尺侧腕屈肌桡侧深面至腕部，于腕上约5cm发出手背支至手背尺侧皮肤。主干通过豌豆骨与钩骨之间的腕尺管（Guyon管）即分为深、浅支。深支穿小鱼际肌进入手掌深部，支配小鱼际肌，全部骨间肌和3、4蚓状肌及拇收肌和拇短屈肌内侧头；浅支至手掌尺侧及尺侧一个半手指的皮肤。尺神经损伤常见的原因为压迫、牵拉、手术、外伤等。

（2）临床特征　尺神经损伤表现为屈腕能力减弱，环指和小指远节指关节不能屈曲，小鱼际肌、骨间肌萎缩，手指分开、合拢受限，拇指不能内收，小指、环指掌指关节过伸，呈"爪形手"畸形。感觉障碍主要位于手掌面的尺侧部，小指和环指尺侧半，以及手背部的小指、环指和中指的一半。

（3）康复功能评定　请参见"臂丛神经损伤"。

（4）康复治疗　为保持关节功能位，预防关节挛缩变形，可用掌指关节阻挡夹板，使掌指关节屈曲到半握拳状，以预防小指、环指掌指关节过伸畸形。进行手指的分合运动、伸直运动，第5指对掌被动运动和主动运动。其他治疗请参见"臂丛神经损伤"。

6. 腕管综合征

（1）概述　腕管由腕骨构成底和两侧壁，其上为腕横韧带覆盖成一个骨-纤维隧道。腕管内有拇长屈肌腱，2~4指的屈指深、浅肌腱和正中神经通过。正中神经最表浅，位于腕横韧带与其他肌腱之间。正中神经出腕管后分支支配除拇内收肌以外的大鱼际诸肌，1、2蚓状肌，桡侧三个半手掌、手指皮肤感觉。

腕管综合征是正中神经在腕管内受压而表现出的一组症状和体征。表现为手部麻木、疼痛和鱼际肌萎缩。常见原因为外源性压迫、腕管内容物水肿、长期反复使用手腕工作史等。多见于中年女性，常有长期、反复使用手腕工作史，劳动后加剧，休息后减轻，右侧多于左侧。

（2）临床特征　患者首先感到手掌桡侧三个半手指麻木或疼痛，有时疼痛可牵涉到前臂，夜间、清晨症状加重，适当抖动手腕症状可以减轻。屈腕试验阳性（Phalen征：屈肘、前臂上举，双腕同时屈曲90°，1分钟内患侧即会诱发出正中神经刺激症状，阳性率70%左右）。

（3）康复功能评定　请参见"臂丛神经损伤"。

（4）康复治疗　治疗上使用腕部支托、口服非甾体类消炎镇痛药物或皮质激素局部注射。由于拇外展肌无力影响抓握能力时，可使用对掌支具，将拇指处于外展位。进行手及腕部的放松训练，如握拳和放松的动作、双手交叉环转、缓慢屈伸手腕等。其他治疗请参见"臂丛神经损伤"。

7. 坐骨神经损伤

（1）概述　坐骨神经是全身最粗大、最长的神经，起自L4~S3的前、后股，包围在一个结缔组织鞘中。坐骨神经穿梨状肌下孔至臀大肌深面，在坐骨结节与大转子之间下行至股后区，在股二头肌与半膜肌之间行走，沿途分支支配股后部的股二头肌、半腱肌和半膜肌，一般在腘窝上方分为胫神经和腓总神经两大终支。

坐骨神经损伤常见原因为臀部或股部外伤、股骨干骨折、髋关节骨折或脱位、臀部肌肉注射不当等，可为完全性或部分性损伤。

（2）临床特征

1）由于解剖特点，坐骨神经损伤各有不同表现：①坐骨神经高位损伤时，引起股后部肌肉及小腿和足部所有肌肉全部瘫痪，膝关节屈曲障碍，踝关节与足趾运动完全丧失，跟腱挛缩，呈足下垂。由于股四头肌正常，膝关节呈伸直状态，行走时呈跨越步态。小腿后外侧及足部麻木、感觉丧失、皮肤干燥。②股后中、下部损伤时，则膝关节屈曲功能正常。

2）腱反射：踝反射减弱或消失。

（3）康复功能评定　请参见"臂丛神经损伤"。

（4）康复治疗　为保持关节功能位，预防关节挛缩变形，对损伤所致运动障碍、肌肉瘫痪者，宜配戴支具或穿矫形鞋，以防止膝、踝关节挛缩及足内、外翻畸形，维持踝足稳定等。进行跟腱牵伸，足背屈、跖屈被动运动、主动助力运动和主动运动，足趾伸展运动。足跟着地，足尖提起练习或足尖着地，足跟提起练习并进行穿矫形鞋的步态训练。作业治疗可进行踏自行车、缝纫机等练习。其他治疗请参见"臂丛神经损伤"。

8. 腓总神经损伤

（1）概述　腓总神经是坐骨神经在腘窝处两个终末分支之一。腓总神经自腘窝近侧部由坐骨神经分出后，沿腘窝上外侧界的股二头肌内缘斜向外下，继而弯曲绕过腓骨颈向前，穿过腓骨长肌，分为腓浅、腓深神经。腓总神经分布范围包括小腿前、外侧肌群，足背肌和小腿外侧、足背、趾背的皮肤。腓总神经损伤在下肢神经损伤中最多见，常见的原因为膝关节外侧脱位、腓骨头骨折、小腿石膏或夹板固定太紧、手术时膝带捆绑过紧等。

（2）临床特征　腓总神经损伤时，导致小腿前外侧伸肌麻痹，出现足背屈、外翻功能障碍，呈内翻下垂畸形，晚期形成马蹄内翻足。小腿前外侧与足背皮肤感觉障碍。

（3）康复功能评定　请参见"臂丛神经损伤"。

（4）康复治疗　为保持关节功能位，预防关节挛缩变形，治疗上可用足托或穿矫形鞋使踝关节保持在90°位。进行跟腱牵伸，踝背屈被动运动、主动助力运动、主动运动，足趾伸展运动和穿矫形鞋的步态训练。其他治疗请参见"臂丛神经损伤"。

第五节　帕金森病的康复

帕金森病是神经内科仅次于阿尔茨海默病的第二大常见的神经退行性疾病，具有高患病率、高致残率和慢性病程等特点，目前正逐渐成为人口与健康领域中一个被高度和广泛关注的重要科学问题和社会问题。康复治疗对于改善患者的躯体功能、减少意外损伤、提高患者的生活质量具有重要的临床意义。

一、概述

（一）定义

帕金森病（Parkinson disease，PD），简称 Parkinson 病，又称震颤麻痹（paralysis agitans），由英国医师 James Parkinson（1817 年）首先描述，是一种常见的中老年慢性、进行性中枢神经变性疾病，临床表现以静止性震颤、运动迟缓、肌强直和姿势步态异常等为主要特征。

（二）流行病学特点

帕金森病是中老年人常见的中枢神经系统退行性疾病，目前我国患者人数已超200万，65

岁以上人群总体患病率为1700/10万，并随年龄增加而升高，男性稍高于女性，白种人高于黄种人，黄种人高于黑种人，发病年龄一般在50～75岁左右。但不同生活环境，不同地区的相同人种，患病有差异。经过年龄标化后显示的患病率，男女之比接近1或男性略多于女性。在北京、上海等一线城市，患者治疗率低于40%，农村偏远地区更低。

（三）病因及发病机制

本病的病因和发病机制十分复杂，目前认为PD发病有多种因素参与其中，通过氧化应激，线粒体功能衰竭，细胞凋亡，免疫异常等机制导致黑质多巴胺能神经元大量变性丢失而发病。

1. 环境因素 环境中的1-甲基-4苯基-1，2，3，6-四氢吡啶（MPTP）和某些杀虫剂、除草剂是PD的发病危险因素。研究表明，MPTP在脑内经通过抑制黑质线粒体呼吸链复合物Ⅰ活性，使ATP生成减少，自由基生成增加，促使DA神经元变性死亡。

2. 遗传因素 帕金森病多为散发病例，约10%为家族性帕金森病，目前分子遗传学研究已经有6个与家族性帕金森病相关的治病基因被克隆，证明该病与遗传因素有关系。

3. 年龄老化 帕金森病40岁以前发病少见，随年龄增长，正常成年人脑内黑质多巴胺能神经元数目渐进性减少，纹状体内多巴胺递质水平逐渐下降。但临床只有当黑质多巴胺能神经元数目减少50%以上，纹状体多巴胺递质含量减少80%以上，才会出现帕金森病运动障碍的症状，而正常人通常不会达到这个水平，因此，年龄被认为只是本病的促发因素。

（四）临床特征

该病起病缓慢，初发症状以震颤最多，症状常从一侧上肢开始，逐渐波及同侧下肢、对侧上肢及下肢，四肢症状常不对称。

1. 运动功能障碍

（1）**静止性震颤** 是PD最常见的初发症状，多自一侧上肢远端开始，拇指和食指呈"搓丸样"震颤，节律4～6次/秒，安静状态下明显，入睡后消失，精神紧张时加重。随病情发展，大约几个月到数年后震颤逐渐波及同侧下肢及对侧上下肢，最后可出现下颌、唇、舌及颈部的震颤。部分患者尤其是高龄老人可不出现震颤。患者可出现随意运动受限、手指精细活动能力下降。

（2）**肌强直** 强直多自一侧上肢的近端开始，逐渐蔓延至远端、对侧及全身，多表现为伸肌和屈肌张力同时增高。由于肢体及躯干的屈肌群和伸肌群均受累，检查者感受到的阻力增高始终一致，称之为"铅管样肌强直"（leadpipe rigidity），若合并有肢体震颤则表现为"齿轮样肌强直"（cogwheel rigidity）。由于这些肌肉的强直，常出现特殊的姿态，头部前倾，躯干俯屈，上肢肘关节屈曲，前臂内收，腕关节伸直（路标现象），指间关节伸直，拇指对掌（猿手），髋关节和膝关节略弯曲。部分患者常伴有腰背部关节疼痛而被误诊。

（3）**动作迟缓** 由于随意运动的减少以及运动幅度的减少，导致患者启动困难和动作缓慢，表现为各种主动运动减少。如面部肌肉强直，表情肌少动，双眼凝视，瞬目减少，面无表情而呈现"面具脸"（masked face）。由于手及前臂肌肉的强直，手部精细活动障碍，书写时越写越小，尤其是在行末时写得特别小，呈"写字过小征"（micrographia）。

（4）**姿势步态异常** 步行障碍是帕金森患者最突出的表现。最初表现为下肢拖曳、上肢自动摆臂减少，随病情进展出现双上肢伴随动作较少或消失，双下肢步幅变小、步伐变慢，起步困难。有时患者表现为突然不能抬起双脚，好像双脚被粘在地上一样，称为"冻结"（freezing）现象，多见于转弯、通过狭窄的通道、穿越繁华的街道或要到达目的地时。患者一旦启动后即以极小的步伐前冲，不能及时停步或转弯，称为"慌张步态"（festinating gait），这是帕金森病患者的特有体征。随病情进展，患者由于起床、翻身、行走，进食等活动困难而显著影响日常生活能力，导致残疾。

2. 认知功能障碍 帕金森病患者精神症状发生率亦较高，精神活动缺乏，性格顽固，常抑郁、幻视、妄想，思维迟钝或易激动，认知障碍或痴呆。

3. 构音障碍 因口、咽部肌群运动障碍，患者吞咽活动减少，发声缓慢、不协调，语调变低，发音吃力，甚至吐词不清，他人难以听懂，部分伴有鼻音化构音和语速的变化，可伴有流涎和吞咽困难。

4. 自主神经功能障碍 自主神经功能紊乱较多见，主要表现为多汗、流涎、顽固性便秘、体位性低血压，面部皮脂腺分泌过多等。

二、康复评定

进行评定前，应先了解患者的临床特点和分级，用药前后的症状变化，通过综合性评估，确定患者现有的各种功能障碍，制定个体化康复治疗方案。

（一）运动功能评定

1. 肌力评定 通常采用手法肌力测定（manual muscle testing，MMT）来判断肌肉的力量。PD 患者多伴有肌张力增高，MMT 不能敏感地察觉肌力的下降，可采用等速测试或等长测试的方法评估肌力。

2. 肌张力评定 大多采用 Ashworth 痉挛量表或改良 Ashworth 痉挛量表。

3. 关节活动度评定 由于肌肉强直、关节活动减少，关节及周围组织粘连，PD 患者关节活动受限。因此做关节活动度评价，需要评定主动关节活动度和被动关节活动度。测量所使用的仪器设备通常为：通用量角器、电子量角器、指关节测量器等。

4. 平衡功能评定 由于帕金森病患者基底神经核多巴胺分泌细胞的枯衰，其平衡和姿势控制能力退化，并伴有进行性运动功能减退。原发性 PD 患者的平衡功能，尤其是站立平衡功能是其康复评价中的关键。康复评定中常用的方法包括主观评定和客观评定两个方面。主观评定以观察和量表为主，客观评定主要是指平衡测试仪评定。

（1）简易评定法 可通过观察患者静态平衡和动态平衡来评估。

静态平衡法：如 Romberg 检查法、强化 Romberg 检查法。

动态平衡法：坐、站立时移动身体，在不同条件下行走，如足跟碰足趾、足跟行走、足尖行走、走直线、走标记物、侧方走、倒退走、走圆圈等。

（2）量表评定法 由于不需要专门的设备，评定简单，应用方便，临床应用广泛。目前信度和效度较好的量表主要有 Berg 平衡量表（Berg balance scale），Tinnetti 量表、Brunel 平衡量表，以及"站起-走"计时测试等。

（3）平衡测试仪 是近年来国际上发展较快的一种定量评定平衡能力的仪器，可精确地测量不同状态下人体重心位置、移动的面积和形态，以此评定平衡功能障碍或病变的部位和程度。

5. 姿势评定 观察患者静态、动态的姿势变化。根据动作模式姿势反射的检查，评定其是否能完成正确的姿势反射。患者自然站立，观察患者头、颈、躯干、四肢的姿势，是否存在头部前倾、躯干俯屈、肩内收、肘关节屈曲、腕关节伸直、前臂内收、髋关节和膝关节弯曲的情况。推动患者，是否有跌向一侧或向后跌的倾向，或整个身体坐下。可利用平衡仪及三维动作分析系统进行姿势的分析。

6. 步行能力评定　帕金森病患者步距变小是其步态异常的主要原因，小步、拖曳步态是帕金森病的特征性异常步态。临床通常采用定性分析和定量分析法。

（1）定性分析　定性分析法主要通过目测患者的步态做出判断，其准确性或可靠性与评定人员技术水平和临床经验有直接关系。一般采用自然或习惯步态，来回步行数次，治疗师通过前面、侧面和后面进行反复观察。需要注意全身姿势和步态是否协调，包括步行节律是否均匀，双上肢摆臂是否协调，重心转移是否稳定、流畅、对称，诸关节姿态与角度、患者神态与表情是否自然，以及辅助装置（矫形器、助行器）的作用是否起效等。

（2）定量分析　定量分析是借助器械或专门设备对步态进行运动学和动力学的分析，数据较定性分析更为准确。

足印法：足印法是步态分析最早期和简易的方法之一。检测时在患者足底涂上墨汁，患者走过铺上白纸的步行通道（一般为 4 ~ 6m），留下足迹，通过测量便可以得到相关数据。也可以在黑色通道上均匀撒上白色粉末，让患者赤足通过通道，留下足迹。

动力学分析：动力学分析法是通过对步行时足底作用力和反作用力的强度、方向和时间进行分析的一种方法，以此发现步态异常的原因。如，利用测力平台分析患者身体运动时的垂直力和剪力，并与运动学参数结合分析内力，或通过表面肌电图反映运动中肌肉的活动模式。

（二）言语功能评定

帕金森病的言语障碍是一种运动减少型构音障碍，表现为音调单一、音量减弱、声音嘶哑、发声吃力、不协调、言语清晰度下降等，部分伴有鼻音化构音和语速的变化。Frenchay 构音障碍评定法是国际上常用的构音器官功能检查法，我国张清丽、汪洁等依据汉语特点，对 Frenchay 构音障碍评定法进行了修改。该评定法包括 M 反射、呼吸、唇、颌、软腭、喉、舌、言语 8 个大项和 29 个分项，每个分项按损伤严重程度分为 a ~ e 五级，a 为正常，e 为严重损伤，根据 a 级所占的比例评定构音障碍的损伤程度。

（三）吞咽功能评定

1. 饮水试验　饮水试验由洼田俊夫在 1982 年提出。先让患者坐位下像平常一样喝下 30mL 水，然后观察和记录饮水时间、有无呛咳、饮水状况等。分级标准及判断标准如表 2-27 所示。

表 2-27　饮水试验分级及判断标准

分级	判断标准
Ⅰ级，可一次喝完，无呛咳	正常：Ⅰ级，5 秒内喝完
Ⅱ级，分两次以上喝完，无呛咳	可疑：Ⅰ级，喝水时间超过 5 秒；Ⅱ级
Ⅲ级，能一次喝完，但有呛咳	
Ⅳ级，分两次以上喝完，且有呛咳	异常：Ⅲ、Ⅳ、Ⅴ级
Ⅴ级，常常呛咳，难以全部喝完	

2. 反复唾液吞咽测试（Repetitive saliva swallowing test，RSST）　是一种评定吞咽反射能否诱导吞咽功能的方法。让患者尽量采取坐位，或卧床时采取放松体位，检查者将手指放在患者的喉结及舌骨处，嘱患者尽量做快速反复吞咽动作，当确认喉头随吞咽动作上举并越过食指后复位，即完成一次吞咽动作，观察在 30 秒内患者吞咽的次数和动度。如患者口干难以吞咽时，可在舌面注入少许水，以利吞咽。

3. 吞咽障碍的辅助检查　包括影像学检查和非影像学检查，如：电视荧光放射吞咽功能检查、电视内窥镜吞咽功能检查、超声检查、放射性核素扫描检查、测压检查、肌电图检查、脉冲血氧定量法等。

（四）认知功能评定

认知功能包括感觉、知觉、注意、记忆、理解等，属于大脑皮质的高级活动范畴。帕金森病患者不同程度伴有认知功能下降。

1. 简明精神状态检查法（Mini-Mental State Examination，MMSE）　MMSE 有 30 个测试项目，包括时间与地点定向、语言（复述、命名、理解指令）、心算、瞬间与短时记忆、结构模仿等，满分 30 分，用时 5~10 分钟。评分标准：文盲<17 分，小学文化程度<20 分，中学以上文化程度<24 分，即考虑患者存在认知功能障碍。

2. 长谷川痴呆量表　时间和地点定向、命名、心算、即刻和短时听觉词语记忆与 MMSE 相似，无"复述、理解指令、结构模仿"三项，有"倒背数字、类聚流畅性、实物回忆"三项，满分 30 分。

3. Loewenstein 作业治疗认知评定　Loewenstein 作业治疗认知评定成套测验（Loewenstein occupational therapy cognitiveassessmentattery，LOTCA）基本涵盖了检测认知功能的各个方面 LOTCA 成套检测法。评定一次约需 30~45 分钟，包括定向力、视知觉、空间知觉、动作运用、视运动组织思维运作、注意力及专注力 7 个项目。

（五）日常生活能力评定

1. Barthel 指数（Barthel index，BI）或改良 Barthel 指数（MBI）　目前是国际上通用的 ADL 量表。内容包括：进食、洗澡、修饰、穿衣、控制大便、控制小便、用厕、床椅转移、平地行走及上、下楼梯 10 项。

2. 功能独立性评定（functional independence measure，FIM）量表　FIM 是残疾（disability）评估，而不是障碍（impairment）评估，评估的是患者现在实际上做什么，而不是器官和系统障碍程度。FIM 包含六大类 18 项：自我料理、括约肌控制、转移能力、运动能力、交流和社交，其中 13 项是运动性 ADL，5 项是认知性 ADL。

（六）帕金森专科量表

1. Yahr 分期评定法　Hoehn-Yahr 分级表根据患者临床症状严重程度的不同，将 Hoehn-Yahr Ⅰ-Ⅱ 级评为早期 PD，Hoehn-Yahr Ⅲ 级评为中期 PD，Hoehn-Yahr Ⅳ-Ⅴ 级评为晚期 PD（表 2-28）。

表 2-28　Hoehn-Yahr 分级表

分级	判断标准
Ⅰ级	身体一侧震颤、强直、运动减缓或只表现为姿势异常
Ⅱ级	身体双侧震颤、强直、运动减缓或姿势异常，伴有或无中轴体征
Ⅲ级	类似于Ⅱ级提到的所有症状和体征，只是程度加重
Ⅳ级	患者的日常活动即使在其努力下也需要部分甚至全部的帮助
Ⅴ级	患者需借助轮椅或被限制在床上

修订的 Hoehn-Yahr 分级表是目前国际通用的记录帕金森病病情程度的定性分级量表（表 2-29）。

表 2-29 修订的 Hoehn-Yahr 分级表

分级	判断标准
0 级	无症状
1 级	单侧肢体疾病
1.5 级	单侧肢体合并躯干受累
2 级	双侧肢体疾病，但无平衡障碍
2.5 级	轻微双侧肢体疾病，后拉试验可恢复
3 级	轻-中度双侧肢体疾病，某种姿势不稳，独立生活
4 级	严重残疾，仍可独自行走或站立
5 级	无帮助时只能坐轮椅或卧床

Hoehn-Yahr 分级与生活功能程度根据功能障碍水平和生活能力障碍水平综合评定，在 Yahr 的分级基础上，又根据日常生活能力分级，Ⅰ级和Ⅱ级为一期，生活能自理；Ⅲ级和Ⅳ级为二期，生活部分自理；Ⅴ级为三期，生活不能自理，需全面借助（表2-30）。

表 2-30 Hoehn-Yahr 分级与生活功能程度

分期	日常生活能力	分级	临床表现
一期	正常生活不需帮助	Ⅰ级	仅一侧障碍，一般功能障碍很轻或不明显
		Ⅱ级	两侧肢体或躯干障碍，但无平衡障碍
二期	日常生活需部分帮助	Ⅲ级	轻度姿势反射障碍，日常生活可独自完成，劳动能力稍稍受限
		Ⅳ级	重度姿势反射障碍，重度功能障碍，但可勉强完成站立、行走，日常生活需要部分借助，丧失劳动能力
三期	需全面帮助	Ⅴ级	日常生活不能完成，需完全借助

2. 统一帕金森病评定量表（Unified Parkinson's Disease Rating Scale，UPDRS） 由 Fahn 等人在 1987 年制订，目前广泛应用于帕金森病临床研究和疗效评估中。该量表主要包括四大项 42 个分项。评分越高说明功能障碍程度越重，反之则较轻（表2-31）。

表 2-31 统一帕金森病评定量表（UPDRS）

分项	分项标准
Ⅰ级 精神、行为和情绪	1. 智力损害 0=无 1=轻微智力损害，持续健忘，能部分回忆过去的事件，无其他困难 2=中等记忆损害，有定向障碍，解决复杂问题有中等程度的困难，在家中生活功能有轻度但肯定的损害，有时需要鼓励 3=严重记忆损害伴时间及（经常有）地点定向障碍，解决问题有严重困难 4=严重记忆损害，仅保留人物定向，不能作出判断或解决问题，生活需要他人帮助 2. 思维障碍（由于痴呆或药物中毒） 0=无 1=生动的梦境 2="良性"幻觉，自知力良好 3=偶然或经常的幻觉或妄想，无自知力，可能影响日常活动 4=持续的幻觉、妄想或富于色彩的精神病，不能自我照料

分项	分项标准
Ⅰ级 精神、行为和情绪	3. 抑郁 0＝无 1＝悲观和内疚时间比正常多，持续时间不超过1周 2＝持续抑郁（1周或以上） 3＝持续抑郁伴自主神经症状（失眠、食欲减退、体重下降、兴趣降低） 4＝持续抑郁伴自主神经症状和自杀念头或意愿 4. 动力或始动力 0＝正常 1＝比通常缺少决断力（assertive），较被动 2＝对选择性（非常规）活动无兴趣或动力 3＝对每天的（常规）活动无兴趣或动力 4＝退缩，完全无动力
Ⅱ级 日常生活活动（确定"开或关"）	5. 言语（接受） 0＝正常 1＝轻微受影响，无听懂困难 2＝中度受影响，有时要求重复才听懂 3＝严重受影响，经常要求重复才听懂 4＝经常不能理解 6. 唾液分泌 0＝正常 1＝口腔内唾液分泌轻微但肯定增多，可能有夜间流涎 2＝中等程度的唾液分泌过多，可能有轻微流涎 3＝明显过多的唾液伴流涎 4＝明显流涎，需持续用纸巾或手帕擦拭 7. 吞咽 0＝正常 1＝极少呛咳 2＝偶然呛咳 3＝需进软食 4＝需要鼻饲或胃造瘘进食 8. 书写 0＝正常 1＝轻微缓慢或字变小 2＝中度缓慢或字变小，所有字迹均清楚 3＝严重受影响，不是所有字迹均清楚 4＝大多数字迹不清楚 9. 切割食物和使用餐具 0＝正常 1＝稍慢和笨拙，但不需要帮助 2＝尽管慢和笨拙，但能切割多数食物，需要某种程度的帮助 3＝需要他人帮助切割食物，但能自己缓慢进食 4＝需要喂食 10. 着装 0＝正常 1＝略慢，不需帮助 2＝偶尔需要帮助扣扣及将手臂放进袖里 3＝需要相当多的帮助，但还能独立做某些事情 4＝完全需要帮助

分项	分项标准
Ⅱ级 日常生活活动（确定"开或关"）	11. 个人卫生 0＝正常 1＝稍慢，但不需要帮助 2＝需要帮助淋浴或盆浴，或做个人卫生很慢 3＝洗脸、刷牙、梳头及洗澡均需帮助 4＝保留导尿或其他机械帮助 12. 翻身和整理床单 0＝正常 1＝稍慢且笨拙，但无须帮助 2＝能独立翻身或整理床单，但很困难 3＝能起始，但不能完成翻身或整理床单 4＝完全需要帮助 13. 跌跤（与冻结"freezing"无关者） 0＝无 1＝偶有 2＝有时有，少于每天1次 3＝平均每天1次 4＝多于每天1次 14. 行走中冻结 0＝无 1＝少见，可有启动困难 2＝有时有冻结 3＝经常有，偶有因冻结跌跤 4＝经常因冻结跌跤 15. 行走 0＝正常 1＝轻微困难，可能上肢不摆动或倾向于拖步 2＝中度困难，但稍需或不需帮助 3＝严重行走困难，需要帮助 4＝即使给予帮助也不能行走 16. 震颤 0＝无 1＝轻微，不常有 2＝中度，感觉烦恼 3＝严重，许多活动受影响 4＝明显，大多数活动受影响 17. 与帕金森病有关的感觉主诉 0＝无 1＝偶然有麻木、麻刺感或轻微疼痛 2＝经常有麻木、麻刺感或轻微疼痛，不痛苦 3＝经常的痛苦感 4＝极度的痛苦感
Ⅲ级 运动检查	18. 言语（表达） 0＝正常 1＝表达、理解和（或）音量轻度下降 2＝单音调，含糊但可听懂，中度受损 3＝明显损害，难以听懂 4＝无法听懂

分项	分项标准
Ⅲ级 运动检查	19. 面部表情 　　0 = 正常 　　1 = 略呆板，可能是正常的"面无表情" 　　2 = 轻度但肯定是面部表情差 　　3 = 中度表情呆板，有时张口 　　4 = 面具脸，几乎完全没有表情，口张开在 0.6cm 或以上 20. 静止性震颤（面部、嘴唇、颌、右上肢、左上肢、右下肢及左下肢分别评定） 　　0 = 无 　　1 = 轻度，有时出现 　　2 = 幅度小而持续，或中等幅度间断出现 　　3 = 幅度中等，多数时间出现 　　4 = 幅度大，多数时间出现 21. 手部动作性或姿势性震颤（右上肢、左上肢分别评定） 　　0 = 无 　　1 = 轻度，活动时出现 　　2 = 幅度中等，活动时出现 　　3 = 幅度中等，待物或活动时出现 　　4 = 幅度大，影响进食 22. 强直（患者取坐位，放松，以大关节的被动活动来判断，可以忽略"齿轮样感觉"：颈、右上肢、左上肢、右下肢及左下肢分别评定） 　　0 = 无 　　1 = 轻度，或仅在镜像运动及加强试验时可查出 　　2 = 轻到中度 　　3 = 明显，但活动范围不受限 　　4 = 严重，活动范围受限 23. 手指拍打试验（拇食指尽可能大幅度、快速地做连续对掌动作；右手、左手分别评定） 　　0 = 正常（≥15 次/5 秒） 　　1 = 轻度减慢和（或）幅度减小（11 ~ 14 次/秒） 　　2 = 中等障碍，有肯定的早期疲劳现象，运动中可以有偶尔的停顿（7 ~ 10 次/秒） 　　3 = 严重障碍，动作起始困难或运动中有停顿（3 ~ 6 次/5 秒） 　　4 = 几乎不能执行动作（0 ~ 2 次/5 秒） 24. 手运动（尽可能大幅度地做快速连续的伸掌握拳动作，两手分别做，分别评定） 　　0 = 正常 　　1 = 轻度减慢或幅度减小 　　2 = 中度障碍，有肯定的早期疲劳现象，运动中可以有偶尔的停顿 　　3 = 严重障碍，动作起始时经常犹豫或运动中有停顿 　　4 = 几乎不能执行动作 25. 轮替动作（两手垂直或水平做最大幅度的旋前和旋后动作，双手同时动作，分别评定） 　　0 = 正常 　　1 = 轻度减慢或幅度减小 　　2 = 中度障碍，有肯定的早期疲劳现象，偶在运动中出现停顿 　　3 = 严重障碍，动作起始时经常犹豫或运动中有停顿 　　4 = 几乎不能执行动作 26. 腿部灵活性（连续快速地脚后跟踏地，腿完全抬高，幅度约为 7.6cm，分别评定） 　　0 = 正常 　　1 = 轻度减慢或幅度减小 　　2 = 中度障碍，有肯定的早期疲劳现象，偶在运动中出现停顿 　　3 = 严重障碍，动作起始时经常犹豫或运动中有停顿 　　4 = 几乎不能执行动作

分项	分项标准
Ⅲ级 运动检查	27. 起立（患者双手臂抱胸从直背木或金属椅子站起） 　　0=正常 　　1=缓慢或可能需要试 1 次以上 　　2=需扶扶手站起 　　3=有向后倒的倾向，必须试几次才能站起，但不需帮助 　　4=没有帮助不能站起 28. 姿势 　　0=正常直立 　　1=不很直，轻度前倾，可能是正常老年人的姿势 　　2=中度前倾，肯定是不正常，可能有轻度的向一侧倾斜 　　3=严重前倾伴脊柱后突，可能有中度的向一侧倾斜 　　4=显著屈曲，姿势极度异常 29. 步态 　　0=正常 　　1=行走缓慢，可有曳步，步距小，但无慌张步态或前冲步态 　　2=行走困难，但还不需要帮助，可有某种程度的慌张步态、小步或前冲 　　3=严重异常步态，行走需帮助 　　4=即使给予帮助也不能行走 30. 姿势的稳定性（突然向后拉双肩时所引起姿势反应，患者应睁眼直立，双脚略分开并做好准备） 　　0=正常 　　1=后倾，无须帮助可自行恢复 　　2=无姿势反应，如果不扶可能摔倒 　　3=非常不稳，有自发的失去平衡现象 　　4=不借助外界帮助不能站立 31. 躯体少动（梳头缓慢，手臂摆动减少，幅度减小，整体活动减少） 　　0=无 　　1=略慢，似乎是故意的，在某些人可能是正常的，幅度可能减小 　　2=运动呈轻度缓慢和减少，肯定不正常或幅度减小 　　3=中度缓慢，运动缺乏或幅度小 　　4=明显缓慢，运动缺乏或幅度小
Ⅳ级 治疗的并发症	A. 异动症 32. 持续时间：（异动症存在时间所占 1 天觉醒状态时间的比例–病史信息） 　　0=无 　　1=1%～25% 　　2=26%～50% 　　3=51%～75% 　　4=76%～100% 33. 残疾：（异动症所致残疾的程度–病史信息，可经诊室检查修正） 　　0=无残疾 　　1=轻度残疾 　　2=中度残疾 　　3=严重残疾 　　4=完全残疾 34. 痛性异动症所致疼痛的程度 　　0=无痛性异动症 　　1=轻微 　　2=中度 　　3=严重 　　4=极度

NOTE

续表

分项	分项标准
Ⅳ级 治疗的并发症	35. 清晨肌张力不全 0 = 无 1 = 有 B. 临床波动 36. "关"是否能根据服药时间预测 0 = 不能 1 = 能 37. "关"是否不能根据服药时间预测 0 = 不是 1 = 是 38. "关"是否会突然出现（如持续数秒钟） 0 = 不会 1 = 会 39. "关"平均所占每天觉醒状态时间的比例 0 = 无 1 = 1% ~ 25% 2 = 26% ~ 50% 3 = 51% ~ 75% 4 = 76% ~ 100% C. 其他并发症 40. 患者有无食欲减退、恶心或呕吐 0 = 无 1 = 有 41. 患者是否有睡眠障碍（如失眠或睡眠过多） 0 = 无 1 = 有 42. 患者是否有症状性位置性障碍（orthostasis，记录患者的血压、脉搏和体重） 0 = 无 1 = 有

三、康复治疗

帕金森病是中老年人群常见的慢性、进行性、神经退行性疾病，早期诊断治疗，可更好地改善帕金森病患者的症状，甚至延缓病情发展。但是目前所应用的治疗手段，不论是药物治疗还是手术治疗，只能改善患者的症状，并不能阻止病情的发展，更无法治愈。康复治疗在 PD 的综合治疗中占有重要的地位。虽然药物治疗和康复治疗不能改变 PD 患者的最终结局，但在通过药物缓解症状的同时开展对 PD 的康复治疗，对于改善患者的运动能力、减少意外损伤、提高患者的生活质量具有重要的临床意义。帕金森病康复治疗应遵循"方式分级选择、难度宜简不宜繁、运动量宜小不宜大、运动时间宜短不宜长"的原则。

（一）运动疗法

通过主被动活动、肌肉牵伸与放松、步态训练、耐力训练等缓解、改善帕金森患者躯体功能，改善患者日常生活能力，同时预防废用综合征，预防跌倒。

1. 关节活动范围训练 由于帕金森病患者肌张力增高，主动运动受限，长此以往关节活动度必然受到影响。关节活动度训练目的是维持和改善全身各关节的活动范围，防止关节及其周围组织粘连和挛缩。主要针对颈、肩、肘、腕、指、髋、膝、躯干，在患者耐受范围采取主动与被动活动各关节，同时配合短缩肌肉和肌腱的持续牵伸，能够预防和改善受限的关节。而胸廓的关节松动训练可以维持或改善胸壁、躯干的活动度，进一步改善患者的呼吸功能。通过对帕金森病患者四肢、肩胛、躯干、骨盆采取PNF治疗技术，可以改善患者关节活动度，加强近端关节的控制，提高步行功能。

2. 放松训练 研究发现，帕金森病患者在做放松动作时，大脑皮质放电活动异常，可能为运动抑制皮质系统异常和传入运动感觉综合系统减弱导致。因此，正确的放松训练对帕金森病患者的治疗有积极的作用。临床常用的放松训练方法有：缓慢的节律性旋转训练，如颈部和躯干的旋转练习、腰背部伸展和骨盆倾斜运动。

3. 肌力训练 帕金森病患者近心端肌群可能更容易在早期受累，而且受累程度较远心端为重。肌力训练重点是胸肌、腹肌、腰背肌及股四头肌等近心端大肌群，同时配合躯干屈肌、腘绳肌和跟腱的牵伸，这样能形成更好的姿态并维持肌肉长度的平衡，对改善姿势、步态、吞咽、言语及保证活动安全性非常重要。临床常用的训练方法有：徒手训练法、功率自行车、弹力带、哑铃等。

（1）躯干核心肌群的训练 具体方法有①躯干训练：躯干的前屈、后伸、侧屈及旋转训练。②腹肌训练：仰卧位屈膝抱胸训练、仰卧位直腿抬高训练、仰卧起坐训练。③腰背肌训练：飞燕训练、五点支撑训练、三点支撑训练。④臀肌训练：俯卧位下伸膝交替向上抬起下肢。

（2）下肢伸膝肌训练 伸膝肌负重受体产生的本体反射的消失可能导致腿部伸肌肌肉的活动减少。常用方法有：股四头肌训练器训练、坐位下踝关节处负重伸膝训练、靠墙蹲马步等。

4. 平衡训练 帕金森病患者肌强直，姿势异常，重心转移困难，常常导致无法保持某一体位下的平衡，易跌倒。因此，治疗师需要训练患者坐、站、行中的平衡功能，当重心发生偏移时，能够做出正确的姿势调整。

（1）坐位平衡训练 ①患者取坐位，治疗师调整患者身体姿势，先做头部运动保持平衡，患者可向上、向左、向右旋转。②患者将双上肢交叉平举，躯干直立，治疗师在前方引导患者向不同方向运动。或让患者向不同方向伸手去抓物品。③治疗师在后方压迫一侧骨盆，患者被动躯干旋转，或令患者抵抗治疗师的阻力旋转（图2-28）。

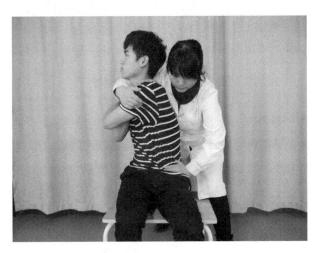

图2-28 被动躯干旋转

（2）站立位平衡训练 ①在平行杠内保持站立或平衡（静态和动态），同时重心转移，抛球练习。②患者站立时双足分开 25～30cm，重心向左右、前后移动；或单腿支撑平衡训练。训练中可以让患者先在软垫上进行站立训练过渡到硬质地面训练，由宽基底面过渡到窄基底面训练，由静态平衡过渡到动态平衡训练。③平衡板训练（图 2-29）。④躯干左右旋转训练等（图 2-30）。在训练过程中，可增加任务活动，由近及远，由简单到复杂。

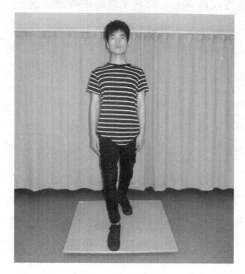

图 2-29　平衡板训练

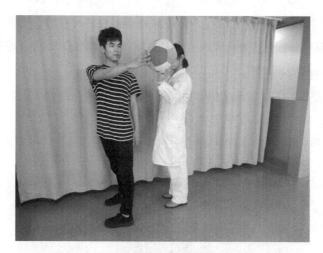

图 2-30　躯干左右旋转训练

（3）虚拟现实平衡游戏训练　虚拟现实（virtual reality，VR）技术做为一种新兴的康复技术，已广泛应用于临床。虚拟现实游戏提供动静态结合姿势控制活动，对帕金森病患者的躯干控制、重心转移等进行训练，可调整帕金森病患者躯干节段性对线，有效改善四肢的协调能力，改善踝关节控制（图 2-31）。同时游戏中的视觉反馈可以让患者在视觉跟踪的基础上，获知自身在空间里的定位及运动方位，协调身体位置。

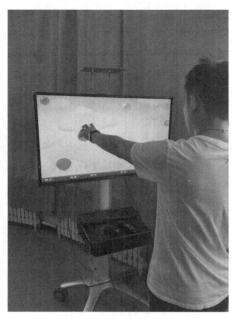

图 2-31　虚拟现实技术

5. 步行功能训练　步行功能训练主要纠正患者摆臂减少，步行拖曳、步伐变慢，起步困难等功能，提高患者步行的协调性、灵活性，保证安全性。研究证明，强调步态重塑和运动控制再学习的物理治疗可以帮助患者克服姿势不稳的问题。

（1）上下肢协调性训练　具体方法有：①步行训练前，训练患者站立时双目向前看，身体站直，保持良好的起步姿势；支撑相初期足跟先着地，再全脚掌着地，后期小腿三头肌正确用力并控制踝关节；摆动相踝关节尽量背屈，跨步要慢，上肢协调大幅度摆动，上下肢保持协同合拍，也可作左右转向、前后迈步、侧方迈步的训练等。②站立位，治疗师双手分别拉住患者双手，或治疗师手持两根体操棒，让患者持另一端，在治疗师引导下患者建立正确的步行节奏和姿态（图 2-32）。

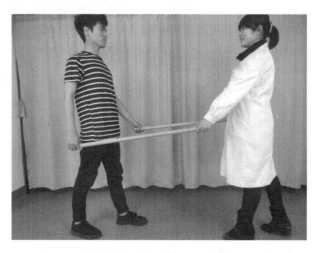

图 2-32　上下肢协调性训练

（2）步行控制训练　步行功能训练时，为保持姿势和步态，建立一个更稳定的基础，需注重患者脚的位置。①步行节律训练可利用音乐节律或鼓点节奏、治疗师喊口令等有节奏的训练方式，促使患者加快步行启动和速度。教会患者适当的足跟到足趾行走模式，配合双臂摆动。治疗师在患者步行时，喊"一、二、一"的口令，或击掌的方式，让患者按照一定的节律向前迈步，可以缓解"冻结"现象（图2-33）。②利用视觉诱导法用有色布条或物品在地面等距离处做好鲜明标志，患者利用视觉向调整步幅并迈步（图2-34）。

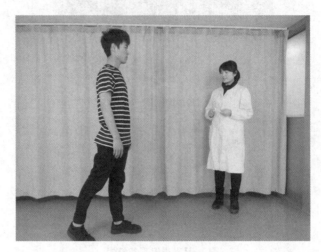

图2-33　步行节律训练

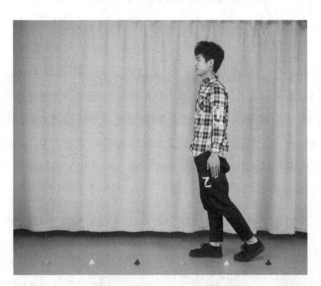

图2-34　视觉诱导

（3）重心控制训练　①患者正立位，治疗师纠正不良姿势，让患者体会躯干挺直立正的感觉。治疗师左右、前后轻推患者，患者在稳定支撑面上体会下肢承重的变化。②跨越障碍物练习，利用障碍物进行大步行走，注意重心在两足之间的转移。

（4）转身训练　患者转身时采取较大弧度的圈而非原地旋转，避免失去平衡及姿势稳定性，从而减少跌倒的风险。借助语言和视觉提示指导患者有意识地迈大步，可以帮助克服冻结现象和慌张步态。

其他具体练习还应包括做有氧活动以提高耐力，强化背伸肌和腹部肌肉力量从而使站立姿势更笔直，并牵伸躯干。

6. 呼吸训练　帕金森病患者主动运动减少，持续肌张力增高，姿势异常，腹肌减弱，胸廓运动度下降，多呈现腹式的缺乏胸廓运动的浅呼吸，继而诱发肺活量降低、限制性呼吸障碍。具体方法有：①胸廓松动（具体见慢性阻塞性肺病章节）。②呼吸训练：教会患者深呼吸训练，深吸气后，可屏住呼吸，使气体充斥整个胸腔，达到增大胸腔的目的。鼓励患者最大限度地延长呼气时间，尽可能长时间地发"f"或者"s"，通过延长呼气时间，增加呼吸肌活动度从而增加呼吸容量、声门下气流压和声强。

7. 帕金森病康复体操　由于帕金森病是慢性、进行性疾病，需要患者每天进行主动的全身性活动，以减缓病程，预防功能下降。帕金森康复体操包括面肌训练、头颈部屈伸旋转训练、躯干屈伸旋转训练、四肢训练、站立位训练、步行训练等，是目前帕金森病临床行之有效的辅助治疗手段。

（二）作业疗法

帕金森病患者肢体功能障碍严重影响患者的日常生活能力以及生活质量。

1. 针对性训练

（1）上肢练习　双手做左右轮替前臂旋前旋后活动、写毛笔字、扔球拍球活动、打羽毛球、翻书训练、双手循环画圈、手摇车练习等牵伸上肢，改善关节活动度的训练。如手灵活性障碍，可进行精细动作协调性训练，如搭积木、黏土操作、织毛衣、绣十字绣、电脑键盘打字、旋螺丝作业、开门锁、手对指练习等，加强掌指关节活动。

（2）下肢练习　进行倒走训练、上下楼梯训练、左右脚踏地训练、左右脚高抬腿练习、转移训练，改善下肢协调性。

呼吸困难、发音和构音障碍：进行吹纸、吹气球、吸管练习、唱歌等趣味性较强的呼吸项目练习。

2. 日常生活能力训练

根据 ADL 功能评定的结果，进行日常生活活动的指导。

（1）早期训练　相当于 Hoehn-Yahr 分级 Ⅰ～Ⅱ级，患者日常生活受限不明显，主要表现在活动的细节方面，如步行时感觉不稳、刮胡子不干净、扣纽扣有困难等，但几乎不需要帮助，训练以全身性运动为主，如帕金森病康复体操。鼓励患者按照正常的生活规律进行，必要时进行针对性的 ADL 训练。如穿脱衣服方面，尽量选择纽扣较大、尼龙搭扣或者拉链式、伸缩性大、容易穿脱的衣服，指导患者选择舒适放松不费力的体位穿脱衣服。

（2）中期训练　相当于 Hoehn-Yahr 分级 Ⅲ 级，患者日常生活活动受限，需要他人给予帮助。此期需要进行穿衣、如厕、进餐、自我修饰、转移、步行等方面的 ADL 训练，指导患者在省力体位下，适当选择辅助用具，使活动易于操作。如进餐，由于患者上肢及头面部肌肉协调运动障碍，影响患者使用餐具，咀嚼、吞咽困难。患者可选择质地较软、稀稠适当、易于吞咽的食物，使用防滑垫，通过近端固定的长柄勺，肘关节支撑于桌面，完成将食物送入口中的动作。此期，还需要在日常生活活动中进行关节活动度训练、平衡功能训练、步行功能训练、胸廓活动度训练，预防关节挛缩、纠正姿势、改善呼吸功能。

（3）晚期训练　相当于 Hoehn-Yahr 分级 Ⅳ～Ⅴ级，随病情发展，患者日常生活活动严重受限。此期，治疗师应最大程度维持患者残存的活动功能，加强患者活动的安全监督。在 ADL 训练中，选择舒适体位，借助辅助用具，采取能量节省技术，减少患者的做功。如取物时，患者可使用取物器；进餐时，将食物打成流质，使用吸管；坐起时，利用遥控器抬高上部床面；步行时使用助行器。此期需要防止褥疮、误吸、营养不良等，同时适当进行心理治疗。

（三）物理因子疗法

1. 低频经颅磁刺激（rTMS）　低频经颅磁刺激是通过时变磁场在颅内产生感应电流，刺激皮质神经元和（或）神经纤维从而达到治疗作用的一种技术。帕金森病患者中枢运动传导时间缩短，通过低频经颅磁刺激可以延长中枢运动传导时间从而改善临床症状。

2. 温热疗法　热疗可以缓解帕金森病患者肌强直的症状，如：蜡疗、红外线治疗、短波疗法、蒸汽熏蒸疗法等。温水浴和漩涡浴对缓解肌强直也有一定疗效。

3. 功能性电刺激（FES）　功能性电刺激通过刺激支配肌肉的神经使肌肉收缩，可以帮助患者完成某些功能，如手的抓握、步行、吞咽等。

（四）构音训练

患者由于面部肌肉强直，发音肌群出现发音不协调，表现为言语功能障碍。常规言语治疗包括面肌训练，唇舌运动、发声、音量、韵律、语速、呼吸控制等方面的训练。

治疗前，先放松颈部肌群，基础训练方法包括放松训练、构音运动训练、发音训练、呼吸训练、环境补偿、节奏训练、克服鼻音化训练等。

具体方法有①鼓腮训练：令患者用力鼓腮，通过推动口腔气体牵伸面部肌肉，治疗师可给予一定阻力，改善唇部肌肉的僵硬程度、活动幅度。②舌唇运动：做舌的上、下、前、后运动，缩唇、咧嘴、吹口哨等动作，或冰块刺激、软毛刷轻刷舌面，可改善舌、唇的运动协调性从而改善患者发音的清晰度。③唱歌训练：唱歌是整合听觉和感觉的运动过程，具有一定的节律性，作为听觉上的外提示可以改善发声运动。④PNF 技术：运用等张组合，以抗阻吸气开始，随后对延长的呼气进行抗阻，在呼气的过程中，尽可能地朗读单数或数数，这对言语控制和构音有较好的作用。⑤励-协夫曼言语治疗（Lee Silverman voice treatment，LSVT）：LSVT 技术始于 20 世纪 80 年代末，主要是针对帕金森病的言语障碍进行的康复治疗。该技术基于 PD 患者言语障碍可能存在的发病机制，治疗训练包括重复式发音训练和阶梯式发音训练，通过提高音量，增加发声运动的幅度，改善发声运动障碍的感知能力。LSVT 注重高强度的训练，同时兼顾呼吸的控制，从而达到改善长期言语交流的目的。

有研究报道，在常规言语治疗的同时配合延迟听觉反馈仪和语音放大设备等设备，可提高患者言语交流能力。

（五）吞咽训练

帕金森病患者吞咽障碍通常是由于舌的控制力丧失和咀嚼肌运动障碍致食团推动无力，咽肌收缩延迟、口腔容纳功能减退的结果，因此，吞咽障碍多发生于口腔准备期和口腔期。重要的是，当不能满足患者热量及液体需要时，会造成营养缺失。

具体方法有①吞咽功能肌肉的训练：也包括对配合吞咽的呼吸肌力量的锻炼，如呼吸肌力量锻炼（EMST）。②空吞咽练习：患者放松体位，可躯干前倾位，做空吞咽动作，反复练习，可改善患者对吞咽的感知能力。③舌灵活性训练：治疗师可以通过教习口腔运动操防止渗漏和误吸。④提供代偿策略：选择适宜的代偿方式，有助于进食安全。

（六）认知训练

帕金森病患者认知障碍症状的发病通常十分缓慢。早期受影响的认知领域包括注意力、记忆力、学习能力、执行功能及视觉空间功能，到晚期最终进入痴呆状态。执行功能损害是帕金森病最突出的认知损害。虽然患者信息处理可能变慢，但言语功能及推理能力似乎得以幸免。

目前对于帕金森病患者表现的认知障碍还没有成熟的康复训练方法，但尽量减少应用可引起精神错乱的药物是非常重要的预防措施。

（七）心理疗法

帕金森病患者中抑郁症的患病率约40%~50%，表现为更容易出现内疚感或自责的悲伤情绪，甚至自杀倾向，但真正的自杀率却较低。在药物治疗的基础上，患者、家人及照顾者要给予更多的心理支持，鼓励患者正确对待疾病，解除消极、悲观、抑郁、不安情绪。根据患者社会背景、文化层次、兴趣爱好不同而采取个体化的治疗措施。具体方法有：①培养患者多方面的兴趣，如阅读、唱歌、运动、书写、针织、种植花草等，转移患者注意力，加强与外界的沟通，在社会活动中实现自我价值的提升。②创造轻松安静环境：避免情绪激动、紧张、焦虑，在选用以情制情法、文娱疗法和音乐疗法时总以轻快、幽雅为宜，用色彩疗法时选用冷色、粉红色，使精神安静。③科普宣教：采取认知疗法，让患者了解自身疾病，鼓励患者正确对待疾病，树立积极乐观的态度，配合治疗。

（八）中医康复方法

1. 传统功法　太极拳、气功、放松功等各种传统体育运动可以促进气血运行，疏通经脉。如太极拳，强调全身心的放松，动作缓慢、柔和，患者调整呼吸，屈腿半蹲，人体重心不断在两足间移动，并在不断变化的方位进行对角线运动，腰部、四肢屈伸旋转，可增加神经灵敏度，改善肢体肌力、耐力及柔韧性，提高心肺功能，是适合帕金森病患者的一项全身性运动。放松功属于静功的一种，通过积极主动的意念导引配合均匀细长的呼吸，有节奏地依次注意身体相应的部位，可逐步放松肌肉骨骼，坚持长期练习，对帕金森病患者是一项有益的活动。

2. 推拿　根据辨证不同，选择不同的治疗手法，可以达到疏通经络，滑利关节，减轻肢体僵直及肌张力增高，促进功能改善。四肢震颤明显者，可点、揉两侧曲池、尺泽、肩髃、血海、悬钟等，每穴2~3分钟；四肢肌张力增高，可以擦、揉、搓、抖、拿等手法由近端至远端反复操作4~5遍。全身肌肉紧张者，可通过由上而下推拿督脉3~5遍，或掌擦患者前胸、肩背、腰骶部，直擦患者手三阴经线等操作有效发挥温经通络、培补肝肾、活血化瘀、补益气血等多重疗效。

3. 针刺　手十二井穴刺络放血或针刺运动区穴位可治疗上肢震颤。体针取肩髃、肩井、手三里、曲池、外关、合谷、足三里、丰隆、阴陵泉、阳陵泉、三阴交、太溪、太冲等穴，每日或隔天1次，10次为1个疗程。

4. 灸法　灸法有药物或针刺所不能替代的独特效果，可以根据不同的证型，采用辨证施治。如通过艾灸神阙，达到调整阴阳、培固元气、开窍醒神、活血通经之目的，有利于缓解帕金森病的强直、震颤等症状。

5. 中药熏洗　中药熏洗方以活血化瘀、散寒止痛、行气消肿、强筋健骨为主，可选用桃仁、红花、透骨草、鸡血藤、伸筋草、乳香、没药、川芎、五加皮、桑枝、牛膝等药物煎煮，可用熏蒸床熏蒸患处，或以汤药熏洗，1~2小时/次，1~2次/日，1个月为1疗程，连用4个疗程。

第六节　老年痴呆的康复

老年痴呆是危及老年人健康的常见病之一，发病率和患病率随年龄增长而增高。由于受传统文化影响，人们认为老年痴呆是一种正常的衰老过程，对其知晓度低，造成痴呆患者的就诊率低、治疗率低，对其照料者的正规培训率更低，严重影响了老年痴呆患者的生活质量，给家庭和社会带来沉重的负担。康复治疗能改善老年痴呆患者认知功能障碍、运动功能障碍和精神行为症状，已成为提高老年痴呆患者生活质量的重要手段之一。

一、概述

（一）定义

痴呆（dementia）是一种因脑功能障碍而产生的获得性、持续性智能损害综合征，其主要表现为不同程度的记忆、语言、视空间功能、人格异常及认知能力的损害，还常伴有行为和情感异常，从而导致患者日常生活、社会生活和工作能力的明显减退。《国际疾病分类诊断标准》第10次修订（ICD-10）对痴呆进行了一般性描述："痴呆是由于脑部疾病所致的综合征。它通常具有慢性或进行性的性质，出现多种高级皮质功能的紊乱，包括记忆、思维、定向、理解、计算、学习能力、语言和判断功能。意识是清晰的，常伴有认知功能的损害，偶尔以情绪控制和社会行为或动机的衰退为前驱症状。"痴呆从发病机制方面可分为：阿尔茨海默病（Alzheimer's disease，AD）、血管性痴呆（vascular dementia，VD）、混合型痴呆（mixed dementia）和其他痴呆（other dementia）。其中阿尔茨海默病和血管性痴呆是老年期痴呆最为常见的类型。

（二）流行病学特点

据调查统计显示，痴呆患病率随年龄成倍增高，痴呆的患病率、发病率及痴呆各亚型都随增龄急剧上升，65岁以上老年人群中，痴呆的患病率达到6.6%；80岁以上人群的痴呆患病率则超过22%。2010年第6次全国人口普查资料显示，我国65岁以上人口达1.3亿，占总人口的9.2%，其中痴呆患者624万人。全球每7秒新发1例痴呆，每年新发痴呆病例达460万。

（三）病因及发病机制

导致老年痴呆的病因很多，如低教育程度、膳食因素、女性雌激素水平降低、高血糖、高胆固醇、高同型半胱氨酸、血管因素、心理社会因素等。对AD患者的大脑病理解剖检查可见大脑半球皮质弥漫性萎缩，脑回皱缩，脑沟增宽，尤以颞、顶叶和前额叶最明显。组织学检查可见大量神经元脱失、皮质突触显著减少，其中特征性病理改变为神经细胞内由双股螺旋微丝构成神经纤维缠结（neurofibrillary tangle，NFT）、以淀粉样蛋白（amyloid protein）为核心形成细胞外老年斑（senile plaque，SP）、神经元颗粒空泡变性及血管壁淀粉样蛋白变性。

有关AD的发病机制存在多种假说，如β-淀粉样蛋白瀑布假说、Tau蛋白假说、神经血管假说、细胞周期蛋白调节障碍、氧化应激、炎症机制、线粒体功能障碍等。其中影响较广的有β-淀粉样蛋白瀑布假说，SP是AD脑重要的特征性病理改变，SP的核心成分为β-淀粉样蛋白（amyloid β - protein，简称Aβ），该假说认为Aβ的生成和清除失衡是导致神经元变性和痴呆发生的起始事件。另一个重要的假说为 Tau 蛋白假说，认为过度磷酸化的 Tau 蛋白影响了神经元、骨架微管蛋白的稳定性，从而导致神经元纤维缠结形成，进而破坏了神经元和突触的正常功能。

血管性痴呆多由缺血性卒中、出血性卒中和脑缺血缺氧等继发，发病与高龄、低教育水平、低收入、吸烟、痴呆家族史、复发性卒中史（特别是左侧半球卒中）等因素有关。对于发病机制，一般认为是脑血管病的病灶涉及额叶、颞叶及边缘系统，或病灶损害了足够容量的脑组织，导致记忆、注意力、执行功能和语言等高级认知功能的严重损害。

（四）临床特征

老年痴呆的病因不同，临床表现也各有差异。AD 起病隐袭，患者及家属常说不清楚何时起病，以记忆力障碍为最常见的表现。VD 患者早期多无明显的痴呆症状，而有神经功能缺损的症状和体征，晚期可出现明显痴呆、粗暴、定向力障碍。VD 患者由于损害部位不同，临床表现也有所不同。

老年痴呆的典型临床特征可概括为三个方面：认知功能障碍、精神行为症状和日常生活能力下降。

1. 认知功能障碍　通常包括记忆障碍、言语障碍、视空间感知觉障碍、失认症、失用症、智力障碍及由于这些认知功能损害导致的执行功能障碍。

（1）记忆障碍　记忆障碍是痴呆患者早期的突出症状，主要累及短时记忆、记忆保存和导致学习新知识困难。表现为好忘事，经常丢三落四，如经常把家中的物品放错地方，不能在熟悉的地方找到；常常依靠记事本，即便如此，也常常忘记电话内容或已安排的事情；不能记住新地址、新场所，常常迷失方向，甚至在自家附近熟悉的地方也容易走失。在疾病早期，患者学习新知识、掌握新技能的能力减退，只能从事简单的工作。随着疾病进展，远期记忆也逐渐受累，记不住自己的生日、家庭住址和生活经历。严重时，连自己的姓名、年龄等都不能准确回答，甚至可出现错构和虚构症。有的患者对自己记忆力减退尚有一定的自知力，有的患者则极力掩饰甚至否认自己的记忆缺陷。

（2）视空间和定向障碍　视空间和定向障碍也是痴呆患者的早期症状之一。由于记忆力下降，患者对人物、时间、地点的定向力亦进行性受累，如常在熟悉环境中迷失方向、走错卧室，外出散步则常常迷路。画图测验提示患者常不能精确临摹简单的立体图。尽管患者的定向力受到损害，但意识水平并未受损。

（3）言语障碍　痴呆患者常表现为言谈含糊、刻板啰嗦、表达不得要领。言语障碍进一步发展可出现语法错误、语句颠倒，最终音素破坏而胡乱发音，或变得缄默不语。

（4）失认症和失用症　失认症以面容失认最常见，患者不认识自己的亲属和朋友，甚至丧失对自己的辨认能力而出现镜子征，如对着镜子与自己的影像说话，甚至问"你是谁？"失用症常见有意念失用、运动失用、结构失用、穿衣失用、步行失用等。在病程的晚期，患者忘了如何使用常用物品或工具，而进行这些活动所需要的运动能力和协调性仍保留。严重者不会使用任何工具，如不会执筷子或用勺吃饭，不会用剃须刀，不会锁门，不会穿衣。最后，只保留最习惯化的活动。

（5）智力障碍　痴呆患者以全面性智力减退为特征，表现为思维能力迟钝，不能进行抽象逻辑思维，不能区分事物的异同，不能进行分析归纳，说话常自相矛盾而不能察觉。如有的患者判断力减退，尽管窗外大雪纷飞，但仍坚持认为是夏天。

（6）执行功能障碍　主要表现在早期判断力差、概括能力丧失，随病情发展日益明显。解决问题能力、交往能力、逻辑和推理能力都呈进行性受损。

2. 精神行为症状　痴呆患者经常出现紊乱的知觉、思维内容、心境及行为等，称为痴呆的精神行为症状（behavioral and psychological symptoms of dementia，BPSD）。常见的表现有焦虑、抑郁、淡漠、激越、妄想、幻觉、睡眠障碍、冲动攻击、行为怪异、饮食障碍、性行为异常等，往往是患者就诊的主要原因。

3. 日常生活能力下降　日常生活能力减退是痴呆的核心症状之一。轻度痴呆患者可表现出复杂日常生活能力损害；中度痴呆患者基本日常生活能力亦衰退，不能完全自理；重度痴呆患者日常生活能力完全丧失。

除上述三个主要症状外，有些患者还出现运动功能障碍，如协调功能障碍（共济失调）、姿势维持困难（平衡障碍）、行走和移动困难（步行障碍）和肢体瘫痪等。

二、康复评定

对老年痴呆患者进行康复治疗、训练前以及在康复训练的过程中，科学地进行康复评定是确定康复措施、实现康复目标的基础，也是一个伴随着康复治疗开始至康复治疗终止的完善过程。目前，对老年痴呆的评定主要包括认知功能评定、精神行为症状评定、日常生活功能评定、躯体功能评定和生活质量评定等方面。

（一）认知功能评定

1. 认知功能的总体评估　通过对认知功能的总体评估，能较全面了解患者的认知状态和认知特征，对认知障碍和痴呆的评定及病因分析有重要作用。目前，对痴呆和相关认知功能的评定主要采用痴呆量表检查，常用的量表有：简明精神状态量表、长谷川痴呆量表和长谷川改良痴呆量表、阿尔茨海默病评估量表认知部分、Hachinski 缺血记分法和临床痴呆评定表等。

（1）简明精神状态量表（mini-mental state examination，MMSE）　内容覆盖定向力、记忆力、注意力、计算力、语言能力和视空间能力，简单、易操作，强调在检查全面的基础上尽可能短小以利于筛检使用。因此，此表主要用于痴呆的筛查，不能用于痴呆的鉴别诊断，作为认知功能减退的随访工具亦不够敏感（表2-32）。

表 2-32　简明精神状态量表

评价项目	答对	答错
1. 我要问您一些问题来检查您的记忆力和计算力，多数都很简单		
（1）今年是公元哪年？	1	0
（2）现在是什么季节？	1	0
（3）现在是几月份？	1	0
（4）今天是几号？	1	0
（5）今天是星期几？	1	0
（6）咱们现在在哪个城市？	1	0
（7）咱们现在是在哪个区？	1	0
（8）咱们现在是在哪个医院？（医院名或胡同名）？	1	0
（9）这里是几楼？	1	0
（10）这是什么地方（地址、门牌号）？	1	0

续表

评价项目	答对	答错
2. 现在我告诉您三种东西的名称，我说完后请您重复一遍。请您记住这三种东西，过一会儿我还要问您，请仔细说清楚，每样东西1秒。这三种东西是："树""钟""汽车"。请你重复		
树	1	0
钟	1	0
汽车	1	0
3. 现在请您算一算，从100减去7，然后从所得的数减下去，请您将每减1个7后的答案告诉我，直到我说"停"为止：		
100减7等于（93）	1	0
93减7等于（86）	1	0
86减7等于（79）	1	0
79减7等于（72）	1	0
72减7等于（65）	1	0
4. 现在请您说出刚才我让您记住的是哪三样东西？		
树	1	0
钟	1	0
汽车	1	0
5. （检查者出示自己的手表）请问这是什么？	1	0
（检查者出示自己的铅笔）请问这是什么？	1	0
6. 请您跟我说："四十四只石狮子"	1	0
7. （检查者给受试者一张卡片，上面写着"请闭上您的眼睛"）请您念这句话，并按上面的意思去做	1	0
8. 我给您一张纸，请您按我说的去做。现在开始：		
用右手拿着这张纸	1	0
用两只手把它对折起来	1	0
放在您的左腿上	1	0
9. 请您给我写一个完整的句子	1	0
10.（出示图案）请您照着这个样子把它画下来	1	0

注：共30分，正常与不正常分界值：文盲17分，小学文化程度20分，中学（包括中专）文化程度22分，大学（包括大专）文化程度24分。分界值以下提示有认知功能缺陷，以上为正常

（2）长谷川痴呆量表（hastgawa dementia scale，HDS）和长谷川改良痴呆量表（hastgawa dementia scale-R，HDS-R） 包含时间和地点定向、命名、心算、即刻和短时听觉词语记忆，适合于东方人使用，敏感性和特异性比较高，主要用途是在老年人中筛选出可能有痴呆的对象。改良版采用视觉实物记忆筛选痴呆对象，更易为国内患者接受，且更少受教育程度影响，但因操作稍烦琐，无"复述、理解指令、结构模仿"，因此无法对痴呆的机制作出判断（表2-33）。

表2-33 长谷川痴呆量表（HDS）

指导语：下面我要问你一些非常简便的问题，测验一下你的注意力和记忆力，请你不要紧张，尽力完成。

问题	评分
1. 今天是几月几号（或星期几）	3
2. 这是什么地方	2.5
3. 您多大岁数（±3年为正确）	2
4. 最近发生什么事情（请事先询问知情者）	2.5

续表

问题	评分
5. 你出生在哪里	2
6. 中华人民共和国成立年份（±3 年为正确）	3.5
7. 一年有几个月（或一小时有多少分钟）	2.5
8. 国家现任总理是谁	3
9. 计算100-7	2
10. 计算93-7	2
11. 请倒背下列数字：6-8-2	2
12. 请倒背下列数字：3-5-2-9	2
13. 请先将纸烟、火柴、钥匙、表、钢笔五样东西摆在受试者前，令其说一遍，然后把东西拿走，请受试者回忆	0, 0.5, 1.5, 2.5, 3.5

评分标准：1~8 题答错为0分，答对分别为3、2.5、2、2.5、2、3.5、2.5、3分；第9、10题，一个也答不出为0分，减对一次为2分，减对2次为4分；第11、12题能倒念对一次为2分，能倒念对2次为4分；第13题能说出五种为3.5分，四种为2.5分，三种为1.5分，两种为0.5分，只能说出一种或一种也说不出为0分。

总分：文盲<16分，小学文化程度<20分，中学以上文化程度<24分，可评为痴呆。

（3）阿尔茨海默病评估量表认知部分（Alzheimer's disease assessment scale-cog，ADAS-cog）由12个条目组成，覆盖记忆力、定向力、语言、实践能力、注意力等，可评定 AD 认知症状的严重程度及治疗变化，常用于轻中度 AD 的疗效评估。

（4）Hachinski 缺血记分法（Hachinski inchemic score，HIS）包括起病及进程、高血压史、脑卒中史、动脉硬化的证据、局灶神经系统症状和体征。评分越高，多发脑梗死性痴呆可能性越大。总分7分为多发脑梗死性痴呆，5分或6分为混合型痴呆，≤4分为 AD。主要用来鉴别痴呆的类型。

（5）临床痴呆评定表（clinical dementia rating，CDR）评定的领域包括记忆、定向能力、判断与解决问题的能力、工作和社会交往的能力、家庭生活和个人生活业余爱好、独立生活自理能力，主要用于评估痴呆的严重程度。

2. 记忆功能评定 记忆障碍是痴呆患者最常见的认知功能障碍之一，在临床中需要对患者的记忆状况进行客观的评定，以了解其记忆功能的情况，以及鉴别痴呆的类型和原因。较常用的评定量表包括韦氏记忆量表和临床记忆量表。

（1）韦氏记忆量表（Wechsler memory scale，WMS）共有10项分测验，A~C 测长时记忆，D~I 测短时记忆，J 测瞬时记忆。MQ 表示记忆的总水平，根据 MQ 可以将记忆能力分为若干等级。此量表不仅可了解记忆功能的好坏，还有助于鉴别功能性和器质性记忆障碍。

（2）临床记忆量表 内容包括3类5个分测验：指向记忆、联想学习、图像自由回忆、无意义图形再认和人像特点联系回忆。前2项为听觉记忆，中间2项为视觉记忆，最后1项为听觉和视觉结合的记忆。按记忆商的等级来衡量被试者的记忆水平。

3. 注意力的评定 根据参与器官的不同可以分为听觉注意、视觉注意，常用的测试方法有听认字母测试、声辨认、视跟踪、划销测验和连线测验等。

4. 视空间和结构能力的评定 视空间结构功能损害是痴呆的常见症状，但不同原因的痴呆其严重程度不同。通过病史可了解患者有无视空间功能障碍，如穿衣困难（因不会判断衣服的上下左右，以致将衣服穿反）、外出迷路等。常用的测验包括：临摹交叉五边形或立方体、画钟测验、Rey-Osterrieth 复杂图形测验、韦氏成人智力量表（WAIS）算术测验等。

5. 失用症的评定 失用症包括意念性失用症、结构性失用症、运动性失用症、穿衣失用症、步行失用症，在痴呆初期结构性失用症较为多见。针对不同类型的失用症采取相应的评定方法。

6. 失认症的评定 失认症包括视觉失认、触觉失认、疾病失认，是大脑皮质功能障碍的结果，对患者的日常生活能力和生活质量有严重的影响。

7. 语言功能的评定 失语是痴呆的常见症状，但不同原因的痴呆其语言障碍的类型和严重程度不同。常用的检查方法包括波士顿命名测验（Boston naming test）、词语流畅性测验（verble fluency test）、Token 测验、北京大学第一医院汉语失语成套测验（aphasia battery of Chinese，ABC）和北京医院汉语失语症检查法（Chinese aphasia examination scale）等。此外，很多认知评估量表也都包括评估语言的项目，如 MMSE、ADAS-cog 和韦氏智力量表等。

（二）精神行为症状评定

评估 BPSD 可采用痴呆行为评定量表（behavior rating scale for dementia，BRSD）、阿尔茨海默病行为病理评定量表（the behavioral pathology in Alzheimer disease rating scale，BEHAVE-AD）、Cohen-Mansfield 激越问卷（Cohen-Mansfield agitation inventory，CMAI）和神经精神症状问卷（neuropsychiatric inventory，NPI）。通常需要根据知情者提供的信息进行评测。这些量表不仅能够发现症状的有无，还能够评价症状出现的频率、严重程度以及对照料者造成的负担，重复评估还能监测治疗和干预的效果。

（三）日常生活功能评定

常用的量表包括阿尔茨海默病协作研究日常能力量表（Alzheimer disease cooperative study ADL，ADCS-ADL）、社会功能问卷（functional activities questionnaire，FAQ）和痴呆残疾评估（disability assessment for dementia，DAD）等。

（四）躯体功能评定

针对老年痴呆患者神经功能缺损的症状，如平衡、步态等，选择相应的评定方法进行评定。

（五）生活质量评定

生活质量是痴呆治疗中一个很重要的评价有效性的指标，但对于如何评价该指标至今尚未达成一致意见，目前使用的特异性量表有阿尔茨海默病生活质量量表（QOL-AD）等。

三、康复治疗

老年痴呆是慢性器质性综合征，除少数病例外，均是不可逆的。因此康复的目标是在增强患者体质的前提下，促进大脑功能的代偿能力，以期延缓疾病进程的发展，防止躯体并发症和智能以及个性方面的进一步衰退。采取的康复治疗除运动功能训练外，主要进行认知功能训练，还有必要的行为矫正、心理支持、生活环境适应等。通过早期诊断和早期康复治疗，以减轻痴呆的症状、控制痴呆发展。当病情严重时，要设法延缓病情进展，防治并发症，降低致残率和病死率，提高患者的生活质量。

（一）认知功能训练

由于各种认知功能障碍的发生机制和表现形式不同，故所选择的康复模式也大相径庭。一些认知功能测试的量表或软件本身也可以作为康复训练的内容和模板，应用于康复训练中，对各种方法要根据痴呆患者的不同情况灵活应用。

1. 注意力训练　记忆与注意的关系甚为密切。临床观察表明，记忆障碍的患者常合并注意力障碍。因此，对于有记忆障碍的患者，改善注意障碍是记忆障碍康复的一个前提。在注意障碍的治疗过程中，尽管未强调记忆本身，但是随着注意力的提高，记忆功能也将在一定程度上被改善。临床常采用猜测游戏、删除作业、时间感训练、数目顺序、代币法等训练方法。

2. 记忆训练　对于记忆受损的老年人，根据记忆损害的类型和程度，有针对性地进行记忆训练非常重要，可以采取不同的训练方式和内容，每次时间不宜过长，30～60分钟为宜，最好每天1次，每周至少5次，难易程度应循序渐进，并要在训练过程中经常予以指导和鼓励等言语反馈。

（1）瞬时记忆训练　因瞬时记忆与注意力密切相关，对于注意力不能集中的痴呆患者比较困难。训练前，可先了解患者的记忆广度，将记忆广度变化作为一个参照点，在此基础上进行练习，将一串数字中的每个数字依次用1秒的速度均匀连续念出或背出，熟练后还可以将数字进行倒背以增加训练难度。

（2）短时记忆训练　给患者看几件物品或图片，令其记忆，然后请他回忆出刚才看过的东西。可以根据痴呆患者的情况调整物品的数量、识记的时间及记忆保持的时间。也可以用积木摆些图形给患者看，然后弄乱后令其按原样摆好。

（3）长时记忆训练　让患者回忆最近到家里来过的亲戚朋友的姓名，前几天看过的电视内容，家中发生的事情。如果患者记忆损害较轻，也可通过背诵简短的诗歌、谜语等进行训练。除上述治疗师或家属与患者一对一人工训练方法之外，还可以在计算机上通过软件进行记忆训练。可根据患者的程度选择合适的难度级别进行训练，治疗师应在旁边进行指导，并及时调整训练内容和难度。

（4）PQRST练习法（Glasgow）　给患者一篇短文，按下列程序进行训练，通过反复阅读、理解、提问来促进记忆。

P（preview）：预习或浏览阅读材料的大概内容。

Q（question）：对阅读材料的有关内容进行提问。

R（read）：再仔细阅读材料。

S（state）：复述阅读材料的内容。

T（test）：通过回答问题的方法检验患者的记忆。

（5）首词记忆法　将需要记住的每一个词或短语的第一个字组编成熟悉或易记的成语或句子。如记忆的目标单词为"地理、大海、物理、博览"，即可用"地大物博"的成语来记忆。此种方法是将较多的信息进行重新编码，使得信息简化，信息量减少，从而提高分析信息的能力。患者通过这种方式记住新的信息，既减轻了记忆负荷，也易于回忆，即提高了信息提取的能力。首词记忆法主要用于训练患者记忆购物清单一类的物品。

（6）空间性再现技术　又称再学习技术，要求痴呆患者利用残存的记忆力，对记忆信息进行反复训练，并逐渐增加时间间隔，可使不同病因和不同严重程度的记忆障碍痴呆患者都能学会一些特殊的信息，如记住人名。可在痴呆患者面前放置3~5件日常生活中熟悉的物品，让痴呆患者分辨一遍，并记住它们的名称，然后撤除所有物品，让痴呆患者回忆刚才面前的物品。待其反复数次完全记住后，应逐渐增加物品的数目和内容的难度，从而使认知功能越来越提高。这种方法强调反复训练，以及记忆的有效性和正确性。

（7）视意象　患者把需要记住的信息在脑中形成一幅图画以巩固记忆，也可以由治疗人员为其画一幅"记忆图"。视意象主要用于学习和记住人名。

视意象、首词记忆法等方法是主动的记忆加工过程，由于理解过程被加进记忆加工的策略中，因而也就调动了患者的主动思维过程。此外，打麻将、配对游戏、骨牌游戏及拼图等活动也可作为记忆训练的内容。除上述方法外，也可通过计算机软件、存储类工具（笔记本、录音机、时间安排表等）、提示类工具（定时器、闹钟、日历、寻呼机等）进行记忆训练。

3. 智力训练　智力活动涉及的内容广泛，包括常识、社会适应能力、计算力、分析和综合能力、逻辑联想能力、思维的灵活性等多个方面。智力训练的内容应当根据痴呆患者认知功能的情况来选择难度，每次时间不宜过长，贵在经常、反复练习，能对延缓智力的下降起到较好的作用。

（1）理解和表达能力训练　通过听故事或阅读进行语言理解能力训练，通过讲述故事情节或心得等进行语言表达能力训练。例如，给患者讲述一些故事（可以是生活中发生的事，也可以是电影、电视、小说中的内容），讲完后可以让患者复述故事概要，或通过提问题的方式让患者回答。

（2）常识训练　所谓"常识"，是指人们在日常生活中需要经常使用的知识。例如日期和时间等概念是生活中必须掌握的常识。有关"常识"的内容是痴呆患者曾经知道并储存在记忆库里的东西，由于记忆损害或其他认知功能减退而逐渐丢失，通过对一些常识性知识反复提问和提醒，或经常与实际生活相结合进行运用，可以增强患者对常识的提取和再储存过程，从而使遗忘速度减慢。

（3）数字概念和计算能力训练　痴呆患者对于抽象数字的运用能力都有不同程度受损，需对数字概念和计算能力进行相应的练习，计算能力较好的患者可以计算日常生活开支费用，较差的可以通过计算物品的数量进行训练。

（4）分析和综合能力训练　训练内容是对许多单词卡片、物体图片和实物进行归纳和分类。例如，让患者从许多图片或实物中挑选出动物类、食品类或工具类的东西；如果患者病情有改善或能力较好，可进行更细致的分类，如从动物中再细分出哺乳动物、两栖类、鱼类、爬行类和鸟类等。

（5）逻辑联想和思维灵活性训练　根据患者智力评定结果，选择难易程度适当的智力拼图进行训练。患者需要运用逻辑联想力，通过反复尝试，将各种形状的碎片拼成一幅图画，可培养丰富的想象力，并改善思维的灵活性。

（6）社会适应能力训练　鼓励患者尽量多与他人接触和交流。通过参与各种社交活动、改善社会适应能力。例如，可以在社区通过开设棋牌室、提供文体娱乐活动场所、举办各种健康保健讲座或者召开各种联谊会等方式，营造各种社交氛围，增进与他人进行交往的兴趣。

（7）3R 智力激发法　往事回忆（reminiscence）、实物定位（reality orientation）和再激发（remotivation）组成 3R 方案，以提高痴呆患者初始衰退的认知能力。①1R 训练：通过回忆过去事件和相关物体激发远期记忆。也就是说与患者一起回忆他（她）生命中意义重大的事件，或与家人、好友共同经历的事。最好同时能够看着与这件事相关的物件进行回忆，比如老照片等。做这样的训练时，亲友最好与患者在一起，可以请患者讲讲发生的故事，既令其感到亲情的温暖，又能取得良好的训练效果。②2R 训练：激发对与患者有关的时间、地点、人物和环境的记忆。训练前可以带患者外出，比如去逛逛公园、买菜、去邮局交电话费等，回来后请他回忆外出干了什么、去了什么地方、碰见了什么人、当时周围环境怎样。可以回家后即让患者回忆，也可以过两天再回忆。③3R 训练：通过讨论、思考和推论，激发患者智力和认知能力。可以就患者感兴趣的话题进行讨论，引导其对问题的思考和推理。

4. 失认症治疗　痴呆患者常见的失认症主要见于视觉失认，常采取功能适应的康复方法，克服失认症带来的后果，而非失认症本身怎样康复。如利用未被损害的听觉或触觉补偿视觉失认的缺陷。

（1）辨识训练　通过反复看照片，让患者尽量记住与其有关的重要人物的姓名，如家人、医生、护士等。帮助患者找出照片与名字之间的联系方式。使用色卡，训练患者命名和辨别颜色，随着能力的进步，逐渐增加颜色的种类。

（2）代偿训练　在视觉失认难以改善时，应训练患者利用其他正常的感觉输入方式，如利用触觉或听觉辨识人物和物品。

5. 失用症治疗　失用症是痴呆患者早期出现的特征性症状，常出现有意念性失用、运动性失用、结构性失用、穿衣失用和步行失用等，康复治疗应根据不同的障碍类型进行。

（1）意念性失用症　治疗的重点在于帮助患者理解如何使用物品。因此，可采用连环技术，即将日常生活中一些活动分解成一系列动作，让患者分步学习，待前一步动作掌握后，再学习下一步动作，逐步将每个动作以串连的形式连接起来，使患者最终完成包含一整套系列动作的活动。如已知痴呆患者的整个认知技能已不可能改善时，可集中改善其中某单项的技能。

（2）结构性失用症　康复训练的重点主要是训练患者的构成能力，通过培养患者细致观察和理解各个部分之间的关系，训练其视觉分析和辨别能力，使其最终能够正确地将各个部分组合成一个整体，训练内容由易到难，过程中要给予暗示或提醒，随着症状的改善可逐渐减少提示。具体训练方法包括几何图形复制、复制木块设计训练、火柴设计训练、木钉盘设计训练和拼图训练等。

（3）运动性失用症　是最简单的失用症，在治疗前和治疗过程中给予触觉、本体感觉和运动刺激以加强正常运动模式和运动计划的输出。如果患者动作笨拙和表现出不必要的异常运动，治疗师就应该通过身体接触的方式帮助患者限制这些不适当的或不必要的运动，同时运用引导的方法促进平滑、流畅的运动模式出现。通过反复实践，使患者体会和"感觉"到什么是正确的运动模式。随着进步，逐渐减少治疗人员的辅助。

由于熟悉的环境可以起到提示和促进作用，故训练应尽可能在接近平时的环境下进行，如穿衣服训练应在早晨床边进行；做饭训练应在家里进行或使用熟悉的器皿。

（4）穿衣失用症　患者不能自己穿衣服并不是因为肢体功能障碍，而是由于结构性失用、体像障碍等原因所致。因此，治疗前要先对穿衣失用的原因进行分析，如果与上述原因有关，应先针对这些障碍进行治疗。另一方面，要根据患者的具体情况，教给患者一套固定的穿衣方法。患者要按照同样的方法每天反复实践直至掌握要领。治疗者可用暗示、提醒，甚至一步步地用言语指示的同时用手教患者进行，最好在上下衣和衣服的左右做明显的记号或贴上特别的标签以引起患者注意。

（5）步行失用症　由于痴呆患者不能发起步行动作，但遇到障碍物能越过，越过后即能开始行走，故可给其一根"L"形拐棍，当不能迈步时，将"L"形拐棍的水平部横在足前，形成障碍诱发迈步。此外开始行走后可用喊口令配合行走，加大手臂的摆动以帮助行走。

6. 定向能力训练　实际定向疗法（reality orientation，RO）最先由 Folsom 提出，由美国精神病学会予以肯定，由 Brook 最先用于痴呆患者。这种疗法的根据是，老年人一般都有脱离环境接触的倾向，而且由于病理原因使部分大脑停止活动。因此，经常予以刺激，反复作环境的定向练习，置患者于人群集体之中，通过加强接触而减少其孤独的倾向，最终可能使失用的神经通路再次促通。RO 的方式通常有两种。

（1）教室实际定向疗法（classroom RO，CRO）　即每日利用半小时在教室内集中一组患者，由作业治疗师主持活动，室内有一块大黑板提示如下内容，要求字大而清楚，向患者提问，要求回答。

XX 医院（地点）

今天是星期几

这个月是……………………………月

日期是………………………………日

今年是………………………………年

下一餐饭是…………………………餐

季节是………………………………季

天气是………………………………。

活动靠窗户进行，便于患者看到窗外，联系实际环境，室内也安排相应的实物，如春天的花、秋天的落叶、冬天的冰雪等。

（2）24 小时 RO 或不定形式实际定向疗法（informaRO，IRO）　即所有与患者接触者无论工作人员或家属，随时随地提醒患者关于时间、地点、名称、情景等概念，并且耐心地纠正其错误。与此相应，环境方面也需一定布置，如时钟、日历及各种不同颜色、形状的标记，工作人员的胸牌等，以帮助患者加强定向能力。

如果针对某一点认知功能高度集中地进行训练，可以通过不同形式的反复强化改善这些认知功能。例如姓名联想学习、物体命名训练、记忆物体位置练习可以帮助学习特定的人物或功能，都可以促进记忆力的改善。其他的练习方法，如重复一串数字、将东西归入某个类别、说同一个字开头的东西和读一段文章写出摘要等，对于轻度认知功能障碍痴呆患者有一定的效果。如能将这种记忆策略个体化，在痴呆患者具体的实际生活中灵活应用，与痴呆患者的生活环境密切结合，更有现实意义。因此，康复训练结合实际日常生活功能非常重要。

（二）作业疗法

根据患者的功能障碍，选择患者感兴趣、能帮助其恢复功能和技能的作业，让患者按指定的要求进行训练，以达到促进患者集中精力，增强注意力、记忆力，增加体力和耐心，产生愉快感，重拾对生活的信心的目的。作业治疗主要包括认知功能训练，加强手的精细、协调、控制能力的练习，激发患者兴趣，增加关节活动范围，改善手功能，最大限度地改善与提高自理、工作及休闲娱乐等日常生活能力，提高生活质量。

1. 功能性作业训练   为了改善和预防身体的功能障碍，针对患者的运动障碍、认知障碍、心理状态和兴趣爱好，设计和选择相应的作业活动和训练，如捏橡皮泥、做实物模型、编织、工艺、木工、雕刻、游戏等。患者通过完成治疗师精心设计的某项感兴趣的活动，达到治疗的目的。如治疗共济失调症状时可以让患者在睁眼和闭眼时用手指鼻，由慢到快，由睁眼到闭眼，反复不断练习，还可进行两手互相对指、鼓掌、画图写字、搭积木、翻纸牌等协调功能训练活动。

2. 日常生活活动能力训练   日常生活活动是人在社会生活中必不可少的活动，日常生活活动能力对于保持自理能力非常重要。要对患者的能力进行全面的评价，确定患者不能独立完成哪些动作，需要多少帮助，这种量化的评价是确定训练目标和训练计划的重要环节。

老年痴呆患者学习新知识较困难，同时伴有失用、失认，不能进行复杂的运动，因此早期以简单的日常生活习惯训练为主，明确顺序一项一项地反复进行，并予以适当的指导和帮助。在痴呆患者的康复护理中要细心照顾患者的日常生活起居，训练患者自己进餐、穿衣、洗漱、如厕等自理能力，让痴呆患者尽可能自己完成力所能及的家务劳动。这些训练可以每天重复几次，最好是集体性的并带有娱乐性的训练，可增加患者的兴趣。

随着痴呆的进展，患者难以理解和灵活应用复杂的技巧，因此康复训练应转变为代偿训练，有针对性维持日常生活功能的训练。例如，痴呆患者丧失用筷子吃饭的能力后，可以用勺子代替。训练痴呆患者保持用勺子吃饭的能力，训练的过程要从易到难，分步进行。先是训练痴呆患者用特制的大饭勺捞起大块的东西。训练完成后，再用普通的饭勺捞起大小适中的东西。训练熟练以后，再练习盛米饭，最后练习盛汤喝。如果有困难可以给予适当的提示或者帮助，提供的帮助尽量控制在最低水平。还可以采用行为矫正疗法，定时催促痴呆患者排便，可以有效减少尿便失禁。此外，如果进食、更衣、梳洗和修饰、如厕、家务劳动等项目难度较大，在功能难以改善时还要进行环境控制、改造，自助具的设计与制作等。

3. 心理性作业训练   痴呆患者在出现身体功能障碍时，往往伴随着继发性心理障碍。可根据其心理异常的不同阶段设计相应的作业活动，帮助患者摆脱否认、愤怒、抑郁、失望等不安状态，向心理适应期过渡。对具有情绪异常的患者，可以设计陶艺、金工、木工等活动，通过敲敲打打进行宣泄。

美术治疗对老年痴呆患者有较好的疗效，是借美术活动作为沟通媒介，通过治疗关系去满足参与者情绪、社交及发展的需要。美术治疗着重过程多于结果，通过不同形式的活动，可使参与者意识到自己的需求，了解到自己潜意识的想法。此外，美术能实现幻想，促使情感流露，还可给予参与者各项感官刺激；同时，美术活动亦融合了社交元素，经常参加美术活动能减低冷漠及抑郁。研究表明，参与美术及手工艺活动能产生和增强自尊心，促进肌肉间的协调，增加动手能力，磨炼耐力，改善认知功能，促进创意表达、增加兴趣、增进交流、提高决断力及避免退化。

4. 环境干预 环境治疗主要是改造患者生活的环境，一方面减少可能诱发患者不良情绪反应、异常行为或运用困难的环境设置以及其他刺激因素，如某种颜色的物体、难以使用的工具等。另一方面则是增加有利于患者保持功能、诱发正性情感反应、减少挫折感、方便生活、增进安全的设施，如有自动冲洗装置的便盆、自动开关的水龙头、加盖的电器插座、隐蔽的门锁、黑暗环境中的无阴影照明等。

音乐治疗时可让患者听能唤起其愉快体验的熟悉的音乐，亦可辅导患者以卡拉 OK 的方式哼唱青年时代喜好的歌曲，在患者生活环境中放舒缓的背景音乐来增加患者情绪稳定性。采用香味或光线治疗亦可以有效减少 BPSD 的激越行为的发生率。

（三）运动疗法

运动疗法主要是通过运动提高个人的活动能力，增强社会参与的适应性，改善患者的生活质量。针对运动功能障碍的训练主要是平衡功能训练和步行训练，也可采取传统的太极拳治疗。

1. 平衡功能训练 平衡功能的好坏对老年痴呆患者身体控制和日常生活自理能力有直接或间接的影响，通过平衡功能训练可使患者达到下意识自动维持平衡的能力。通常将训练分为四步：坐位平衡训练、站立平衡训练、坐位起立平衡训练、步行平衡训练。

2. 步行训练 治疗师在对患者进行步态分析的基础上，根据分析结果采取相应的措施。步态的训练是在坐位和立位平衡的基础上进行的训练，包括训练前准备、平衡杠内训练、室内行走训练、活动平板上练习行走等训练活动，以纠正患者的异常步态，帮助患者恢复走路姿势的平衡。

除了上述训练外，还有关节活动范围训练、增强肌力训练等。运动疗法还包括慢跑、游泳、骑自行车、滑雪、滑冰，各种体育运动、园艺、不对称运动游戏、家务劳动等活动。但对年老体衰者，力所能及的日常生活活动同样可产生有益的作用，如整理床铺、收拾房间、打扫卫生等。对老年痴呆患者的运动治疗一定要注意安全第一，要有家属或陪护在旁看护或一起进行。

（四）心理疗法

70%～90%的痴呆患者在其疾病的一定时间内至少会出现一次痴呆的行为和心理症状（BPSD），这些症状决定着患者及照料者的生活质量。常用的心理治疗包括支持性心理治疗、回忆治疗、确认治疗、扮演治疗、技能训练等。对于老年期痴呆患者，其心理治疗应着眼于现在，着眼于现实问题的解决，帮助患者适应目前的生活，并从中找到快乐。

1. 行为治疗 该疗法以强调靶行为为基础，其靶症状包括徘徊倾向、睡眠日夜颠倒、进食障碍等。该疗法主要是调整刺激与行为之间的关系，常用的做法是改变激发患者异常行为的刺激因素以及这种异常行为带来的后果。如对刺激因素和对应行为之间的连带关系以及整个过程中的相关因素进行细致的分析，尽量减少这类刺激因素，降低患者异常行为反应的发生频率，减轻其不良后果。如用亮光疗法治疗睡眠与行为障碍，每天上午 9～11 时，采用 3000～5000lx 的全光谱荧光灯照射，灯距 1m，持续 4 周，可提高警觉水平，减少白天睡眠时间，使夜间睡眠得以整合，减少引起的异常行为。

2. 确认疗法　确认疗法是一种以痴呆患者的情感行为异常为中心的疗法，认为痴呆患者的异常行为有一定的意义或者功能，应尊重其错误的情感反应和感觉，并通过逐渐诱导的方法加以摆脱。严重认知障碍的痴呆患者，定向力丧失，自控能力下降，内心深处产生压抑的情感。如果这些情感得不到释放，就会产生挫折感，使自尊心和正常思维受到伤害。确认疗法强调，当遇到痴呆患者压抑的情感释放时，应该用尊重的态度对待患者，通过语言和非语言的方法与其沟通，进入其想象的世界，弄清楚他的主观世界，不要纠正他对人物和事件的错误观点，应让其通过诉说和发泄来治疗异常行为。

（五）言语疗法

言语功能障碍可由多种疾病引起，由于言语交流产生障碍，使患者在生活、工作中受到严重的影响。所以，对于言语功能障碍的患者，要根据患者不同的失语类型采取不同的康复方法进行言语康复训练。

（六）中医康复方法

1. 中药治疗　治疗以开郁逐痰、活血通窍、平肝泻火治其标，补虚扶正、充髓养脑治其本，辨证用药。常用方剂有七福饮、还少丹、涤痰汤、通窍活血汤等，中药人参、刺五加、银杏、石杉等均具有一定的益智和提高记忆的效果。

2. 针灸治疗

（1）针灸穴位常选用四神聪透百会、太溪、太冲、悬钟和足三里作为主穴，再根据辨证选取相应配穴进行治疗。

（2）头针可选取顶中线、额中线、顶颞前斜线、顶颞后斜线等进行针刺。

（3）耳针取心、肝、肾、枕、神门、肾上腺等穴进行毫针浅刺或王不留行籽贴压。

3. 传统功法　患者可以选择八段锦、五禽戏、太极拳等，促进气血流通，增强体质。

第七节　持续性植物状态的促醒康复

近年来随着医学的迅猛发展，各种危急重症监护仪器及设备的更新，院前急救及社会紧急救护系统的逐步完善，危重症患者的生存率明显提高，但持续植物状态（persistent vegetative state，PVS）患者（俗称植物人）的数量却大量增加。据1998年统计，我国PVS患者约7万～10万，并且呈逐年递增的趋势，此类患者死亡率高，致残严重，无特效促醒治疗方法，给社会及家庭带来巨大负担。国内外学者普遍认为综合的促醒康复治疗对PVS有较好的效果。PVS已成为国内外密切关注的社会问题之一。

对持续性植物状态患者目前尚缺乏有效的治疗方法，需患者家属及康复工作者抱以持之以恒的决心进行康复治疗，为持续性植物状态患者争取被唤醒机会，减少长期卧床并发症。

一、概述

（一）定义

植物状态（vegetative state，VS）是一种临床特殊的意识障碍，主要表现为对自身和外界的认知功能完全丧失，能睁眼，有睡眠-觉醒周期，下丘脑及脑干功能基本保存，即能维持机体的生存和发展，但无意识和思维，缺乏对自身和周围环境的感知能力的生存状态。

1. 植物状态诊断标准（南京标准 2001）　①认知功能丧失，无意识活动，不能执行指令；②能自动睁眼或在刺激下睁眼；③有睡眠-觉醒周期；④可有无目的性眼球跟踪运动；⑤不能理解和表达语言；⑥保持自主呼吸和血压；⑦丘脑下部及脑干功能基本保存。

2. 持续性植物状态诊断标准　植物状态持续 1 个月以上者才能定为持续植物状态。

（二）流行病学特点

有报道认为从昏迷进入 PVS 的发生率为 9.88% ~ 12%。据估计多数国家的患病率在（10 ~ 30）/1000000 之间，由于日本普遍认为植物状态（VS）持续 3 个月以上才能诊断为 PVS，而在我国及英美等国仅需 1 个月即可诊断为 PVS，导致日本的患病率必然低于我国及美英等国。脑外伤引起 PVS 的患病率为 4/100 万。在美国每年约有 10000 ~ 25000 名成人和 400 ~ 1000 名儿童存活在 PVS，在英国每年因脑外伤引起的 PVS 患者约有 1000 名。据不完全统计，我国每年因各种原因新增加植物状态患者近 10 万人。

PVS 预后差，大多数患者终生不能恢复意识，治疗外伤或脑卒中后持续植物状态 0.5 ~ 1.0 年促醒率约为 38%，另有文献报道，许多 PVS 病人在 1 年内有 50% 以上恢复了意识，6 个月内恢复的为 42%。神志转清者也大多留下不同程度的神经功能缺损。PVS 患者平均存活 2 ~ 5 年，存活 10 年以上者罕见，创伤性损伤的成年 PVS 患者，33% 在 3 年内死亡，而非创伤性损伤中 53% 在 1 年内死亡，儿童 PVS 患者这两种情况下的死亡率则分别为 9% 和 22%。

（三）病因及发病机制

PVS 的病因大致可分为急性外伤性或非外伤性损伤、变性及代谢性疾病、发育畸形 3 类。急性外伤性或非外伤性损伤是 PVS 最常见的原因，外伤包括交通事故、枪伤及产伤等，非外伤性损伤包括各种原因引起的缺氧缺血性脑病、脑血管意外、中枢神经系统的感染、肿瘤、中毒等。变性及代谢性疾病如阿尔茨海默病、多发性脑梗死、痴呆等是成人中常见的病因，儿童常见于神经节脂质沉积病、肾上腺白质营养不良、线粒体脑病等疾病。发育畸形包括无脑畸形、先天性脑积水、小头畸形、脑膨出等。

PVS 的发病机制和病理尚未阐明。目前认为是大脑皮质及白质的广泛损害，或丘脑、脑干网状结构的不完全损害造成。患者皮质下功能完好而大脑皮质功能尚未恢复，其损伤的结构主要为大脑皮质、轴索、丘脑、脑干网状上行激活系统等。主要有弥漫性轴索损伤、大脑皮质弥漫性片状坏死、丘脑坏死 3 种病理表现。在 PVS 患者脑组织中，这 3 种病理表现常混合存在，并与原发疾病的损害并存。

（四）临床特征

1. 所有认知功能丧失　PVS 通常由昏迷过渡而来，患者无任何意识活动，缺乏知觉、思维、情感、意志等活动，但貌似清醒，眨眼自如，瞪目凝视或无目的转动眼球，无任何自发语言及有目的的四肢活动，对言语、周围环境及事物缺乏有意识性的反应。

2. 并发症多　如感染、营养不良、中枢性高热、溃疡、压疮、深静脉血栓症及肺栓塞、多器官功能衰竭、脑梗死、低血钾、呃逆、房颤、肝肿大、卷丝状角膜炎、脑脊液漏、尿崩症等。其中最常见的并发症是肺部感染。

NOTE

二、康复评定

PVS 患者活动能力完全受限，参与能力完全局限，康复评定主要是对预后因素、社会与家庭支持等背景性因素，以及脑损伤引起的意识障碍、营养状况进行评定。PVS 患者的一般身体结构与功能，如生命体征、关节活动度、反射、肌张力等，以及并发症严重程度，可根据患者的具体情况选择适当的方法或适合的量表进行评定。

（一）预后因素评定

可以通过采集病史和与亲属谈话的方式进行，重点询问年龄、病因、PVS 的持续时间、相关并发症；也可采用量表的形式进行，如按照 Glasgow 结局量表评定 PVS 所处状态。

一般来说，年龄、病因、PVS 的持续时间不同，其预后也不一样，40 岁以下的 PVS 患者的意识相对恢复较好，非创伤性恢复意识的患者功能恢复极差，变性及代谢性疾病和发育畸形所致的 PVS 均不可能恢复。

（二）家庭和社会支持评定

严重脑部疾病患者成为 PVS 后，不仅对患者本身造成严重危害，也严重影响患者的整个家庭。PVS 患者需要家庭在感情和经济上投入很大，家人的支持对于 PVS 患者生存状态的改善具有他人不可替代的作用。评定内容包括家庭对医疗支出、心理压力、体力的承受能力，当地的医疗资源情况，以及社会支持模式，如医保种类等。可通过了解政策、与亲属谈话、问卷等形式进行评定。

（三）意识障碍评定

可以通过常规性的临床检查、针对性的特殊检查等方式进行。针对性的特殊检查可以作为治疗过程中判断病情变化、转归的指标，有脑电图、诱发电位、CT、MRI、fMRI、脑磁图、PET 等。也可以采用量表进行评定，如植物状态临床疗效评分量表（南京标准Ⅲ）、PVS 量表（日本昏迷协会）、Glasgow 昏迷量表等。

1. 脑电图（EEG）评定 根据 Hockaaday（1965）分级标准。Ⅰ级：基本节律为 α 节律，接近正常，评 3 分。Ⅱ级：θ 波为主，评 2 分。Ⅲ级：δ 波为主，评 1 分。Ⅳ级：脑电基本节律消失，近平坦波，评 0 分。

2. 体感诱发电位（SEP）评定 SEP 是诊断植物状态最敏感和可靠的指标，主要表现为 N14、N20 的中枢传导时间延长和 N20 波幅降低。SEP 波形正常，患者的意识有望恢复。根据南京标准Ⅱ，N20 潜伏期正常，评 2 分；N20 潜伏期延长，评 1 分；N20 双侧消失，评 0 分。

3. 脑干听觉诱发电位（BAEP）评定 根据 Greenberg 标准。Ⅰ级：基本正常，评 3 分；Ⅱ级：Ⅰ～Ⅴ波清晰可辨，但潜伏期延长、波幅下降，评 2 分；Ⅲ级：Ⅰ波潜伏期和波幅正常，其余各波部分存在或分化不清的正相波，评 1 分；Ⅳ级：波形难以分辨或仅见Ⅰ波存在，评 0 分。

4. 正电子发射计算机断层显像（PET）评定 可以揭示大脑代谢降低的范围。PVS 患者的局部脑血流和葡萄糖代谢显著降低，约为正常对照的 1/3～1/2。

5. PVS 评分量表 日本在 *The Society for Treatment of Coma* 文集上介绍了多种量表，比较日本大学、Jsono、Eheva、Fujiwara 及 Horie 的量表，制定了我国标准（南京标准 1996）（表 2-34）。

表 2-34 PVS 评分量表

反应	计分	得分	反应	计分
肢体运动			进食	
无	0		胃管营养	0
有无目的性运动	1		能吞咽	1
有随意运动	2		自动进食	2
眼球运动			情感反应	
无	0		无	0
眼球跟踪	1		轻度反应	1
有意注视	2		正常反应	2
脑电波			体感诱发电位	
平直波	0		N20 消失（双侧）	0
δ 或 θ 节律	1		N20 潜伏期延长	1
α 或 β 节律	2		N20 潜伏期正常	2

注：①每次评分必须包括以上两个方面。②疗效评分量表每月检查累计总分。疗效判定无效：Ⅰ提高 1～2 分；好转：Ⅰ提高≥3 分；显效：Ⅰ提高≥8 分；初步脱离植物状态：Ⅱ 0～12 分；脱离植物状态：Ⅲ 0～12 分。

6. 植物状态临床疗效评分量表（南京标准Ⅲ） 南京标准Ⅲ补充、细化了微小意识状态的内容，如 PVS 患者对声音刺激能定位、偶尔能执行简单指令，即可确定为微小意识状态（MCS），可认定为初步脱离植物状态，提示医患双方应采取积极的方法进行治疗，使其获得促醒的机会。新的评分量表能反映病情的变化过程，符合临床实际，容易掌握、便于操作（表 2-35）。

表 2-35 植物状态临床疗效评分量表（南京标准Ⅲ，2011 修订版）

评分	肢体运动	眼球运动	听觉功能	进食	情感
0	无	无	无	无	无
1	对刺激可有屈伸反应	眼前飞物，有警觉或有追踪	声音刺激能睁眼	能吞咽	时有兴奋表现（呼吸、心率增快）
2*	对刺激可定位躲避	眼球持续追踪	对声音刺激能定位，偶尔能执行简单指令	能咀嚼	对情感语言（亲人）出现流泪、兴奋、痛苦等表现
3	可简单摆弄物体	固定注视物体或伸手欲拿	可重复执行简单指令	能进普食	对情感语言（亲人）有较复杂的反应
4	有随意运动，能完成较复杂的自主运动	列举物体能够辨认	可完成较复杂的指令	自动进食	正常情感反应

注：（1）每次评分包括两个方面：①临床评分；②客观检查评分。

（2）临床疗效评分量表至少每月检查登记 1 次。*，MCS。

总的疗效评分：Ⅰ植物状态：疗效提高 0～2 分，无效；提高≥3 分，好转；提高≥5 分，显效；≥6 分，MCS。Ⅱ初步脱离植物状态：MCS。Ⅲ脱离植物状态。

客观检查：①神经电生理：EEG、SEP；②特殊检测技术：MRI、PET/CT、脑磁图等。

（3）一般医院：5 项评分法。

（4）有条件的医院：5+1 评分法、5+2 评分法。

（四）营养状况评价

PVS 患者的能量消耗是正常人的 140%～250%，营养不良是常见并发症，足够的营养支持

NOTE

是昏迷患者康复的基本条件。目前对PVS患者还没有特异性的营养风险筛查系统。现阶段应用较普遍的临床营养评价方法有两种：一种是以测定身体组成为主的临床营养评价方法，另一种则是主观的全面评价方法。

1. 综合营养评定法 该方法通过测定患者的身高、体重、三头肌皮褶厚度、血浆蛋白、氮平衡等客观资料，从不同的侧面反映患者的营养状况。但有一定的局限性，临床实际应用时应综合测定，全面考虑（表2-36）。

表2-36 综合营养评定法表

参数	轻度营养不良	中度营养不良	重度营养不良
体重	下降10%～20%	下降20%～40%	下降>40%
上臂肌围	>80%	60%～80%	<60%
三头肌皮褶厚度	>80%	60%～80%	<60%
血清白蛋白（g/L）	30～35	21～30	<21
血清转铁蛋白（g/L）	1.50～1.75	1.00～1.50	<1.00
肌酐身高指数	>80%	60%～80%	<60%
淋巴细胞总数	$(1.2～1.7)×10^9/L$	$(0.8～1.2)×10^9/L$	$<0.8×10^9/L$
迟发性过敏反应	硬结直径<5mm	无反应	无反应
氮平衡（g/24h）	−10～−5[*]	−15～−10[*]	<−15[*]

注：[*]，表示轻、中、重度负氮平衡。

2. 主观全面评定 其特点是以详细的病史与临床检查为基础，省略人体测量和生化检查。其理论基础是身体组成改变与进食改变、消化吸收功能改变、肌肉的消耗、身体功能及活动能力改变等相关联。在重度营养不良时，主观全面评定与人体组成评定方法有较好的相关性，可参考使用。

3. 营养评定指数（nutritional assessment index，NAI） NAI是对食管癌患者进行营养状况评定的综合指数，有文献用于PVS营养评定。

NAI = 2.64（AMC）+0.60（PA）+3.76（RBP）+0.017（PPD）−53.80

AMC：上臂肌围（cm）；PA：血清前白蛋白（mg%）；RBP：视黄醇结合蛋白（mg%）；PPD：用纯化蛋白质衍生物进行延迟超敏皮肤试验（硬结直径>5mm者，PPD=2；<5mm者，PPD=1；无反应者，PPD=0）。

评定标准：若NAI≥60，表示营养状况良好；若40≤NAI<60，表示营养状况中等；若NAI<40，表示营养不良。

三、康复治疗

PVS的生存基础主要有两个方面：①心、肝、肾、肺的功能相对完好；②人工喂养好，"喂"指鼻饲的质和量，"养"指护理。在此基础上的促醒主要针对病理上大脑微循环血液灌注不足，改善大脑皮质微环境；针对意识的内容和"开关系统"的关系，促进两者的相互作用，增进大脑皮质与网状系统的协调。

在维持康复方面，加强脑、脏器保护治疗，控制并发症；增强胃肠蠕动，均衡营养支持；注重护理，维持关节活动度。在促醒康复方面，增强心肺功能，改善大脑供血及大脑皮质微环境；通过各种刺激，增加大脑皮质与网状系统的联系。维持康复是促醒康复的基础，在坚实的维持康复的基础上，应用各种综合的促醒康复技术，促进 PVS 患者意识的恢复。

（一） 运动疗法

1. 被动运动植物状态 患者长期无随意运动，关节、肌肉极易挛缩，应每日上午、下午和晚上各一次进行从头至足、从大到小各关节的被动活动，使关节得到全范围的松解，肌肉得到有效牵拉，维持最大关节活动度。维持肢体关节活动范围的被动活动是防止关节挛缩、肢体静脉血栓形成的有效措施。但手法应轻柔，切勿过快、过猛，防止软组织损伤和骨折。

2. 胸腹部按压 按照心肺复苏的按压方式进行胸部按压，可以增强心肺功能；腹部顺时针揉按，可增强胃肠蠕动，促进营养吸收。

3. 站立训练 站立训练是 PVS 患者不可缺少的康复内容，对于保持血管调节功能、维持躯干和下肢负重肌群的张力、预防骨质疏松、促进排便均有积极意义。站立训练应遵循卧位→坐位→站立循序渐进的原则。植物状态患者的站立训练在站立床上进行。起立的角度也应逐渐增加，从 30° 逐渐加至 90°。每个角度的适应性训练一般为 1～2 周，每次 30 分钟，每天 2 次。即使患者已能在站立床上完全直立，每日的站立训练仍然必要。

（二） 感官及环境刺激疗法

植物状态患者的听、视、触的感觉传导是正常的。感官及环境刺激的上行有助于促进皮质与皮质下中枢之间的联系，PVS 患者的皮质功能有可能经过训练得到部分恢复。

1. 听觉刺激 给患者戴上耳机，播放患者病前最喜爱的舒缓优美的音乐或轻松的广播节目，音量 20～50dB，以常人能听清楚为宜，每次 15 分钟，每天 6～8 次。通过亲属呼唤、陪聊、与患者沟通，给患者讲故事、笑话，念报纸，每次 30～40 分钟，每天 4 次。音乐不但可以增加脑血流，还可影响脑神经递质的水平，使上行网状激动系统受刺激而促进意识水平的改善。音乐的早期治疗，可使上行冲动增多，大脑皮层处于持续兴奋状态，而易于唤醒。

2. 视觉刺激 用强光、弱光和彩色光线交替进行光线刺激。自然光照射每天 2 次，每次 40 分钟。在光线较暗的环境中，用手电筒分别包上红、蓝、绿彩纸和本光源照射头部的侧面和正面，每天 6 次，每次往返 10 下；用彩色的物体、家庭照片和 10～15 分钟的电视节目等对患者进行视觉刺激。当患者能看到物体，并能把注意力集中到物体上时，可尝试视觉追踪，让患者的眼睛随着刺激物而移动。

3. 触觉刺激 指导患者的亲人用患者的衣服或护肤液等持续地刺激患者皮肤，特别是嘴唇、耳垂等头面部最敏感的区域；对患者的四肢和躯干进行拍打、按摩；用温暖和寒冷的衣服，或在热水或冷水中浸泡 30 秒的金属汤匙对患者进行冷热刺激，每次 8～10 下，每天 6 次；采用适当温度的水给患者擦洗全身；用有一定硬度的物体，如铜丝，在患者的四肢敏感部位，如足底、手指，以一定的压强进行疼痛刺激，以不损伤皮肤为度，每次 8～10 秒，每天 6 次。

4. 嗅觉刺激 用磨碎的咖啡、香水、花露水、沐浴露、醋、酒以及患者最喜欢的食物进行嗅觉刺激，并告知患者是什么样的气味。嗅觉刺激应在患者洗漱后进行，物品刺激时间以不超过 10 秒为宜。还可将具有醒脑开窍作用的中药制成香枕，置于患者头下，其散发出的药气能刺激鼻腔中的嗅神经，直接进入大脑产生作用。

5. 味觉和口腔刺激　当患者能控制唾液，排除误吸风险时，应进行味觉刺激。可用沾有酸、甜、咸、苦溶液的棉签刺激舌头的前半部分，并告知应有的味觉感受。在日常口腔护理中，可对嘴唇、口周、口腔进行刺激，使用海绵或甘油药签对口腔进行按摩，同时进行被动吞咽功能训练，如口腔冰刺激等。

6. 多感觉刺激法　应用 Rood 技术，利用快速擦刷、拍打、挤按、冷热等方法刺激患者皮肤，尤其是较为敏感的部位，如手、脚、面部等，以诱发运动。

7. 本体感觉刺激　应用神经肌肉本体感觉促进法（PNF）进行被动活动，采用快速牵拉、关节加压等关节深感觉刺激促通中枢神经。

8. 环境刺激　每天安排患者到户外，如马路边、社区健身广场、海边、公园等环境更丰富的地方活动，让患者感受声、光、触觉、空气、湿度、温度变化等环境刺激，每次 30 分钟，每天 2 次。

9. 条件操作治疗法　条件操作治疗法是一种条件反射法，根据条件操作的原理对自发的或诱发出的反应给予系统性增强。

（三）　物理因子疗法

1. 常用理疗　有脑部超声波、眼枕法碘离子导入、频谱仪头部照射及痉挛机、电体操肢体治疗和红外线肢体照射等。前 3 项是通过物理方法改善脑部的血液循环、营养代谢，促进脑细胞的恢复，后 3 项是通过电流刺激周围神经肌肉和光热效应改善肢体功能障碍。

2. 周围神经电刺激　即用低频电流持续刺激双侧腓神经或正中神经，在正常人有激活脑电的效果，使 α 频域的波幅增大，提示可能有促使大脑皮质广泛觉醒的潜能，因此可作为治疗措施之一。采用方波，脉宽 10~20ms，频率 50~150Hz，电流强度 4~20mA，脉冲电刺激，刺激 20 秒，间断 20 秒，每次 15 分钟，每天 1 次。

3. 脑循环功能治疗　将表面电极贴于患者两耳背乳突处皮肤，通过数字频率合成技术，产生安全有效的仿生物电流刺激小脑顶核区，可显著提高脑循环血量，减少半影区神经元死亡数目，缓解脑水肿。

4. 电极植入深部脑刺激（deep cerebral stimulation，DCS）　包括丘脑电刺激、脑干中脑电刺激、小脑电刺激。是通过立体定向手术将 DCS 电极植入中脑网状结构的楔形核或丘脑的非特异性核团，接收器置于胸壁皮下，按照一定的参数进行刺激，通过对脑干网状结构的兴奋刺激，激活上行网状系统，再达到大脑皮质，以唤醒皮质功能，即所谓"唤起反应"（arousal response）。可连续刺激 6 个月以上。DCS 可作为治疗 PVS 的一种有效治疗方法。

5. 高颈髓后索电刺激（spinal cord stimulation，SCS）　电刺激经高颈部脊髓上行达脑干，通过上行性网状结构激活系统及下丘脑激活系统，传达到大脑皮质。在此路径中通过促进脑内 5-HT 的代谢，增加局部血流量。在全麻下将电极放在 $C_2 \sim C_4$ 水平硬膜外正中部，刺激强度是（2~5）V/（0.1~0.5）ms，频率每秒 100 次，放大 15%~25%，每日刺激持续 6~12 小时，如放在硬膜下，强度可减少 1/2。脊髓电刺激疗法对 PVS 有一定的刺激促醒作用。

（四）　高压氧疗法

高压氧（hyperbaric oxygen，HBO）疗法可促使轴索发出新的侧支建立新的轴索联系，增加脑干网状激活系统血流量及氧分压，降低脑水肿，打断缺氧-脑水肿-代谢障碍的恶性循环，从而改变脑细胞的供氧，使部分处于功能可逆状态的脑细胞恢复功能。

HBO 治疗必须建立在有效循环、呼吸的基础上进行。带气管插管患者采用单人纯氧舱，或在多人氧舱内装置气动呼吸机，氧气加压 1.5~2.5ATA，每次 80 分钟。生命体征平稳者可采用中型多人舱，压缩空气加压至 2.5ATA，戴面罩吸氧 30 分钟 2 次，2 次间改吸舱内空气 10 分钟，每天 1 次。应注意进舱前的血压监测、水电解质平衡，预防 HBO 治疗并发症，如气压伤、氧中毒、减压病的发生。由于 HBO 治疗消耗大，加强营养具有非常重要的意义。

HBO 治疗是当前国内外较为推崇的一种治疗 PVS 的方法，疗效与病情、年龄、HBO 治疗开始时机相关。年龄越小，恢复越快，疗效越显著；治疗时间越早，疗效越好。

（五）营养支持疗法

PVS 患者昏迷时程长，呈高代谢、高分解状态，能量消耗增加，患者常处于负氮平衡状态。营养不良可导致症状间断性贫血、压疮、肠道真菌感染、胸腔积液、低钠血症等。人工营养和给予水分对 PVS 患者是一种治疗，要求 PVS 患者的体重达到理想体重的 85%，营养支持的质量直接影响患者的康复和预后。

对于胃肠功能完整或具有部分肠道功能的 PVS 患者，以肠内营养为主。肠内营养支持可维持内脏血流的稳定及胃肠道黏膜的完整。与肠外营养相比，肠内营养具有较好的代谢效应，并发症少，并能缩减住院费用。肠内营养以匀浆膳为主，辅以要素膳，以补充体内所需的能量和各种营养素，避免单一饮食所致的并发症，特别是维生素缺乏症等。必要时予以静脉营养。部分体质较差的患者给予补充适量血浆、白蛋白及丙种球蛋白，为病情改善提供良好的身体条件。

营养师根据患者营养状况的评定结果，计算患者每天所需的能量，制订饮食食谱。将食物按比例配制，并将主副食打磨成匀浆状，制成匀浆膳，辅以牛奶、豆浆、果汁等液体营养。每日进食总量遵从少量多次的原则，每日进食 4~6 次，每次入量约 400~500mL，两餐之间适量进水和果汁。由于 PVS 患者都存在睡眠-觉醒周期，夜间 22：00 至次日 06：00 不进食，但可喂少量水，尽量保持与常人相似的周期，经口或鼻营养管进食。儿童及严重 PVS 患者、不能维持长时间鼻饲患者，可以做胃造瘘手术。营养支持期间，定期复查营养指标，适当调整营养结构。

（六）中医康复方法

1. 中药疗法　中药治疗的基本原则为：扶正祛邪，扶正以益肾填精，补气养血为主，祛邪以去瘀血、化痰浊、通经络为主，以达到肾精足、脑髓充、瘀浊消，从而恢复神志。

可用安宫牛黄丸、紫雪丹、至宝丹、苏合香丸、安脑丸等。神昏分为实证与虚证，实证宜开窍启闭；虚证宜回阳固脱。醒脑静、清开灵用于实证，参脉用于虚证。

2. 针刺疗法　以醒神开窍为原则，选用头针感觉区、运动区、百会、四神聪、神庭、人中、合谷、内关、三阴交、劳宫、涌泉、十宣等穴位，可采用电针。

3. 推拿疗法　头部按摩可促进清阳上升，百脉调和，头脑清醒而能司神明之职，手法点揉督脉风府、哑门两要穴，具有醒脑升阳，开音利语之功效，是促醒 PVS 的有效刺激手段。

（七）并发症防治

严重颅脑损伤的 PVS 患者，免疫功能及自身内环境调节功能显著减退，易出现一系列并发症，如坠积性肺炎、吸入性肺炎、支气管广泛耐药菌感染、尿路感染、上消化道出血、压疮、营养不良、中枢性高热、深静脉血栓症及肺栓塞、植物神经功能紊乱、酸碱平衡紊乱、继发性癫痫、去皮质或去大脑僵直脑积水、尿崩症等。在发病早期就要注重内科基础治疗，避免或有效治疗并发症。

第三章　骨骼肌肉疾病的康复

第一节　骨折的康复

骨折不仅使骨的完整性、连续性受到破坏，而且往往伴有肌肉、韧带、血管、神经等软组织损伤。轻微骨折经过临床处理后，一般不会遗留功能障碍，但较严重的骨折经手法复位或手术治疗后都会出现功能障碍。如果康复能够早期介入，就可能避免和减轻许多并发症和后遗症的发生，提高临床疗效。因此，应在临床诊治和功能评定的基础上，运用物理疗法、运动疗法、作业疗法、矫形器以及职能训练等综合手段，促进骨折愈合，改善功能障碍，促进患者早日回归社会，提高生活质量。

一、概述

（一）定义

骨或骨小梁的完整性或连续性中断，称为骨折（fracture）。由直接暴力、间接暴力、肌肉牵拉和累积性劳损等原因造成的骨折称为创伤性骨折。因骨本身的病变致使骨质疏松、破坏，在正常活动下或受到轻微的外力作用而发生的骨折，称病理性骨折。临床上对骨折的描述，常根据创伤的原因、创伤的解剖部位、骨折线的特点、皮肤或黏膜破裂来命名，例如桡骨下端伸直型开放性骨折。

（二）流行病学特点

现代社会中，随着工农业、交通运输业迅速发展及社会的老龄化，还由于年龄、健康状况、受伤姿势等内在因素的差异，而产生不同类型的骨折。如婴幼儿易发生青枝骨折；18 岁以下的青少年容易发生骨分离；老年人因为骨质疏松而容易引起自发骨折等。

（三）病因及发病机制

1. 骨折的原因

（1）直接暴力　暴力直接作用使着力部位发生骨折，如撞击、挤压、火器伤等，骨折特点为常合并周围软组织损伤。

（2）间接暴力　暴力通过纵向传导、杠杆作用、扭转作用或肌肉猛烈收缩，使远离外力作用点的骨发生骨折，如桡骨远端骨折（传导）、锁骨骨折（杠杆）、髌骨骨折（股四头肌收缩）。

（3）累积性劳损　长期、反复、轻微外力致特定部位骨折，又称为疲劳性骨折。如部队行军所致的第二、三跖骨骨折，腓骨下 1/3 骨干骨折，此类骨折特点是骨折和修复同时进行。

（4）病理性骨折　如骨肿瘤、骨结核、骨髓炎等，即使遭遇轻微的外力，或在无外力的条件下，也可发生骨折。目前，最常见的是骨质疏松导致的病理性骨折。

2. 骨折的发病机制　骨折发生以后，骨折愈合是一个复杂的过程，受血供、力学环境等多种因素的影响，不同治疗方法和不同部位的骨折愈合过程各有特点。骨折的愈合一般分为以下4期。

（1）肿机化期　骨折后，骨折端附近的骨内、外膜深层的成骨细胞活跃增生，开始形成与骨干平行的骨样组织，肉芽组织增生、纤维化等，并由远离骨折处逐渐向骨折处延伸。这一过程需要2~3周时间。

（2）原始骨痂期　此时期的组织学变化是骨内、外膜形成内外骨痂，即膜内化骨。断端间的纤维组织则逐渐转化为软骨组织，然后钙化、骨化，形成环状骨痂和腔内骨痂，即软骨内化骨，骨痂不断加强，当达到足以抵抗肌收缩及成角、剪应力和旋转力时，骨折已达到临床愈合，一般需4~8周。

（3）骨性愈合期　骨折临床愈合后，骨痂密度及范围逐渐增加，骨小梁数量增加，排列渐趋规则，死骨清除完成，新骨完成爬行替代过程。原始骨痂被改造成板状骨，从而达到坚强的骨性连接，骨髓腔为骨痂封闭，一般需8~10周完成。

（4）骨痂塑形期　在应力作用下，原始骨痂中新生骨小梁逐渐增加，骨折部位形成骨性连接，骨髓腔再通，逐渐恢复骨的正常结构，这一过程一般需要1~2年。

（四）临床特征

骨折后可导致各种功能障碍，常见的有损伤后炎性反应和肢体肿胀、局部肌肉萎缩和肌力下降、关节活动障碍、骨强度降低、关节稳定性减弱、因卧床引起整体功能下降和心理障碍等。

1. 全身症状

（1）休克　多见于多发性骨折、股骨骨折、骨盆骨折、脊柱骨折和严重的开放性骨折。患者常因广泛的软组织损伤、大量出血、剧烈疼痛或并发内脏损伤等引起休克。

（2）体温增高　一般骨折后体温正常，只有在严重损伤，如股骨骨折、骨盆骨折时有大量内出血，血肿吸收时，体温略有升高，通常不超过38℃。开放性骨折伤员体温升高时，应考虑感染。

2. 局部症状

（1）疼痛及压痛　骨折部位有明显疼痛，移动患肢疼痛可加剧，固定患肢疼痛会减轻。叩诊时，在骨折处可发现局限性压痛；由远处向骨折处挤压或沿骨干纵轴方向叩击，骨折处可出现间接压痛或轴向压痛。

（2）肿胀　骨折时，骨髓、骨膜及周围组织血管破裂出血，在骨折处形成血肿，加之软组织损伤所致的水肿，使患肢严重肿胀，甚至出现张力性水疱和皮下瘀斑。

3. 体征

（1）畸形　长骨骨折，骨折段移位后，受伤体部的形状改变，并可出现特有畸形，如 Colles 骨折的"餐叉"畸形（图3-1）。

（2）反常活动　在肢体非关节部位，骨折后

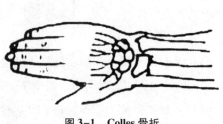

图3-1　Colles 骨折

出现不正常的活动。

（3）骨擦音或骨擦感　骨折端接触及互相摩擦时，可听到骨擦音或摸到骨擦感。

4. 骨折的并发症

（1）重要血管损伤　多见于伸直型肱骨髁上骨折的近侧骨折端伤及肱动脉，股骨髁上骨折的远侧骨折端伤及腘动脉，胫骨上端骨折可伤及胫前或胫后动脉。

（2）脂肪栓塞综合征　发生于成人，若骨折处髓腔内张力过大，骨髓被破坏，脂肪滴进入破裂的静脉窦内，可引起肺、脑脂肪栓塞。

（3）周围神经损伤　如肱骨中下1/3交界处骨折极易损伤桡神经；腓骨颈骨折易伤及腓总神经等。

二、康复评定

（一）骨折复位及愈合情况评定

1. 骨折愈合过程　根据骨折局部组织学特点，骨折愈合过程分为三期，其愈合过程中，各期之间是相互交织演变的。

（1）血肿机化演进期　伤后1~2周。骨折后，断端髓腔内、骨膜下和周围软组织内出血形成血肿，并凝成血块，引起无菌性炎症，形成肉芽组织并转化为纤维组织。与此同时，骨折断端附近骨内、外膜深层的成骨细胞在伤后短期内即活跃增生，约1周后即开始形成与骨干平行的骨样组织，由远离骨折处逐渐向骨折处延伸增厚。骨内膜出现较晚。

（2）原始骨痂形成期　伤后2周至骨折临床愈合，约至伤后2~3个月。骨内、外膜形成内外骨痂，即膜内化骨。而断端间的纤维组织则逐渐转化为软骨组织，然后钙化、骨化，形成环状痂和腔内骨痂，即软骨内化骨，骨痂不断加强，达到临床愈合阶段。

（3）骨痂改造塑形期　从骨折临床愈合到骨痂改造塑形完毕，一般从伤后2个月到1年以上。在应力作用下，骨痂改建塑形，骨髓腔再通，恢复骨的原形。

2. 骨折愈合评定内容

（1）观察骨折对位对线、骨痂形成情况。

（2）是否存在延迟愈合或未愈合、假关节形成、畸形愈合等愈合不良情况。

（3）是否存在并发症，如感染、神经损伤、关节挛缩、骨化性肌炎等。

（二）关节活动度评定

关节活动度是评价运动功能的客观指标，也是评定康复训练效果的客观指标。通过关节活动度的评定可以了解骨折周围关节的功能状态，以便为康复训练提供依据。常用特制量角器测量关节活动范围，并记录其屈伸、内收外展及旋转角度的度数，与健侧进行对比，如小于健侧，多属关节活动功能障碍。目前临床应用的记录方法多为中立位0°法。对难以精确测量角度的部位，关节活动功能可用测量长度的方法记录各骨的相对移动范围。例如，颈椎前屈活动可测量下颏至胸骨柄的距离，腰椎前屈测量下垂的中指尖与地面的距离等。

（三）肌力评定

肌力评定是骨科康复评定的重要内容之一，对运动系统和神经系统，尤其是周围神经系统的功能评定有十分重要的意义。常用徒手肌力评定法和器械肌力评定法对肌力进行评定。

（四） 肢体长度及周径测评

1. 下肢长度的测量 下肢长度有真性长度和假性长度之分，假性长度指从脐孔到内踝尖的距离，该测量方法在临床上并不常用。真性长度的测量方法是用皮尺测量髂前上棘通过髌骨中点至内踝的距离。测量时可测量整个下肢长度，也可分段测量大腿长度和小腿长度。大腿长度是指测量从髂前上棘到膝关节内侧间隙的距离，而小腿长度是指测量从膝关节内侧间隙至内踝的距离。

2. 上肢长度的测量 方法是测量肩峰至中指尖的距离。如上肢不能完全伸直，也可分段测量上臂及前臂的长度。上臂长度指从肩峰到肱骨外髁的距离。前臂长度是指从尺骨鹰嘴至尺骨茎突的距离。

3. 肢体周径的测量 必须选择两侧肢体对应的部位进行测量。为了解肌肉萎缩的情况，以测量肌腹部位为佳。测量时用皮尺环绕肢体已确定的部位一周，记取肢体周径的长度。对患肢与健肢均应加以测量，一边加以对比，并标记测量的日期，以作康复治疗前后疗效的对照。下肢测量常用的部位是测量大腿周径时取髌骨上方 10cm 处，测量小腿周径时取髌骨下方 10cm 处。

（五） 感觉功能评定

一般评定：浅感觉（痛觉、温度觉、轻触觉）、深感觉（运动觉、位置觉、振动觉）、复合感觉（皮肤定位觉、两点辨别觉、图形觉、实体觉、重量觉）等。

（六） 日常生活活动能力 （ADL） 评定

对骨折后伴有功能障碍的患者进行日常生活活动能力评定，如 Barthel 指数或改良 Barthel 指数等。

（七） 影像学检查

最基本的影像学检查，X 线检查可以确定骨折的部位、类型和骨折移位情况，有助于进一步了解骨折发生的原因、过程和性质，以便决定处理方法。同时 X 线检查又能验证复位效果，根据需要从多方面（正位、侧位、斜位或其他特殊位置）进行拍片，包括邻近关节，有时还要加拍健侧相应的部位进行比较。需要注意的是，深部骨折或复杂骨折需要 CT 检查才能发现，如肋骨骨折。

（八） 电生理检查

对有感觉和运动障碍的患肢进行电生理检查，以确定有无神经、肌肉损伤。

三、康复治疗

骨折后的康复治疗对于骨折恢复非常重要。有效的康复可以促进肿胀消退、减轻肌肉萎缩、防止关节挛缩、促进骨折愈合、提高功能障碍后期手术的效果、改善心理状态。康复在骨折复位并获得稳妥的固定后即应开始。早期功能训练可以防止或减少并发症、后遗症，加速骨折愈合，缩短疗程，促进功能恢复。人体是一个有机的整体，康复治疗应同时重视局部的和全身的功能训练。骨折愈合是一个较长的过程，康复治疗应循序渐进，随着骨折愈合、修复的进程，采取重点不同的康复手段。循序渐进的原则使康复治疗更具有针对性，从而更加安全、有效。

（一）骨折后康复的方法

1. 运动疗法

根据骨折后的愈合过程和临床实际，分为早期、中期和后期三个阶段进行。

（1）早期康复

1）等长练习：骨折复位、固定后，即可开始被固定区域肌肉的等长训练。肌肉收缩应有节奏地缓慢进行，可从轻度无痛收缩开始逐渐增加用力程度，每次收缩持续数秒钟，然后放松，再重复训练。

2）等张运动：骨折周围肌肉的主动运动能够有效地减缓肌肉萎缩，还可维持关节的活动度、促进消肿、增强肌力以及促进骨折愈合。对骨折肢体未被固定的关节，做各方向全关节活动范围的主动运动训练，必要时可给予辅助。

3）持续被动式运动（continuous passive motion，CPM）：对有坚固内固定的术后患者，可早期应用 CPM 装置，进行关节持续被动活动训练。

4）抬高患肢：肢体的远端须高于近端，近端要高于心脏水平，可促进血液回流，利于减轻肿胀。

（2）中期康复

1）被动关节活动：动作应平稳、缓和，不引起明显疼痛和肌痉挛。切忌动作过猛，以免引起新的损伤和骨化性肌炎。

2）主动—辅助关节活动。

3）肌力训练：肌力的恢复是运动功能恢复的必要条件，同时也恢复关节的稳定性，防止关节继发退行性变，对下肢负重关节尤为重要。常用的训练方法有：①渐进抗阻训练：当不伴有周围神经损伤或特别严重的肌肉损伤时，骨折伤区的肌力常在 3 级以上，可行渐进抗阻训练。②等张训练：受累的肌肉应按关节运动方向依次进行练习，运动幅度应随关节活动度的恢复而加大。③等速肌力训练。

（3）后期康复

1）主动、被动关节活动：对关节内骨折经长期的石膏固定后遗留较牢固的关节挛缩粘连，可在继续主动、被动关节活动的基础上，进行下一阶段康复治疗。常用的方法有：①关节牵伸：可采用手法或利用器械进行关节功能牵伸，如在热疗后牵伸效果会更好。②关节松动术：是治疗关节功能障碍有效的手法操作技术。应严格掌握适应证，切忌暴力操作，以免引起新的损伤。③温热疗法：利用蜡疗、热敷袋等进行温热治疗。

2）肌力训练：继续进行肌力训练，直到患侧肌力与健侧相近或相等时为止。常用的锻炼方法有：抗阻肌力训练、等长肌力训练、等张肌力训练-渐进抗阻、等速肌力训练等。

3）上肢协调性、灵巧性训练：上肢骨折，尤其是远端骨折，后期会影响手部的灵活性。应该采用多种作业方法进行手灵活性、协调性的训练。

4）下肢平衡功能、步态训练：多发骨折和复杂骨折长期固定后受累肌肉范围较广，老年人的平衡力和协调能力本来就比较差，此时应特别加强这方面的训练，以降低再次跌倒的可能性。运动员对平衡力和协调能力的康复要求很高，应给予重视，在练习上应慎重。对于步态异常患者也要注意通过训练予以纠正。

5）床上体操：对于卧床患者，尤其是老年患者，应每日做床上保健操，以维持健侧肢体和躯干的正常活动，防止压疮、静脉血栓及呼吸系统疾患等并发症的发生。

2. 物理因子治疗

（1）温热疗法　传导热疗（如蜡疗、中药热敷）、辐射热疗（如红外线、光浴）。

（2）中频电治疗　刺激局部肌肉收缩，可有效预防肌萎缩。经皮神经电刺激疗法减轻疼痛。

（3）气压治疗　下肢静脉脉冲气压治疗可有效防止下肢深静脉血栓的形成，还可以改善局部血液循环，促进血肿及渗出液的吸收。

3. 作业疗法　引用作业治疗增进上肢的功能活动及提高日常生活活动能力，使患者尽早回归家庭与社会。

4. 康复工程　可装配支具、扶拐、手杖、轮椅等作为必要的功能替代。

（二）常见骨折的康复要点

1. 肱骨外科颈骨折　肱骨外科颈骨折主要表现为肩部弥漫性肿胀或畸形，肩周压痛，有时可触及骨擦音或骨擦感，纵轴叩击痛，以老年人多见，女性发病率高。临床分为外展型、内收型和骨折脱位型3型，检查时要注意桡动脉搏动及上肢运动感觉，了解有无血管神经损伤。

对稳定性骨折，整复固定后即日即可采用三角巾悬吊患肢，做握拳练习、腕屈伸练习，每天增加重复次数。1周后做肘屈、伸静力性收缩练习的同时，适当增加肩部小范围活动，2周后肩活动范围可稍大一些，以防止外伤性肩关节周围炎的发生，促进骨折的修复；3周后开始在三角巾悬挂位进行活动。

对不稳定性骨折、有移位骨折，需进行手法复位，合并脱位时先整复脱位，后整复骨折，若合并血管神经损伤者则选用手术治疗。3周内不宜进行肩部活动，只能进行肘、腕、手部活动。3周后可逐渐进行肩内、外旋运动，4周后再进行肩前屈、后伸，内收、外展运动。肘关节的固定必然会累及前臂的旋转功能，而且在前臂的旋转动作中，旋后的力量主要来自上臂屈肌群中的肱二头肌。因此，肱骨骨折后的康复内容必须包括前臂旋转功能的训练。

2. 肱骨髁上骨折　肱骨髁上骨折多发生于10岁以下的儿童。伤后肘部肿痛，活动受限，肿胀明显时鹰嘴两侧的凹陷消失。局部压痛，有时可触及骨擦音或骨擦感，靴状畸形，肘后三角关系正常，合并肱动脉损伤者容易引起前臂骨筋膜间室综合征。根据暴力来源及方向可将肱骨髁上骨折分为伸直型、屈曲型和粉碎型，其中伸直型占90%以上。

无移位或移位不明显的骨折固定后，三角巾悬吊胸前，需及早进行握拳、腕关节屈伸等功能锻炼，骨折愈合后，进行上臂与前臂各肌群的肌力训练，包括等张练习、抗阻练习与等速练习。肘关节活动度训练以主动练习为主。

有移位骨折行手法复位后固定。手法复位困难可行尺骨鹰嘴牵引逐步复位，若合并血管神经损伤宜采用手术治疗。术后3天的疼痛期内，可做肘关节远近肌群的等长收缩，肩、腕和手指各关节的全幅度被动与主动活动练习。术后1周，即可增加轻柔的小幅度的肘关节被动活动，以健肢帮助及不引起明显疼痛为度，并逐步过渡到主动活动度训练。骨折愈合后，疼痛与肿胀已基本消退，应增加关节活动度的练习，包括肘屈、伸、旋前、旋后。伸展型骨折增加肘屈曲活动度训练和肱三头肌抗阻训练；屈曲型增加肘伸展活动训练和肱二头肌抗阻训练。

3. 尺骨鹰嘴骨折　尺骨鹰嘴骨折大多属于关节内骨折，主要发生于成年人。伤后出现肘后部疼痛、肿胀，伸肘活动不便或因疼痛不能屈肘。鹰嘴后、内、外侧压痛明显，可听到骨擦音或感受到骨擦感，主动抗重力伸肘功能丧失。根据骨折线的走行，分为无移位骨折、移位骨折和粉碎性骨折（图3-2）三类。无移位骨折可使用超关节夹板或长臂石膏托短期固定，常需要4周左右时间的固定。严重粉碎性骨折或手法复位失败者可选择手术切开复位内固定，石膏固定时间多需4~6周。

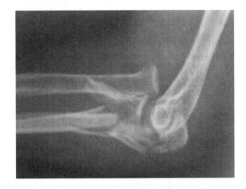

图3-2　尺骨鹰嘴骨折

关节固定时间过长者易发生肘关节僵硬，因此在不影响复位和固定效果的前提下，应鼓励患者及早进行肘关节的功能锻炼，治疗时应恢复关节面的平整和活动度。

第一阶段：骨折临床处理完成后立即开始固定部位上下肌群的静力性等长练习，以及非固定关节的主动活动度训练，可做肩部的钟摆练习，肩带的主动上耸、下压活动，以及腕和手指的主动屈伸运动及抗阻力练习。第2周时可增加肩部的主动运动，逐渐达到肩、腕和手指各关节的全幅度活动，进一步加强肌力练习。

第二阶段：可每天定时去除外固定，由健侧托住肘部及前臂，小心地进行关节屈伸主动练习，练习后继续外固定。切忌引起疼痛。增加肌力的等张收缩训练。

第三阶段：外固定去除后，应系统进行肘屈伸、前臂旋转的关节活动度练习和肌力练习。在握拳及伸指时做腕部充分屈伸的练习，可矫正前臂和手指伸肌挛缩和粘连。

4. 尺桡骨干双骨折　尺桡骨干双骨折多发生于青少年，可由直接、间接及扭转等暴力引起。因其治疗复杂，固定时间长，容易遗留前臂旋转功能障碍等。

尺桡骨干双骨折经手法复位外固定或切开复位内固定并石膏外固定后，应用三角巾悬吊在胸前，观察肢体的运动、感觉、肿胀程度及血液循环情况，防止骨筋膜室综合征的发生。术后前2周做手部和肩部的关节活动训练，第3周开始做肱二头肌等长收缩训练及肩部、手部的抗阻训练，第4周进行肱三头肌等长收缩训练。骨折愈合，外固定去除后开始进行腕、肘屈伸的主动运动训练，继续肩部和手部的抗阻训练。逐步增加前臂内、外旋的肌力训练以及前臂内旋、外旋的牵伸练习。同时增加作业训练，如搭积木、捏橡皮泥及洗漱、进餐、如厕等日常生活活动能力训练。

5. 桡骨远端骨折　桡骨远端骨折是发生于旋前方肌近侧缘及远部位的骨折，包括伸展型（colles骨折）、屈曲型（smith骨折）两种（图3-3）。最常见colles骨折，好发于中老年人，多发生于跌倒时手撑地后或为直接暴力打击所致。外伤后见腕部痛胀，尤其以掌屈活动受限。骨折移位严重者，可出现餐叉状畸形或枪上刺刀样畸形。尺骨茎突轮廓消失。腕部增宽，手向桡侧移位，尺骨下端突出，桡骨茎突上移达到或超过尺骨茎突水平。桡骨远端有压痛，可触及向桡背移位的骨折端，粉碎

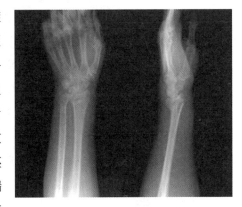

图3-3　桡骨远端骨折

性骨折可触及骨无移位骨折，可用功能位石膏托或小夹板固定4周。移位型骨折，需闭合复位后外固定。固定后2~3天，可进行伸指、握拳练习及肘、肩关节主动活动。2周后，可行握拳及屈腕肌群静力性收缩练习。4周后，增加腕屈伸抗阻练习。6周后，逐步增加前臂的旋后、旋前练习，需要在训练时增加阻力。

由于此类骨折经常发生在老年骨质疏松的患者，因此，康复过程要与骨折愈合同步进行。

6. 股骨颈骨折　股骨头下至股骨颈基底部之间的骨折称股骨颈骨折，多发于老年人，本病与骨质疏松发病率呈正相关。外伤后患肢多有轻度屈髋屈膝及内收，髋部疼痛，下肢外旋、缩短畸形，髋关节活动障碍。骨折不愈合率可达10%~20%，术后股骨头缺血坏死率可达20%~40%，致残率高，必要时需行髋关节置换术。

骨折临床处理后当天，即应开始进行患肢趾、踝的主动运动和股四头肌的静力性收缩练习。1~2周以后，在不引起疼痛的前提下，可以开始髋关节周围肌肉的等长练习。到第5~6周开始，可以练习在床边坐、小腿下垂或踏在小凳上。8周以后，可逐步增加下肢内收、外展、坐起、躺下等主要练习，股四头肌抗阻练习，恢复膝关节屈伸活动范围的练习。

骨折愈合进入恢复期，可做部分负重的站立练习，逐步过渡到充分负重的站立练习。增加双下肢交替负重的主动运动练习以及缓慢的原地踏步练习，逐步增加患肢负重练习，增强负重肌肌力。做髋部肌肉，尤其是伸髋肌及外展肌的抗阻练习。在站立练习的基础上依次做不负重、部分负重及充分负重的步行练习，并从持双拐步行逐步进展到健侧单拐及患侧持拐步行，再逐步提高下肢行走功能，直至完全负重的正常活动。

7. 髌骨骨折　髌骨骨折后关节内大量积血，髌前皮下淤血、肿胀，严重者皮肤可发生水疱。有移位的骨折，可触及骨折线间隙。

无移位髌骨骨折固定期间练习股四头肌收缩，去除石膏托后练习膝关节伸屈活动。伤后早期疼痛稍减轻后，即应开始练习股四头肌等长收缩，如无禁忌，应随时左右推动髌骨，防止髌骨与关节面粘连，练习踝关节和足部关节活动。手术患者当天即应开始足趾、踝关节和髋关节的主动活动，以及股四头肌的等长收缩练习。术后1周，膝部软组织修复愈合后开始练习抬腿。如局部不肿胀、无积液，可带着石膏托扶双拐下地，患肢不负重。4~5周后去除外固定，开始练习膝关节屈伸活动，由50°逐渐增加活动度，练习完后将石膏托带上。第6~7周，可屈膝练习到80°。根据骨折愈合情况，从第9周开始可去掉石膏托，屈膝到90°以上。

粉碎不严重的髌骨骨折一般都能做到张力带内固定，这样可以允许患者在术后第1周时即下地负重行走，术后4周左右可恢复社会生活。对严重粉碎的髌骨骨折难以做到张力带内固定者，在术后4~6周骨折可以愈合，待骨折愈合后进行膝关节屈伸练习。

8. 胫骨平台骨折　可由暴力引起，膝关节在运动中较易遭受外翻应力损伤，胫骨平台骨折外侧多于内侧（图3-4）。伤后膝关节肿胀疼痛、活动障碍，常伴有侧副韧带和交叉韧带损伤。对塌陷和移位不明显的平台骨折多采用保守治疗，

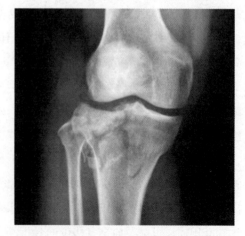

图3-4　胫骨平台骨折

否则需要手术治疗。

手术后当天即应开始足趾、踝关节和髋关节的主动活动，以及股四头肌的等长收缩练习。术后2周，主要内容仍是髋、踝、趾关节的活动及不负重的扶拐行走。术后4周，开始练习被动屈膝60°，拐杖行走，1/3负重。术后6～8周可进行负重情况下的活动度训练与肌力练习，被动屈膝到120°，增加直抬腿练习和静蹲练习，每日俯卧位屈曲使足跟触臀部，持续牵拉每次10分钟。开始跪坐及蹬踏练习。增加步行和平衡能力训练。术后3个月开始慢跑。4个月后可以开始膝环绕练习、跳上跳下练习、侧向跨跳练习。

9. 踝关节骨折 踝关节骨折多由于间接暴力引起，按骨折的形态分为稳定性与不稳定性骨折两类，按骨折波及的部位范围分为单踝、双踝及三踝骨折等。伤后踝部剧烈疼痛、畸形，继而出现肿胀和皮下淤血等。患者不能行走，严重时足部出现循环障碍。骨折发生的原因分为内翻、外翻、外旋及垂直压缩。

踝关节骨折康复的重点在于踝关节屈伸及其肌力的训练，以最大限度地恢复其负重行走的功能。固定消肿后，在支具的保护下下床活动，患肢不负重，并加强肌力训练。骨折愈合、石膏拆除后，主要进行踝关节活动的恢复训练，可采用热敷等各种理疗方法与运动疗法。

手术后不需固定者允许早期不负重活动。手术后当天即可开始肌肉的等长收缩，疼痛减轻后即可开始未固定关节的被动与主动活动度训练、肌肉的等张收缩。术后第2周增加趾屈伸和跖屈伸等长收缩练习，可在支具保护下不负重行走。术后3周，内踝骨折做内翻肌等长练习；外踝骨折做外翻肌等长练习。术后4周左右去除固定后开始踝屈伸主动练习，练习后仍用石膏固定。术后6周逐渐开始部分负重锻炼，以后逐渐增加负重，直至完全负重行走。3个月后加强踝关节屈伸练习，进行踝关节肌肉力量练习，完全负重后开始平衡、深蹲、自行车训练等。

关节面整复欠佳时，易产生创伤性关节炎，关节恢复负重时应减缓进度。小腿肌力软弱时，易使踝关节稳定性减弱而出现反复扭伤，需加强小腿肌力训练并进行平衡功能训练。

10. 颈椎骨折 颈椎骨折康复治疗时，需先行卧位头颅牵引3～4周，然后再以头颈胸石膏或支架固定3～4个月。牵引期间应注意全身情况，在不影响颈部的前提下，加强四肢的主动或被动活动，有神经功能障碍者应增加瘫痪肢体运动想象练习。截瘫而不能手术者牵引时间需长达2～3个月，此时除加强护理外，四肢的被动活动和运动想象练习是很重要的。改用头颈胸石膏固定后，患者一般已经可以下地活动，此期以四肢主动运动恢复肌肉力量为主，再加上颈肩部肌肉的锻炼，可增加石膏内的耸肩、头部前屈、后伸、旋转肌肉的等长收缩练习。石膏去除后，开始做头颈部活动度的恢复性训练以恢复头部活动的柔韧性和灵活性。

11. 胸腰椎骨折 胸腰椎骨折多由间接外力引起，为由高处跌落时臀部或足着地、冲击性外力向上传至胸腰段发生骨折，多在第10胸椎至第3腰椎的范围内。外伤后脊柱局部疼痛、活动受限、畸形、压痛，可有不全或完全瘫痪的表现。临床分为单纯性压缩性骨折、爆裂型骨折、屈曲旋转型骨折脱位等。胸腰椎骨折治疗的基本原则为根据脊柱的稳定程度采用保守或手术治疗。

术后及早开始四肢各关节的主动运动及截瘫患者的下肢被动运动，并对肢体进行按摩和电刺激以促进血液循环，防止深静脉血栓及肌肉萎缩、关节僵硬等。第2～3周时疼痛基本消失，可开始做背腹肌的等张练习，先做仰卧位挺胸、俯卧位抬头等动作，以后加仰卧"半桥"、俯卧抬腿等练习，至无痛时再加仰卧"桥式""俯卧""燕式"等练习。有石膏者可佩戴石膏做仰卧抬头、抬腿、挺起臀部等练习。6～8周后如坐位练习时无痛，可在石膏或支架保护下起床练习站立行走。

骨折愈合，石膏去除后做进一步的腰背肌及腹肌练习以及腰椎柔韧性练习。腰背肌练习应与腹肌练习结合进行，以保持屈、伸肌平衡，改善腰椎的稳定性。骨折部位遗留成角畸形时，愈合牢固后更应着重加强腹肌训练，以控制腰椎前突弧度，预防下腰痛。腰椎活动度的训练主要是屈曲、后伸、侧屈三个方面，在此基础上可适当增加旋转动作的训练，胸腰椎骨折术后还需终生注意各种相关动作时腰背部所持的正确姿势。

第二节　手外伤的康复

双手是人体在日常的生活和工作中最常使用的器官，也是全身最容易受伤的部位，手外伤所造成的运动和感觉功能障碍，给工作和生活带来严重的不便。手外伤的治疗不仅要求外形完整和美观，而且需要手功能的恢复，以保证患者的生活质量和工作能力，所以康复治疗在手外伤的治疗中具有重要的意义和地位。

随着手外科中显微镜下手术、关节移植以及肌腱修补术的发展，手外伤的治疗效果明显改善，但仍有发生肿胀、粘连、瘢痕、挛缩、关节僵硬、肌肉萎缩、感觉异常等并发症。康复早期介入有助于提高手术效果，预防残疾，最大限度地恢复和改善手功能，使患者早日重返社会。因此精湛的手术技巧，良好的术后护理，正确的手功能康复都是非常重要的。在欧美发达国家，早在20世纪60年代末期就强调手外伤康复的重要性，并由经过专业训练的物理治疗师和作业治疗师进行，手康复已逐渐成为康复医学的独立学科并渗透到整个手外科临床工作中，从手术前后的康复治疗，到后期的职业训练等。

一、概述

（一）定义

手外伤（hand injuries）是指不同程度的手部皮下组织、筋膜间隙、肌腱周围组织的损伤和肌肉、血管、神经的挫伤，导致不同程度的运动功能障碍及感觉功能障碍。创伤后遗留的功能障碍与创伤类型有密切关系，如切割伤的切面较整齐，组织破坏量较少，早期修复后遗留的功能障碍较轻；而压砸、撕脱、绞轧等创伤，组织损伤量较多，虽经清创修复，愈后因瘢痕、粘连等因素仍可遗留严重的功能障碍。

（二）流行病学特点

国内临床统计资料表明，手外伤发病率约占创伤总数的1/3。随着工业化的发展，手外伤发病率明显增加。在骨科急诊手术中手外伤患者约占就诊人数的1/4，发病率占创伤总数的1/3以上，右手受损为91.2%，男女受伤比例为3.5∶1，16～30岁为高发年龄，平均年龄为23.5岁，多数发生于机器制造业、木工、建筑业等体力劳动者，人为因素（如违规操作）占70%以上。

（三）病因及发病机制

手在生活和劳动中最易遭受创伤，损伤原因常见有以下几种：

1. 刺伤　如钉、针、竹尖、木片、小玻片等刺伤。特点是进口小，损伤深，可伤及深部组织，并可有污物带入深组织内，导致异物存留，以及腱鞘或深部组织感染。

2. 锐器伤　日常生活中刀、玻璃、罐头等切割伤，劳动中的切纸机、电锯伤，伤口一般较整齐，污染较轻，伤口出血较多，伤口深浅不一所致的组织损伤程度亦不同。常造成重要的深部组织如神经、肌腱、血管的切断伤，严重者导致指端缺损、断指或断肢。

3. 钝器伤　钝器砸伤引起组织挫伤，可致皮肤裂伤，严重者可导致皮肤撕脱，肌腱、神经损伤和骨折。重物的砸伤可造成手指或全手各种组织严重毁损。高速旋转的叶片如轮机、电扇等，常造成断肢和断指。

4. 挤压伤　门窗挤压可仅引起指端损伤，如皮下血肿、甲床破裂、远节指骨骨折等，但车轮、机器滚轴挤压，则可致广泛的皮肤撕脱甚至全手皮肤脱套伤、多发性开放性骨折和关节脱位，以及深部组织严重破坏，有时手指和全手毁损性损伤需行截肢（指）。

5. 火器伤　如鞭炮、雷管爆炸伤和高速弹片伤，特别是爆炸伤，伤口极不整齐。损伤范围广泛，常致大面积皮肤及软组织缺损和多发性粉碎性骨折，这种损伤污染严重，坏死组织多，容易发生感染。

6. 动物或人咬伤　较少见，但伤口极易感染。

（四）临床特征

手外伤后的临床表现多种多样，主要和创伤的类型有关：

1. 开放性损伤　包括刺伤、切割伤、撕裂伤、挤压伤、爆炸伤和烧伤等，可引起毁形、缺损及功能障碍或丧失。

2. 闭合性损伤　闭合性损伤由于皮肤完整，而皮下组织在损伤后严重肿胀，容易导致皮肤将肿胀的软组织紧紧地勒住，使得局部的血液循环障碍，部分患者甚至会因此导致远端肢体或软组织的坏死。

二、康复评定

手外伤评定内容主要包括：外观形态评定、运动功能评定、感觉功能评定及神经电生理检查四个方面，评定至少在治疗的前、中、后各进行 1 次。

1. 外观形态评定

通过视诊、触诊及患手的动作，凭借检查者的知识和经验，评定手的总体功能。包括上肢及手的完整性，运动和感觉情况，有无瘢痕、僵直、畸形等。对骨骼的了解需借助 X 线片，对软组织可用磁共振评定。

1）一般情况：包括上肢及手的完整性，观察创口皮肤是否有缺损，伤口愈合情况，有无红肿、溃疡或窦道等，皮肤的营养状况、色泽、皮纹，横纹是否正常对称，有无瘢痕及瘢痕的类型。

2）指甲：观察指甲的形状，有无凹陷或裂痕，色泽的改变，甲床是否苍白等。

3）姿势：手的姿势包括上述的"休息位""功能位""保护位"等。

4）畸形：手外伤会出现一些典型的畸形，如指深、浅屈肌腱断裂表现为该手指呈伸直状态；指伸肌腱止点及附近断裂或撕脱骨折，引起远端之间关节屈曲，不能主动伸指，呈锤状指；桡神经出现损伤后可出现垂腕、垂指畸形；尺神经损伤后出现掌指关节过伸，近端指间关节屈曲，呈现爪形手畸形；正中神经损伤可出现大鱼际肌萎缩形成猿手畸形等。对畸形的形态必须仔细观察并详尽记录。

NOTE

2. 运动功能评定

（1）肌力评定 采用徒手肌力、握力计、捏力计检查上肢的前臂伸屈肌群和手的拇指对掌及四指的长短屈伸肌群的肌力、握力及捏力。

1）徒手肌力检查（manual muscle testing，MMT）：采用 Lovett 的六级分级标准检查肌力。评定的结果受诸多因素的影响，如疼痛、疲劳、动机、恐惧、对检查的误解以及疾病等。徒手肌力检查由评定者主观判断来评定，且定量分级较粗略，故要求在徒手肌力检查的同时配合其他功能评定。

2）握力检查：使用握力计测定握力。测定方法：受试者身体直立，两脚自然分开（同肩宽），两臂在体侧自然下垂，握力计表面向外，将把手调节到适宜的握距。开始测试时，手用最大力紧握上下两个握柄，用力时，禁止摆臂、下蹲或将握力计接触身体。记下握力计指针的刻度。测试 2 次，两次测试间隔时间不宜过短，以免出现肌肉疲劳，导致握力测试结果下降。因此两次测试之间应间隔 15 秒以上，取其最大值。正常值一般为体重的 50%。影响握力的因素有性别、年龄、职业、优势手、手宽度、疼痛等。参考健侧握力时应考虑左、右优势手对握力的影响。

3）捏力检查：捏力检查是用拇指和其他手指捏压捏力计测得，主要反映拇指对指肌力，约为握力的 30%。测试方式包括拇指分别与示指、中指、无名指及小指指尖相捏，拇指与示指、中指二指指尖同时相捏，拇指与示指桡侧侧捏。

（2）关节活动范围评定 使用量角器分别测量手指的掌指关节（MP）、近侧指间关节（PIP）和远侧指间关节（DIP）关节的主动及被动活动范围。Eaton 首先提出测量关节总主动活动度（total active movement，TAM），作为一种肌腱功能评定方法，其优点是较全面地反映手指肌腱功能情况，也可以对比手术前后的主动被动活动情况，实用价值大；其缺点是测量及计算方法稍烦琐。测量方法是用 MP 关节、PIP 关节、DIP 关节的主动屈曲角度之和减去各关节主动伸直受限角度之和，即为 TAM。正常 $TAM = (80°+110°+70°) - (0°+0°+0°) = 260°$。评价标准为优：活动范围正常；良：TAM>健侧的 75%；尚可：TAM>健侧的 50%；差：TAM<健侧的 50%。

（3）灵活性及协调性评定 手的灵活性及协调性有赖于感觉与运动功能的健全，也与视觉等其他感觉的灵活性有关，评定方法有许多种。临床上常用于评估手部日常生活活动能力的 Jebesn 手功能检查，用于评估手部精细动作操作能力的 Purdue 钉板测试，用于评估上肢及手部粗大活动的协调性与灵巧性的明尼苏达协调性动作试验，以及能定量评价手的粗大和精细功能的"手机能评定箱"检查等。

1）Jebesn 手功能检查：整套检查由七种手功能活动组成，包括写字、翻卡片、捡拾细小物品、模拟进食、堆栈积木、移动大而轻的物品、移动大而重的物品。记录各单项检查的完成时间和整套检查完成的时间，按患者的性别、年龄及利手和非利手查正常值表，并与健侧对比，判断是否正常。

2）Purdue 钉栓板测试：检查用具包括一块木板（上有两列小孔，每列有 25 个小孔）、50 根细铁柱、40 个垫圈和 120 个项圈。患者坐位下完成如下 4 个分测试。①右手操作：将细铁柱在 30 秒内尽快插入小孔内，记录插入的数量；②左手操作：将细铁柱在 30 秒内尽快插入小孔内，记录插入的数量；③双手同时操作：将细铁柱在 30 秒内尽快插入小孔内，记录插入的数量；④装配：双手在1分钟内尽快按顺序完成以下装配：一个垫圈、一个项圈、再一个垫圈依次套在铁柱上，记录装配的数量。

3）明尼苏达协调性动作测试：通过5个分测验进行测试，包括上肢和手部前伸放置物件、翻转物件、拿起物件、单手翻转、放置物件、双手翻转及放置物件等动作。测试结果以操作的速度及准确性表示。

4）"手机能评定箱"检查：评定箱内有大小不同的多个立方体、长方体、圆球、小钢珠塑胶片、金属杆等元件，让患者尽量快地逐一将这些元件从一个地方移到另一个地方，用表记录完成各项所需的时间。其缺点是评定没有国际统一标准，但可用于同一患者治疗前后的对比。

以往手功能的评估主要利用徒手，随着科技的发展，出现了各种进行手部功能检查的仪器和计算机评价系统，使手功能评定更客观、准确。

3. 感觉功能评定

（1）浅感觉评定 包括触觉、痛觉、温度觉检查。对于触觉，最简便的方法是用棉签轻触皮肤进行检查，另外是使用Semmes-Weinstein单纤维测定器进行检查，它可以从轻触觉到深压觉进行精细的检查。

（2）深感觉评定 包括震动觉、位置觉及运动觉的检查。

（3）合感觉评定 包括图形觉、实体觉和两点辨别觉的检查。

两点辨别觉检查（two point discrimination，2PD）是由Dellon于1976年首先报导，检查方式为：让患者闭眼，评定者用分开的两脚规或两点针触及手部皮肤纵向两点，如果患者有两点感觉，再缩小两脚规间的距离，直到患者感觉为一点为止，测出两点间最小的距离。操作时注意两针尖要同时触及皮肤，且用力均匀、适度，用力大小以针尖按压点处皮肤稍发白为宜。人体不同部位的2PD都是不同的，指尖部最为敏感，正常人手指末节掌侧的2PD为2~3mm，中节4~5mm，近节为5~6mm。2PD越小，就越接近正常值范围，表明该神经的感觉恢复越好，因此2PD是神经修复后了解神经恢复情况常采用的检查方法。根据美国手外科学会的标准，2PD与手功能的关系如表3-1，因此2PD也可反映手功能是否完好。

表3-1 2PD与手功能的关系

两点间距分辨能力	临床意义	功能
能辨<6mm的两点	正常	能做精细工作
2PD在6~10mm	尚可	可持小器件或物品
2PD在11~15mm	差	能持大器件
仅有一点感觉	保护性	持物有困难
无任何感觉	感觉缺失	不能持物

（4）Moberg拾物试验 1958年Moberg对运动功能正常，而感觉障碍的患者评价时采用了拾物试验，通过一些相应的活动测定感觉的精确程度，是感觉与运动的综合功能。检查用具包括木盒、秒表及5种日常用品（如钥匙、硬币、火柴盒、茶杯和纽扣）。试验方法是：在患者面前摆放好木盒及上述5种用品，先让患者在睁眼下，用手尽可能快地将5种日常用品逐一拾起放入木盒里，用秒表记录所用时间。再让患者在闭眼下完成上述操作，并记录时间。拇指、

示指、中指感觉减退，或正中神经分布区皮肤感觉障碍的患者，在闭目下难以完成此实验。

4. 神经电生理检查　包括电诊断、肌电图、神经传导速度及体感诱发电位等。

三、康复治疗

手部骨折及周围神经损伤的康复分别参见本书第三章第一节及第二章第四节，本节主要介绍肌腱松解术后、肌腱修复术后以及感觉障碍的康复。

进行手外伤的康复治疗期望能够提高运动功能，预防和减轻水肿，预防畸形，预防肌肉误用、失用和过度使用，帮助组织愈合，减轻疼痛，避免关节损害或损伤，感觉重塑。康复治疗计划的制订受诸多因素制约，如损伤的严重程度、患者的依从性等，所以必须遵循三大基本原则。分别为①渐进性原则：应根据手外伤不同的病理过程，按一定程序循序渐进地进行康复，既不能超前，也不能滞后。②全面性原则：手外伤临床表现多种多样，造成的功能障碍复杂，应统筹安排疼痛、肿胀、关节僵硬、肌腱等软组织粘连、肌力或握力下降、伤口感染、瘢痕、感觉异常等各种功能障碍的康复治疗，尽量减少或避免继发性后遗症。同时应积极主动与手外科临床医师沟通，如康复治疗过程中出现肌腱或神经的再次断裂，必须立即与临床医师联系，采取相应的措施。③个体化原则：不同的患者手外伤后功能障碍也不尽相同，康复介入时间也有先有后，所以必须针对患者特定的功能障碍，同时必须结合患者的康复要求，制订出符合患者自身的康复治疗计划及康复治疗措施，并根据患者治疗过程中的康复评定结果及时调整改进康复治疗计划及措施。

（一）肌腱松解术后的康复

为了使肌腱松解达到预期的目标，首先松解术前应使关节被动活动尽可能达最大范围，其次松解术中肌腱松解应完全彻底。

1. 术后1～7日　松解术后24小时开始，在无菌条件下，由康复治疗师指导进行下述活动：①分别轻柔被动屈曲远侧指间关节、近侧指间关节和掌指关节；②主动屈曲远侧指间关节、近侧指间关节和掌指关节；③在屈腕和掌指关节下轻柔被动伸展近侧指间关节；④主动伸展近侧指间关节；⑤被动握拳，即健手帮助患手握拳，同时尽可能主动握拳；⑥疼痛和水肿是妨碍练习的最主要原因，必须给予对症处理；⑦患者掌握方法后，自行进行除握拳外的所有练习，每次10遍。

2. 术后2～3周　拆线，软化松解瘢痕处理，进行轻微的ADL等功能性活动练习。

3. 术后4～6周　开始抓握力量练习，如马赛克和轻木作业。

4. 术后6～8周　进行木刻等重阻力练习。

5. 术后8～12周　恢复工作。

屈肌练习有3种方式，应分别进行，每日至少练习3次，每次10遍：

（1）**钩拳**　掌指关节和近侧指间关节伸展，远侧指间关节屈曲，主要使指深屈肌腱滑动，指深屈肌腱和指浅屈肌腱之间的相对滑动最大可达11mm。

（2）**直拳**　掌指关节和近侧指间关节屈曲，远侧指间关节伸展，指浅屈肌相对于骨的滑动范围最大。

（3）**完全握拳**　腕关节处于中立位而完全握拳时，指深屈肌相对于骨的滑动范围最大，可达34mm。

若肌腱松解术后，近侧指间关节挛缩已经矫正，术后可用伸展夹板，以维持手术中获得的伸直度。松解术后几天，每日练习数次，每次10遍左右，以后逐渐增加活动次数和强度。

（二）屈肌腱修复术后的康复

1. 早期（术后4周）

（1）动力夹板 在前臂和手的背侧放置夹板，使腕屈曲30°，掌指关节屈曲70°，指间关节伸展。用橡皮条牵引各指末节或指甲，使指维持伸展状态，防止屈曲挛缩。

（2）轻柔被动屈曲远侧和近侧指间关节 每次5遍，每天4次，但不主动屈曲，也不被动伸展。指腕不能同时伸展，但可主动伸指。

2. 早中期（术后4~6周）

（1）动力夹板牵引 同早期。

（2）被动屈曲各掌指和指间关节 每次10遍，每天4次。主动练习3种方式的握拳。最好将诸指用胶布套在一起，使健指带动患指活动。被动屈指位行伸腕练习。指腕不能同时伸展。

（3）练习伸指 在腕中立位及掌指关节最大屈曲位练习伸指1次。

3. 中期（术后6~8周）

（1）去除腕背夹板，改用腕支具，使掌指关节充分活动。

（2）3种位置的主动肌腱滑动练习。

（3）轻微ADL活动，如撕报纸、擦玻璃和砂磨等。

（4）木工作业，每次15分钟，每天2次。

（5）防止屈肌腱粘连，可用铝夹板伸展矫形器或动力伸展夹板，进行被动掌指关节运动。

4. 后期（术后8~12周） 可以继续使用防止爪形手的夹板。着重进行恢复力量的练习，包括木工作业（如砂磨）、家务作业和模拟职业作业，准备重返工作岗位。必要时行支具使用训练。

（三）伸肌腱修复术后的康复

目前国内外通用的手部伸肌腱分区是把手的伸指肌腱划分为8个区，伸拇指肌腱划分为6个区（表3-2，图3-5），两者治疗原则相同。

表3-2 手的伸指肌腱分区

肌腱分区	2~5指	拇指
I	远侧指间关节部	指间关节背侧
II	中节指骨部	近节指骨部
III	近侧指间关节部	掌指关节背侧
IV	近节指骨部	第一掌骨部
V	掌指关节部	腕横韧带部
VI	手背部	腕及前臂部
VII	腕背横韧带部	
VIII	前臂远端	

1. I和II区损伤 为跨过远侧指间关节的伸肌腱损伤，无论手术或保守治疗，其康复治疗如下：

（1）术后 1～6 周   远侧指间关节的伸侧或屈侧夹板固定于伸直位，近侧指间关节自由屈伸以防止关节强直。

（2）术后 6～8 周   开始轻柔无阻力地屈远侧指间关节练习，允许屈曲 25°～40°，不练习时仍以夹板固定保护。

（3）术后 8～12 周   间断性去除夹板，开始按摩、握拳等功能练习，并开始感觉训练。

2. Ⅲ和Ⅳ区损伤   伸肌腱在近侧指间关节处离断，无论手术或保守治疗，其康复治疗如下：

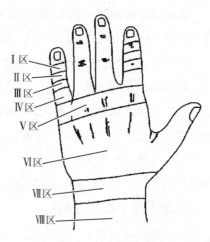

图 3-5   手的伸指肌腱分区

（1）术后 1～6 周   近侧指间关节夹板固定于伸直位，远侧指间关节自由活动。

（2）术后 6～8 周   在掌指关节屈曲位无阻力屈伸近侧指间关节，不练习时仍使用伸指夹板固定。

（3）术后 8～10 周   增加主动屈伸练习，开始用柔和的动力性夹板以被动屈曲近侧指间关节。

（4）术后 10～12 周   用主动运动和被动运动及夹板等方法，恢复关节活动度，有时需要医师指导 6～9 个月。

3. Ⅴ和Ⅵ区损伤

（1）术后 3～4 周   制动于腕背屈位 30°，诸掌指关节 0°，近侧指间关节自由活动。

（2）术后 4～5 周   开始伸肌腱活动，先屈掌指关节，然后依次增加伸掌指关节、内收外展手指、屈腕并伸指。

（3）术后 6～7 周   练习屈腕和屈指，手指绕橡皮圈外展及胶泥作业。

（4）术后 7～8 周   去除保护性夹板。

（5）术后 8～12 周   逐渐增强训练的阻力，并准备恢复工作。

4. Ⅶ区损伤

（1）术后第 4 周主动伸腕练习应当谨慎。

（2）术后 5～6 周可以分别进行桡偏背屈腕和尺偏背屈腕以分别训练桡侧和尺侧腕伸肌。

（3）保护性夹板持续使用 6～8 周。

（四）感觉障碍的康复

手的周围神经受损后，由于腱鞘的不成熟及神经末梢的排列错误，感觉传导速度减慢，阻碍新生的轴突发芽长入原来的髓鞘内，故出现非正常的感觉及某些部位的感觉缺如（感觉定位和定性变异）。患者可通过感觉学习及训练，从而在脑中将这种异常刺激感觉与受伤前脑中已存在的、对某物体表面形状的反应模式联系起来，进一步训练患者形成一种高度的本体感觉认识，即感觉可以通过学习而重建。

手的感觉恢复顺序：痛觉和温度觉、30Hz 振动觉、移动性触觉、恒定性触觉、256Hz 振动觉、辨别觉。感觉训练分早期和后期阶段。早期主要是触觉和定位、定向的训练，腕部正中神经及尺神经修复术后 8 周，可以开始早期阶段的感觉训练。后期主要是辨别觉的训练。

1. 感觉再训练　感觉再训练的概念是 1966 年由 Wynn parry 首次提出的，是指帮助手部感觉神经损伤修复后的患者学会感知由再生神经纤维传入的，与原来性质不同的神经冲动，使其与中枢的联系重新建立的一类治疗方法。感觉再训练不能直接促进神经再生或感受器生成，但它能利用特定感觉传入来帮助中枢感觉区的功能重组，改善了感觉功能恢复的质量，提高肢体的综合应用能力。感觉训练需要感知、认知、记忆和回忆。训练应在安静的环境下进行，首先要对患者进行一般的教育，如训练方法、目的、注意事项等，使患者与治疗师能够密切合作，理解指令，并主动参与训练。训练时患者应该情绪稳定，注意力集中，肢体无痛。感觉训练时间不宜过长、过多。

感觉再训练前必须行感觉评定；要求患者自己在患手上画出感觉缺失区域；保护觉（针刺觉、深压觉、温度觉）恢复时即可行感觉再训练；感觉再训练时间不宜过长、过多，每次 15 分钟，每天 3 次；感觉再训练后每月评定一次。正规感觉再训练结束，患者恢复主动活动后，后期阶段的感觉再训练必须依靠患者自己双手的不断使用得以维持。

（1）定位觉训练　训练在安静的房间进行，训练的目的是将触觉和视觉刺激联系起来形成新的触-视模式。

1）移动性触觉训练：用 30Hz 的音叉让患者了解什么时候和在什么部位开始移动性触觉，然后用铅笔擦头沿需要再训练的区域，由近及远触及患者。患者先睁眼观察训练过程，然后闭眼，将注意力集中于他所觉察到的感受，而后睁眼确认，再闭眼练习，如此反复，直至患者能够准确地确认刺激部位。

2）恒定性触觉训练：当患者能觉察到指尖的移动性触摸时，即可开始恒定性触摸训练，使用 256Hz 音叉作为导标，以确定何时开始训练。用铅笔擦头点压，开始时压力较大，然后逐渐减轻。经过闭眼—睁眼—闭眼的训练程序，反复学习，直至患者能够准确确认刺激部位。

（2）辨别觉训练　当患者有了定位觉后，即可开始辨别觉训练。开始训练时可先让患者辨别粗细差别较大的物体表面，再逐渐辨别差别较小的物体表面。每项训练采用闭眼—睁眼—闭眼的训练程序。反馈、重复地强化训练。

1）质地和形状的识别训练：将粗细不等的砂纸，分别附于木棒的两端。令患者闭眼，开始时用粗细颗粒差别很大的砂纸端在患者手指上轻轻滑动，让患者回答是同样或是有差别。逐渐进展到粗细相似的砂纸，若患者回答有误，则可睁眼再感觉一次，如此反复，直至回答正确。

2）纺织品的质地识别训练：将质地不同的织物，如针织品、丝织品、毛皮等放在一起，开始阶段让患者识别质地相同的织品，令患者将相同质地的织物配对。然后进展到识别不同质地的织物，方法同质地和形状的识别训练。

3）小物品形状识别训练：将硬币、螺帽、螺栓及安全别针等小物件放入布袋内，让患者触摸，识别粗糙或光滑的边缘。

4）识别字母：将用薄片做成的字母，用尼龙搭扣黏附在木块上，令患者按照闭眼-睁眼-闭眼的方法，用指尖触摸识别字母，并记录完成项目训练所用的时间。

5）盲点图案触摸训练：在盲文纸上设计各种盲点图案例如"房子"。令患者按照闭眼-睁眼-闭眼的方法，用指尖触摸图案并回答问题。例如"房子有几个窗口？"训练难度可以由图案设计的内部距离来调节，窗口间距离越近，难度越大。

6）迷宫触摸训练：用环氧树脂在木板上组成不同形状的几何图形迷宫，令患者闭眼用指尖触摸，从迷宫开始端，沿着几何形状前进，直至终端。

（3）需要运动功能参与的感觉训练　一些训练项目需要较高级的运动技巧才可完成。

1）捡拾物品：可将各种不同品种的豆类或不同大小的玻璃球混入米粒堆，开始时让患者从米粒堆中捡拾较大的豆类或玻璃球，逐渐过渡到捡拾大小相似的豆类或玻璃球，让患者在闭眼下操作。

2）捡拾日常用品：将别针、铅笔、钥匙、肥皂、纽扣等物品放入布袋内，开始时让患者捡拾质地大小相差很大的物品，逐渐进展到捡拾大小、形状、质地相似的物品。

3）日常生活活动训练和作业训练：训练患者生活中许多需要在没有视觉帮助下完成的自我照料活动和作业活动，诸如在暗室中用钥匙开门、拿东西、扣纽扣等活动。

4）治疗泥训练：主要采用普通的黏土或着色的橡胶黏土，根据治疗早、中、后期的不同治疗目的，调节黏土的量及其软硬度，以达到增强手指肌力、耐力，改善手指灵活性、协调动作的目的。

5）弹力带锻炼：根据弹力带的强度和治疗用途的不同，可分为轻度、中度和强度等数种，因此，可进行分级别的抗阻力练习。在手康复中，治疗带主要用于肌力、耐力、协调性和关节活动度训练。

2. 感觉过敏治疗　如果患者存在感觉过敏，则脱敏治疗应放在感觉训练之前进行；若患者存在痛性神经瘤，则需要手术切除神经瘤。

（1）教育患者减少恐惧心理　有意识使用敏感区，如果不克服恐惧心理，很难进行下一步治疗。

（2）在敏感区逐渐增加刺激　首先用棉花摩擦敏感区，每次2分钟，每天5次。患者适应后，改用棉布或质地较粗糙的毛巾摩擦敏感区，然后使用分级脱敏治疗。例如：

1）先用旋涡水浴15~30分钟，开始慢速，然后逐步加快，使患者适应水的旋动。

2）按摩，涂油后，做环形按摩10分钟。

3）用毛巾类针织物摩擦10~30分钟，待患者能感受触觉刺激后，让患者触摸不同材料，如黄沙、米粒、圆珠等。

4）振动：如使用电动振动器振动局部皮肤，以巩固患者的脱敏。

5）叩击：如用铅笔端叩击敏感区以增加耐受力。

3. 感觉减退康复技术　康复治疗的目的是教会患者使用代偿技术，安全地使用患手，其次是感觉再训练。

（1）手部感觉丧失的安全教育　①避免接触冷、热和锐器物品；②避免使用小把柄的工具；③抓握物品不宜过度用力；④避免长时间使用患手；⑤使用工具的部位经常更换，预防某一部位的皮肤有过多的压力；⑥经常检查手部皮肤有无受压征象，如红、肿、热等；⑦感觉缺损区皮肤一旦破损，应及时处理伤口，避免组织进一步损伤；⑧良好的皮肤护理，保持无感觉区皮肤的柔软及弹性。

（2）保护觉训练　治疗师用针刺、冷、热、深压刺激等，让患者体会每一种感觉，然后令患者按闭眼–睁眼–闭眼的过程反复训练。通过再训练使患者重新建立感觉信息处理系统，而不是恢复原有的保护觉。

4. 感觉再训练效果的评估 目前尚无一种精确的方法，临床上可根据某些参数来判定，这些参数包括：①定位觉错误次数减少；②在限定的时间内能够完成较多的配对或识别测试；③完成各项训练的时间缩短；④两点辨别觉的能力提高；⑤日常生活能力和作业能力提高。

以上参数最重要的评估标准是：患者在工作中或休闲活动中利用手的能力增强。

5. 中医康复方法

（1）针灸疗法 主穴取肩髃、曲池、合谷。正中神经损伤加内关、曲泽；尺神经损伤加后溪、腕骨；桡神经损伤加阳溪；日久脾胃虚弱加足三里、三阴交。电针仪采用连续波，频率2Hz，输出强度以引起患者能够耐受的神经支配肌肉发生明显收缩为准。神经损伤严重、不能引起肌肉收缩时，则以不引起拮抗肌收缩为限。留针30分钟，每天1次，10次为1个疗程，疗程间休息2天，可显著提高患者的手功能，改善日常生活自理能力。

（2）推拿疗法 在术后中后期加强手腕关节腕骨间关节、腕掌关节、掌指关节、拇指、指间关节的手法松动，可使纤维结缔组织获得最佳伸长效果，有效改善关节的主动活动范围，增强手指肌肉的力量及手的精细活动等手功能。可采用推、捻、拔伸、屈伸等手法。

（五） 手外伤后水肿及增生瘢痕的处理

1. 手外伤患者控制水肿的方法 手处于肢体末端，手部外伤或术后易出现静脉和淋巴管回流受阻，以及创伤周围的炎性反应等，因此极易出现局部肿胀，若肢体下垂或使用弹性绷带则肿胀可能加剧。早期肿胀会影响组织愈合，后期肿胀易引起肌腱、韧带、关节囊的粘连挛缩、影响手指的灵活性。因此，手外伤后水肿的处理是导致关节僵硬的最主要原因，早期肿胀的预防及处理尤为重要。根据水肿的原因，对手外伤患者采用以下方法控制水肿。

（1）抬高患肢 是预防肿胀的基本方法。损伤或手术后应将伤手连续性抬高，不仅可预防改善肿胀，还可减轻疼痛。一般要求高于心脏水平，远端比近端高，即手高于肘部平面，肘部高于肩部，以促进静脉回流；注意患肢不宜过高以免造成缺血；肘不能过度屈曲而阻碍血液回流，最好维持伸展位。

（2）伤肢固定 用掌侧前臂夹板（或石膏托）固定伤肢，其远端不超过掌横纹，使掌指关节和指间关节能够主动活动。

（3）主动活动 针对不同病情进行相应的主动运动，利用"肌肉泵"的作用来促进静脉、淋巴回流，加速渗出物的吸收，是消除水肿的简便而有效的方法。若病情允许，在手外伤或手术后应尽早开始关节的主动运动。主动运动还应包括肩肘等关节。

（4）压力治疗 从手部远端开始通过物理方法增加压力以促进血液及淋巴回流，减轻水肿。常用的有以下几种方法：

1）弹力绷带：使用橡皮筋或弹力绷带自远端的指尖开始缠绕手指至肿胀水平以上，远端比近端要缠得稍紧一些，但缠绕要轻柔。缠绕完后留置5~15分钟，然后解除包绕。效果立即可见，但持续时间不长，可每日重复数次。

2）等张压力手套：压力手套可压住佩戴部位，避免体液积聚；佩戴时应注意与手套紧贴，特别是指蹼部位，否则指蹼区无压力，将成为水肿的液滞留区。

3）弹力指套：适用于单个手指肿胀，一般连续使用。要防止压力过大，佩戴时注意观察手的颜色和温度，了解是否有麻木等不适。

4）间歇性压力治疗：使用间断气压泵可有效地促进静脉回流，减轻水肿。每日加压2~3

次。加压时可以适当抬高患肢以增加回流，加强疗效。

（5）冰疗法　使局部血管收缩，血管壁通透性降低，渗出减少。对于冰水过敏者、局部血液循环障碍及患处皮肤感觉障碍者禁忌。

1）冰敷法：将碎冰颗粒用毛巾包好，敷患处 15～20 分钟。

2）冰水浸泡法：将碎冰调节水温至 10～15℃，将患手置于冰水中 15～20 分钟。

（6）超短波疗法　无热量，对置法，每次 10 分钟，每天 1 次，10 次为 1 个疗程。

（7）中医康复方法

1）中药疗法：中医认为手外伤早期因损伤而导致气滞血瘀，水液潴留或邪毒感染，出现肿胀、疼痛、渗出等症状，根据"结者散之，留者攻之"的原则，中药治疗以攻利祛邪为主；中期因筋脉失养，易出现粘连、挛缩及关节屈伸不利，故宜以舒筋通络为法；后期手外伤患者的正气因早期的损伤和攻利祛邪而耗伤，筋骨虽经调理而未强，治以扶正强筋骨为宗。

2）推拿疗法：若肢体皮肤条件许可，可在伤肢抬高位做向心性推拿治疗，促进静脉淋巴回流。

3）中药熏洗疗法：手外伤后采用中药熏洗患手能够有效改善局部血液循环，软化瘢痕，从而抗炎消肿，减少肌腱粘连可能，降低疼痛等后遗症的发生，对感觉恢复也有一定的作用。常采用活血化瘀、温经通络之类中药，如当归、红花、桃仁、桂枝、伸筋草、丝瓜络、秦艽、威灵仙、细辛、艾叶等。

2. 手外伤后增生瘢痕的处理

（1）超声波疗法　采用接触法（若瘢痕在肢体末端可用水下法），$1～1.5W/cm^2$，每次 5～15 分钟，每天 1 次，15～20 次为 1 个疗程，超声波可以软化瘢痕。

（2）音频电疗法　用条状电极，并置法，每次 20～30 分钟，每天 1 次，20～30 次为 1 个疗程，可软化瘢痕，止痒止痛。

（3）蜡疗法　蜡饼法，每次 30 分钟，每天 2 次。

（4）加压治疗法　可使用压力手套或弹力绷带对瘢痕持续施加压力，每 3 个月要检查瘢痕局部压力，压力不足应重新制作压力手套，坚持佩戴 12～18 个月直到瘢痕成熟。

（5）推拿疗法　开始用轻手法的按压法，随着瘢痕组织的老化，手法可逐渐加重，主要采用推、揉、提、捏等手法，按摩的频率要慢，手法要柔和，不断变换部位，以免引起水疱或损伤新生皮肤。

（6）牵拉瘢痕组织的被动运动　对瘢痕进行缓慢持久的牵伸锻炼，持续牵引可使疤痕逐渐变软、伸长，使关节挛缩得到纠正。牵伸力量开始时不宜大，牵伸到一定范围时应稍停顿再放松。与蜡疗、按摩配合进行效果更佳。牵伸的部位应外露可见、可触摸，以确保牵伸过程中皮肤不被损伤。

（7）夹板　一般用来维持肢体位置，预防或矫正畸形。

第三节　运动损伤的康复

运动损伤（Sports Injuries）是日常生活中的常见病症，主要指在体育运动或日常活动中造成损伤。随着我国体育健身产业的发展，运动损伤的发病率也日益增高，但多数是韧带、肌肉、肌腱、关节囊及软骨的损伤。因此，本节主要介绍肌肉、韧带、肌腱及软骨等软组织损伤的康复。

一、概述

（一）定义

运动过程中所发生的各种损伤，统称为运动损伤。运动损伤的部位与运动项目、损伤原因等密切相关，例如赛跑运动员多数容易发生下肢肌肉、肌腱损伤，以及疲劳性骨膜炎或骨折等；篮球、足球、排球运动员，容易发生膝关节韧带、半月板的损伤等。

（二）流行病学特点

在运动损伤中，骨折、关节脱位等急性严重的损伤较少，两者合计约占3%左右。韧带、肌肉、肌腱的损伤主要以慢性损伤较为多见，约占74%左右，并且这些慢性损伤多数是微小损伤逐渐积累所致。此外，关节软骨损伤主要也为慢性损伤，表现为关节软骨的退性改变；滑囊和脂肪组织也可因慢性微小创伤产生炎症，如膝关节脂肪垫损伤、股骨大粗隆滑囊炎等。

（三）病因及发病机制

运动损伤的病因较为简单，主要为急性或慢性的损伤，急性损伤一般有明显的外伤病史，如运动损伤、走路跌伤等；慢性损伤者可有急性损伤的病史，但多为慢性自发性疾病或慢性积累性损伤引起，如长期的不良姿势、慢性劳损等。在运动损伤与修复的过程中，不同的组织所产生的病理变化也各不相同。

1. 肌肉组织 在损伤急性期，主要表现为局部肌肉组织的肿胀、渗出、充血等炎性病理改变。若急性损伤治疗不当或长期慢性劳损，会逐渐出现肌肉组织的变性、增生、粘连等病理改变。

2. 韧带组织 韧带损伤或断裂后，损伤局部会出现成纤维细胞的浸润、增殖，伤后4天左右出现新生胶原纤维；伤后2周新生胶原纤维桥接断端，但结构紊乱，伤后2~6周胶原含量增加且结构趋于规则；伤后7周左右，新生组织表现为基本正常的韧带组织结构。

3. 软骨组织 关节软骨主要分为表层和软骨固有层，其中表层又分为表面黏液层和下面纤维层两部分。关节软骨受到急慢性损伤后，会出现软骨的变性、坏死和剥蚀等病理变化。关节软骨损伤的修复是临床难题之一，研究发现软骨表层损伤后其厚度不能恢复，软骨固有层能否修复尚存在争议。

（四）临床特征

运动损伤急性期，损伤局部渗出、水肿，主要表现为剧烈疼痛，皮下可见瘀血、瘀斑或血肿，有明显压痛，伴有活动受限和姿势异常。运动损伤的恢复期，主要表现为局部的酸、胀、钝痛或刺痛，无力或沉重感，症状不剧烈或不持续，休息或变换体位后可减轻，劳累后加重，局部压痛不明显；治疗不当者可出现肌肉、肌腱的粘连、缺血性挛缩等病理改变，出现关节功能障碍等临床症状。

二、康复评定

1. 肌力评定 采用徒手肌力检查法进行肌力的分级评定，或使用特殊器械进行等张肌力、等长肌力和等速肌力的评定。

2. 肢体围度测量　采用软尺对损伤肢体或部位进行肢体的围度测量，并与健侧进行对比。

3. 关节活动范围评定　对损伤肢体进行关节活动范围的评定，用于判断关节障碍程度以及康复治疗后关节功能的恢复情况。

4. 疼痛评定　采用目测类比评分法（VAS）、疼痛问卷（McGil）、口述分级评分法（VRS）、行为疼痛测定法等进行疼痛程度评定，但治疗前、后应采用同一种评定方法。

5. 日常生活活动能力评定　运动损伤可导致患者无法完成部分日常生活活动，自尊心和自信心下降，ADL 评定可以了解患者患病后的生活自理能力，并能指导康复治疗。

6. 肌电图评定　肌电图评定可以用于鉴别神经源性异常与肌源性异常、判定损伤的程度等，对运动损伤检查具有重要的意义。

7. 影像学评定　影像学评定是运动损伤的重要评定内容，除了用于检查是否存在骨折外，关节软骨损伤、韧带损伤的具体部位和程度等也需要通过 CT 或 MRI 检查进行准确的诊断。

三、康复治疗

运动损伤的康复治疗需要临床基础治疗与康复训练有机结合，提倡从损伤之日起就进行早期康复训练，直至达到原有的运动功能和水平。在运动损伤的康复治疗过程中，需要注意分期治疗原则：

1. 急性期　一般在伤后的 48～72 小时以内，治疗重点是止痛、止血，防止肿胀。以常规治疗为基础，即局部休息、冰敷、加压包扎和抬高患肢。有骨折或韧带、肌肉、肌腱断裂的患者，应进行适当的外固定处理。常规治疗以"PRICE（Protection Rest、Ice、Compression、Elevation）"为基础，即保护、休息。

2. 稳定期　损伤 48～72 小时以后，出血及渗出基本停止，该阶段的治疗重点是促进血肿和渗出液的吸收。可使用物理因子治疗、针灸、推拿、中药外敷等方法促进损伤恢复。对于有骨折或韧带、肌肉、肌腱断裂的患者，应注意支具保护、局部制动直至损伤愈合。

3. 恢复期　局部肿痛消失后，渐进对患者进行损伤肢体的肌力、关节活动度、平衡及协调性、柔韧性的训练，并辅以物理因子治疗等，促进瘢痕软化，防止瘢痕挛缩。

此外，在运动损伤的康复治疗中还要注意功能恢复的针对性原则（Specific Adaptation to Imposed Demands，SAID），对于非专业运动员，重点是恢复日常生活、工作能力；对于专业运动员，要做到患肢功能尽可能完全恢复，力争达到原有的竞技水平；对专项运动员而言，针对特定运动项目的要求，着重进行平衡性、协调性和柔韧性等方面的训练。

（一）肌肉损伤的康复

1. 股四头肌挫伤

（1）概述　股四头肌挫伤主要由于外力冲击所致，按照症状的轻重可分为三种类型：①轻度挫伤：压痛局限，膝关节可屈至 90°位，轻度跛行；②中度挫伤：局部明显肿胀，可摸到肿块，膝关节不能屈到 90°位，伴有跛行，上楼或起立时疼痛；③严重挫伤：广泛性肿胀，摸不到股四头肌的轮廓，膝关节不能屈至 35°位，跛行明显，需要用拐走路，有时膝关节出现积液。

股四头肌挫伤后，若损伤股骨前方的横行动静脉或肌肉断裂，会产生股四头肌下血肿，随着出血的增加，大腿肿胀逐渐明显，疼痛逐步加重，膝关节活动受限也越来越明显。股四头肌的挫伤晚期严重的患者，常继发骨化性肌炎。

（2）康复治疗 急性损伤后，应立即进行加压包扎、冰敷、抬高患肢，禁止推拿、热敷及膝关节屈伸运动等治疗。轻度肌腹拉伤者24小时后，严重挫伤患者48小时后，可开始进行股四头肌、腘绳肌的等长收缩运动训练。

疼痛减轻且病情稳定后，患者可自己控制股四头肌收缩时，指导患者进行轻微的膝关节主动屈伸训练。首先进行床上的膝关节伸直功能锻炼，逐渐根据患者病情进行屈曲锻炼，该阶段不能进行负重训练。之后，在治疗师的帮助下，进行扶拐行走训练，在2~3周膝关节可屈曲至90°时，行走训练可不使用拐杖，并逐步进行膝关节被动屈伸训练。膝关节屈伸活动训练至关节活动度完全恢复正常后，逐渐开展伸膝抗阻力的力量训练，之后逐渐进行恢复性运动训练。

2. 腘绳肌损伤

（1）概述 临床常将半腱肌、半膜肌、股二头肌大腿屈肌群，统称为腘绳肌。腘绳肌损伤多见于赛跑、跳跃及跨栏运动员。腘绳肌的损伤可分为慢性劳损与急性外伤两种类型。①慢性劳损型：主要由于微细累积性损伤引起，可分为坐骨结节腱止点末端病合并坐骨结节慢性滑囊炎、腘绳肌肌腹肌肉劳损、腘绳肌下部肌腱炎等。②急性损伤型：运动员在跨栏、肌肉拉伸等运动过程中，出现的腘绳肌急性损伤以坐骨结节止点处为主要损伤部位，肌腹和下部肌腱损伤较少；但是，在短跑用力加速或跳远踏跳后蹬发力时，出现的腘绳肌损伤以肌腹损伤为主要部位。

肿胀和疼痛是腘绳肌损伤的主要症状，肿胀因血管损伤程度而有不同表现，慢性劳损型主要表现为重复损伤动作时或被动牵拉时疼痛，急性损伤轻者在重复损伤动作时疼痛，重者走路困难并伴有跛行。肌肉断裂者，下肢多处于屈曲位，步行艰难，上部断裂肌肉收缩时出现"双驼峰"形或球状，部分可出现肌腹凹陷，肌腱张力减弱或消失。

（2）康复治疗 急性损伤后应立即加压包扎、冰敷、抬高患肢并将肌肉置拉长位，轻度肌腹拉伤24小时后，可给予轻按摩和间动电治疗。各类损伤疼痛减轻后，逐步开展膝关节屈伸活动训练，至关节活动度完全恢复正常后，渐进增加伸膝抗阻力训练，适时开始行走、慢跑等运动训练，逐渐增加运动量及其强度。慢性劳损型患者，以蜡疗、短波或超短波治疗及手法治疗为主，痛点可予以封闭治疗。

坐骨结节部挫伤，伤后应充分休息，辅以蜡疗、短波或超短波治疗，痛点可予以封闭治疗。严重损伤完全断裂、部分断裂合并出血血肿者或经久不愈的陈旧性损伤，可选择手术治疗。

（二）韧带损伤的康复

1. 膝关节前交叉韧带损伤

（1）概述 膝关节前交叉韧带损伤在运动创伤中较多见，可单独损伤，也可与侧副韧带及半月板同时损伤，也被称为联合损伤。膝关节前交叉韧带分为前内束及后外束两束，膝关节于近伸直位内旋内收时（膝内翻）可损伤其后外束；膝于90°位外展外旋（外翻）时，可损伤前内束。单纯的前内束或后外束断裂为部分断裂，如果暴力过大导致两束同时断裂为完全断裂。

膝关节前交叉韧带损伤患者有急性膝损伤病史，损伤时关节内有组织撕裂感或撕裂声，随后产生疼痛及关节不稳，不能完成正在进行的动作和走动，继而关节出血肿胀。由于疼痛，肌肉出现保护性痉挛使膝关节固定于屈曲位。陈旧性损伤者多有膝关节不稳，疼痛，肿胀，下楼时关节错动，个别患者出现关节交锁。体格检查时，抽屉试验阳性、Lachman 试验阳性。影像检查中，X 线如有韧带止点撕脱骨折或有软骨骨折，对临床诊断具有意义；MRI 检查可以显示韧带是否有断裂，是部分断裂还是完全断裂。

（2）康复治疗　在临床中，前交叉韧带部分断裂者石膏外固定 3～4 周，新鲜完全断裂者应在伤后 2 周内进行手术治疗，陈旧性断裂者应进行关节镜下自体韧带重建术。术后应积极进行康复治疗，以促进膝关节功能的恢复。

1）术后第 1 阶段（术后 0～2 周）：以减轻疼痛及关节肿胀，早期进行肌力练习及关节活动度练习，以防止粘连和肌肉萎缩为主要目的。①手术当天：活动足趾、踝关节，如疼痛不明显可尝试收缩股四头肌。②术后第 1 天：可扶双拐进行患肢不负重下地行走；踝泵练习，用力、缓慢、全范围屈伸踝关节以促进循环、消退肿胀、防止深静脉血栓；股四头肌及腘绳肌等长练习；股薄肌、半腱肌重建前交叉韧带患者，开始尝试直抬腿；髌腱重建前交叉韧带患者，如髌腱切口处的疼痛较明显，可 2～3 天再行上述练习。③术后第 2 天：继续以上练习，抗重力踝泵练习，开始侧抬腿练习及后抬腿练习。④术后第 3 天：根据情况由医生决定开始关节活动度练习，开始负重及平衡练习，保护下双足左右分开，在微痛范围内左右交替移动重心，争取可达到单腿完全负重站立。⑤术后第 4 天：加强负重及平衡练习，逐渐至可用患腿单足站立，开始使用单拐（扶于健侧）行走，0°～60°关节活动度训练。⑥术后第 5 天：继续并加强以上练习；屈曲练习至 70°～80°，并开始主动屈伸练习，训练后进行冰敷。⑦术后 1～2 周：主动屈曲达 90°；髌腱重建前交叉韧带患者，开始俯卧位"勾腿练习"，练习后即刻冰敷；股薄肌、半腱肌重建前交叉韧带患者；术后 4～6 周开始立位"勾腿练习"。

2）术后第 2 阶段（术后 2～4 周）：以加强关节活动度及肌力练习，提高关节控制能力及稳定性，逐步改善步态为主要目的。①术后 2 周：被动屈曲至 90°～100°；强化肌力练习；如可单足站立 1 分钟，即可用单拐行走，并于室内可脱拐行走；伸膝达与健侧基本相同；开始指导下主动练习屈曲。调整支具至 0°～70°范围屈伸，并每 3～5 天加大角度，术后 4 周至 110°。②术后 3 周：被动屈曲至 100°～110°；加强主动屈伸练习，强化肌力练习；尝试脱拐行走；髌腱重建者，开始立位"勾腿练习"。③术后 4 周：被动屈曲达 120°；调整支具至 0°～110°范围屈伸；开始前后、侧向跨步练习；静蹲练习下肢肌力；力求达到正常步态行走。

3）术后第 3 阶段（术后 5 周～3 个月）：关节活动度至与健侧相同，强化肌力训练，改善关节稳定性，恢复日常生活活动能力。①术后 5 周：被动屈曲达 130°；开始患侧屈 45°位屈伸膝练习；功率自行车练习，无负荷至轻负荷。②术后 8～10 周：被动屈曲角度逐渐至与健侧相同；"坐位抱膝"与健腿完全相同后，开始逐渐保护下全蹲；强化肌力，使用皮筋进行股四头肌、腘绳肌等肌力训练。③术后 10 周～3 个月：主动屈伸膝角度基本与健侧相同；每日俯卧位屈曲使足跟触臀部，持续牵伸 10 分钟/次；坐位抱膝角度与健侧完全相同后，开始跪坐练习；开始蹬踏练习，术后 3 个月可进行各项功能测试，为下阶段日常生活及正常运动提供客观的依据。

4）术后第 4 阶段（术后 4～6 个月）：强化肌力及关节稳定训练，全面恢复日常生活各项活动，逐渐恢复体育运动。①开始膝绕环练习。②开始跳箱跳上跳下练习。③开始侧向跨跳练习。④开始游泳（早期禁止蛙泳），跳绳及慢跑。⑤运动员开始基本动作的专项练习。在此期间重建的韧带尚不足够坚固，故练习应循序渐进，不可勉强或盲目冒进，且应强化肌力以保证膝关节在运动中的稳定及安全，运动中戴护膝保护。

5）术后第5阶段（术后7个月～1年）：为恢复运动期，强化肌力及跑跳中关节的稳定性，全面恢复体育运动，与运动员的教练配合逐步恢复专项训练。

2. 膝关节内侧副韧带损伤

（1）概述 膝关节屈曲时，小腿突然外展外旋，或大腿突然内收内旋使膝关节内侧副韧带损伤，损伤分为部分损伤及完全断裂。受伤时膝部内侧常突然剧痛，韧带受伤处有压痛，以股骨上的韧带附着点为明显。膝关节保护性痉挛，致使膝关节保持在轻度的屈曲位置，膝关节伸直0°位及屈曲30°位检查是否有关节内侧开口活动。如有即为完全断裂，0°位为前纵束断裂，30°位为后斜束断裂。

（2）康复治疗 在临床上，损伤的早期治疗主要是防止创伤部的继续出血，一般予以弹力绷带压迫包扎，局部冰敷袋并抬高患肢。24小时后出血停止，局部热疗或中药外敷治疗。内侧副韧带的不全断裂，10天～3周后即可恢复运动，但必须按照膝内侧副韧带的作用方向，用黏膏支持带固定，外面再裹以弹力绷带。膝内侧副韧带完全断裂应早期进行手术缝合，手术时机最迟不超过伤后2周；手术后将膝屈曲20°，于内收内旋位用石膏管型固定4周左右后除去。陈旧性内侧副韧带断裂且有关节不稳的，可行韧带再造术。

术后康复治疗，需要分阶段进行：

1）术后第1阶段（0～4周）：石膏固定期，减轻疼痛，肿胀；尽早肌力练习，以防止粘连及肌肉萎缩。手术当天开始活动足趾，可尝试收缩股四头肌。①术后第1天开始踝泵及股四头肌、腘绳肌等长练习。②术后第2天可扶拐下地，开始尝试直抬腿、外侧抬腿练习及后抬腿练习。

2）术后第2阶段（4～8周）：活动度及肌力练习期，加强活动度练习，强化肌力练习，本体感觉练习，逐步改善步态。①术后4周：开始屈膝练习，屈曲角度0°～60°范围；如基本无痛可达接近90°；伸展练习，放松肌肉使膝关节自然伸展，30分钟/次，1～2次/天；负重及平衡练习，如可患腿单足站立，则开始单拐行走。②术后5周：伸膝与健侧基本相同，开始坐或卧位抱膝练习屈曲，调整支具至0°～70°范围；肌力较好患者，可不用支具；开始俯卧位"勾腿练习"；开始主动屈伸练习并加强。③术后6周：脱拐行走，调整支具至0°～110°范围；开始立位"勾腿练习"，前后、侧向跨步练习及静蹲练习，力求达到正常步态。④术后7周：被动膝关节屈曲练习达140°，开始患侧单腿起蹲练习。⑤术后8周：强化膝关节被动屈曲练习，被动屈曲角度达与健侧相同；尝试保护下全蹲，强化肌力，使用沙袋坐位抗阻力伸膝。

3）术后第3阶段（8周～3个月）：功能恢复期，关节活动度与健侧相同；强化肌力，改善关节稳定性；恢复日常生活并初步恢复运动能力。①每日俯卧位屈曲使足跟触臀部，持续牵伸10分钟/次。②前向下台阶练习，要求动作缓慢、有控制、上身不晃动。③开始游泳，跳绳及慢跑。④运动员开始基本动作练习。由于此期韧带尚不足够坚固，练习应循序渐进，不可勉强或盲目冒进，运动时戴护膝保护。

4）术后第4阶段（3个月后）：恢复运动期，强化肌力以增加跑跳时关节的稳定性，逐步恢复运动或专项训练。

3. 踝关节侧副韧带损伤

（1）概述　踝关节侧副韧带损伤是最为常见的软组织损伤之一，约占所有运动损伤的15%，若处理不当，20% ~ 40% 会导致踝关节不稳或慢性疼痛。踝关节侧副韧带损伤常由于下楼踏空楼梯，运动中跳起落地不稳或脚被踩被绊等引起足内翻、内旋或过度的外翻、外旋，导致踝关节外侧或内侧韧带损伤，以外侧韧带损伤为最多，尤其以距腓前韧带损伤最常见。

踝关节侧副韧带损伤分为三度：①Ⅰ度损伤：轻度扭伤，侧副韧带仅有掖伤而无撕裂，轻度肿胀，无或仅有轻度功能障碍，无关节不稳。②Ⅱ度损伤：中度扭伤，侧副韧带有部分撕裂，中度肿胀，丧失部分关节功能，轻度关节不稳。③Ⅲ度损伤：重度扭伤，侧副韧带完全撕裂，严重肿胀，患肢不能负重，关节不稳。患者踝关节扭伤后出现局部疼痛、肿胀，韧带断裂者受伤时有撕裂感，伤后踝关节不稳。伤处明显压痛，约12小时内出现皮下淤血。

体格检查中，前抽屉试验常用于甄别有无关节不稳，检查者一手固定胫骨前下端，另一手握住后跟向前用力，若前移超过5mm则为阳性，表示距腓前韧带撕裂。内翻加压试验，检查者一手固定胫骨前下端，另一手内翻踝关节，若移动超过5mm则为阳性，表示距腓前韧带及跟腓韧带撕裂。影像检查中，X线检查应包括正、侧及斜位，常用于排除内踝、外踝、后踝骨折，以及踝关节扭伤常并发的第5跖骨基底部骨折，内翻加压位拍片胫距关节面夹角超过15°则表示外侧副韧带撕裂；MRI检查可以判断韧带的损伤部位及程度。

（2）康复治疗　伤后初期的重点是止痛、止血、防止肿胀，应立即行弹力绷带加压包扎，冰敷30分钟，抬高患肢休息。如果有韧带断裂或骨折，应用石膏固定3 ~ 4 周。关节脱位闭合复位困难者应手术治疗，陈旧性损伤有关节不稳的也应手术治疗。

1）石膏固定期：活动足趾，股四头肌等长练习，扶双拐患足不负重下地，直抬腿练习。

2）伤后4周：石膏拆除，开始踝关节主动屈伸练习，逐渐增大活动度。在1 ~ 2 个月内使踝关节的活动度达到与健侧相同。开始各项肌力练习，包括静蹲练习、抗阻勾足、抗阻绷足，扶单拐脚着地行走，开始负重及重心转移练习。本体感觉、平衡及协调性训练：从部分负重到完全负重渐进性进行本体感觉、平衡训练；平衡板站立，每次10 ~ 15 分钟，每天2 次；单腿站立训练，每次15 ~ 20 分钟，每天2 次，从用肋木到不用肋木，有条件可以在平衡仪上进行平衡训练。逐步开始踝关节及下肢功能性练习：前向跨步练习，力量增强后可双手提重物为负荷或在踝关节处加沙袋为负荷；后向跨步及侧向跨步练习。

3）伤后8周，此期韧带已愈合，可以进行以下训练。①巩固关节活动度的训练：使关节活动度达到正常。②加强小腿各群肌肉的肌力训练，使用弹力带进行各方向的等张抗阻阻力训练；提踵训练，静蹲训练，上下楼梯训练；牵伸练习：小腿三头肌、跟腱的牵伸练习。③加强日常生活活动训练，恢复后，要加强关节功能训练，进行跑步，跳跃，"8"字跑、"Z"字跑等训练；对于专业运动员，应用SAID原则，针对专项进行某些运动素质、肌肉功能及柔韧性训练，以及专项运动所需要的平衡、协调性的训练，之后逐步恢复一般体育运动及专项运动训练。

（三）肌腱损伤的康复

1. 肩袖损伤

（1）概述　肩袖亦称腱袖或旋转袖，由肩胛下肌（肱骨内旋）、冈上肌（肱骨90°范围内外展）、冈下肌及小圆肌（肱骨外旋）等肌腱组成。肌腱止于肱骨大小结节及部分外科颈部，是覆盖于肩关节前上后方的袖状组织。肩袖的功能除使肱骨向上述几个方向活动外，又起韧带作用，将肱骨头与肩胛盂紧密地结合在一起，起到悬吊肱骨、稳定肱骨头和协助三角肌外展上臂的作用。

肩袖损伤统指肩袖肌腱的损伤及继发的肩峰下滑囊炎，其中冈上肌腱在肩外展外旋时易受肩峰碾压而受损、变性及断裂。肩袖损伤多见于标枪、手榴弹、排球、体操及举重等项目的运动员。肩袖损伤发生后常经久不愈，影响训练和比赛。有报道约占运动损伤的5.1%，占肩区运动损伤的75.0%。

肩袖损伤的临床表现主要为肩袖创伤性肌腱炎和肩袖肌腱的断裂。主要症状是伤后肩痛，呈撕裂样痛、肩上举反弓痛、外展痛、内外旋痛及抗阻痛。临床特征是60°~120°疼痛弧征阳性，即肩主动或被动外展至60°~120°时疼痛，外旋时疼痛加重，外展超过120°时疼痛减轻或消失。肩峰前外缘压痛，肱骨大结节压痛。

肩袖损伤按症状可分三型：①Ⅰ型：一般活动时不痛，当投掷或转肩时痛。检查只有反弓痛。②Ⅱ型：除重复损伤动作时痛外，还有肩袖抗阻痛，肩部一般活动正常。③Ⅲ型：较常见，症状有肩痛和运动受限，检查有压痛和抗阻痛。

肩袖肌腱完全性断裂：发生时多有局部剧痛，伤后6~12小时可有疼痛缓解期，随后疼痛程度又逐渐加重，可持续4~7天。检查时患肩不能活动，患者常以健肢扶持保护患肢，肩部压痛广泛，按压肌腱断裂部时呈锐痛，常可触及裂隙及异常骨擦音，患者上臂外展无力或不能外展至90°，肩外展时可闻骨擦音。X线片早期一般无异常改变，晚期有时可见肱骨大结节部有骨质硬化囊性变或肌腱骨化。

肩袖肌腱不完全断裂：诊断较为困难，通常其肩外展肌力无明显减弱。肩关节造影可证实肩袖有无损伤断裂，还可证实其断裂是完全性的，还是不完全性的。

肩袖急性损伤者，可因肩部疼痛不敢活动上肢，此时鉴别有无断裂可用下述方法检查：①1%普鲁卡因10mL封闭压痛点，封闭后病人可主动外展肩关节，表明肩袖未断裂或部分断裂；若封闭后肩关节仍不能主动外展则表明肩袖严重撕裂或完全断裂。②上臂下垂试验：将患者上臂被动外展至90°，如不加以支持，患肢仍能保证这一位置，表明肩袖无明显损伤，如不能维持被动外展位置，则表明肩袖严重撕裂或完全断裂。

（2）康复治疗　轻度和中度肩袖损伤多采用非手术治疗，急性肩袖损伤按PRICE常规处理，局部制动常采用石膏或支架将肩关节固定在外展、前屈、外旋位3~4周，在疼痛许可的情况下应尽早开始肩关节主动功能练习，重点加强三角肌肌力练习，但局部应减少损伤动作的练习。疼痛明显者，予以消炎镇痛药和缓解肌肉痉挛的药物，如短期服用缓释布洛芬，复方氯唑沙宗，同时配合理疗。痛点局限者，可予皮质激素加普鲁卡因或利多卡因痛点注射。

重度肩袖损伤（肩袖肌腱完全断裂）或部分肩袖肌腱断裂而症状严重疼痛持续者，应争取早期手术，伤后3周内手术效果最好。手术原则是切除撕裂口边缘的坏死腱性组织，恢复肩袖解剖连续性，恢复肩峰下滑动，将断端缝合固定于原位的骨槽中，同时做肩峰成形术。术后的固定方法，一是压迫包扎后用肩的外展夹板固定3~4周，以后再开始三角巾悬吊的弯腰肩的回旋运动；另一种是术后压迫包扎随即用三角巾悬吊，尽早开始作托肘弯腰肩的回旋运动。术后4~6周开始进行肩袖肌群的渐进抗阻练习。可辅以按摩、理疗。一般6个月能恢复满意的肩关节运动。肩袖肌腱断裂修补术后的康复治疗可采用以下方案：

1）早期（手术后0～6周内）：康复目的是减轻疼痛及关节肿胀、早期肌力练习防止肌肉萎缩，早期关节活动度练习避免关节粘连，术后3周内应予三角巾固定：①手术当天：麻醉消退后，患侧手臂下垫枕，活动手指和腕关节。②术后第2天：进行伸指、握拳练习，即缓慢用力张开手掌，保持2秒，再用力握拳保持2秒，反复进行，鼓励在不增加疼痛情况下尽可能多做。③术后第3天：根据情况进行"摆动"练习、"耸肩"练习、"扩胸"练习和"含胸"练习，每组30次，每天3～4组。④术后1周：开始进行肘关节主动运动练习，保护下去除三角巾，主动、缓慢、用力全范围屈伸肘关节，20～30次/组，2组/天，练习后马上戴三角巾保护，同时进行肩关节被动关节活动度练习。⑤术后2～3周：进行肌力练习和活动度练习，肌力练习包括手臂前抬练习、手臂体侧抬起练习、屈伸肘关节练习，30次/组，组间休息30秒，连续进行2～4组。⑥术后3～6周：除继续进行以上练习、肩外展45°位外旋/内旋练习外，还应进行肌力练习，例如站或坐位，患侧手臂伸直，手握一弹性皮筋一端，皮筋另一端固定某处，向前、外侧及后方用力牵拉皮筋，在不增加肩部疼痛的前提下，30次/组，组间休息30秒，连续进行2～4组；站或坐位，患侧手臂屈肘90°，同法握皮筋向内、外侧用力牵拉皮筋，要求同上。

2）中期（7～12周）：康复目标为无痛全范围关节活动、改善肌力、增加功能活动、减少残余疼痛。①术后7～10周：继续并加强关节活动度练习，如肩关节前屈练习、肩外展90°位内旋/外旋练习、肩0°屈肘90°位外旋练习；8～10周基本达到全范围活动。②术后10～12周：开始强化肌力，进行各方向抗阻肌力练习，并逐渐增加负荷，以绝对力量的练习为主，选用中等负荷（完成20次动作即感疲劳的负荷量），20次/组，连续练习2～4组，组间休息60秒，至疲劳为止。

3）后期（13～26周）：康复目标为保持全范围无痛活动、强化肩部力量、改善神经肌肉控制、逐渐恢复各项功能活动。①可进行举哑铃等肩关节和上肢抗阻肌力练习，不可参加对抗性训练。②18～21周开始间断体育活动。③21～26周继续活动度及力量练习。④进行肌力检查，决定可否进行恢复运动训练或体力劳动。

2. 肱骨外上髁炎

（1）概述   肱骨外上髁炎是一种肱骨外上髁处、伸肌总腱起点附近的慢性损伤性炎症，因早年发现网球运动员易发生此种损伤，又俗称"网球肘"。当前臂过度旋前或旋后位，被动牵拉伸肌和主动收缩伸肌将对肱骨外上髁处的伸肌总腱起点产生较大张力，如长期反复这种动作即可引起该处的慢性损伤，肱骨外上髁炎的基本病理变化是慢性损伤性炎症。

检查时发现在肱骨外上髁、桡骨头及两者之间有局限性、极敏锐的压痛，在肱骨外上髁压痛最明显。部分患者在肱桡关节间隙处、环状韧带处，甚至延伸腕肌方向均存在压痛。皮肤无炎症，肱骨外上髁处有时可触及局限性增生隆起，肘关节活动不受影响。伸肌腱牵拉实验检查时，肘外侧出现疼痛为阳性。X线检查多表现为阴性，偶见肱骨外上髁处骨质密度增高的钙化阴影。

（2）康复治疗   限制腕关节的活动，尤其是限制用力握拳伸腕动作是治疗和预防复发的基本原则。本病在治疗后，应加强防护，如反复发作，会增加治疗难度。极少数症状严重、非手术治疗无效者，可行伸肌腱起点剥离松解等手术治疗。

1）支具治疗：在急性期治疗，以减轻炎症和疼痛为目的，可用相应的伸腕夹板、肘部支具固定。支具为抗力支具，不能有弹性，戴在肘关节远端 2~3cm 处，除睡觉、洗澡外应当持续使用，并使肘休息，减少持重和运动。

2）药物治疗：可口服非甾体类消炎药，以减轻疼痛。压痛点注射醋酸泼尼松龙 1mL 和 2% 利多卡因混合液 1~2mL，具有良好的近期消炎止痛效果。

3）运动疗法：由肌肉放松、被动牵拉、主动对抗三部分内容组成：①肌肉放松训练：首先让患者作经常导致患部疼痛的前臂肌肉收缩动作，然后放松，反复多次，让患者充分感受紧张与放松的区别，感受疼痛的原因。②被动牵拉训练：让患者保持患肢放松状态，由医者一手握住并固定肘关节，一手握住手掌，缓慢、轻柔地做腕屈曲动作，其间患者会感到前臂肌肉有牵拉伸长感觉，然后回复正常位，反复多次，以患者感觉患部轻松时结束。③对抗训练：如果某些患者情况特殊，手掌腕屈到最大角度仍未感到伸腕肌被牵拉，可以鼓励患者作前臂肌肉收缩动作，与医者作静力性的对抗，保持对抗直到前臂肌肉有牵拉伸长感觉。主动对抗训练是医者给予患肢一定的负荷，让患肢进行静力性或动力性的力量对抗训练。通过运动康复疗法，可以使前臂伸腕肌的肌肉放松，恢复前臂伸腕肌肌肉正常的生理功能，减少肱骨外上髁炎复发的可能性。

4）中医康复方法：中医推拿手法、针刺、艾灸等，治疗肱骨外上髁炎都具有良好的效果。

5）物理因子治疗：冰敷、音频电疗、脉冲直流电刺激、红外线等物理因子治疗，对本病也都具有较好的效果。

（四）软骨损伤的康复

1. 膝关节软骨损伤

（1）概述　膝关节软骨损伤主要由直接创伤、间接撞击，或者膝关节扭转负荷引起，损伤后会出现疼痛，关节活动度降低，并可逐渐发展为膝关节骨性关节炎。膝关节软骨损伤的主要临床表现为疼痛，大多在屈膝 30°~50° 时出现疼痛，以上下楼痛、半蹲痛为主要特征，在疼痛角度下负重时出现膝无力现象。有关节游离体时，膝关节伸屈时可有弹响，并出现交锁征。体格检查时，可见股四头肌萎缩、髌骨压痛、股骨滑车压痛，半蹲试验阳性，髌股关节间摩擦音或弹响等体征。影像检查中，X 线检查可协助诊断，MRI 检查可见局部软骨缺损或软骨下骨脱钙。

（2）康复治疗　轻度的膝关节软骨损伤可选择非手术治疗，在避开疼痛角度下进行半蹲位静蹲肌力训练、器械抗阻肌力训练以加强大腿肌肉力量，保护膝关节；并可选用短波、超短波、激光、超声波及中药透入等物理治疗的方法，以减轻患者疼痛症状。

近年来由于关节镜技术的进步和 MRI 的应用，膝关节关节面软骨损伤的诊断得到极大提高。尽管非手术治疗对部分患者可能会有满意的结果，但是因为软骨损伤最终将进展为骨性关节炎，进行关节镜下的微骨折软骨成形术，可为软骨再生提供良好环境，增加软骨的修复。术后康复应遵循个体化原则，根据软骨缺损的面积、部位制定康复计划。康复治疗的目的是通过提供适当的应力刺激，促进软骨愈合，同时恢复关节活动度、灵活性、肌肉力量和本体感觉，达到日常生活或体育活动的功能需要。

1）术后康复第 1 阶段（术后 0~6 周）：最大限度保护软骨修复，术后使用膝关节角度可调支具，股骨或者胫骨病变者支具固定伸直位，髌股关节病变者，支具锁定为 0°~20°。局限性损伤的患者，扶拐用足尖触地负重，由 50% 开始，在可以耐受范围逐渐增加。

鼓励患者在手术后立即进行早期关节活动度训练以减少粘连减轻疼痛，术后 6 周膝关节活动度达到0°～120°。持续被动活动仪在术后可立即应用，开始在0°～45°的范围，以后可以逐渐加大。

使用生物反馈和肌肉电刺激与股四头肌收缩练习相结合，促进股四头肌再学习。鼓励患者进行亚极量股四头肌等长收缩。当关节活动度增加时，增加多角度股四头肌等长练习，但应避免直接接触病变关节软骨的角度。开始多平面直腿抬高（SLR）练习，通过渐进性抗阻练习逐渐恢复正常的髋部肌力。

膝关节活动角度达到85°的时候，可以使用短臂（90mm）功率自行车练习；关节活动度达到110°～115°时可以使用标准阻力固定自行车练习。水中练习可以从术后2～3周开始，应用冰敷和经皮电刺激控制疼痛。

2）术后康复第2阶段（术后6～12周）：本阶段重点在于恢复正常的关节活动度并开始步态。当直腿抬高没有疼痛和迟缓时，可以除去支具，在日常生活活动中使用护膝。过度内翻或者外翻畸形的患者，建议其使用免负荷支具。

负重的进程视病变大小、位置和性质而定。通常术后6周，纤维软骨将开始填充关节缺损，同时开始渐进性负重。有条件时使用计算机压力测定系统辅助患者逐渐增加相关肢体的负荷；也可以采用减重训练系统和水下跑台治疗。进展到正常步态常需要2～3周，继续进展辅助下主动关节活动度练习，在术后12周或12周以前达到全范围的关节活动。

肌力的增加对于康复过程安全进行和获得最佳功能恢复结果至关重要，可使用开链运动与闭链运动肌力练习相结合的方法，避免在病变部位产生高负荷。闭链运动活动应在0°～60°的运动范围内进行，关节活动度和负重逐渐增加后，增加在0°～45°范围内的小角度静蹲练习，并与渐进性抗阻练习相结合。一般在术后3个月之内不应进行开链伸膝运动。

患者达到50%负重的能力时，可以开始本体感觉和平衡训练，在矢状面和冠状面的平衡板上进行，有条件时在平衡系统进行。当肌力和平衡增加后，患者可以进行弹力带肌力练习，在倾斜跑台上逆向行走可以增加股四头肌肌力。继续进行患侧下肢灵活性练习，当膝关节活动度增加后增加股四头肌牵伸练习。

3）术后康复第3阶段（术后12～18周）：本阶段重点在于恢复正常功能活动所需要的肌力。继续第2阶段中使用的治疗措施，闭链运动可以在更大的关节活动度范围内进行。开始下台阶练习，在不接触病变位置的角度下，增加开链伸膝练习，可由40°～90°的范围开始，并进展到全范围角度，但髌骨或股骨滑车手术患者，在进行该练习时应格外小心。开始进行持续抗阻下腘绳肌屈曲练习，使近端肌力进一步增加，在多平面和干扰情况下进行平衡和本体感觉练习。在术后4个月时，进行等速肌力测试，肌力预期目标为达到对侧肢体的85%，如果达到的患者，可以进入健身房和家庭训练。

4）术后康复第4阶段（术后18周后）：本阶段为运动员重返体育运动进行准备。当手术侧肢体的肌力达到对侧肢体的85%时，可以开始在跑台上进行向前跑动练习。进行单腿跳测试和交叉单腿跳测试，根据情况做出是否参加体育运动的决定。在重返体育活动之前，应在关节活动度、灵活性、肌力、力量和耐力方面达到全部正常。

2. 半月板损伤

（1）概述　膝关节半月板损伤是最常见的运动创伤之一，运动时小腿固定，股骨内外旋或内外翻位，再突然伸直或下蹲时，半月板与股骨髁及胫骨平台的活动不协调，如果半月板受到挤压则会造成撕裂，多见于足球、篮球、体操等项目运动员。

半月板是位于膝关节间的半月形软骨板，膝关节有内外侧两个半月板，内侧半月板呈"C"形，边缘与关节囊和内侧副韧带深层相连；外侧半月板呈"O"形，中后1/3处有腘肌腱将半月板和关节囊隔开。半月板与关节囊相连的边缘部分及外1/2及前后角附着点有血供，内侧部分没有血管，因此只有边缘中外部分的损伤才有可能愈合。

膝关节半月板损伤的患者多数有明确的外伤史，临床表现主要为以下几点。①疼痛：一般认为，疼痛恒定出现在一侧是半月板损伤的特点。②关节积液：受伤后出现创伤性滑膜炎，积液多少与运动量及强度有关。③弹响：膝关节活动时在损伤侧可听到弹响声，有时伴有该侧疼痛。④膝关节交锁：运动中膝关节突然不能伸屈，常伴有酸痛即是"交锁"，有的病人在伸屈和扭转时可自行"解锁"。体格检查时，可见浮髌试验阳性、股四头肌萎缩、关节间隙压痛、摇摆试验阳性、麦氏征阳性等体征。关节造影、MRI等影像学检查是必要的影像学临床方法。

（2）康复治疗　急性损伤时，膝关节穿刺抽出积血后，用石膏或棉花腿加压包扎固定2～3周，以减少出血、减轻疼痛。半月板损伤大多不能自愈转为慢性，若病人症状明显，经常出现膝关节交锁，可选择关节镜下的手术治疗，术后康复治疗方案如下：

1）术后第1阶段（术后0～1周）：康复目的为减轻疼痛、肿胀、早期肌力及活动度练习，以防止关节粘连、肌肉萎缩。①手术当天：开始活动足趾、踝关节；踝泵练习，用力、缓慢、全范围屈伸踝关节，5分/组，1组/小时；股四头肌、腘绳肌等长练习，在不增加疼痛的前提下尽可能多做，大于500次/天；术后24小时后可扶拐下地行走。②术后第1～2天，开始直抬腿练习、侧抬腿练习及后抬腿练习，30次/组，3～4组/天；开始负重及平衡练习，保护下双足分开同肩宽，在微痛范围内左右交替移动重心，5分钟/次，2次/天；如疼痛肿胀不明显，可扶单拐或不用拐下地，但不鼓励多行走。③术后第3天：继续以上练习，根据情况决定开始屈曲练习，微痛范围内，达尽可能大的角度，10分钟/次，1次/天。④术后第4天：开始单腿站立平衡练习，5分钟/次，2～3次/天；开始俯卧位主动屈曲练习，30次/组，2～4组/天；可以沙袋为负荷，在0°～45°屈伸范围内进行，练习后如关节肿痛即刻冰敷；进行主动屈膝达90°练习。⑤术后1周：被动屈曲练习，被动屈曲角度至100°～110°；可单足站立，可不用拐短距离行走；开始立位主动屈曲大于90°，抗阻屈至无痛的最大角度保持10～15秒，30次/组，4组/天。

2）术后第2阶段（术后2～4周）：加强活动度及肌力练习，提高关节控制能力及稳定性，开始恢复日常活动。①术后2周：被动屈曲练习至110°～120°；开始前后、侧向跨步练习，动作缓慢、有控制、上身不晃动；力量增强后，可双手提重物为负荷训练，组间间隔30秒，2～4组连续，2～3次/天；开始靠墙静蹲练习，随力量增加逐渐增加下蹲的角度，2分钟/次，间隔5秒，5～10次/组，2～3组/天。②术后3周：被动屈曲练习角度达120°～130°；开始单膝蹲起练习，在0°～45°范围蹲起，要求动作缓慢、有控制、上身不晃动，必要时可双手提重物以增加练习难度，20次/组，间隔30秒，2～4次/组，1～2次/天。③术后4周：被动屈曲角度逐渐至与健侧相同；坐位抗阻伸膝，使用沙袋等负荷练习，30次/组，组间休息30秒，4～6组，2～3次/天。

3）术后第3阶段（术后1～2个月）：关节活动度至正常，强化肌力，改善关节稳定性，恢复日常生活各项活动能力及轻微运动。①台阶前向下练习。②保护下全蹲，双腿平均分配体重，尽可能使臀部接触足跟，3～5分钟/次，1～2次/天。③开始游泳，跳绳及慢跑。④运动员开始专项运动中基本动作的练习，运动时戴护膝保护。

4）术后第4阶段（术后3个月）：开始专项运动训练。

不同部位的半月板修复术后，在负重康复训练中，需要注意以下几点：①半月板前、后角损伤缝合术后，可早期部分负重；②半月板体部损伤缝合术后，4周内患肢完全不负重，并且术后1～2周内不进行屈曲练习，术后4周内不进行主动屈曲练习，被动屈曲每周进行2～3次练习。其他患者可参照上述方案进行康复治疗和训练。

第四节　截肢后的康复

随着自然灾害、交通事故及周围血管疾病等增加，导致截肢人数不断上升。截肢不但给患者带来巨大的身心伤害，也严重影响了其工作、生活、学习，给家庭和社会带来沉重的负担。因此，对截肢患者及时安装理想假肢，积极地康复治疗，使受损的功能得以最大限度恢复和重建，对提高截肢患者的生活质量具有重要的现实意义。创伤、肿瘤、周围血管疾病和感染是截肢的主要原因。

一、概述

（一）定义

截肢（amputation）是指肢体全部或部分切除，其中经关节的截肢称为关节离断。目的是将没有生机或没有生理功能、因局部疾病严重威胁生命的肢体截除，以挽救患者的生命。

截肢后康复是指以假肢装备和使用为中心，重建丧失肢体的功能，减轻截肢对患者身心造成的不良影响，重建具有生理功能的残肢，使患者早日重返社会。

（二）流行病学特点

目前，在我国残疾人中肢体残疾者约为877万人，占残疾人总数的14.6%。在美国，周围血管病或同时合并糖尿病而截肢占截肢发生率的50%，上升到截肢原因的第一位。在我国因周围血管病、糖尿病而截肢者也逐渐增多。截肢年龄高峰在18～24岁，男性占大多数。就截肢的部位来讲，下肢截肢者大约占85%，左右侧肢体的截肢率大约相等。

（三）截肢原因

创伤、肿瘤、周围血管疾病和感染是截肢的主要原因。

1. 创伤性截肢　创伤导致肢体无法修复、存活后肢体无功能或不可纠正的严重畸形，须尽早截肢。

2. 肿瘤截肢　肢体发生恶性肿瘤，须尽早截肢。少数良性肿瘤，侵犯范围较广，造成肢体无功能。例如骨肿瘤。

3. 血管病性截肢　血管病变使局部的血运障碍，例如血栓闭塞性脉管炎。

4. 糖尿病截肢　糖尿病足的神经营养和感觉障碍，最后导致足溃疡、感染、坏死。

5. 感染性截肢　肢体严重感染，威胁患者生命，如气性坏疽。

6. 神经性疾病截肢　如脊髓栓塞综合征，造成下肢神经部分麻痹，足逐渐发生马蹄内翻足畸形，足皮肤神经营养障碍，促使足外侧负重部位破溃形成溃疡，经久不愈，对行走功能造成严重影响。

（四）临床特征

截肢主要表现为肢体缺失，带来一系列的功能障碍，如运动功能障碍、感觉功能障碍、心理障碍、参与障碍以及疼痛等。患者严重的心理障碍，表现为极度痛苦、自卑、抑郁、焦虑等，常常阻碍截肢后康复的进程。截肢后常见并发症如幻肢痛、残端肿胀、感染、瘢痕、残肢关节挛缩畸形等。

二、康复评定

（一）全身状况的评定

此评定主要评价患者的年龄、性别、截肢原因、截肢日期、截肢部位、截肢水平、术后伤口处理、患者心理素质、患者精神状态、家庭、经济情况、是否患其他疾病等。整体评价患者能否具备安装假肢及使用假肢的能力。

（二）残肢的评定

残肢状况对假肢的安装和假肢配戴后的代偿功能有着直接的影响。理想残肢应有一定的长度，无畸形，呈圆柱状外形，关节活动、肌力、软组织条件良好，无疼痛，残端可以负重。残肢的评定主要内容包括：

1. 残肢外形 残肢外形不良直接影响假肢接受腔的配戴，残肢形状以圆柱形为佳，而不是传统的圆锥形。

2. 关节活动度 关节活动度受限直接影响假肢的代偿功能，甚至不能安装和配戴假肢。

3. 残肢畸形 残端畸形直接影响假肢的穿戴。如膝上截肢伴有髋关节的屈曲外展畸形。

4. 皮肤情况 皮肤条件的好与坏，如瘢痕、溃疡、窦道等直接影响假肢的配戴。

5. 残肢长度 残肢长度影响假肢种类及残肢对假肢的控制能力，如假肢的悬吊能力、稳定性、步态和代偿功能等。理想的膝下截肢的长度为15cm左右，膝上截肢的长度为25cm左右。

6. 肌力 肌力的大小直接影响假肢配戴和功能发挥。上肢残存肌肉的多少及其产生的肌电信号，是判断能否配戴肌电假手的重要依据。下肢肌力不良，配戴假肢后会出现异常步态。

7. 残肢痛 明确疼痛程度、疼痛发生的时间及引起残肢痛的原因。

8. 幻肢痛 一部分病人截肢后有残端钳夹样、烧灼样或刺割样疼痛感觉，其原因尚不清楚，多在数周内自行消退。

（三）假肢的评定

假肢是用于替代整体或部分缺失或缺陷肢体的体外使用装置，用于弥补截肢者缺失的肢体，恢复代偿其失去的肢体功能的辅助工具。一般假肢分为临时假肢与正式假肢。临时假肢是在截肢后，残肢尚未定型良好，为穿着训练制作的接受腔。为这种训练临时接受腔上安装骨骼式支撑部件等而用于训练的假体称为临时假体。正式假肢是残肢状态稳定后，使用耐久性强的材料制作接受腔，并且支持部和外装饰用材料也是可长期使用的材料，由这些部件制作成的假肢称为正式假体。

1. 穿戴临时假肢的评定

（1）临时假肢接受腔的适合情况 临时假肢接受腔应该与残肢完全适合良好，残肢表面整体与接受腔内壁也要紧密接触相适配，不产生局部压迫和疼痛，残肢末端与接受腔底部同样要紧密接触。

（2）假肢悬吊能力 主要取决于残肢长度及接受腔的适应程度，如果悬吊能力差，行走时假肢上下窜动，会影响其代偿功能。具体评定时可以通过站立位残存负重与不负重时拍摄残肢的X线片，测量残端皮肤或骨端与接受腔底部的距离变化来判断。一般负重与不负重位的距离变化不应超过2cm，超过2cm时悬吊能力不良。如果悬吊能力不良，就要对假肢进行处理。

（3）假肢对线 对线是指为使假肢发挥出所期望的功能，确定关节、支撑部件及其他部件相对于接受腔所构成的位置（包括角度）关系。对线主要起运动身体作用，根据人体解剖学的构造和各部分的配合关系，通过对线来调整和确定假肢、关节和接受腔之间的位置和角度关系，使之既符合人体的自然体位，又便于假肢在日常生活和工作中发挥代偿作用。

（4）上肢假肢背带与控制索系统 对背带与控制索系统的安装是否符合要求，开闭假手时所需要的拉力是否合适，假手捏和握的力量是否满意及控制索的性能、质量均要进行认真的评估。

（5）假手功能 要评估假手的开闭功能（分别在口的附近和会阴附近水平处检查假手的开闭功能）、灵活性、协调性，尤其是日常生活活动能力的评估。

（6）穿戴下肢假肢后残肢情况 了解穿戴假肢后残存情况可以进一步判断假肢接受腔的适合程度，残肢有无局部受压，皮肤有无红肿、硬结、破溃、皮炎及疼痛，残肢末端有无因与接受腔接触不良、腔内负压造成局部肿胀等。

（7）步态 注意穿戴后行走时的各种异常步态，综合分析产生的原因。步态与截肢水平、残肢状况、其他肢体情况等有直接关系。

2. 穿戴正式假肢后的评定

（1）上肢假肢的评估 主要包括：假肢长度；接受腔适配情况；肘关节屈伸活动范围；前臂旋转活动范围；肘关节完全屈曲所需要的肩关节屈曲角度；肘关节屈曲所需要的动力；控制系统的效率要在50%以上；肘关节屈曲90°假手动作；假手在身体各部位的动作；肘关节组件的不随意动作，即步行及外展60°位时，肘关节不得锁住；对旋转力和拉伸力的稳定性。

（2）下肢假肢的评定

1）假肢本身的评定：下肢假肢是否严格按照假肢处方制作、接受腔上缘及接受腔内壁加工的情况是否良好，重量是否控制在最小限度，与健肢侧比较，膝关节及踝关节的动作，关节活动时有无异常声音。

2）站立位的评定：检查残肢是否完全纳入接受腔内，即坐骨结节是否在规定的位置上，从阀门口挤出的软组织情况是否适当。然后使双足跟部间隔5～10cm，在双腿平均承重状态下，进行下列检查。残肢长度（小腿假肢，双侧下肢应等长；大腿假肢，假肢侧一般较健侧短1～2cm）、坐骨承载面、膝关节轴、假脚底部是否呈水平（也就是足底的内外侧是否完全与地面接触），膝关节前后方向及内外侧方向的稳定性检查。

3）坐位的评定：截肢者坐位时，接受腔是否有脱出现象；膝关节90°屈曲时，假肢侧膝部比健侧高出的最小量；接受腔前上缘有无压迫，接受腔坐骨承载部位对大腿后肌群的压迫，或者坐在椅子上时，小腿部分是否垂直。

4）步态：分析下肢假肢步行时，是从截肢者前后和左右来观察，一般的方法是寻找步行过程中出现的异常步态。大腿假肢的步态分析比小腿假肢的步态分析要困难得多。首先存在截肢者方面的问题，大腿截肢与小腿截肢相比下肢功能缺损大，再加上假肢方面的因素，所以步态问题就复杂多了。对异常步态首先要客观正确地判断，并分析产生异常步态的原因。如对大腿假肢就要考虑两个方面的问题。其一是截肢者方面的问题，如心理影响：怕跌倒、对假肢功能有疑问、依赖心理等；全身状态：视觉、听觉功能降低、平衡感差等；髋关节与残肢异常：髋关节屈曲或外展挛缩，外展肌力不足，残肢痛等。其二是假肢方面的问题，如接受腔适配不良、对线不良、假肢重量及重心位置不合适、关节和假脚结构及功能不合适。

5）行走能力：一般以行走的距离、上下阶梯、过障碍物等指标对行走能力进行评估。截肢部位不同，水平不同，行走能力各异，除去其他因素外，一般截肢水平越高行走能力也越差，一侧小腿、另一侧大腿截肢者行走能力更差，以双侧大腿截肢的行走能力最差。

3. 假肢装配后的整体功能评定　假肢装配后的整体功能分为：Ⅰ级为完全康复，仅略有不适感，能完全自理生活，恢复原工作，照常参加社会活动；Ⅱ级为部分康复，仅有轻微功能障碍，生活能自理，但不能恢复原工作，需改换工作；Ⅲ级为完全自理，生活完全自理，但不能参加正常工作；Ⅳ级为部分自理：生活仅能部分自理，相当部分需要依赖他人；Ⅴ级为仅外观、美容改善，功能无好转。

（四）　日常生活能力（ADL）评定

由于患者已经截肢，对日常生活能力影响较大，故 ADL 评分有重要意义，如 Barthel 指数评定法等。

三、康复治疗

（一）　心理疗法

截肢后患者的心理变化主要会经历抑郁或焦虑阶段、对抗的独立阶段和适应阶段。

截肢后康复初期截肢者精神上所受的打击胜过身体所受的打击，患者会有自杀的想法或者自杀的行为。针对患者对生活缺乏自信心产生的依赖性心理反应，应鼓励患者树立生活的信心，可通过展示过去成功患者的例子，助其重新认识自我的价值，帮助患者尽快在日常生活和训练中建立新的应对行为模式。截肢后康复后期，由于生活方式的变化和由此产生的社会角色的转变，患者面对新生活、工作感到选择性困难，此时，要帮助患者进行求职咨询、职前培训等，帮助其看到自己的潜能，努力适应新环境，早日回到生活中并重返社会。

（二）　物理因子疗法

针对患者的残肢采用声、光、电、热、磁等人工或自然物理因子治疗，例如超声波、音频治疗、红外线疗法等，主要作用包括消炎、镇痛、松解粘连、软化瘢痕、改善残端血液循环。

（三）　运动训练

运动治疗主要包括改善关节活动度、增强肌力、预防肌肉萎缩、改善有氧运动能力及缓解疼痛等，一般术后第二天可给予运动训练，主要包括关节活动度训练、肌力训练、增强残肢皮肤强度的训练等。

1. 关节活动度训练　上肢截肢早期训练肩关节活动可以防止肩关节挛缩。前臂截肢后加强肩、肘关节活动，以防止肘关节僵直。大腿截肢后早期一定要强调髋关节的内收和后伸运动训练，防止髋关节屈曲外展畸形的发生。小腿截肢时膝关节的屈曲运动训练是很重要的，尤其是伸直的运动训练更重要，一旦发生膝关节屈曲畸形，将严重影响假肢的穿戴。关节活动度训练时要以主动功能训练为主，兼顾被动关节活动度训练。当患者残端主动关节活动受限或发生关节挛缩时，重点进行被动关节活动度训练。

2. 肌力训练　前臂截肢者应做抗阻力肘关节屈伸活动，来增强肘关节屈伸肌力，并要训练前臂截肢后前臂残留的肌肉，其方法是进行幻手的用力握拳和伸直手指的活动。大腿截肢者主要训练髋关节的屈、伸、外展和内收肌肉，可以做抗阻力的外展、前屈、后伸活动。小腿截肢者主要训练股四头肌，可以做抗阻力的伸膝和屈膝活动，并要训练小腿残留的肌肉，避免残肢肌肉萎缩。残肢肌力良好才能更好带动和控制假肢。

3. 增强残肢皮肤强度的训练　采用按摩的方法，对下肢截肢残肢端皮肤进行承重能力的训练；在安装假肢之前在垫子上进行站立负重训练，以强化残端皮肤功能。

（四）作业疗法

此疗法主要是进行术后的日常生活活动能力指导。患者术后第一天即可在床头进行辅助移动训练，如翻身、坐起、进出轮椅、轮椅操作、如厕、洗漱等日常生活动作，应根据截肢的部位和患者的病情给予指导。

（五）假肢训练技术

1. 临时假肢的训练

（1）穿戴临时假肢的方法　穿戴大腿临时假肢时，患者坐位，在残端包裹绸布，将残肢插入接受腔内，再从阀门口处将绸布拉出，关闭阀门。小腿临时假肢的穿戴方法是患者坐位，断端穿上袜套，将屈曲膝关节穿上内衬套，然后将残肢插入接受腔，系好固定带。将残肢先穿戴柔软的袜套，然后再套上软衬套，最后残肢插入接受腔内，残肢末端与接受腔底部是不能留有空隙的，如有空隙则造成残肢末端局部负荷压力，使残肢端红肿、疼痛、破溃及角化。

（2）站立位平衡训练　①患者站立于平行杠内，手扶双杠反复训练重心转移，体会假肢负重的感觉和利用假肢支撑体重的控制方法。②训练双手脱离平行杠的患肢负重，单腿平衡等。③传接篮球训练：将篮球抛向上下左右各个方向，使患者在改变体位时掌握身体的平衡。

（3）迈步训练　开始在平行杠内进行，双足间隔保持10cm左右。

1）假肢的迈步训练：将假肢退后半步，使假肢承重；在假肢脚尖接触地面的状态下，将体重移向健肢侧；迈出下肢假肢，使其跟部落在健肢脚尖前面；为使膝关节保持伸展位，臀大肌应用力收缩，防止膝打软腿。对此项训练既要体会用力屈曲残肢使小腿摆出，又要有伸展膝关节的感觉。

2）健肢的迈步训练：此项训练要比假肢的迈步训练困难，首先是将健肢后退半步，使健肢完全承重；将体重移向假肢侧，腰部挺直迈出健肢，尽量使迈步距离大些；提起假肢跟部，使脚尖部位承重，弯曲假肢膝关节。此项训练是通过大幅度迈出健肢来伸展假肢侧的髋关节，掌握假肢后蹬时的感觉。

（4）步行训练　在完成迈步训练以后，在平行杠内进行交替迈步训练，即步行训练。由平衡杆内到平衡杆外，从单手扶杠到完全单独步行训练，也可以借助手杖进行步行训练。注意健肢步幅不要过短，腰部要挺直，残肢要向正前方摆出。应该强调的是一旦穿用临时假肢就不要再乘坐轮椅，更不是每天仅仅1小时的运动训练，而应该坚持每天5~6小时的各种训练。

2. 正式假肢的训练

（1）穿戴正式假肢的条件　残肢成熟定型是基本条件，即经过临时假肢的应用、残肢弹力绷带的缠绕，残肢已无肿胀，皮下脂肪减少，残肢肌肉不再萎缩，连续两周以上残肢无变化，接受腔良好。

（2）上肢假肢的训练　　上肢假肢使用训练远比下肢训练复杂和困难，基本操作从训练截肢者熟悉假肢和假肢控制系统开始，然后训练手部开闭动作和抓握不同形状和大小的物体。在单侧上肢截肢的患者，首先要进行利手交换的训练，使原来不是利手的健肢变成功能性更强的手，而假手主要是起辅助手的作用。对双侧上肢截肢、安装假肢的患者来说，假肢的功能训练就要更加困难和复杂，训练要求所达到的标准也相对高得多。通常要为截肢者选用各种工具性手部装置，进行实际操作训练。

（3）下肢假肢训练　　在训练初期，不能让截肢者过于着急，在平衡问题上，冠状面与矢状面相比，冠状面的平衡较难掌握。在指导截肢者使用臀中肌的方法时，让截肢者掌握只用假脚外侧站立的方法会收到较好的效果。让截肢者面对镜子观看自己用假肢行走的步态，对各种异常步态予以纠正。还要能在沙土地、石子路等不平整的路面上行走，要进行上下阶梯、迈步、跨过窄沟及障碍物的训练，灵活性训练，以及倒地后站立、搬运物体、对突然意外做出快速反应的训练等。

（六）残肢并发症的康复治疗

1. 残肢皮肤破溃、窦道、瘢痕、角化　　常见的原因有假肢接受腔的压迫、摩擦，尤其是残端的皮肤瘢痕更容易破溃。治疗方法：①修整接受腔；②换药；③对经久不愈的窦道需进行手术扩创；④紫外线、超短波等配合抗生素药物治疗；⑤可使用硅橡胶制成的软袜套，套在残肢上，减少和避免皮肤瘢痕受压或摩擦。

2. 残肢关节挛缩　　常见原因有术后关节长期处于不合理的位置，如长时间残肢后侧垫枕；截肢术后残肢关节没有合理固定，如小腿截肢后膝关节未固定在伸直位；瘢痕挛缩。术后尽早进行功能锻炼是预防挛缩的最有效方法。一旦发生挛缩，其纠正方法为：①加强主动和被动关节活动；②更换体位，用沙袋加压关节；③严重者需手术治疗。

3. 残肢痛　　原因主要有神经断端部刺激、断端循环障碍、断端肌肉异常紧张、中枢神经因素等。应根据致痛原因进行治疗。如果是残端骨刺，可将骨刺切除，修正残端；如果是神经瘤造成，则切除神经瘤。

4. 幻肢痛　　幻肢是主观感觉已切除的肢体仍然存在，以远端肢体部分更为清晰，有些患者甚至觉得自己可随意运动幻肢并能感受到外界对幻肢的刺激，这种现象称为幻肢觉。处理：①心理疗法：利用催眠、松弛、合理情绪等疗法等；②物理因子治疗：超声治疗、低中频脉冲电疗等；③中枢性镇静剂：一般疼痛可用阿米替林、丙米嗪等；④针灸疗法；⑤其他：如尽早穿假肢、运动疗法等。

第五节　人工关节置换术后康复

随着人口老龄化加剧，关节病发病率增高和人们对生活质量要求提高，接受人工关节置换的人数近年来在成倍增长。关节置换术增加了患者的活动能力，减轻了患者疼痛。关节置换术后的康复治疗不仅是提高手术疗效的有效手段，也是提高患者日常生活活动能力、减少术后并发症、使其最终回归社会的关键。

一、概述

（一）定义

人工关节置换术（arthroplasty）是指用人工关节替代病变关节结构，以恢复关节功能。全关节置换是将关节两侧的骨关节部分都用假体置换，其关节结构由两个不同材料的半关节组成。关节的骨干端多采用金属干髓腔插入式，关节面多采用超高分子聚乙烯假体。人工关节置换术后康复的目的是最大限度恢复患者的关节功能及日常生活活动能力，减少手术并发症，使患者最终回归正常人的生活。95%以上术后病人的假体使用率≥10 年。关节置换技术在现阶段主要包括髋关节置换手术和膝关节置换手术。

（二）流行病学特点

随着人们期望寿命的增加和对生活质量要求的提高，关节置换手术的开展数量在各国都呈上升趋势，如澳大利亚的关节置换手术的数量在过去几年中一直处于增长趋势，每年的增长率都在5%以上，2003～2004 年度与1994～1995 年度相比增长了84.5%，随着老年人口的增加和年轻人更多采用关节置换手术，在未来关节置换手术仍会保持现有的增长趋势，随着人们寿命的增长，翻修手术的数量也会增加。加拿大的数据也显示2001～2002 年与2000～2001 年相比全髋置换手术和全膝置换手术的数量分别增加了19%和62%。我国开展的人工关节置换术的数量虽然没有数据报道，但总的趋势和国外一样也呈上升趋势。

（三）临床特征

1. 疼痛　关节置换手术的主要目的是缓解疼痛、重建关节功能，其中缓解疼痛尤为重要，绝大多数患者因为疼痛而要求行关节置换手术，但是术后早期疼痛仍然是最常见的并发症，由多种原因引起，早期多因手术创伤、血肿、组织反应和功能康复锻炼引起。

2. 关节活动度受限　术前缺乏活动的关节，关节液不能有效循环，使纤维蛋白沉积，同时滑膜细胞活跃增生，产生大量液体和纤维蛋白组织，使得关节粘连和僵硬。术后如不及时活动患肢，新生胶原组织在术后第2 天即开始迅速沉积在关节周围，肌腱滑膜组织肥厚粘连，必将限制关节活动。

3. 肌力低下　术前患者由于患关节疼痛、水肿、关节活动受限，常导致关节周围肌肉不同程度的肌肉萎缩、肌力下降，加上手术损伤关节周围组织，进一步削弱关节周围肌肉力量。

4. 常见的并发症

（1）骨折　关节置换术后骨折多发生在假体周围，初次人工关节置换术后假体周围骨折较为少见，但翻修术后骨折的发生率相对有所提高。

（2）脱位　手术因素或术后使用不当等原因可致假体脱位。髋关节置换术后出现活动受限，下肢处于缩短、内收内旋或外旋位时，就应该怀疑脱位。如有膝前疼痛、膝无力、活动时关节摩擦感、髌骨弹跳感等症状说明髌股关节不稳，应怀疑髌骨半脱位。X 线检查有助于诊断。

（3）深静脉血栓形成　是人工关节置换术后围手术期最为严重的并发症之一，深静脉血栓可以造成肢体血循环异常，但其真正的危险性在于由血栓继发的肺栓塞。主要症状是下肢局部发红、肿胀、疼痛等，可触及条索状肿物并有压痛。但有许多患者是无症状性的。因此，要对关节置换术后特别是有血栓栓塞史、使用激素、肥胖、糖尿病、下肢静脉曲张等危险因素的患者进行早期诊断和治疗。

（4）假体松动　假体无菌性松动的主要症状是疼痛，髋臼假体松动可引起腹股沟处疼痛，股骨假体松动可引起大腿疼痛，膝部假体松动引起局部疼痛。往往在负重、行走或活动时加重，休息或静息时消失或减轻。

二、康复评定

（一）全身状况的评定

此评定主要是对患者原发疾病、全身健康状况、心肺功能、精神状态的评估。

（二）术后伤口愈合情况

检查局部皮肤有无红、肿、热等感染体征，观察伤口有无渗出、化脓等情况。

（三）关节肿胀情况

由于手术反应，患者会出现局部关节肿胀，但需区分是由于关节积液还是关节周围软组织水肿造成的水肿，关节周围软组织的围径可作为客观指标。

（四）患肢肌力

对关节周围肌力进行测评，评定肌肉力量是否影响手术关节稳定性情况。采用 MMT 评定，必要时进行器械评定。

（五）关节活动度

对手术关节活动度进行主动和被动关节活动度测定，以寻找关节活动障碍的原因，指导康复训练。

（六）步态分析

主要进行一般步态分析，包括：步长、步频、行走速度、步态周期。全髋关节置换术后患者常见的异常步态为步长、步频、步速明显变小，患肢支撑相缩短、摆动相延长，双支撑相延长，髋关节活动范围减小。

（七）功能性活动能力

可采用纽约特种外科医院（hospital for special surgery，HSS）人工全髋关节置换 Harris 评分表（表3-3）和人工全膝关节置换术评分表（表3-4）。

表3-3　HSS 人工全髋关节置换 Harris 评分表

项目	得分	项目	得分
Ⅰ疼痛（44分）		Ⅱ功能（47分）	
A. 无疼痛或可忽略	44	1. 步态（33分）	
B. 轻微或偶然疼痛	40	（1）跛行（11分）	
C. 轻度疼痛不影响平常活动；如在个别活动时有中度疼痛需服用阿司匹林	30	a. 无	11
		b. 轻度	8
D. 中度疼痛，能忍耐，日常生活或工作受到某种程度限制，有时需要服用阿司匹林等更强的止痛药	20	c. 中度	5
		d. 严重	0
		（2）帮助（11分）	
E. 慢性疼痛，活动严重受限	10	a. 无	11
F. 完全病残、跛行、卧床痛、卧床不起	0	b. 长时间行走需用手杖	7

项目	得分	项目	得分
II 功能（47 分）		（3）坐（5 分）	
c. 大部分时间用手杖	5	a. 可坐普通的椅子 1 个小时，无不适	5
d. 用一个拐杖	3	b. 可坐高椅子半个小时，无不适	3
e. 用两个拐杖	2	c. 不能舒适地坐任何椅子（不能超过半小时）	0
f. 不能行走	0	（4）乘坐公共交通工具（1 分）	
（3）行走距离（11 分）		a. 能	1
a. 不受限	11	b. 不能	0
b. 行走 1000 米以上	8	III 无畸形（4 分）	
c. 行走 500 米左右	5	1. 固定屈曲挛缩<30°	1
d. 不能行走	0	2. 固定内收畸形<10°	1
2. 活动（14 分）		3. 伸直位固定内旋畸形<10°	1
（1）上楼梯（4 分）		4. 肢体不等长<3.2cm	1
a. 正常	4	IV 活动范围（5 分）	
b. 正常但需扶扶手	2	（各指标分值=各活动弧度×相应的指数）	
c. 使用任何方法	1	1. 屈曲 0°～45°×1.0；45°～90°×0.6；90°～	
d. 不能上楼	0	110°×0.3	
（2）穿鞋和袜子（4 分）		2. 外展 0°～15°×0.8；15°～20°×0.3；>20°×0	
a. 容易	4	3. 伸直位外旋 0°～15°×0.4；>15°×0	
b. 困难	2	4. 伸直位内旋任何范围均为 0	
c. 不能	0	5. 内收 0°～15°×0.2	
		活动范围的总得分=各指标分值的总和×0.05	

注：满分 100 分。优 90～100 分；良：80～89 分；中：70～79 分；差：<70 分

表 3-4　HSS 人工全膝关节置换术评分表

项目	得分	项目	得分
疼痛（30 分）		活动度（18 分）	
任何时候均无疼痛	30	每活动 8°得 1 分，最高 18 分	
行走时无疼痛	15	肌力（10 分）	
行走时轻微疼痛	10	优：完全对抗阻力	10
行走时中度疼痛	5	良：部分对抗阻力	8
行走时严重疼痛	0	中：能带动关节活动	4
休息时无疼痛	15	差：不能带动关节活动	0
休息时轻微疼痛	10	屈膝畸形（10 分）	
休息时中度疼痛	5	无畸形	10
休息时严重疼痛	0	0°	10
功能（22 分）		<5°	8
行走、站立无限制	12	5°～10°	5
行走 5～10 街区（2.5～5km）	10	>10°	0
行走 1～5 街区（0.5～2.5km）	8	稳定性（10 分）	
行走至少 1 街区（0.5km）	4	正常	10
不能行走	0	轻微不稳	8
能上楼梯	5	中度不稳	5
能上楼梯，但需支具	2	严重不稳	0
屋内行走，无须支具	5	减分项目	
屋内行走，需要支具	2	使用单手杖	-1

续表

项目	得分	项目	得分
使用单拐杖	−2	伸直滞缺 15°	−5
使用双拐杖	−3	外翻每增加 5°	−1
伸直滞缺 5°	−2	内翻每增加 5°	−1
伸直滞缺 10°	−3		

注：满分 100 分。优>85 分。良 70 ~84 分；中：60 ~69 分；差：<59 分。

三、康复治疗

（一）人工全髋关节置换术后康复

1. 术前康复指导和训练　术前康复训练是为术后关节和全身功能恢复建立基础的预防性训练。术前康复训练主要包括良姿位摆放，训练引体向上运动，训练床上排便习惯，指导下肢肌肉锻炼方法，包括等长和等张收缩训练，关节活动训练，指导正确使用拐杖等的训练程序等内容。

2. 术后康复治疗

（1）术后第 1 周　康复目的是减轻患者症状，促进创口愈合，防止肌肉萎缩，改善关节活动度。

1）物理因子疗法：①术后第 1 天，可使用冰袋置于手术的髋关节部位进行冷疗，每次 30 ~60 分钟，每日 1 ~2 次。②经皮电刺激疗法：采用频率为 100Hz 的双通路四电极，分别置于手术切口两侧，每次 20 ~40 分钟，每日 1 ~2 次。

2）体位摆放：仰卧位时髋关节可轻度外展 20° ~30°，防止患肢内收内旋，用箱型足夹板或"丁"字鞋防止髋关节伸髋外旋。病人翻身时伸直术侧髋关节，保持旋转中立或在两腿之间垫一枕头。对于髋关节置换术患者，应避免四种危险体位：①屈髋超过 90°；②患肢内收超过身体中线；③屈髋内旋；④伸髋外旋。

3）肌力训练：①股四头肌、腘绳肌、臀大肌等静力性收缩。②术后第 3 天开始被动屈髋，外侧路入口患者为 15° ~30°，后侧路入口患者被动屈髋<10°，被动屈髋可借助吊带或健肢带动患肢或膝下垫枕或用 CPM 机完成。③膝下垫枕直腿抬高，持续 10 秒，每天 10 ~20 次。此动作是为了加强股四头肌的肌力训练，注意在早期不宜用直接直腿抬高进行股四头肌的力量训练。④抬臀训练，一般在术后第 5 天完成。在完成此动作时应注意在膝下垫枕使髋屈曲 10° ~20°。治疗师双手托住双侧髋关节，防止动作完成的过程中出现髋关节的旋转。⑤患膝下垂摆动，以增加膝关节的活动范围和肌力，防止膝关节周围软组织粘连。

4）转移训练：①主要为床上转移以锻炼髂腰肌，即向侧方移动。注意在他人帮助下抬患髋或患膝时，患髋勿内收。②翻身训练：鼓励患者向患侧翻身，早期向健侧翻身，必须在他人的帮助下维持患髋于外展中立位，翻身时两腿间需夹垫枕。

（2）术后第 2 周　加强患侧下肢不负重下的主动运动，改善关节活动范围，进一步提高肌力，增加床上自主活动能力。

1）关节活动训练：在无痛范围下进行主动的患侧髋膝屈伸能力训练或逐渐抬高床头高度，直至患者能在床上半坐位。侧入路切口患者屈髋 45° ~60°。后入路切口患者<30°。有条件的病人做直立床训练。

NOTE

2）股四头肌肌力训练：①助力下直腿抬高 30°，持续 10 秒，重复 20 ~ 30 次，每天 3 组；②小腿自然垂于床边，做主动伸膝运动。活动中避免髋部的旋转。

3）床边体位变换及转移训练：①半坐位→仰卧位→半坐位转移练习：利用双上肢和健腿支撑力向侧方移动身体，并与床边成一定角度。患侧下肢抬离床面与身体同时移动，使得双小腿能自然垂于床边。然后双上肢及健腿用力支撑半坐起。患髋弯曲不要超过 70°（后入路切口）或 90°（侧入路切口）并保持两腿分开，半坐起后可在背部用支持垫稳住。仰卧则是上面的逆向重复。要求高床脚、硬板床，以减轻患者坐起时患髋的屈曲程度。②坐起→站立→坐的转换练习：患者在高床边坐位下，健腿在后着地，患腿朝前放置（防止内收及旋转），利用健腿的蹬力和双上肢在扶手的支撑力下站起；注意在转换过程中避免身体向两侧转动。有条件时，利用直立床帮助患者从卧位→站位→卧位的体位转换。站立位下健腿完全负重，患腿可不负重触地。

4）健腿支撑站立平衡练习（患肢为不负重触地）：具体内容略。

（3）术后第 3 周　继续巩固以往的训练效果，提高日常生活自理能力，患腿逐渐恢复负重能力，加强步行训练。

1）仰卧位空踩自行车，20 ~ 30 次，注意患髋屈曲应在 90° 以内，每 10 次为 1 组，每天 3 组。

2）站立位髋关节前屈、后伸、外展、内收肌群的等长收缩练习。

3）四点支撑半桥运动，保持 10 秒，每天 10 ~ 20 次，要求缓慢进行。

4）继续加强患侧股四头肌渐进抗阻练习。

（4）术后 4 周 ~ 3 个月　康复的重点是进一步改善和提高第 3 周的治疗效果，逐渐改善患髋的活动范围，增加患髋的负重能力，使人工置换的髋关节功能逐渐接近正常水平，达到全面康复的目的。

1）步行训练：首先利用平行杆或四脚助行器，再扶双拐行走或健腿支撑三点式步行。练习时以不疲劳为度。患者在 3 个月内持拐步行、过障碍时患腿仅为触地式部分负重。从扶拐杖步行逐渐到扶手杖步行，要求具备下面两个条件：①患者能借助手杖，有足够的支撑力完成步行中支撑期患肢的负重；②患侧股四头肌能完成抗阻的阻力至少 8kg 以上。

上、下楼梯活动，早期主要是扶拐下，健腿支撑上。患腿部分负重时，要求健腿先上，患腿先下，减少患髋的弯曲和负重。

2）在平衡器上训练身体重心转移，逐渐增加患腿的负重量。

3）下肢肌力训练和转移训练同上，让患者自己能正确掌握，以便出院后按要求练习。

4）改善及提高日常生活活动能力训练：穿鞋时用长鞋拔，洗澡入浴盆或上下车时尽可能在髋关节伸展状态下做膝关节的屈曲动作。

3. 注意事项　人工关节的活动范围有限，患者需要特别注意避免关节移位，包括：①3 个月内卧位时，在双腿之间放一个三角枕垫，使关节保持在适当的位置。②在坐、站、躺时避免交叉腿和膝。③坐位时保持双足分开 15cm。④坐位时保持双膝在髋以下水平。避免坐太矮的椅子，加高厕位，使如厕时膝盖保持在髋以下。⑤避免弯腰动作。患者可以考虑购买长柄鞋拔或软鞋，以免穿脱鞋袜时弯腰。⑥避免在双膝并拢双足分开的情况下，身体向术侧倾斜取物、接电话。

（二）人工全膝关节置换术后康复

1. 术前康复指导和训练

（1）指导患者进行患肢股四头肌的静力性收缩练习，以及踝关节的主动运动。

（2）指导患者进行患肢的直腿抬高运动及踝关节抗阻屈伸运动练习。

（3）指导患者使用步行器或拐杖，为术后执杖行走作准备。

2. 术后康复治疗

（1）术后第 1 周　此期的目的是为了减轻病人的症状，促进伤口愈合，防止肌肉萎缩，改善关节活动范围，提高肌力。

1）物理因子疗法：①手术当天，可采用冷疗以减轻和消除肿胀和疼痛。②经皮电刺激疗法，采用频率为 100Hz 的双通路四电极，分别置于手术切口两侧，每次 20 ~ 40 分钟，每天 1 ~ 2 次。

2）良肢位摆放：维持关节功能位，用石膏托固定膝关节，并保持足高髋低位。

3）肌力训练：术后第 2 ~ 7 天，患肢做股四头肌静力性收缩，每次保持 10 秒，每 10 次为 1 组，每天 10 组。做患侧踝关节的背伸运动，每次重复 15 次，每天完成 2 ~ 3 次。

4）关节活动度训练：应用 CPM 机给予患肢在无痛状态下的被动运动，起始角度为 0°，终止角度为 20°，每天 4 小时，在 1 周内尽量达到或接近 90°。

5）推拿疗法：对术侧下肢做轻手法推拿，从肢体远端至近端。

（2）术后第 2 周　重点加强患侧肢体不负重状态下的主动运动，改善关节主动活动度，预防膝周围肌肉组织肌力丧失和挛缩。

1）肌力训练：①卧床直腿抬高练习，抬 30°即可，保证膝关节伸直及背部展平，坚持 5 ~ 7 秒，重复 30 次，每天练习 3 ~ 4 次。可由助力逐步过渡到主动完成直腿抬高运动。避免侧卧外展抬腿（直腿抬高锻炼）。②股四头肌、腘绳肌渐进性肌力训练。

2）关节活动度训练：CPM 机使用角度增大至 90° ~ 100°。

3）负重练习：在平行杠内练习站立，前半周重心在健侧，患侧不负重触地；后半周，重心逐渐向患侧过渡，直至直立于平行杠内。

4）关节松动：关节活动度训练采用 Maitland 手法第 I 级，使患膝在无痛范围内，在关节活动的起始端，小范围有节律地活动。

5）肌肉牵伸：牵伸腘绳肌以防止膝关节屈曲挛缩，股四头肌被动牵伸训练，以增加膝关节的屈曲度。

（3）术后第 3 周　继续训练膝周围肌力，恢复患肢负重能力，加强行走步态训练，训练患者平衡能力，进一步改善关节活动度。

1）肌力和耐力训练：股四头肌、腘绳肌的肌力和肌肉耐力的训练，可从主动训练过渡到抗阻训练。

2）关节活动度训练：①俯卧主动屈膝练习，站立位屈膝练习。②在固定自行车上进行蹬车动作，坐垫由最高开始逐渐下调以增加屈膝角度。

3）平衡训练与步行训练：解除石膏托板后，可利用各种平衡装置或在治疗师帮助下练习站立平衡。步行训练可先在平行杠内进行，逐渐过渡到平行杠外扶拐练习（三点式步态）。拐杖或手杖应在健侧手，这样可以提供最佳平衡和缓解术侧下肢负重。随后在跑步器上进行行走训练，病人目视前方抬头挺胸，臀部不能翘起。

4）ADL 训练：独立完成穿裤、袜，如厕，洗澡等日常生活活动。

（4）术后第 4 周 ~ 3 个月　进一步加强前面的训练效果，增加患肢活动范围及负重能力，

NOTE

以及生活自理能力。

1）屈膝、伸膝训练：如果有膝关节屈曲或伸展挛缩，可以采用低强度、较长时间的自我牵拉练习，也可以借助治疗师或其他外力训练。

2）膝关节短弧度下蹲训练：患者双手扶杠，双腿分开与骨盆同宽，缓慢屈曲髋和膝关节（开始双侧膝关节屈曲控制在30°~45°范围）。足跟不要离开地面，蹲到目标位置时保持5分钟，然后缓慢站起。每组15~20次，每天3组。

3）膝关节小弧度弓步训练：患者双足并立，然后术侧足向前小弓步，使膝关节微屈，再伸直膝关节，接着回到开始位置。每组15~20次，每天3组。注意，患者屈曲的膝关节应与足趾呈一直线，不可超越足趾上方的垂直线。

4）上、下楼梯活动：初期依靠拐杖上下，健腿支撑，逐步过渡到部分负重，要求健腿先上，患腿先下，待病人适应后脱离拐杖。

5）斜坡行走训练：可在轻度倾斜坡面上独立行走，单腿站立，侧步走，跨越障碍物，以改善在不同方向和地面上的活动能力。

6）耐力训练：采用固定自行车或游泳等非冲撞性活动以改善心肺功能和肌肉耐力，使患者获得重返社会所需的力量和耐力。

3. 几种特殊情况康复的注意点

（1）膝关节的完全伸直是保证良好功能与正常步态的重要条件，若膝关节屈曲挛缩仅10°，就会明显影响膝关节功能。因此，要求全膝关节置换术后患者的伸膝正常，但屈膝达105°就可以保证膝的良好功能。某些活动如骑自行车则屈膝要求大于105°。

（2）膝关节屈曲挛缩后即使手术中纠正了屈膝挛缩畸形，但术后仍易复发。术后要坚持将术侧膝关节置于伸直位的处理原则。对屈曲挛缩若使用CPM，宜在手术后4或5天，夜间术侧下肢仍置于伸直位支架。

（3）伸膝肌腱装置断裂或者胫骨结节切骨后，患者的膝关节要固定于伸直位，这样易造成膝关节屈曲受限，但是这种缺点的影响要小于伸膝受限导致步态不稳。在膝伸肌腱装置愈合之前应小心被动活动膝关节以预防软组织挛缩。

第六节　脊柱侧凸的康复

脊柱侧凸（Scoliosis）又称为"脊柱侧弯"，是临床上常见的脊柱畸形，轻度的脊柱侧凸通常没有明显的临床症状和躯体畸形；严重的脊柱侧凸会影响儿童及青少年身体的生长发育，出现身体畸形，甚至影响患者的心肺、脊髓功能。轻度的脊柱侧凸通过康复治疗可以取得良好的效果，严重者需要手术治疗，早期发现、早期康复是脊柱侧凸防治的重要手段。

一、概述

（一）定义

脊柱侧凸是指脊柱在冠状面上向侧方的弯曲，常伴有水平面上的椎体旋转和矢状面上的生理弧度改变，是一种脊柱的空间三维畸形。正常的人体脊柱在冠状面呈一条直线，没有向左或向右的侧凸。国际脊柱侧凸协会定义的脊柱侧凸标准为：应用 Cobb 法测量，在患者全长站立正侧位 X 光片上的脊柱侧弯角度≥10°，即可称为脊柱侧凸症或脊柱侧弯症。

（二） 流行病学特点

目前，根据脊柱侧凸的发病原因，主要分为特发性脊柱侧凸（Idiopathic Scoliosis，IS）、先天性脊柱侧凸（Congenital Scoliosis，CS）、神经肌肉性脊柱侧凸（Neuromuscular Scoliosis，NS）等三种类型，其中特发性脊柱侧凸是最常见的一种类型，约占到全部脊柱侧弯患者的 80% 左右。据相关调查显示，青少年特发性脊柱侧凸（Adolescent Idiopathic Scoliosis，AIS）是儿童肌肉骨骼系统疾病中最常见的畸形之一，约占青少年总数的 2%~3%，占脊柱侧凸患者总数的 80% 以上。我国青少年脊柱侧凸的发病率约为 1.02%，胸段和胸腰段分别占所有脊柱侧弯的 34.7% 和 33.1%，腰段和双弯分别占到 17.7% 和 10.1%；女性患病与男性患病比率为 1.54，女性患者明显多于男性患者，并且在 14~15 岁人群中患病率最高。

（三） 病因及发病机制

在临床中，脊柱侧凸又可分为非结构性脊柱侧凸和结构性脊柱侧凸两类。

1. 非结构性脊柱侧凸 主要由于姿势不正、癔病性、神经根刺激等因素引起，如髓核突出或肿瘤刺激神经根引起的侧凸。此外，腰腿疼痛、双下肢不等长、髋关节挛缩、炎症刺激等因素，也可以导致脊柱侧凸的发生，一旦病因去除后，脊柱侧凸即可恢复正常。

2. 结构性脊柱侧凸 根据发病的原因，可分为特发性脊柱侧凸、先天性脊柱侧凸、神经肌肉性脊柱侧凸、神经纤维瘤病合并脊柱侧凸、间充质病变合并脊柱侧凸、骨软骨营养不良合并脊柱侧凸、脊柱外组织挛缩导致的脊柱侧凸、营养不良性脊柱侧凸等多种类型。其中，特发性侧凸发病原因尚不清楚，近年来国内外学者从遗传学、生物化学、生物力学、内分泌及代谢系统异常、中枢神经系统异常、结缔组织异常等多个角度开展了特发性脊柱侧凸的发病机制研究，但所获得的研究证据仍不确切；先天性脊柱侧凸主要由于脊柱在胚胎时期发育不完善，出现脊椎分节不完全、一侧有骨桥或一侧椎体发育不完全，甚至混合有上述两种因素，造成脊柱两侧生长不对称，继而发生脊柱侧凸；神经肌肉性脊柱侧凸主要是由于神经或肌肉方面的疾病，导致人体肌力不对称，尤其是脊柱两旁的肌力和肌肉不对称，导致脊柱侧凸的发生。

此外，如骨折、椎板切除术后、脊柱滑脱，先天性腰骶关节畸形、风湿病、骨感染、肿瘤及肿瘤放疗后等因素，均可引起脊柱侧凸的发生。

（四） 临床特征

1. 脊柱侧弯畸形 主要表现为脊柱偏离中线，双肩高低不平，肩胛骨一高一低，弯腰时双侧背部不对称等。

2. 疼痛 慢性疼痛是成人脊柱侧凸患者的常见症状，并且与侧弯严重程度有关。在青少年及儿童患者中，疼痛症状较为少见，需要注意发现是否存在潜在的病理变化，如肿瘤或感染等。但对于任何脊柱侧凸的患者，出现疼痛时都应该认真分析疼痛的部位、性质、强度和持续的时间等，以辨别疼痛产生的具体原因。

3. 心肺功能异常 严重的脊柱侧凸患者，可出现心肺功能的障碍，在临床中需要注意询问患者是否存在呼吸短促、心悸、容易疲劳、耐力下降等症状。

4. 神经系统和肌肉功能异常 部分脊柱侧凸患者会出现平衡功能降低、肌肉紧张或无力、感觉缺失等神经功能异常或肌肉病变；多数患者存在骨盆不对称、下肢不等长，甚至出现髋关节脱位等症状。

二、康复评定

在临床中，对脊柱侧凸的患者，除了详细询问患者的病史、症状，还要认真地进行体格检查、影像学评定、心肺功能评定和生活质量评定等，以全面评定和判断患者的病情。

1. 体格评定

（1）常规体格检查　主要评定患者的肌力、耐力、感觉、平衡、协调、活动范围、反射、灵活性，以及穿衣、洗脸等日常活动能力。

（2）直观脊柱检查　嘱患者脱掉上衣，暴露脊柱，分别在站立位、双侧卧位和俯卧位观察患者的脊柱，以及双侧肩锁关节、锁骨上窝、髂前上棘、腰凹和骨盆的对称性，臀沟的偏移程度，是否存在肋骨畸形、双下肢不等长。

（3）前屈弯腰试验　患者面向医生站立，双足并拢，双膝伸直，上肢自然下垂，中指对准脚尖，向前缓慢弯腰90°，医生双眼平视，从患者脊背呈切线位的角度，观察患者脊背部是否对称，如有脊柱侧凸畸形（即一侧隆起）则为阳性。

2. 影像学评定　运用X线、CT等影像学检查手段，可以准确诊断脊柱侧弯的类型和严重程度，帮助医生及患者选择治疗方法和判断疗效。在影像学评定中，重点评价以下内容：

（1）脊柱侧凸角度　常用的方法有Cobb法和Ferguson法，目前国际脊柱侧凸协会确定采用Cobb法为标准进行测量：拍摄标准脊柱全长的正位X线片，先确定某段脊柱侧凸的上下端椎，沿上下端椎的上缘或下缘做切线，此两切线各自垂线的交角即Cobb角，又称为主曲线角度。当Cobb角≥10°时，即可诊断为脊柱侧凸。

（2）脊柱侧凸旋转度　通常采用Nash-Moe法，根据正位X线片上椎弓根的位置，将脊柱旋转度分为5度：0度，椎弓根对称；1度，凸侧椎弓根移向中线，但未超出第一格，凹侧椎弓根变小；2度，凸侧椎弓根已移至第二格，凹侧椎弓根消逝；3度，凸侧椎弓根移至中心，凹侧椎弓根消逝；4度，凸侧椎弓根超出中心，接近凹侧。

目前，CT技术已经广泛应用到临床，在临床中可以充分采用CT尤其是三维CT等评定技术，准确评价患者的脊柱侧弯程度、椎体旋转程度和脊髓受压情况等。

3. 本体感觉评定　在临床工作中，需要评定患者的平衡功能，分析患者是否有潜在的神经肌肉疾患。有条件的医院和科室，可以对脊柱侧凸患者进行本体感觉评价，判定患者的平衡功能和本体感觉。

4. 肺功能评定　在脊柱侧凸患者中，心肺功能异常是其最严重的并发症，严重的脊柱侧凸患者多伴有胸廓异常，引起肺功能障碍。在临床中，可以通过患者的肺容量测定、肺通气功能测定和动脉血气分析等，评价患者肺功能。

5. 神经电生理学评定　在临床中，可以采用表面肌电图、针式肌电图等神经电生理学评定技术，评价患者脊柱两侧的肌肉功能和神经功能等，确定患者是否存在神经肌肉功能异常。

6. 社会行为和心理学评价　在日常生活中，脊柱侧凸的患者普遍面临就业困难、结婚困难、心理自卑和生活质量降低等问题，需要通过社会行为学、心理学和生活质量的评价，评定患者在社会生活中存在的障碍。

三、康复治疗

脊柱侧凸治疗的主要目的是让侧凸畸形得到最大程度的矫正，并使之在矫正位置上保持不再继续发展，一般需要根据患者的年龄、侧弯部位、侧弯程度、进展情况，以及有无并发症等，选择合理的治疗方案，常用的治疗方法有非手术治疗和手术治疗两种。其中，已形成的严重脊柱侧凸畸形，并有明显的并发症患者，对症治疗后不能明显缓解，一般考虑外科手术治疗，以矫正患者的脊柱畸形，重新稳定脊柱。非手术的康复治疗，主要根据患者脊柱侧凸 Cobb 角的大小进行选择：Cobb 角≤25°，一般不需要特殊的治疗，在日常生活中注意姿势矫正并配合矫正体操训练即可，注意每隔 4～6 个月进行定期随访；25°<Cobb 角≤30°，除上述干预方法外，需要佩戴矫形支具；Cobb 角≥45°，可考虑选择矫形手术治疗。

此外，在康复治疗过程中，还需要注意患者的年龄情况以及发展趋势，例如青少年脊柱侧凸的患者，即使 Cobb 角<20°，但还有较长的生长发育期，需要积极进行干预和矫正；对于成人患者，虽然 Cobb 角接近 30°，但已经停止发育，若没有明显临床症状，积极进行体操矫正和定期复查即可，可不需进行治疗。

（一）运动疗法

1. 矫正体操　矫正体操是治疗脊柱侧凸的重要方法，其原理是通过增强凸出一侧的骶棘肌、腹肌、腰大肌和斜方肌等肌肉的肌力，调整脊柱两侧的肌力平衡，牵拉凹侧的挛缩的肌肉韧带组织，从而矫正畸形。同时，通过矫正体操的练习，对提高患者的体质水平、改善心肺功能和提高生活质量均具有促进作用。

矫正体操一般包括牵拉训练和肌力训练，牵拉训练主要是通过上肢、下肢的体操动作带动脊柱的运动，以矫正不同节段的脊柱侧凸，例如左上肢上举，使肩带向右侧倾斜带动胸椎向左突，可以矫正胸椎向右侧凸；提起左下肢，使骨盆向右倾斜带动腰椎向右突，可矫治腰椎左侧弯等。肌力训练主要加强脊柱凸出一侧肌群的力量，一般选择在仰卧位下进行，利于放松脊柱的椎间关节，消除重力负荷，增加脊柱活动范围。如患者仰卧位，对胸段侧弯者让其凸侧的手持哑铃，做该侧的上举训练；腰段侧弯者则在其凸侧的下肢绑缚沙袋，做直腿抬高运动等。

在脊柱侧凸的早期，矫正体操是纠正脊柱侧弯的最佳手段，广泛地用于轻度脊柱侧凸的青少年儿童。对于脊柱侧凸较大的患者，矫正体操的作用力减弱，但可以配合矫正支具或其他疗法提高疗效，坚持长期的练习可以缓解脊柱侧凸畸形的发展，预防并发症的发生。

2. 姿势训练　指导患者通过日常姿势控制，保持躯干的挺拔和对称，鼓励患者参加适当的体育锻炼，如慢跑、游泳、扩胸运动、上肢伸展运动、用凹侧手摸高等。在姿势训练时，患者可以利用镜子或便携式姿势反馈装置，进行姿势的自我矫正。

3. 呼吸训练　胸段脊柱侧凸达到 50°以上且合并椎体旋转的患者，多会出现呼吸困难的症状，在康复治疗过程中，需要将呼吸训练贯穿至所有的运动治疗中，以改善患者的呼吸功能。呼吸训练主要指导患者进行胸腹式呼吸练习，患者吸气时腹部尽量隆起，呼气时腹部尽量回缩，逐渐把胸式呼吸和腹式呼吸相结合，缓慢的腹式吸气后，胸廓完全扩张，之后随着呼气的过程，腹部逐渐回缩，胸廓逐渐回复。胸腹式呼吸训练一般先在仰卧位进行，之后在坐位，最后在站立位下进行。

（二） 支具治疗

矫形支具治疗在脊柱侧凸的康复中具有重要的意义，它的主要作用是运动控制、躯干支撑和尽量保持脊柱对称，以防止脊柱侧凸畸形的加重。矫形支具一般分为颈-胸-腰-骶型矫形器和胸-腰-骶型矫形器两种，前者适用于胸椎以上脊柱侧凸，后者适用于胸椎以下脊柱侧弯。

在矫形支具的使用过程中，需要注意以下几个方面：①主要适用于20°～40°之间的轻度脊柱侧凸，婴儿型和早期少儿型的特发性脊柱侧凸；偶尔40°～60°之间也可用支具，青少年型的脊柱侧凸超过40°时，不宜支具治疗；②两个结构性弯曲到50°或单个弯曲超过45°时，不宜支具治疗；③合并胸前凸的脊柱侧凸不宜使用支具治疗，支具可加重前凸畸形，使胸前后径进一步减小；④在穿戴矫形支具的第1周内，患者应及时将穿戴后的反应告诉治疗师，以作出适应性调整；⑤对矫形支具应该严格遵照规定的时间进行穿戴，定期复查，一般需要戴到骨骼发育成熟之后，至于能否停用应到医院检查，在医生和矫形师的密切观察下，逐步去除矫形支具；⑥随着年龄的增长、体型的变化，应及时更换矫形支具，以保证矫形效果。

（三） 物理因子治疗

1. 电刺激治疗 电刺激治疗具有可靠的肌肉增强作用，作用于凸侧的肋间肌和腹壁肌群，使侧弯的脊柱获得矫正力。该疗法主要适用于Cobb角度在20°～40°之间的患者，特别是青少年的特发性脊柱侧凸，一般不适用于脊柱发育成熟的患者。

在电刺激治疗中，电极片的放置部位和刺激强度是正确治疗的关键。确定刺激位置时，首先根据脊柱正位X线片确定侧凸的顶椎，再找到与此顶椎相连的肋骨，在此肋骨与腋后线和腋前线的交点位置作为放置电极片的中心参考点，电极片距离约6～16cm，采用矩形波单项系列脉冲，刺激强度一般从30～40mA开始，之后根据患者的耐受程度逐渐增加。电刺激治疗需要每天长期坚持，在治疗期间需要定期复查，一般在第1个月治疗结束后详细检查，以确定治疗是否有效，之后可每3个月复查一次。

2. 牵引治疗 单纯的牵引治疗不能矫正脊柱侧凸，但可通过牵拉椎旁肌群和脊柱韧带连接结构，防止或减缓脊柱侧凸的加重，或使侧凸得到改善。常用的牵引方法有头颅-股骨牵引或头颅-骨盆牵引，对于轻型的脊柱侧凸也可以采用普通的腰椎牵引或颈椎牵引，以减轻变形椎体对神经的压迫，牵伸脊柱两旁的软组织，缓解由脊柱变形引起的局部疼痛和肌痉挛。此外，牵引也常作为脊柱侧凸的术前准备，一般术前的牵引时间为2周左右。

（四） 中医康复方法

1. 针灸疗法 以华佗夹脊穴为治疗主穴，每日治疗1次，每次治疗30分钟，具有改善肌肉功能、减轻疼痛的治疗作用，促进脊柱侧凸的康复。具有神经受压症状的患者，可对症选取上肢或下肢的穴位，以减轻肢体麻木、疼痛、肌力降低、感觉减退等症状。

2. 推拿疗法 推拿治疗的部位以脊柱两侧和腰骶部为主，手法包括𢭃法、按揉法、拿法、点法等。治疗时，以放松脊柱两侧肌肉和骨盆周围的肌肉为主，以恢复肌力的平衡。对于轻度的脊柱侧凸，可以采用关节整复类手法，以纠正椎体旋转和关节紊乱，促进脊柱侧凸的恢复。推拿治疗一般每日治疗1次，每次20～30分钟，一般以7～10天为一疗程，疗程间可休息1～2天。

3. 传统功法 传统功法具有促进脊柱侧凸恢复、改善体质、增强体力的作用，脊柱侧凸患者可以选择易筋经、太极拳、八段锦等传统功法，坚持进行练习，可促进脊柱侧凸的恢复，提高生活质量。

第七节 肩关节周围炎的康复

肩关节周围炎是临床常见的肩部疾病之一，表现为肩关节周围疼痛、肩关节各个方向主动和被动活动度降低，患者常因疼痛和肩部功能受限导致生活质量明显下降。本病起病缓慢，病程较长，其自然病程长达半年至 3 年之久，给患者的生活及工作带来极大的痛苦和不便。康复疗法因疗效明显，已成为肩关节周围炎的主要治疗方法之一。

一、概述

（一）定义

肩关节周围炎（scapulohumeral periarthritis）是指肩关节囊和关节周围肌腱、韧带、腱鞘和滑膜囊等软组织的急、慢性损伤或退行性变而致局部慢性无菌性炎症，从而引起肩部疼痛、活动功能障碍和肌肉萎缩为主症的一种疾病，简称"肩周炎"，又称"粘连性肩关节周围炎""五十肩""漏肩风""肩凝症""冻结肩"等，属中医学"肩痹"范畴。

（二）流行病学特点

肩关节周围炎好发于 40~70 岁左右的中老年人，尤以 50 岁左右的患者多见。女性发病率高于男性，冬、春两季为多发季节。本病常发生在单侧肩部，偶尔有双侧同时发病者。左右侧患病率无明显差异，大约有 10% 的肩关节周围炎患者在第一次患病的 5 年内对侧肩关节也会再次罹患该病。

（三）病因及发病机制

1. 病因 本病病因主要与肩关节囊和关节周围软组织退行性改变、慢性劳损、感受风寒或肩部外伤等有关。

（1）退变 肩关节为人体运动范围最大的关节，是一个关节复合体，由肩肱关节、肩锁关节、肩胛胸壁关节和胸锁关节组成，其周围有肌肉、韧带附着，以维持肩关节的稳定及运动。肩肱关节是一个典型的球窝关节，但球与窝的比例不对称，只有 1/4~1/3 的关节面相接触，两个关节面显著不对称，呈"头大盂小"状。由于接触面积小，而肩关节活动度又很大，使肩关节的稳定性降低。人进入中老年后，肩关节局部软组织易出现退行性改变，随着运动量减少，机体新陈代谢水平降低，以致上肢与肩部周围组织的血液循环较差。因此，肩关节的关节囊、肌腱容易变性、钙化，发生炎症。

（2）慢性劳损 由于肩关节在长期日常生活和工作中活动较为频繁，或姿势不正，肩部软组织经常受上肢重力和肩关节大范围运动时过度的牵拉、扭转和劳累等，超过肩部肌肉、肌腱等软组织的耐受范围，容易引起局部损伤和劳损面疼痛。加之患肩的保护性活动限制和长期固定，逐渐形成肩关节周围软组织的无菌性炎症、粘连和挛缩，形成一种越痛越粘，越粘越痛的恶性循环，最终导致肩关节的功能丧失。

（3）感受风寒 受到风、寒、湿邪的侵袭，造成肩关节周围血流缓慢，肌肉紧张痉挛，久

NOTE

之导致肌肉、肌腱、韧带间的炎性粘连、挛缩、肩部疼痛、活动受限等。

（4）其他　肩部或上肢的手术、创伤、骨折、脱位，颈椎病，肩肌痉挛，上肢偏瘫或神经麻痹，糖尿病，甲状腺功能亢进或减退，疲劳或精神刺激等，均可诱发肩关节周围炎。

2. 发病机制　肩周炎的病理变化是肩关节周围软组织充血、水肿、渗出、粘连等，导致肩关节功能障碍。病理过程可分为凝结期、冻结期和解冻期（或分为疼痛期、僵硬期和恢复期）。凝结期主要表现为急性无菌性炎症发作，肩关节滑膜水肿，炎性细胞浸润，关节周围血管增生，组织液渗出，引起肩周软组织的紧张痉挛所致。冻结期是无菌性炎症减轻，关节囊滑膜及周围软组织纤维性粘连增厚及组织弹性降低。解冻期是局部无菌性炎症基本消失，肩关节粘连逐渐松解，疼痛逐渐缓解，肩关节的活动范围逐渐增加，大多数病人的肩关节功能恢复到正常或接近正常。

（四）临床特征

肩关节周围炎起病缓慢，一般有外伤、劳损或感受风寒等病史。临床表现为逐渐加重的肩部疼痛和肩关节活动障碍，常因天气变化和劳累后诱发。疼痛期为一侧肩或上臂疼痛，主要位于肩关节前外侧，有时可向颈部、肘部放射，疼痛的性质可为钝痛、刀割样痛、冷痛、酸痛，活动后加重，夜间痛醒，昼轻夜重，影响睡眠。僵硬期为肩关节出现粘连后以肩关节活动受限为主，肩痛较前减轻，有僵硬感，主要是外旋、内旋、外展、上举受限，平卧时不能向患侧侧卧，出现扛肩现象。常因吃饭、写字、洗脸、穿衣、脱衣、梳头和系腰带等日常活动诱发疼痛加重，影响日常生活和工作。恢复期肩痛明显减轻，甚至只出现酸楚不适感，肩关节活动度逐渐增加，患者可出现自愈倾向。若处理不当会加重病情，延长病程，导致冈上肌、冈下肌及三角肌等萎缩，肩峰突起等，甚至遗留永久性功能障碍。

一般认为，疼痛期的时间长短与恢复期的时间长短相关，症状的严重程度与恢复期的时间长短无相关性，恢复过程也并非呈直线型发展，肩关节功能运动的改善有时会出现起伏，甚至停滞。

肩部X线检查：初期常无异常，后期可出现骨质疏松、冈上肌腱钙化斑，肱骨大结节附近有密度增高的阴影、关节间隙变窄或增宽等现象。

肩关节造影检查：可见关节囊粘连、狭窄；个别关节囊出现裂隙，有造影剂渗漏等；肩胛下隐窝或腋隐窝可变小或消失。

二、康复评定

肩关节周围炎疗法众多，均有一定的临床疗效，单纯采用一种方法评定很难全面反映肩关节周围炎的整体疗效情况。因此，以疼痛和功能活动障碍这两大症状为主要依据，多种方法结合对肩关节周围炎的临床疗效进行科学的、客观的、全面的、规范的综合功能评定，可使肩关节周围炎的疗效评价更加全面、客观和可靠，对确定肩关节功能状况具有十分积极的意义。

（一）肩关节活动度评定

肩关节活动度评定是肩关节周围炎重要的评定内容之一，肩关节活动度改善的程度和肩关节功能恢复的程度成正比，常采用量角器测量患者肩关节的屈、伸、外展、内收、内旋和外旋等活动度。肩关节正常活动范围见表3-5。

表3-5 肩关节正常活动范围

活动方向	正常活动范围	活动方向	正常活动范围
前屈	0°~180°	内旋	0°~90°
后伸	0°~50°	外旋	0°~90°
外展	0°~180°	水平外展	0°~90°
水平内收	0°~45°		

（二） 疼痛和压痛点的评定 （参照具体的疼痛评定章节）

肌腱与骨组织附着点及滑囊、肌腱等处有明显的压痛，如三角肌止点、喙突、结节间沟、肱二头肌长头腱、肩峰下、冈下肌群及其联合腱等处，当上臂外展、外旋、后伸时疼痛可明显加剧。疼痛的评定可参照目测类比评分法（VAS）或 McGill 疼痛量表（表3-6）进行。

表3-6 简式的 McGill 疼痛问卷表

I. 疼痛评级指数（PRI）的评估			
		疼痛的程度	
疼痛的性质	无	轻	中	重
A 感觉项				
跳痛	0	1	2	3
刺痛	0	1	2	3
刀割痛	0	1	2	3
锐痛	0	1	2	3
痉挛牵扯痛	0	1	2	3
绞痛	0	1	2	3
热灼痛	0	1	2	3
持续固定痛	0	1	2	3
胀痛	0	1	2	3
触痛撕裂痛	0	1	2	3
感觉项总分：				
B 情感项				
软弱无力	0	1	2	3
厌烦	0	1	2	3
害怕	0	1	2	3
受罪、惩罚感	0	1	2	3
情感项总分：				
II. 视觉模拟评分法（VAS）				
无痛（0）……………剧痛（10）				
III. 现时疼痛强度（PPI）评分法				
0—无痛；1—轻度痛，2—中度痛，3—重度痛；4—剧烈痛；5—难以忍受的痛				

（三） 肩关节疾患治疗成绩评定标准

该标准内容较全面，包含了疼痛、肌力、关节活动度、日常生活活动四大方面，可用于肩关节疾患治疗前后肩关节功能的评定（表3-7）。

表3-7 肩关节疾患治疗成绩评定标准

项目	评分
Ⅰ疼痛（最高15分）	
1. 无疼痛	15
2. 轻度痛	10
3. 中度痛	5
4. 严重痛	0
Ⅱ. 关节活动度（主动活动，坐位进行）	
1. 前屈、后伸、外展、内收4种活动按以下标准评分（最高各10分）	
0°~30°	0
31°~60°	2
61°~90°	4
91°~120°	6
121°~150°	8
151°~180°	10
2. 外旋（最高6分）	
手放在头后，肘部保持向前	0
手放在头后，肘部保持向后	2
手放在头顶，肘部保持向前	4
手放在头顶，肘部保持向后	6
3. 内旋（最高6分）	
手背可达臀部	0
手背可达 L_3 水平	2
手背可达 T_{12} 水平	4
手背可达 T_7 水平	6
Ⅲ. 肌力（最高25分）	
5级	25
4级	20
3级	15
2级	10
1级	5
0级	0
Ⅳ. 日常生活动作（最高8分）	
1. 梳头	1
2. 系带子	1
3. 手摸嘴	1
4. 取上衣侧面口袋的东西	1
5. 用手摸对侧眼	1
6. 能关或拉开门	1
7. 能大小便	1
8. 能穿上衣	1

三、康复治疗

肩周炎的康复治疗原则是针对疼痛期患者，康复治疗应着重减轻疼痛，严重者可采取措施使局部暂时制动，如用三角巾悬吊，并对患肩做热敷、理疗或封闭等治疗；对僵硬期和恢复期患者，应强调解除粘连，恢复肩关节活动功能，以功能锻炼和手法为主，配合理疗进行治疗。康复治疗可以改善肩部血液循环，促进新陈代谢，加速炎症的吸收，减轻肌肉痉挛，牵伸粘连和挛缩的组织，以减轻和消除疼痛，恢复肩关节的正常功能。患者在接受被动治疗的同时，应积极地做主动运动训练，以促进病情恢复，但应避免引起剧烈疼痛。肩周炎患者生活质量的高低取决于肢体功能恢复的程度，患者由于疼痛而惧怕关节活动，严重的后果就是导致关节粘连，形成一种越痛越粘，越粘越痛的恶性循环。如不及时治疗，严重者肩关节的功能活动受限，妨碍日常生活。

（一）运动疗法

可促进血液循环和局部营养代谢，松解粘连，增大关节活动范围，增强肌力、耐力，防止肌肉萎缩。

1. 关节松动术　是近年临床治疗肩周炎的常用方法，应用较广，疗效肯定。它是利用关节的生理运动及附属运动，通过一系列神经生理学效应达到治疗目的，从而使关节得到较大幅度的运动，改善关节的活动范围，恢复关节的正常生理功能，使肩周炎更好地恢复。主要通过对肩关节的摆动、推动、旋转、分离和牵拉等，可以起到促进关节液流动、缓解疼痛、增加关节软骨和软骨盘无血管区营养、松解组织粘连、保持组织的伸展性、增加本体反馈和改善关节活动范围的作用。肩关节松动技术主要对盂肱关节、肩锁关节、肩胛胸壁关节进行手法操作。在急性期，因疼痛剧烈，多采用Maitland第Ⅰ级手法，即在肩关节活动的起始端小范围地松动，手法要平稳而有节奏，达到痛点，但不超过痛点，频率为每秒1～2次，时间为45～60秒，在僵硬期，因肩关节活动受限，多采用Maitland第Ⅱ、Ⅲ级手法，即在肩关节活动范围内大幅度地松动，两者以是否接触关节活动的终末端来区别，每次30分钟，每天1次，10次为1个疗程。第Ⅲ、Ⅳ级手法都接触终末端，则改善活动度效果显著，但若使用不当，可引起明显的疼痛。每种手法可重复使用2～3次。操作中需注意手法柔软有节律，尽量使患者感到舒适，观察患者反应调整强度。对于并发肩关节脱位或严重骨质疏松症的患者应慎用或不用。

2. 关节活动技术　在疼痛基本缓解后或在疼痛能够忍受的范围内，应积极、有计划地进行关节功能的主动训练。运动强度应较大，主要方法是使患肩主动做内旋、外旋、外展、环转运动，循序渐进，持之以恒。同时，也应加强肩部肌群力量的锻炼。常用的方法如下：

（1）手指爬墙练习　患者面对墙壁用双手或患侧单手沿墙壁缓慢向上做爬墙式运动，使患肢尽量上举，以耐受为度，然后再缓慢向下回到原处，反复进行，循序渐进，不断提高爬墙高度，也可让患者站在单杠下用单手或双手握住单杠对肩关节进行牵拉，以解除粘连。在康复医院多采用爬肩梯法训练，效果更佳。

（2）拉环运动　利用肩关节活动推轮进行训练。双手分别握住两端的拉环，健侧上肢向下用力，使患侧上肢向上举，可完成患肢的前屈、外展、内旋等动作。亦可将患肢背于身后，健侧向下用力，帮助患肢上提，增加患侧肩关节活动度。

（3）体操棒练习　利用体操棒并借助于健侧的帮助，完成患肩各轴位的练习。双手握住体操棒，在体前，手臂伸直，然后反复用力向上举，用力向头后部延伸，在体后，双手握棒，用力向上举。2~3次/日，30分钟/次。

（4）下垂摆动练习 该练习利用上肢下垂的重力和主动的肢体摆动，达到对肩关节囊及关节结构的牵张，从而改善关节活动范围。它是肩牵伸练习的一种，适宜于肩关节周围炎的早期。较常用的练习法是：在躯体前屈位下，使患臂自然下垂，肢体做前后、内外、绕臂摆动练习，动作幅度由小到大，患臂适当负重，反复进行，一般每个方向每组20~30次，2~3次/日，10分钟/次。疼痛明显时可在健侧手的保护下摆动手臂。随病情好转，可逐渐增大运动幅度，亦可手持重物1~2kg，按原来位置，同样时间的前后、内外、绕环摆动练习。若患者疼痛较重，不能主动活动时，可由健手托住患侧肘关节，做前后、左右方向的摆动练习以增加患肩活动度。

（5）肩梯、肋木、肩关节活动器练习 进行肩关节的屈伸、内收外展、内外旋练习，可通过调整初始体位，达到关节各轴位的活动。可在物理因子治疗后进行，能减少活动对组织损伤的可能。一般20分钟/次，1~2次/日。

在进行肩关节活动训练中应注意以下几点：①应在无痛或轻微疼痛范围内练习，避免因疼痛反射性地引起或加重肌痉挛，致使功能恢复不利；②在练习中可使用压肩带，尽量减少肩带活动对肩关节活动的替代；③肩关节在某一方向活动达到最大范围时，尽量在无痛或轻微疼痛情况下维持1分钟；④每次肩关节训练量以不引起疼痛加重为宜，若疼痛加重，应适当减少活动量；⑤在牵伸训练前，可作肩关节热敷，以增大纤维组织的伸展性，从而减少因牵伸对组织的损伤；⑥尽量使用患肩，如利用患侧进行穿脱衣服、梳头、洗脸等动作，以增强并保持肩关节的功能。

（二）物理因子疗法

1. 超短波疗法 对置法，无热量或微热量，每次15分钟，每天1次，10~20次为1个疗程。可使血管扩张，血流加速，促进局部血液循环，加强局部组织代谢，促进炎症渗出物的吸收，缓解肌肉痉挛，减轻疼痛，加速组织修复。

2. 红外线疗法 患肩痛区照射，距离30cm左右，每次20~30分钟，每天1次，10~20次为1个疗程。不同波长的红外线对人体的穿透能力不同，被人体吸收后，细胞分子运动加速，温度升高，毛细血管扩张，形成网状反应的热红斑，具有解痉镇痛、消炎消肿的作用。

3. 磁疗 肩放置，动磁场疗法常用0.2~0.3T的磁场强度，每次20~30分钟，每天1次，10~20次为1个疗程。

4. 微波疗法 患肩照射，微热量，每次15分钟，每天1次，10~20次为1个疗程。

5. 蜡疗 将医用蜡块置于30cm×50cm大方盘内，放置在蜡疗机中加热80℃熔化。待蜡表面冷却成固体状态，蜡温约50℃左右后，取出方盘，根据治疗部位大小切取蜡块，然后在蜡块表面铺一层保鲜膜，以盖住整个蜡块为宜。双手托平蜡块敷于患者颈肩部位处，外用自制蜡套覆盖固定保温，每次外敷30分钟，患者感觉无蜡温后取出，局部用纱布擦干汗液再盖上被单以保温，避免受风、受凉。

（三）中医康复方法

1. 推拿疗法 疼痛期应采用轻柔手法在局部治疗，重点按揉肩前部、三角肌部及肩后部，以疏通经络、活血止痛，增加局部组织痛阈，改善局部血液循环，加速渗出物吸收，促进病变组织修复。

僵硬期肩周炎患者，推拿治疗可以改善肩关节功能活动为主。可用较重手法，如扳法、摇法、拔伸等，并着重配合关节各功能位的被动运动，以松解粘连、滑利关节，促进关节功能恢复。常规操作如下：患者端坐，患肢放松下垂。术者站于患侧，用一手握住患者手臂使其微外展，另一手用㨰法或一指禅推法施术，重点在肩前部、三角肌部及上臂内侧。在肩前部及三角肌部施以㨰法时，另一手可配合患肢的被动外展和旋内、旋外活动。如施术时患者怕痛，肩臂肌肉紧张，不能放松，而影响治疗者，则采取仰卧位，患肢微外展，并屈肘90°，术者一手握住其腕部，另一手用㨰法施于肩前部、上臂内侧部及三角肌部。两手协调配合，使肩关节作旋内和旋外活动。接着，医者用点压、按揉、弹拨手法，依次按揉、点压肩井、秉风、天宗、肩贞、肩髃、肩髎、曲池、合谷等穴位，以酸胀为度，对痛点或有粘连部位施弹拨手法，以解痉止痛，松解粘连。夜间痛明显者，对天宗穴可作重点按揉。然后，医者一手扶住患肩，另一手握住其腕部或肘部，以肩关节为轴心做环转运动，幅度逐渐加大，并配合肩关节内收、外展、后伸等扳法，以缓解粘连，增加活动范围。最后，术者先用搓揉、拿揉手法施于肩部周围，然后握住患者腕部，将患肢慢慢提起，使其前屈或外展，同时顺势牵拉提抖，用搓法、揉法从肩部到前臂反复3~5遍，以松解粘连。

2. 针灸疗法 用以通经活络，舒筋止痛。局部取穴配合远端循经取穴，可取肩髃、肩髎、臂臑、肩贞、天宗、曲池、后溪、阳陵泉、条口透承山等穴位。先刺远端穴，行针后让患者活动肩关节，然后再针刺局部穴位，留针30分钟，或加用艾灸、电针。

3. 中药疗法 风寒湿阻型见于病变早期，肩部疼痛，恶风畏寒，得温痛减，舌质淡，苔薄白，脉浮紧或弦，治宜祛风散寒，舒筋通络，方用桂枝附子汤加减；脉络瘀滞型见于病变的中期，肩部疼痛或肿胀，以夜间为重，舌质暗或有瘀斑，苔白或薄黄，脉弦或细涩，治宜活血化瘀，行气止痛，方用身痛逐瘀汤加减；气血亏虚型见于病变后期，肩部酸痛，劳累疼痛，或伴肩部肌萎缩等，舌质淡，苔白，脉细弱或沉，治宜补气养血，舒筋通络，方用黄芪桂枝五物汤或当归鸡血藤汤加减。

4. 拔罐疗法 肩周炎患者通过在局部进行拔罐，能使局部血管扩张，血流量增加，加速新陈代谢，改善局部组织的营养状态，缓解肌肉痉挛，达到温经散寒，祛风除湿，疏通经络，活血化瘀，消肿止痛，通利关节，缓解肩部疼痛不适等症状，恢复肩关节正常运动功能的目的。局部取穴位，用闪罐法3~5次后留罐10~15分钟，使之局部有瘀点或瘀斑，取罐后用干棉球拭擦局部。隔日1次，10次为1疗程。

5. 其他疗法 悬吊运动治疗、小针刀、神经阻滞法、关节腔内注射、关节镜下粘连松解等。

第八节　颈椎病的康复

颈椎病是临床常见病和多发病，发病率逐年升高，并呈低龄化发展趋势，给患者的身心健康和生活工作带来了极大痛苦。颈椎病的治疗以非手术康复治疗为主，约95%的颈椎病患者经非手术治疗可获痊愈或好转。若经严格康复治疗3个月以上症状无明显改善者，或严重的脊髓型颈椎病，可考虑手术治疗。各种康复治疗措施对颈椎病具有明显的优势和良好的效果。

一、概述

（一）定义

颈椎病（cervical spondylosis）是由于急性损伤或慢性劳损等因素引起颈椎间盘退变、颈椎骨质增生、韧带钙化、颈部软组织痉挛或损伤等，导致颈部脊柱内外平衡失调，刺激或压迫颈神经根、椎动脉、脊髓或交感神经等组织产生一系列的临床症状和体征，又称"颈椎综合征"。本病属于中医学"项筋急""项肩痛""项痹病""眩晕"等范畴。

（二）流行病学特点

有关研究显示，在20岁以上的人群中，颈椎病的患病率达65%左右，其中20~29岁年龄组的发病率为36.61%，30~39岁年龄组的发病率为37.69%，40~49岁年龄组的发病率为67.63%，50~59岁年龄组的发病率为84.83%，60~69岁年龄组的发病率为91.49%。在各种类型的颈椎病中，混合型占37.48%，神经根型占17.97%，颈型占16.74%，椎动脉型占8.45%，交感神经型占3.69%，脊髓型占0.46%，无症状的患者占15.21%。

（三）病因及发病机制

1. 病因　随着颈椎生理曲线发生改变，颈椎内在结构失稳，导致颈椎间盘及颈椎附件出现退行性改变是颈椎病发生的内在因素，各种急慢性损伤则是导致颈椎病的外部因素。

（1）内因　颈椎是脊椎中体积最小、活动量最大、最灵活的椎节。随年龄增长和长期的劳损，椎间盘从30岁以后开始退变，退变从软骨板开始并逐渐骨化，通透性随之降低，髓核中的水分逐渐减少，最终形成纤维化，缩小变硬成为一个纤维软骨性实体，进而导致椎间盘变薄，椎间隙变窄，关节面易发生磨损而导致骨质增生。加之颈椎间盘因退变而向周围膨出，以及椎间孔变窄或椎管前后径变窄会造成脊髓、颈神经根、椎动脉及交感神经受压而引起相应的临床症状。

（2）外因　颈部损伤分急性损伤和慢性劳损两种。急性损伤，如颈部的跌、仆、扭、闪等，可直接损害颈部的肌肉、韧带、关节而诱发颈椎病，最常见的发病因素为车祸所致的挥鞭损伤。慢性劳损多由于长期低头工作，引起颈部肌肉、韧带、筋膜与关节等的劳损而出现颈椎病。平时坐姿不正、睡姿不良、长期伏案或在电脑前工作等都可引起颈椎病，尤其是躺在沙发上或床上看书、看电视和手机，是颈椎病最常见的诱因及复发因素。

此外，颈部先天性骨关节结构畸形，椎管狭窄，肥胖，糖尿病，颈项部受寒，咽部、颈部的感染，肌肉痉挛，使局部缺血缺氧，也可引起临床症状或诱发各型颈椎病。

2. 发病机制　颈椎病从病理变化角度大致可以分为3个阶段：

（1）椎间盘变性　纤维环从20岁以后停止发育，开始发生纤维变粗和透明变性，容易破裂。30岁后髓核脱水，颈椎间盘逐渐被纤维组织和软骨细胞所代替。

（2）椎体骨刺形成　由于颈椎间盘变性和颈椎间隙变窄，使颈椎失去原有的力学平衡，椎间盘周围的骨膜与韧带受到椎间盘组织的挤压，日久则会形成骨刺。

（3）继发损害　由于椎间盘的变性，附近的组织，如关节突、黄韧带等均有相应改变。突出的椎间盘如果压迫脊神经根或脊髓则会产生组织充血、水肿等变化。当钩椎关节增生或变位时会使椎动脉发生折曲和痉挛，使脑供血不足。

（四）临床特征

颈椎病临床上主要分为神经根型、椎动脉型、脊髓型、交感神经型和混合型 5 种类型。

1. 神经根型　临床症状主要表现为颈部发僵，颈肩部阵发性或持续性的隐痛、剧痛或麻木，在一侧上肢、手背、手指等部位也可逐渐出现放射性疼痛并伴麻木感，疼痛呈烧灼样或刀割样。颈部活动、咳嗽、喷嚏、用力及深呼吸等，可以造成症状的加重。查体时臂丛神经牵拉试验、椎间孔挤压试验阳性。

病变在 $C_3 \sim C_4$ 间隙以上：可累及颈丛，出现颈肩部疼痛，放射到枕部和后脑，皮肤感觉障碍。

病变在 $C_4 \sim C_5$ 间隙：可累及臂丛，出现颈肩部疼痛，放射至上臂前外侧和前臂桡侧疼痛、麻木。

病变在 $C_5 \sim C_6$ 间隙：项背部疼痛可放射至上肢及拇指、示指，前臂桡侧麻木，肱二头肌肌力减弱，腱反射减弱或消失。

病变在 $C_6 \sim C_7$ 间隙：项背部疼痛可放射至上肢后侧及中指，中指、环指发麻，肱三头肌肌力减弱，腱反射减弱或消失。

病变在 $C_7 \sim T_1$ 间隙：肩背疼痛、发麻，沿上臂内侧、前臂尺侧至环指及小指，肱三头肌肌力减弱、腱反射减弱或消失。

以上为单个脊神经根受压的表现，临床上如遇多个颈椎病变，其症状表现比较复杂。

2. 椎动脉型　典型临床表现为发作性眩晕，头部转向健侧时头晕加重，或下肢突然无力猝倒，但是意识清醒，有时伴随恶心、呕吐、耳鸣或听力下降，视力降低，精神萎靡，乏力嗜睡，偶有肢体麻木、感觉异常。查体时椎动脉扭曲试验、低仰头试验阳性。

3. 脊髓型　脊髓型颈椎病大多数以慢性、进行性四肢感觉及运动功能障碍为特征。查体时四肢肌张力可能增高，并可能出现病理反射、屈颈试验阳性。因脊髓受压的位置不同，又分为单侧和双侧。

（1）单侧　病变水平以下，同侧肌张力增高、肌力减弱，腱反射亢进，或出现病理反射，如霍夫曼征阳性、巴宾斯基征阳性、严重者可出现髌阵挛或踝阵挛，以及痛温觉感觉障碍。

（2）双侧　病变水平以下，双侧肢体肌张力增高，运动障碍，肌力减弱，肢体麻木，下肢无力，行走不稳，步态笨拙，主诉有"脚下踩棉花"的感觉。腱反射（肱二头肌、肱三头肌、霍夫曼征、膝腱反射、跟腱反射）亢进，髌踝阵挛，病理反射阳性，腹壁反射减弱或消失，锥体束征阳性。部分患者甚至出现大小便失控、痉挛性瘫痪和性功能减退。早期腱反射活跃，后期减弱和消失。

4. 交感神经型　交感神经型颈椎病症状复杂，主要表现为：①枕部疼痛连及头部疼痛或偏头痛、头晕、失眠、记忆力减退、注意力不集中；②眼窝胀痛、干涩、流泪、视物不清或伴恶心、呕吐；③咽部干涩、异物感甚或吞咽困难、音哑等；④心率加快或减慢，心悸、胸闷、心前区隐痛或血压升高；⑤面部或某一肢体多汗、无汗、肢体怕冷，局部皮温降低或痛觉过敏。

5. 混合型颈椎病　混合型颈椎病为以上所述两种或两种以上类型颈椎病症状同时出现。常以某一类型为主，其他类型不同程度地合并出现，病变范围不同，其临床表现也各异。

二、康复评定

虽然不同类型的颈椎病有不同的康复评定指标，但疼痛、麻木和运动功能障碍是颈椎病最常见的症状和体征。要综合评定颈部疼痛的时间、颈部僵直、颈部活动功能障碍等与疼痛之间的联系。

（一）颈椎活动度评定

颈椎活动度的测量对颈椎病早期诊断、判断患病的严重程度、判断颈髓各节段功能等均有一定的意义（表3-8）。

表3-8 颈椎正常活动度

活动方向	正常活动度	活动方向	正常活动度
前屈	35°~45°	后伸	35°~45°
左侧屈	45°	右侧屈	45°
左旋	60°~80°	右旋	60°~80°

（二）日常生活活动能力评定

颈椎病可导致患者无法完成部分日常生活活动，自尊心和自信心下降，日久患者可出现焦虑、抑郁，严重影响患者的身心健康及与他人的交往，也可影响到整个家庭和社会。ADL评定可以了解患者患病后的生活自理能力，并能指导康复治疗。

（三）脊髓型颈椎病的功能评定

由日本骨科学会（JOA）推荐的对脊髓型颈椎病的评定方法应用较为普遍（表3-9），表中17分为正常值，分数越低，表示功能越差，以此可以评定康复疗效。此外，我国1995年第二届颈椎病专题座谈会拟定的颈椎病脊髓功能状态评定（40分法）也可应用（表3-10）。

表3-9 脊髓型颈椎病的功能评定（JOA17分评定法）

内容			评分
Ⅰ. 上肢运动功能			
i. 患者不能用筷子或匙进食			0
ii. 患者能用匙而不能用筷子进食			1
iii. 尽管不容易，但患者仍能用筷子进食			2
iv. 患者能用筷子进食，但笨拙			3
v. 正常			4
Ⅱ. 下肢运动功能			
i. 患者不能走路			0
ii. 在平坦区域内患者需要支持才能行走			1
iii. 患者在平坦处走时无须支持，但上下楼需要			2
iv. 患者能不用支持走路，但笨拙			3
v. 正常			4
Ⅲ. 感觉功能	明显障碍	轻度	正常
i. 上肢	0	1	2
ii. 下肢	0	1	2
iii. 躯干	0	1	2

续表

内容	评分
Ⅳ. 膀胱功能	
i. 尿潴留	0
ii. 严重的排尿紊乱	1
iii. 轻度的排尿紊乱	2
iv. 正常	3

表3-10 颈椎病脊髓功能状态评定法（40分法）

项目	评分	功能状态
Ⅰ. 上肢功能（左右分别评定，每侧8分，共16分）	0	无使用功能
	2	勉强握住食品进餐，不能系扣，写字
	4	能持勺进餐，勉强系扣，写字扭曲
	6	能持筷进餐，能系扣，但不灵活
	8	基本正常
Ⅱ. 下肢功能（左右不分，共12分）	0	不能端坐及站立
	2	能端坐，但不能站立
	4	能站立，但不能行走
	6	拄双拐或需人费力搀扶，勉强行走
	8	拄单拐或扶楼梯上下行走
	10	能独立行走，跛行步态
	12	基本正常
Ⅲ. 括约肌功能（共6分）	0	尿潴留或大小便失禁
	3	大小便困难或其他障碍
	6	基本正常
Ⅳ. 四肢感觉（上、下肢分别评定，共4分）	0	有麻、木、痛、紧、沉等异常感觉或痛觉减退
	2	基本正常
Ⅴ. 束带感觉（指躯干部，共2分）	0	有紧束感
	2	基本正常

（四）疼痛的评定

疼痛的评定可采用 VAS 法、McGill 疼痛问卷、口述分级评分法、人体表面积评分法、疼痛行为测定法等，但治疗前后应采用同一种评定方法。

（五）感觉的评定

通过浅感觉异常的部位大致可确定病变的椎体节段，如神经根型颈椎病，小指发麻常因 C_8 神经根受压所致；示指和中指发麻常因 $C_6 \sim C_7$ 神经根受压所致；拇指和示指发麻常因 $C_5 \sim C_6$ 神经根受压所致（表3-11）。

表3-11 颈髓神经感觉关键点

脊髓颈神经	感觉关键点	脊髓颈神经	感觉关键点
C_2	枕骨粗隆	C_3	锁骨上窝
C_4	肩锁关节顶部	C_5	肘前窝的桡侧面
C_6	拇指	C_7	中指
C_8	小指		

（六）　影像学的评定

X线、CT和MRI的改变有助于判断颈椎病的严重程度、病变节段。如：X线片显示的颈椎曲度的改变，椎体后缘、钩椎关节侧方或后关节部骨质增生，CT、MRI显示的椎间盘突出的情况、脊髓及神经根受压的情况等均对临床诊断具有重要的意义。椎动脉造影或MRA可见椎动脉扭曲、畸形。

（七）　肌电图和强度-时间曲线的评定

肌电图对确定神经系统有无损伤及损伤部位，区分神经源性异常与肌源性异常，对发现早期神经损害有重要意义。强度-时间曲线作为低频电诊断的一种，对神经损伤程度的判断、恢复程度的判断和损伤部位、病因、预后的判断均有重要的意义，并能指导康复治疗。

（八）　颈椎稳定性评定

颈椎稳定性下降不仅导致或加速颈椎病的发生，而且在康复治疗时容易加重损伤，因此了解颈椎的稳定性具有重要作用。C_1、C_2椎体的形态结构具有特殊性，$C_3 \sim C_7$椎体结构与标准椎体结构一致，故判断颈椎是否稳定需分别进行（表3-12、表3-13）。

表3-12　C_1、C_2不稳定评定

项目	标准	项目	标准
寰枕旋转	>8°	矢状面齿状突前间隙	>4mm
寰枕移位	>1mm	寰枢单侧旋转	>45°
寰椎侧块两侧移位	>7mm	寰椎后缘至寰枢后弓距	≥13mm

表3-13　$C_{3\sim7}$不稳定评定

项目	评分	项目	评分
前柱破坏失去功能	2	后柱破坏失去功能	2
矢状面旋转>11°	2	矢状面移位>3.5mm	2
脊髓损伤	2	颈椎牵引试验阳性	2
1	1	椎管狭窄	

三、康复治疗

颈椎病治疗以非手术治疗方法为主，真正有手术指征的患者只占少数，一般预后良好。对于脊髓压迫较轻同时症状轻的患者可采用保守治疗。而对于脊髓压迫重，神经症状突出，严重影响生活质量的患者多采用手术治疗，手术方法可分为前路、后路和前后路联合手术。脊髓型颈椎病若治疗不当，容易遗留不同程度的残疾。由于颈椎病的病因复杂，症状、体征各异，而且治疗方式多种多样，在治疗时应根据颈椎病的不同类型、不同病理阶段、不同发病阶段，选择合理的治疗方案。

颈椎病康复治疗以消除症状、体征，恢复正常生理功能和工作能力为主要目的，而不是消除颈椎间盘退变或骨质增生等病理改变。

（一）　运动疗法

1. 围领及颈托　围领和颈托可制动和保护颈椎，减少对神经根的刺激，减轻椎间关节创伤性反应，并有利于组织水肿的消退和巩固疗效，防止复发。但长期应用颈托和围领可以引起颈背部肌肉萎缩，关节僵硬，所以穿戴时间不可过久。在症状逐渐减轻后，要及时除去围领及颈托，加强肌肉锻炼。

2. 颈椎牵引 颈椎牵引是通过牵引装置对颈椎加载应力，产生生物力学效应起到治疗作用。常作为神经根型、颈型和交感神经型颈椎病的首选疗法。

颈椎牵引的角度、时间和重量是决定治疗效果的 3 个重要因素。

（1）牵引体位 一般分为坐位、仰卧位和半卧位三种。由于受到摩擦力的影响，卧位与半卧位的最大牵引力不及坐位，所以当需要比较大的牵引力时，选择坐位进行牵引。如果所需的牵引力不大，选择这三种体位都可以。

（2）牵引角度 牵引角度可分为前屈位、中立位、后伸位。颈椎牵引角度要根据患者的病变节段、颈椎弧度、颈椎病病情以及自我感觉等多方面因素综合调节。颈部牵引要求自躯干纵轴前倾 $10° \sim 30°$，避免过伸。椎动脉型患者前倾角宜小，脊髓型颈椎病患者宜取接近垂直体位，忌前屈位牵引（表3-14）。

表 3-14 病变颈椎节段与牵引角度关系

病变颈椎节段	$C_{1 \sim 4}$	$C_{5 \sim 6}$	$C_{6 \sim 7}$	$C_7 \sim T_1$
牵引角度	0°	15°	20°	25°

（3）牵引重量 牵引重量是影响椎体间机械性分离的重要因素，在临床上应根据患者的体重及病情而决定。坐位牵引重量一般从 5kg 开始，每隔 3 ~ 5 天增加 1 ~ 2kg，最大牵引重量可按患者体重的 1/2 ~ 1/8 计算成 12 ~ 15kg。每次牵引近结束时患者应有明显的颈部受牵引的感觉，但无特殊不适。卧位持续性牵引重量从 2 ~ 3kg 开始，逐渐增加至 4 ~ 6kg，症状缓解后可适当减少牵引重量。

（4）牵引时间 可分为持续性牵引和间断性牵引。间断性牵引可减轻局部肌肉的运动负荷，有利于改善大脑和肌肉的血液循环，多采用电脑颈椎牵引椅，由计算机控制牵引时间和重量的变化。持续牵引可以使脊柱节段每一椎间隙获得相同的宽度，从而缓解突出的椎间盘对脊神经根的刺激或压迫。一般每次牵引持续时间以 15 ~ 30 分钟为宜，每天 1 ~ 2 次，10 天为 1 个疗程。

（5）注意事项 牵引的角度、重量、时间应根据患者的病情和个体状况进行设置，牵引过程中要观察患者的反应，如有不适或症状明显加重应及时停止治疗。交感神经型急性期、椎动脉型病情较重者禁用或慎用；脊髓型颈椎病或有明显颈椎节段性不稳者，或体质太差，或牵引后症状加重者禁用。

3. 关节活动度训练 患者坐位，头部中立位，躯干保持正直，嘱其做缓慢的头部前屈、后伸运动及左右侧屈运动，尽量达到最大范围，改善颈椎活动范围。

4. 肌力训练 患者端坐位，头部保持中立位，躯干保持正直，治疗师以一手置于患者额部、枕部或颞部，嘱患者抗阻力做头部前屈、后伸或侧屈运动，提高颈伸肌群、胸锁乳突肌、肩胛提肌和竖脊肌的肌力。病情缓解后，治疗师指导患者进行自身等长抗阻肌力训练：患者坐位，双眼平视，躯干保持正直，以自己手掌为阻力，分别置于枕外隆突、前额及双侧颞部，头部和手掌同时用力，做头部屈曲、后伸、左右侧屈及左右旋转等多方向多角度等长抗阻练习，手掌阻力以患者自觉可以承受的力量为度，由小渐大，进行自我对抗等长肌力练习，并逐渐增

NOTE

加练习时间和治疗次数。

此外，患者病情好转或治愈后，可在医师指导下适时选择对本病的康复及预防有益的运动，如游泳、放风筝、打羽毛球等。还应纠正不良习惯姿势，合理使用枕头，避免长时间低头位工作，防止颈部外伤及受寒。

（二）物理因子疗法

物理因子治疗具有改善局部组织与脑、脊髓的血液循环，消除炎症和组织水肿，减轻疼痛，解除肌肉痉挛，调节自主神经功能等作用。常用方法有：

1. 超短波疗法　急性期用无热量，缓解期用微热量，每次 10～15 分钟，每天 1 次，10 次为 1 个疗程，多用于颈型、神经根型颈椎病的急性期，或脊髓型颈椎病（脊髓水肿）患者。

2. 超声波疗法　可按不同病情，选加药物透入治疗（如维生素 B_1、维生素 B_{12}、氢化可的松、双氯芬酸等）。每次 8～10 分钟，每天 1 次，10 次为 1 个疗程。超声波治疗可用于各型颈椎病，尤其对于脊髓型颈椎病效果较好。

3. 微波疗法　辐射器距离皮肤 3～10cm，微热量或温热量治疗，每次 10～15 分钟，10 次为 1 个疗程，适用于各型颈椎病的治疗。

4. 直流电离子导入疗法　用冰醋酸、维生素 B_1、维生素 B_{12}、碘化钾、川芎、威灵仙、红花等进行导入，每次 20 分钟，每天 1 次，10 次为 1 个疗程，适用于各型颈椎病患者。

5. 调制低中频电疗法　通过不同频率方式进行组合，编成不同处方治疗。每次 15～20 分钟，10 次为 1 个疗程，适用于各种类型的颈椎病。

6. 蜡疗　将 50℃ 左右的医用蜡块置于颈项部，以蜡套覆盖固定保温，每次外敷 30 分钟，局部用纱布擦干汗液再盖上被单以保温，避免受风、受凉。

（三）中医康复疗法

1. 推拿疗法　推拿手法能够松解劳损、紧张甚至痉挛的颈肌，阻断疼痛-肌紧张-疼痛恶性循环链，改善局部血液循环，促进软组织损伤性炎症消除；降低椎间盘负荷，扩大椎间孔、椎管、横突孔非连续骨性管道的有效空间，改善颈椎管内外的高应力状态和神经根张力，减少或消除神经、血管机械性压迫和刺激，恢复颈椎动静力平衡。适用于除了严重脊髓型以外的其他各型颈椎病。

颈椎病推拿应分期分型治疗，不同类型的颈椎病，其方法、手法差异较大。常规操作如下：患者坐位，医者立于其后，按揉、拿捏患者颈项两旁的软组织，用擦法、揉法等放松患者颈肩部及上肢肌肉；接着，嘱患者放松，医者用双手托住下颌及后枕部，缓慢用力向上拔伸，做颈部拔伸牵引，然后用斜扳法、颈部旋转定位扳法或颈部牵引法，纠正颈椎关节错位；然后，拿揉、弹拨患者两侧肩部肌肉及患肢，点按压痛点、风池、风府、肩井、天宗、曲池、合谷等穴位，最后叩击、擦搓肩背部，牵抖上肢，结束治疗。每次 20～30 分钟，每天 1 次，10 次为 1 个疗程。

2. 针灸疗法　常用的穴位有风池、颈夹脊、天柱、肩井、肩外俞、天宗、曲池、手三里、合谷、后溪、外关等，毫针刺入，平补平泻，每次 20～30 分钟，每天 1 次，10 次为 1 个疗程，可配合电针、针上加灸、红外线照射等以提高疗效。

3. 中药疗法　中医常将颈椎病分为颈型、痹证型、眩晕型和瘫痪型进行辨证论治。治疗多采用祛风除湿、活血化瘀和舒筋止痛法。颈型用舒筋汤；痹证型可用桂枝加葛根汤加减；眩晕型属中气不足者用补中益气汤加减，属痰瘀交阻者用温胆汤加减，属肝肾不足、风阳上扰者用六味地黄汤或芍药甘草汤加减；瘫痪型用补阳还五汤加减。

4. 传统功法　太极拳、八段锦和五禽戏等。

5. 其他疗法　小针刀、火罐、中药药枕、中药溻渍、刮痧等。

第九节　腰椎间盘突出症的康复

腰椎间盘突出症是临床常见病和引起腰腿痛最主要的原因，长期从事重体力劳动、剧烈体育运动、伏案工作及弯腰工作者易患本病，常给患者的生活和工作带来诸多痛苦，甚至造成残疾，使其丧失劳动能力。临床上约80%～85%的腰椎间盘突出症患者经非手术疗法进行康复治疗可以得到缓解和治愈。对症状严重影响工作生活者，经严格非手术治疗3～6个月无效或经保守治疗虽有效但易复发，症状加重者，或椎间盘突出巨大马尾神经受压者，应采用手术治疗。

一、概述

（一）定义

腰椎间盘突出症（lumbar disc herniation，LDH）是指腰部遭受较重的外力作用，使腰椎间盘纤维环部分或全部破裂，髓核向外突出，刺激或压迫硬膜囊、神经根、马尾神经所引起的一种综合征，又称"腰椎间盘纤维环破裂症"，简称"腰突症"，属于中医学"腰痛""痹证"的范畴。

（二）流行病学特点

腰椎间盘突出症以青壮年发病居多，20～50岁者占患病人群的70%以上，且男性多于女性，约（4～6）∶1。从事重体力劳动，特别是弯腰劳动者，发病率高，有外伤史者为57%～70%。高位腰椎间盘突出症（L_1～L_2、L_2～L_3、L_3～L_4）发生率不到5%，由于下腰部负重大、活动多，L_4～L_5和L_5～S_1椎间盘突出达90%～96%，多个椎间盘同时发病者约占5%～22%。

（三）病因及发病机制

1. 病因

（1）内因　椎间盘的生理退变一般在30岁即开始，随着年龄的增长和椎间盘不断遭受挤压、牵拉和扭转等外力的作用，导致纤维环变性和透明变性，髓核含水量减少而失去弹性，椎间盘发生脱水、纤维化、萎缩、弹力下降，椎间隙变窄，周围韧带松弛，致脊柱内外力学平衡失调，稳定性下降，最终导致纤维环由内向外破裂。

（2）外因　腰椎间盘纤维环后外侧较为薄弱，后纵韧带纵贯脊柱的全长，加强了纤维环的后面，但自第1腰椎平面以下，后纵韧带逐渐变窄，至第5腰椎和第1骶椎间，宽度只有原来的一半。在日常生活和劳动中，腰部负重和活动较多，加之较重的外伤或多次反复的损伤，当脊柱前屈运动时髓核多从一侧（少数可同时在两侧）的侧后方突入椎管，压迫神经根而产生神经根受损伤征象；也可由中央向后突出，压迫马尾神经，造成大小便障碍。长期寒冷刺激，使腰背肌肉、血管痉挛、收缩，影响局部血液循环，导致椎间盘内压力升高，尤其是对于已变性的椎间盘，可造成进一步的损害，致使髓核突出。

2. 病理分型

（1）根据髓核突出的程度，腰椎间盘可分为膨出、突出和脱出三种类型。

（2）根据纤维环破裂位置，髓核突出的方向可分为向上下椎体内突出、向前方突出、向侧后方突出和向后方突出（中央型）。髓核向后方中央突出，可刺激或压迫下行的马尾神经，引起鞍区麻痹和大小便功能障碍等症状，预后较差。

（四）临床特征

1. 疼痛

（1）*腰痛*　疼痛部位主要位于腰骶部和骶髂部，呈针刺样、触电样疼痛或钝痛，活动或腹压增加（如咳嗽、喷嚏和排便等）时疼痛加重。不能久坐久立，翻身转侧困难。在病变的椎板间隙、棘突间隙、棘突上及棘旁有压痛，棘上韧带可有指下滚动感，压痛点可出现在受累神经分支或神经干上，如臀部、坐骨切迹、腘窝正中、小腿后侧等。病程久者可出现肌肉萎缩和肌力下降。

（2）*腿痛*　80%以上患者可引起根性下肢痛，重压或叩击时疼痛向同侧臀部及坐骨神经方向放射。$L_4 \sim L_5$ 和 $L_5 \sim S_1$ 椎间盘突出可引起沿臀部、大腿后侧放射到小腿和足的放射性疼痛；$L_5 \sim S_1$ 椎间盘突出，压迫 S_1 神经根，疼痛放射到小腿后外侧、足跟、外踝、跖部和小趾；$L_4 \sim L_5$ 椎间盘突出，压迫 L_5 神经根，疼痛放射到小腿前外侧、足背外侧和足大趾；高位腰椎间盘突出症（$L_1 \sim L_2$、$L_2 \sim L_3$、$L_3 \sim L_4$）累及股神经，疼痛放射到大腿前外侧、膝前、小腿前内侧，但发病率不到5%。疼痛以单侧根性下肢痛为主，严重者可出现跛行，性质呈针刺样或烧灼样疼痛，常伴有麻木感，少数中央型或中央旁型髓核突出患者表现为双下肢疼痛症状。

2. 感觉障碍　腰部及小腿前侧、足背部等处常有异常发凉或灼热感等感觉障碍，神经根受压侧常有下肢麻木感。如 $L_3 \sim L_4$ 椎间盘突出时，大腿前侧及小腿前内侧痛觉减退甚至麻木，伸膝肌力减弱，膝腱反射减弱或消失；$L_4 \sim L_5$ 椎间盘突出时，小腿前外侧、足内侧皮肤感觉减退或消失；$L_5 \sim S_1$ 椎间盘突出时，小腿、足的外侧和足底痛觉减弱，跟腱反射减弱或消失。中央型或游离型腰椎间盘突出，可引起马尾神经综合征，表现为腰痛伴两侧或一侧下肢根性痛，感觉障碍区广泛，可累及臀部、大腿外侧、小腿、足部和鞍区，出现括约肌功能和性功能障碍。

3. 运动障碍　腰背部板滞，腰椎各方向活动均受限，以后伸和前屈为甚。脊柱侧弯畸形最常见，凸向健侧或患侧，约占患病人群的65%左右，还可能出现腰椎曲线变平甚至倒转。骨盆两侧不等高，站立位时常将患腿放在前、半屈膝以缓解疼痛，即所谓"逃避姿势"。下肢发僵、无力，坐位时患肢不能盘腿，行走时患肢活动不灵活、缓慢，约有1/3的患者出现间歇型跛行。查体时可见直腿抬高试验和加强试验阳性，屈颈试验阳性，挺腹试验阳性，跟臀试验阳性（股神经牵拉试验阳性）等。

二、康复评定

腰椎间盘突出症严重影响人们生活和工作。目前非手术综合治疗是腰椎间盘突出症的主要治疗方法，其疗效已在长期的临床实践中得到认可和证实，而在治疗前后及治疗过程中运用合适的康复评定方法对患者病情及疗效进行评估是制订正确治疗计划的基础。

（一）腰椎活动范围评定

腰椎间盘突出症患者腰椎活动范围均存在不同程度受限，以后伸和前屈为甚。评定包括腰椎屈、伸、侧屈及旋转等方向的活动度。

表 3-15　腰椎正常活动度

活动方向	活动度	活动方向	活动度
前屈	90°	后伸	30°
左、右侧屈	25°~30°	左、右旋转	30°

（二）肌张力和肌力的评定

此项评定主要包括触摸肌肉测试腰背部及双侧下肢的肌张力，用背肌拉力器测定腰背肌肉的肌力，徒手肌力检查双下肢肌力，比较双侧足大趾背伸及跖屈的肌力。

（三）日常生活活动能力评定

ADL 能力评定内容主要包括卧位翻身、起坐、站立、行走、弯腰、举物等项目，根据患者能独立完成、能独立完成但有困难、需依赖他人帮助完成或完全依赖他人完成等不同情况给予综合评定。

（四）疼痛与压痛点的评定 （具体的方法参见疼痛章节）

疼痛及压痛点的评定内容主要包括疼痛的程度、压痛点的位置两方面。对疼痛的评定可采用 VAS 法或 McGill 疼痛量表进行。

（五）感觉和反射的评定

感觉评定主要对神经支配部位的浅感觉进行检查（表 3-16）。反射检查主要为双侧膝反射、踝反射，必要时进行腹壁反射检查。上述检查均要双侧对称进行。

表 3-16　脊髓腰神经感觉关键点

脊髓腰神经	感觉关键点	脊髓腰神经	感觉关键点
L_1	T_{12}~L_2 之间上 1/3 处	L_2	大腿前中部
L_3	股骨内上髁	L_4	内踝
L_5	足背第 3 跖趾关节处		

（六）影像学的评定

X 线片主要是对腰椎的曲度、椎间隙等作出初步的判断。可排除腰椎结核、骨性关节炎、骨折、肿瘤和脊椎滑脱等疾患。CT 及 MRI 检查能够对椎间盘的突出位置、突出程度及方向，神经根、硬膜囊等突出物的相对位置作出准确的判断及确切定位，为诊断提供直接的证据，同时对病情作出客观的评价。在临床上有部分患者的疼痛、麻木等症状明显，而影像学的评定未见明显的改变，但并不能据此排除椎间盘突出症诊断，应根据患者病史、症状、体征等情况作出判断。

（七）肌电图和强度-时间曲线的评定

肌电图对确定神经系统有无损伤及损伤部位，区分神经源性异常与肌源性异常，发现神经早期损害有重要的意义。强度-时间曲线作为低频电诊断的一种，对神经损伤程度的判断、恢复程度的判断和损伤部位、病因、预后的判断均有重要的意义，并能指导康复治疗。

（八）腰痛评定量表 （JOA score）

该量表（表3-17）内容较全面，主要从主观症状、体征、ADL 受限、膀胱功能四方面对腰痛患者进行评定。其中主观症状最高分为 9 分，体征最高分为 6 分，ADL 受限最高分为 12 分，膀胱功能为负分，最小为-6 分。

表 3-17　腰痛评定量表

项目			评分
Ⅰ. 主观症状（9分）			
i. 腰痛（3分）			
无			3
偶有轻微疼痛			2
频发静止痛或偶发严重疼痛			1
频发或持续性严重疼痛			0
ii. 腿痛或麻痛（3分）			
无			3
偶有轻度腿痛			2
频发轻度腿痛或偶有重度腿痛			1
频发或持续重度腿痛			0
iii. 步行能力（3分）			
正常			3
能步行500m 以上，可有痛、麻、肌无力			2
步行100～499m，有痛、麻、肌无力			1
步行100m 以下，有痛、麻、肌无力			0
Ⅱ. 体征			
i. 直腿抬高（包括腘绳肌紧张）（2分）			
正常			2
30°～70°			1
<30°			0
ii. 感觉障碍（2分）			
无			2
轻度			1
明显			0
iii. 运动障碍（MMT）（2分）			
正常（5级）			2
稍弱（4级）			1
明显弱（0～3级）			0
Ⅲ. ADL 受限（12分）	重	轻	无
卧位翻身	0	1	2
站立	0	1	2
洗漱	0	1	2
身体前倾	0	1	2
坐（1小时）	0	1	2
举物、持物	0	1	2

续表

项目	评分
Ⅳ. 膀胱功能（-6分）	
正常	0
轻度失控	-3
严重失控	-6

三、康复治疗

腰椎间盘突出症的康复治疗原则是采用非手术综合治疗，要求患者积极配合，坚持足够疗程，从而缓解和治愈临床症状。急性发作期绝对卧硬板床休息1~2周，并佩戴腰围保护腰部。通过治疗减轻椎间盘内压力，促使突出物缩小、还纳，缓解神经根水肿及受压症状，减轻患者疼痛症状；恢复期通过增强腰背肌、腹肌肌力训练，恢复脊柱各轴位的运动功能，提高脊柱的稳定性，巩固疗效，防止复发。注意腰部保暖，尽量避免长时间弯腰、站立或突然扭转腰部等动作。

（一）运动疗法

腰椎间盘突出症患者急性期应卧硬板床休息和制动，避免屈髋、屈膝或躯体前倾的坐姿，需3周左右，离床时可用腰围保护。恢复期应积极配合运动治疗，以提高腰背肌肉和腹肌张力，增强韧带弹性，维持脊柱稳定性。

1. 牵引　目前运用较多的牵引疗法包括三维、骨盆及悬吊牵引等。

（1）慢速牵引　即小重量持续牵引，对缓解腰背部肌肉痉挛有明显效果。慢速牵引包括自体牵引（重力牵引）、骨盆牵引、双下肢皮肤牵引等。牵引重量一般为自身体重的40%~70%，牵引时间急性期不超过10分钟；慢性期一般20~30分钟，每日1次，10次为1个疗程。

（2）快速牵引　即三维多功能牵引，由计算机控制，在治疗时可完成三个基本动作：水平牵引、腰椎屈曲或伸展、腰椎旋转。每次治疗重复牵引2~4次，多数一次治疗即可，若需第二次牵引，需间隔5~7天，两次治疗无效者，改用其他治疗。重度腰椎间盘突出、孕妇、高血压病、心脏病患者慎用或禁用腰椎牵引。

2. 肌力训练　腰椎间盘突出症患者常存在腰背肌和腹肌力量的减弱，影响了腰椎稳定性，是腰痛迁延难愈的原因之一。只有腰背肌与腹肌保持适当平衡，才能维持良好姿势及保持腰椎稳定性。因此，腰椎间盘突出症患者长期坚持腰背肌和腹肌的锻炼，对预防腰痛的复发有积极作用。

（1）早期康复训练　以卧床腰背肌、腹肌锻炼为主，常用的腰背肌锻炼方法有：①五点支撑法：仰卧位，用头、双肘及双足跟着床，使臀部离床，腹部前凸如拱桥，维持数秒放下，重复进行。②三点支撑法：在五点支撑法锻炼的基础上，待腰背肌力量稍增强后改为三点支撑法，即仰卧位，双手抱头，用头和双足跟支撑身体抬起臀部。③平板支撑：俯卧位，以双肘和脚尖作为支撑点，双肘弯曲垂直支撑于地面，肘关节与肩膀同宽，躯干伸直，腹部收紧，头部、肩部、臀部和踝部保持在同一水平线上，眼睛看向地面，保持均匀呼吸。④飞燕式：俯卧位，两手和上臂后伸至臀部，以腹部为支撑点，胸部和双下肢同时抬起离开床面，如飞燕，维持数秒，然后放松，重复6～20次。开始时次数应少，以后酌情增加次数。

常用的腹肌锻炼方法有：①仰卧位，双上肢平伸，上身和头部尽量抬起。②仰卧位，下肢并拢，抬起双下肢离开床面，以上姿势维持4～10秒，重复4～10次。

（2）恢复期康复训练　其方法多样，除了以上方法外，还有以下练习方法。

体前屈练习：身体直立双腿分开，两足同肩宽，以髋关节为轴，上体尽量前倾，双手可扶于腰部两侧，也可自然下垂，使手向地面接近。维持1～2分钟后还原，重复3～5次。

体侧弯练习：身体直立双腿分开，两足同肩宽，两手叉腰。上体以腰为轴，先向左侧弯曲，还原中立，再向右侧弯曲，重复进行并可逐步增大练习幅度。重复6～8次。

背伸锻炼：患者俯卧，双下肢伸直，两手放在身体两旁，两腿不动，抬头时上身躯体向后背伸，每日3组，每组做20～50次，经过一段时间的锻炼，适应后，改为抬头后伸及双下肢直腿后伸，同时腰部尽量背伸，每日5～10组，每组50～100次，以锻炼腰背部肌肉力量。

蹬足练习：仰卧位，右髋、右膝关节屈曲，膝关节尽量接近胸部，足背勾紧，然后足跟用力向斜上方蹬出，蹬出后将大小腿肌肉收缩紧张一下，维持5秒左右。最后放下还原，左右腿交替进行，每侧下肢做20～30次。

悬腰练习：两手悬扶在门框或横杠上，高度以足尖刚能触地为宜，使身体呈半悬垂状，然后身体用力，使臀部左右绕环交替进行。重复进行3～5次。

目前，各种腰背肌功能锻炼的设备已经在临床上广泛应用，这些设备可以客观评价患者腰背部肌肉力量和活动范围，并能制定个性化的肌力训练方案，有效提高了腰椎间盘突出症患者肌力训练的质量。

（二）物理因子疗法

1. 超短波疗法　电极片置于腰骶部，或患侧下肢，两个极片对置，微热或温热量治疗，每次20分钟，每日1次，10次为1个疗程。

2. 微波疗法　治疗时辐射器距离皮肤3～10cm，微热量（功率密度88～220mW/cm^2）或温热量（功率密度220～440mW/cm^2）治疗，每次10～15分钟，10次为1个疗程。

3. 中频电疗法　将两片电极贴敷于腰椎间盘突出节段两侧，输出强度调至患者可耐受，每次20分钟，每日1次，10次为1疗程。

4. 磁疗　在椎旁疼痛点做旋磁治疗，每次20分钟，每日一次，10次为1个疗程。

5. 超声波疗法　采用移动法，剂量：1～2W/cm^2，每次5～10分钟，每日1次，10次为一个疗程。

6. 温热疗法　包括红外线、光浴、蜡疗等，治疗部位为疼痛、麻木部位，治疗时间20～30分钟为宜，每日1次，10次为一个疗程。

（三）中医康复方法

1. 推拿疗法　作用是活血化瘀、舒筋通络、松解粘连、理筋整复。手法主要用揉法、按压法、㨰法、弹拨法、运动关节类手法等，每次20～30分钟，每日1～2次，10次为1疗程。具体操作为：①患者俯卧位，术者立于患者一侧。术者在患者患侧腰臀及下肢用轻柔的㨰、按等手法治疗；②患者仰卧，术者用手法或器械进行骨盆牵引，使椎间隙增宽，降低盘内压力，同时可扩大椎间孔，减轻突出物对神经根的压迫；③患者俯卧，术者用双手有节奏地按压腰部，使腰部振动。然后在固定患部的情况下，用双下肢后伸扳法，使腰部过伸；④用腰部斜扳和旋转复位手法，以调整后关节紊乱，从而相对扩大椎间孔；⑤沿受损伤神经根及其分布区域用擦、按、点、揉、拿等法，使萎缩的肌肉和受损神经逐渐恢复正常功能。

2. 针灸疗法 主要有针刺、电针、温针等，主要作用是疏经通络、活血化瘀、消肿止痛。根据中医辨证分型选穴，常采用肾俞、大肠俞、腰阳关、腰俞、腰眼、环跳、阳陵泉、委中、太溪等穴，每次 30 分钟，每日 1 次，10 次为 1 疗程。

3. 中医药疗法 根据临床证候辨证治疗，气滞血瘀证以身痛逐瘀汤为主加减，风寒痹阻证以独活寄生汤为主加减，湿热痹阻证以宣痹汤合四妙散为主加减，肝肾亏虚证偏阳虚证以右归丸为主加减，偏阴虚证以左归丸为主加减。

4. 传统功法 太极拳、五禽戏、八段锦等。

5. 其他疗法 如悬吊运动治疗、拔罐、刮痧、中药熏蒸、中药渍渍、中药热敷、小针刀等。

第十节 关节炎的康复

类风湿关节炎与骨性关节炎是临床最常见的两种关节炎，其康复治疗的目的是综合运用运动疗法、作业疗法、物理因子疗法、矫形、辅助具、中医康复疗法等康复措施，尽可能地保护关节，保存和恢复活动功能，减轻疼痛，延缓病变进行性发展，并最大限度减少残疾。

一、类风湿关节炎的康复

（一）概述

1. 定义 类风湿关节炎（rheumatoid arthritis，RA）是一种以关节滑膜炎为特征的慢性全身性自身免疫病，简称类风关。主要侵犯四肢小关节，滑膜病理为滑膜增生、炎性细胞浸润、血管翳形成、侵蚀性软骨及骨组织损伤，导致关节结构破坏、畸形和功能丧失，其他系统如肺、心、神经、血液、眼等器官和组织亦可受累。

2. 流行病学特点 本病几乎见于世界所有的地区、各种族和各年龄阶段；成人年发病率约为(2~4)/10000，患病人数约占世界总人口的 1.0%；在某些人种如北美印第安披玛族人中患病率高达 5.0%；在我国患病率约为 0.32%~0.36%，是我国人群丧失劳动力和致残的主要病因之一。RA 可以发生于任何年龄，但多见于 30 岁以后，女性高发年龄为 45~54 岁，男性随年龄增加而发病率上升，女性与男性罹患本病的比例约为 3∶1。

3. 病因及发病机制

（1）病因 RA 的病因尚未完全阐明。已知遗传、激素、环境因素与其发病密切相关。

（2）发病机制 RA 是在易感基因基础上，由某些感染因素启动了 T 细胞活化和自身免疫反应，引起炎性细胞因子、自身抗体、氧自由基大量增多，导致了关节组织的炎症损伤、滑膜增生、骨和软骨的结构破坏。

RA 的基本病理变化有 3 种。①关节滑膜炎：弥漫性或灶性淋巴细胞和浆细胞浸润，并伴有淋巴滤泡的形成；②类风湿血管炎：血管内皮细胞增生肿胀，管腔狭窄或阻塞，血管壁纤维素变性或坏死，血管周围淋巴细胞及浆细胞浸润；③类风湿结节：结节中央为大片纤维素样坏死灶，坏死灶周围是呈栅栏状或放射状排列的成纤维细胞，最外层为增生的毛细血管和聚集的单核细胞、浆细胞、淋巴细胞及纤维结缔组织。

4. 临床特征 60%~70%的RA患者为缓慢起病，在数周或数月内逐渐出现掌指关节、腕关节等四肢小关节肿痛、僵硬；8%~15%的患者可以在某些外界因素如感染、劳累过度、手术分娩等刺激下，在几天内急性起病。RA发病时常伴乏力、食欲减退、体重减轻等全身不适，有些患者可伴有低热。除关节表现外，亦可见肺、心、神经系统、血液、眼等受累表现。

（1）关节表现　典型表现为对称性、多关节炎症。周围大小关节均可受到侵犯，但以近端指间关节、掌指关节、腕关节及足跖关节最常见，其次为肘、肩、踝、膝、颈、颞颌及髋关节。远端指间关节、脊柱关节极少受累。病初可以是单一关节或呈游走性多关节肿痛并局部温度升高。受累关节因炎症充血水肿和渗液，呈梭形肿胀。当活动减少时水肿液蓄积在炎症部位，引致晨起或休息后僵硬和疼痛，称为晨僵（stiffness morning）。晨僵是RA突出的临床表现，持续时间可超过1小时以上，晨僵时间长短是反映炎症程度的一个指标。患者还会出现胶着现象，即当维持某一体位一段时间后，开始活动时困难并伴有关节疼痛，继续活动后好转的现象。关节炎反复发作或迁延不愈，炎症侵及关节软骨、软骨下骨及关节周围组织，最终导致关节肌肉萎缩和关节畸形。常见关节畸形有尺侧腕伸肌萎缩，使手腕向桡侧旋转、偏移，手指向尺侧代偿性移位，形成指掌尺侧偏移；近端指间关节严重屈曲，远端指间关节过伸呈"纽孔花"样畸形；近端指间关节过伸，远端指间关节屈曲畸形，形成"鹅颈"样畸形（图3-6）；掌指关节半脱位；肘、膝、踝关节强直畸形等。

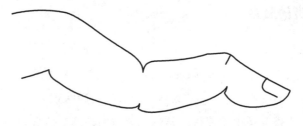

图3-6　鹅颈样畸形侧面

（2）关节外表现　病情严重或关节症状突出时易见。大多数患者无发热或有低热，少数患者可有高热。同时常伴有疲劳乏力、食欲减退、体重减轻、手足盗汗和关节酸痛等全身症状。受累脏器可以是某一器官，也可同时多个内脏受累，受累程度也不同，故临床表现也不甚一致。15%~25%的患者伴有类风湿皮下结节；肺部可出现间质性肺炎、肺间质纤维化、类风湿尘肺等；心脏可伴心包炎、心肌炎、心内膜炎等；神经系统损害可出现周围神经纤维病变、脊髓病变等；眼部损害常表现为干燥性角膜炎、巩膜炎、巩膜外层炎等。

由于本病病因复杂，临床表现多样，治疗相对较长，所以治疗师应加强对患者的健康教育，内容包括：①对RA疾病的认识，即教育患者认清本病的多变性、迁延反复性和早期治疗的必要性，提高患者的心理承受能力，并积极配合治疗；②RA可能对生活、工作及业余活动造成的影响；③怎样在日常生活、工作和学习中保护关节，节约能量。

（二）康复评定

类风湿关节炎的常见评定方法有：

1. 疾病活动性评定　参考美国风湿病学会（ACR）所制订的疾病活动期标准（表3-18）。

表 3-18　类风湿关节炎活动性标准

检查项目	轻度活动	中度活动	明显活动
晨僵时间（h）	0	1.5	>5
关节疼痛数	<2	12	>34
关节肿胀数	0	7	>23
握力 男 kPa（mmHg） 女 kPa（mmHg）	 >33.33（250） >23.99（180）	 18.66（140） 13.33（100）	 <7.33（55） <5.99（45）
16.5m 步行秒数（s）	<9	13	>27
血沉率（魏氏法）（mm/h）	<11	41	>92

2. 疾病稳定期评定　参考美国风湿病学会（ACR）所制订的疾病稳定期标准（表 3-19）。

表 3-19　类风湿关节炎稳定性评估标准

1. 晨僵持续时间不超过 15 分钟
2. 无疲劳感
3. 关节无疼痛
4. 关节无压痛或无运动痛
5. 关节软组织或腱鞘鞘膜肿胀
6. 血沉：女性不超过 30mm/h，男性不超过 20mm/h，持续 2 个月或以上具有上述 5 项或更多者定为稳定期

3. 关节活动度评定　类风湿关节炎患者的关节活动度（ROM）在一个或者多个关节受到限制时，关节的表面和支持结构被损坏，以至于不能完成正常的活动。检查时，应该判断和记录累及的关节的主动、被动运动情况，确定是否存在半脱位或脱位。检查者还应记录是疼痛限制了活动还是非疼痛限制了活动。每个关节的活动受限要与 X 线平片作对照，与对侧的关节作对照，并要记录每个关节炎症程度及异常情况。假如关节有肿胀、变形、发热及不稳定，也要记录下来。

一般认为手指伸展活动受限不会严重影响手功能，远端指间关节屈曲活动丧失稍影响手功能，掌指关节即使轻度丧失屈曲功能，即有明显功能受限，特别应注意拇指的稳定性。

在测量的方法上，一般采用量角器测量关节活动范围。对于 RA 患者而言，比较特殊的是一些小关节的关节活动度检查，如有天鹅颈畸形时，可以采用"铁丝圈"的方法进行检查，其操作如下：利用可塑性金属丝将小关节活动范围描绘于纸上，可用于康复前后对比。另外，还可以用电子角度计测量小关节的关节活动度。

4. 肌力评定　当关节由于肌肉的收缩而引起疼痛的情况下，徒手肌力评定不能准确地完成。检查者还应该记录下在肌肉收缩时是否存在疼痛和肌力的情况。当评估肌力时也应该考虑到患者肌力训练的量、状态、性别、年龄、诊断及自身的努力程度。记录肌肉无力的同时，应该将其分布的特点（如近端、远端、侧面）、通常的模式记录下来。

疲劳、疼痛、关节积液、畸形、挛缩以及甾体性肌炎等因素都会导致 RA 患者肌力下降，重度 RA 患者肌力可以比正常人减少 33%～55%，常用徒手肌力评定；握力测定可以用血压计或者握力计。由于 RA 常常累及指间、掌指等关节，一般并不应用常规的徒手肌力检查法进行肌力评定。

手部肌力评估多采用握力计、捏力计法，测定 3 次，取平均值。当关节肿胀、畸形、挛缩及疼痛明显时，金属的握力计也不再适用，可采用血压计法，具体操作如下：取一汞柱式血压计，将袖带卷折充气形成内压为 30mmHg 的气囊，令患者用手在无依托的情况下紧握此气囊，所得读数减去 30mmHg 即为实测握力值。同理亦可测出捏力及夹力。

5. 疼痛评定　可根据患者具体情况，选择适宜的评定方法，如需了解疼痛程度的动态变化可采用 VAS 评定法；如需了解疼痛对患者情绪的影响可采用 Zung 氏抑郁量表；如需全面评定可采用麦吉尔疼痛问卷（McGill pain questionnaire，MPQ）对患者的疼痛水平进行评价。也可以直接对疼痛程度进行描述，压力活动时有疼痛为轻度，非压力活动时有疼痛为中度，休息时有疼痛为重度。此外，还可使用专门针对类风湿关节炎患者关节压痛设计的各种关节指数进行评定。

（1）Ritchie 关节指数　通过对指定的 28 个关节进行压诊，视患者反应对每个关节进行评分并累计。评定标准：无触痛为 0 分，有触痛为 1 分，有触痛且患者有躲避为 2 分，有触痛且患者躲避并回缩为 3 分。

（2）Fuchs28 关节计分法　对指定的 28 个关节进行 3 项内容的评定，累计计分。

1）肿胀：正常无肿胀为 0 分，轻微肿胀为 1 分，关节区域内肿胀为 2 分，超出正常范围的肿胀为 3 分。

2）压痛：无压痛为 0 分，轻微压痛为 1 分，按压时肢体有退缩为 2 分，按压时肢体有躲闪为 3 分，拒绝按压为 4 分。

3）活动受限：活动正常为 0 分，活动受限达 25% 为 1 分，活动受限达 50% 为 2 分，活动受限达 75% 为 3 分，关节强直为 4 分。

6. 步态评定　疼痛、关节畸形、关节周围组织挛缩都可以引起 RA 患者步态异常，常见的 RA 异常步态包括：

（1）髋关节活动受限步态　腰段出现代偿运动，骨盆和躯干倾斜，腰椎和健侧髋关节出现过度活动。

（2）膝关节活动受限步态　膝关节屈曲挛缩大于 30°，慢走时呈短腿跛行，膝关节伸直位强直时，为了摆动患肢，健腿作环形运动，髋关节升高，跖足行走。站立位因膝不能屈曲至 15°，结果骨盆和重心升高。

（3）马蹄足畸形步态　为跨阈步态，患腿相对变长，摆动期髋、膝弯曲增加，这是由于跟骨的畸形影响有效后蹬动作。

RA 异常步态评定也可以参照 FAC holden 功能性步态分 6 级：

0 级：不能步行或需 2 人以上的协助。

1 级：需要 1 人连续不断地帮助才能行走。

2 级：需 1 人在旁以间断接触身体的帮助行走，步行不安全。

3 级：需 1 人在旁监护或用言语指导，但不接触身体。

4 级：在平地上独立步行，在楼梯或斜坡上行走需帮助。

5 级：在任何地方都能独立步行。

7. 日常生活活动能力评定　由于本病造成患者不同程度的功能障碍，尤其是手关节的畸形，严重影响日常生活，甚至完全不能自理。因此，ADL 评定能够明确患者生活中的困难、所需要的帮助以及亟待解决的问题，以便康复医生和康复治疗师有针对性地进行作业治疗并提供适宜的生活辅助工具。可根据患者进餐、穿着、阅读、如厕、坐椅、洗澡、厨房、家务、清洗、购物及活动等11项内容进行评定。也可采用国际通用的 Barthel 指数及改良 Barthel 指数等量表进行评定。

8. 整体功能评定　见表3-20。

表 3-20　美国风湿病学会（ACR）修订标准（1991 年）

Ⅰ级	完成日常一般活动（自身照顾、职业工作、业余活动）
Ⅱ级	完成日常一般自身照顾和职业工作，但业余活动受限制
Ⅲ级	完成日常一般自身照顾，职业和业余活动均受限制
Ⅳ级	一般自身照顾、职业和业余活动均受限制

（三）康复治疗

类风湿关节炎康复治疗的主要目标是帮助患者减轻疼痛，消炎退肿，维持或改善肌力、耐力和关节活动度，预防或矫正畸形，最大限度地改善和恢复患者的功能，保持日常生活活动能力的独立性，使患者重返社会，最大限度地获得高质量的正常生活。

根据类风湿关节炎的病情变化，临床将其分为急性期、亚急性期和稳定期三个阶段，每个阶段的治疗目标有所不同。①急性期：治疗目标是减轻症状和改善患者的全身状况。②亚急性期：治疗的重点是维持全身健康状况，防止疾病加剧及纠正畸形。③稳定期：此期治疗的重点应采用物理因子来缓解肌肉痉挛和疼痛，并以此改善关节及其周围组织的血液与淋巴循环，减轻关节的退行性变，尽可能增加关节活动度和肌力、耐力及身体协调平衡能力。

1. 休息　要采取最佳姿势，保持功能位。由于疼痛性屈肌痉挛导致关节强直，患者在畸形、多发性关节炎急性发作期应完全卧床休息，卧床姿势要正确，宜用硬垫或硬板床，枕头宜低或不用，仰卧位时上肢取外旋位，大腿保持中立位，注意膝关节不能处于屈曲位，踝关节处于保持90°的功能位（以防止足下垂）。每日取俯卧位约1~2小时，使躯体和四肢都能得到伸展，休息时也不能长时间保持一种姿势，应经常变换体位，卧床休息时间要适度。

2. 矫形器的使用　矫形器具有稳定和支持、助动、矫正、保护等功能。利用矫形器来保护及固定急性炎症组织，防止关节进一步损害和畸形的进展，其目的是保存一个既可活动又具有功能的关节。它的消肿止痛作用优于任何一种其他的方法。在关节具有一定活动度时，应逐步调整矫形器，力争将关节活动保留其最低功能活动度。如关节制动时，应将关节固定于功能位。通常矫形器用于腕、掌指关节及指间关节，使用矫形器期间应定期卸下作关节活动，以预防关节僵硬发生（图3-7~图3-10）。

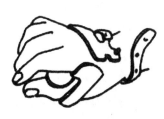

图 3-7　基底部对掌矫形器

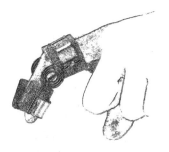

图 3-8　功能性手指矫形器

NOTE

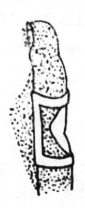
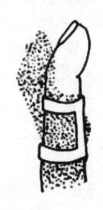
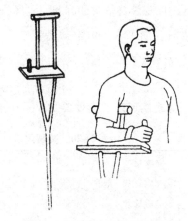

　　图3-9　手指制动器　　　　　　　　　　　　　图3-10　可固定腕关节的拐杖

3. 物理因子疗法

（1）紫外线疗法　用红斑量照射，能加强分解组胺的能力，使抗风湿药物在治疗部位集中，防止局部炎症扩散。

（2）热疗法　作用于神经终末和肌梭γ纤维，有镇静、止痛作用，可促进血液循环，改善骨和软骨的营养，如超短波、微波、蜡疗、红外线等。超短波疗法、微波疗法，加热到浅表及较深层肌肉，一般采用无热量，因为温度过高，反而能使疼痛加剧，加速病变关节的破坏。

（3）冷疗法　它能降低关节腔的温度，有镇痛、消炎和消肿作用，可以加快局部新陈代谢及增加胶原纤维弹性，有利于肌肉的屈伸功能，但有些患者不愿接受此种疗法。

（4）水疗法　常用矿泉浴、盐水浴、硫化氢浴，也可用水中运动疗法，同时可以进行关节训练和活动。它除了有热作用外，还因水浮力作用，可增加无痛性运动。

（5）低、中频电疗　如经皮神经电刺激、干扰电疗法、电脑中频、低频等，能产生内啡肽，均有很好的镇痛作用。

（6）超声波疗法　可增强组织胶体的分散性，并能改善骨、软骨的营养状态。较大剂量的超声波能使结缔组织纤维束分散和间质松化，还可以用曲安奈德进行超声透入治疗。

4. 运动疗法　类风湿关节炎病人关节灵活性减小，肌肉萎缩，肌力减退，耐力减低且心肺功能低下，通过适宜的运动疗法，能增加和保持关节活动度，增加或维持肌力以满足患者功能的需要，增加各种功能活动的耐力，改善日常生活活动能力，增加社会交往。

　　当患者无明显疼痛等不适症状、炎症关节用矫形器固定的情况下，就可以考虑关节功能的恢复，一般从被动活动开始，必要时使用主动助力活动，逐渐过渡到主动运动和抗阻运动。鼓励患者在极小的帮助下进行主动活动。主动助力练习方法可减少发生拉伤的可能性，而促进了在被动活动时不能被激发的本体感受反射。治疗师及医生必须仔细地观察患者的耐受性，如在运动后疼痛和痉挛时间超过1小时，就意味着运动过度，在下次治疗时必须减少运动强度。对固定于矫形器中的肢体应鼓励患者在白天每小时进行2至3分钟的肌肉等长收缩练习，以防止肌萎缩。常见的运动疗法有：

　　（1）维持关节功能的训练　对受累关节应在能承受的疼痛范围内进行主动活动练习，每天应进行3~4次，每次活动不同的关节，任何非抗阻活动均不会使畸形加重，应尽可能地进行全范围（各可动轴位）的活动。对手腕病变者，应特别防止作强有力的抓握和提捏，这些可加重畸形的形成。如受累关节无法达到充分活动，则可进行被动活动，应以患者仅感到稍有疼痛为限。在作活动之前先用热疗。

（2）增强肌力的训练　类风湿关节炎的患者由于疾病本身、活动受限、疼痛和关节积液反射性抑制肌肉的收缩，肌力明显下降。通过进行抗阻训练，使肌肉产生较大强度收缩，重复一定次数或保持一定时间，使肌肉产生适度疲劳，达到肌纤维增粗，肌力增强的目的。这需要在治疗师指导下进行缓慢增量的抗阻训练。

（3）耐力训练　包括步行、慢跑、骑自行车、滑雪、游泳、划船、打太极拳及练太极剑等，这些都可以有效提高 RA 患者的功能水平。但训练时需要根据关节炎症活动性及患者的心肺功能确定训练强度，一般将目标定为 50% 最大摄氧量。陆地训练完成困难的患者，可以先进行水下训练以减轻疼痛。

5. 作业疗法　日常生活活动训练的目的在于训练患者在病残范围内发挥出最好的功能。患者日常生活活动能力训练以进食、穿脱衣、梳洗、如厕沐浴、行走等动作为前提。

为了达到生活自理，可以根据需要改变某些生活用具的结构，或者设计制作一些自助具，以改善生活自理能力，如增大、增长把柄和加橡胶软套，以减少抓握力；又如晨起时如关节僵硬，进行温水浴或淋浴以减轻僵硬等。作业疗法除改善患者功能外，还能提高其社会适应能力，是对身心进行的一种综合训练。

6. 中医康复方法　主要有中药疗法、针灸疗法、推拿疗法等。其中推拿疗法主要适用于疼痛、乏力或重症肌无力的患者。

7. 自我保健　急性期患者全身症状严重，关节肿痛明显，若不治疗病情会恶化。此时应以卧床休息为主，减少活动，并保持关节处于功能位置；加强饮食营养，注意补充蛋白质与纤维素，适当补充维生素 D 和钙剂；注意保暖，避免风寒湿；保持良好的心态和树立战胜疾病的信心。

二、骨性关节炎的康复

（一）概述

1. 定义　骨性关节炎（osteo arthritis，OA）是一种非对称性、非炎症性、无全身征象的慢性骨关节病，又称骨性关节病、退行性关节病、增生性关节炎、老年性关节炎和肥大性关节炎等，是一种极常见的关节炎，可分为原发性和继发性两类。其主要特征是关节软骨及软骨下骨质发生病变，并在关节边缘形成骨赘。该病好发于承重关节，如膝关节、髋关节、脊柱等部位，特别是膝关节发生率最高。受损关节出现不同程度的关节僵硬与不稳定，导致功能减退，甚至功能丧失。因此，早期诊断与早期康复治疗对防止骨性关节炎致残有重要意义。

2. 流行病学特点　骨性关节炎常见于中老年人，一般女性多于男性。严重影响病人生活质量和社会生产力。随着我国人口的老龄化，骨性关节炎的患病率高达总人口的 8.3%，是引起老年人疼痛和致残的主要原因之一。北京市城区老年人膝关节 X 线骨关节炎的患病率，女性为 42.18%，男性为 21.15%；临床骨性关节炎的患病率女性为 15.10%，男性为 5.16%。同美国 Framingham 研究的白人骨关节炎的患病率比较，女性膝关节 X 线和临床骨性关节炎患病率均高于美国同龄白种人，男性膝关节 X 线和临床骨性关节炎患病率与美国同龄白种人相似。

3. 病因和发病机制

（1）病因　根据有无局部和全身致病因素，将 OA 分为原发性和继发性两大类。

继发性 OA 可发生于任何年龄，常见病因如下。①机械性或解剖学异常：髋关节发育异常、股骨头骨骺滑脱、股骨颈异常、多发性骨骺发育不良、陈旧性骨折、半月板切除术后、关节置换术后、急慢性损伤。②炎症性关节疾患：化脓性关节炎、骨髓炎、结核性关节炎、类风湿关节炎、血清阴性脊柱关节病、白塞病、Paget 病。③代谢异常：痛风、假性痛风、血色病、Gaucher 病、糖尿病、进行性肝豆状核变性、软骨钙质沉着症、羟磷灰石结晶。④内分泌异常：肢端肥大症、性激素异常、甲状旁腺功能亢进、甲状腺功能减退伴黏液性水肿、肾上腺皮质功能亢进。⑤神经性缺陷：周围神经炎、脊髓空洞症、Charcot 关节病。

原发性 OA 的病因尚不清楚，可能与高龄、女性、肥胖、职业性过度使用等因素有关。年龄老化为其发病的重要因素，50 岁以上多发。近年来研究发现，遗传也是影响 OA 发病的因素之一。如 Heberden 结节系单基因常染色体遗传，全身性 OA 与第 12 对染色体上的 II 型前胶原基因 （COL_2A_1） 有关。

（2）发病机制　近年来，对 OA 发病机制的认识逐渐深入，关节软骨在长期活动磨损或创伤后，软骨中的蛋白聚糖和胶原分子的浓度或分子量降低，失去黏弹性，丧失了对软骨的机械保护作用，加剧软骨磨损创伤，同时也促进软骨细胞合成和释放蛋白酶，该酶能促进软骨中的蛋白多糖和胶原分子降解，进而破坏自身软骨组织。软骨破坏所释放的碎片刺激滑膜引起滑膜炎，炎性变的滑膜释放炎症介质进一步降解软骨，形成恶性循环。此外软骨破坏释放的碎片刺激滑膜吞噬细胞的细胞膜，形成大量的氧自由基，引起进一步组织损伤。主要炎症介质有 IL-1，其次为 TNF。IL-1 和 TNF 促进硬蛋白酶和血浆酶原激活因子产生，促进软骨基质破坏和微晶体产生，加重关节滑膜炎症反应。此外，受累部位骨内压增高引起的动脉血流灌注减少也参与 OA 的发病。

本病的病理基础是关节软骨病变，早期光镜下可见软骨细胞肿胀，数量减少，软骨纤维性变，继以糜烂、溃疡、血管入侵。软骨下骨发生象牙样变和增厚，软骨边缘韧带附着处形成骨赘，而外周承受压力较小的部位骨质萎缩，有时在软骨下骨质内可见到大小不一的囊腔状改变，系由于骨小梁的微细骨折而引起的黏液样和纤维蛋白样改变。

根据 OA 的发病情况，早期预防可以延缓其进程和减轻其退行性变的程度。骨关节炎的预防措施主要是针对其发生和发展的危险因素而采取的，如减肥、预防关节损伤和预防职业性关节慢性损伤等。

4. 临床特征

（1）症状　本病起病缓慢，以疼痛和活动不灵活为主要症状，症状可逐渐加重，或多年不变，最常受累的是膝、髋、手指、腰椎、颈椎等关节。最初感到关节酸胀疼痛，运动过量或在关节负重时明显，休息后缓解。长时间固定姿势，可出现暂时性僵硬，经过活动以后，关节又渐灵活，但在过量运动后，又出现关节疼痛和活动受限。晚期由于关节软骨的磨损和骨质增生，关节畸形逐渐加重，关节活动度亦因关节变形而显著受限，但不致发生关节强直。当骨赘刺激肥厚的滑膜皱裂时，可加剧疼痛及肌肉痉挛，甚者出现跛行、失用性肌萎缩及关节源性肌萎缩。症状多次发作后间歇期变短，最后可为持续性，休息后不能迅速缓解，夜间痛常见，由于软骨下骨的充血，病人会感到在静止时也有疼痛，稍加活动后疼痛反而减轻，称为"休息痛"。疼痛有时与天气变化有关，天气变冷时加剧；也可因关节负重或活动较多而加剧，如膝 OA 时，上下楼梯、屈蹲、较长距离步行均可引发疼痛，甚至久坐后起立也会感到膝痛。疼痛程度可以与病变程度不一致。

（2）体征　早期关节活动时可触到轻度摩擦感，关节周围轻微压痛，无关节肿大，无明显活动受限及肌萎缩。晚期可触及砂粒样粗糙的摩擦感，关节压痛、肿大或畸形，可有关节中度积液，关节活动受限，可产生"交锁"现象。

（3）X线检查　早期X线片无明显变化，进行期可见关节间隙变窄，关节面骨质硬化，边缘唇样骨质增生，负重区软骨下囊样透亮区及轻度骨质疏松。晚期可见关节间隙明显变窄，骨端变形，骨赘增加，关节面凹凸不平，可见关节内游离体，关节不稳定，有半脱位趋势。

（4）实验室检查　无特殊发现。血沉很少超过30mm/h，关节液检查偶见红细胞、软骨碎片和胶原纤维碎片.

（二）康复评定

骨性关节炎评定应从关节的生物力学、功能障碍对邻近关节的影响以及对患者独立性和生活质量的影响程度等方面进行，主要评定内容如下。

1. 疾病严重程度的分级　依照国际医学科学组织委员会（CIOMS）对该病的评定标准，根据X线检查结果，可将骨性关节炎的严重程度分为0~4级（表3-21）。

表3-21　OA严重程度评定标准

分级	远端指间关节	近端指间关节	膝关节	髋关节
0级	正常	正常	正常	正常
1级	1个小骨赘	1个小骨赘，可有囊肿	可疑关节间隙变窄似有骨赘	股骨头周围可有骨赘，内侧关节间隙可变窄
2级	2个关节确切小骨赘，轻度软骨下硬化，疑似囊肿	2个关节确切小骨赘，可有1个关节间隙变窄	确切骨赘，可有关节间隙变窄	确切骨赘，轻度硬化，下方关节间隙变窄
3级	中度骨赘，骨端轻度畸形，关节间隙变窄	多关节中度骨赘，骨端轻度畸形	中度多发骨赘，骨端硬化、畸形，关节间隙变窄	轻度骨赘，骨端硬化、畸形、囊肿，关节间隙变窄
4级	大骨赘，骨端畸形，关节间隙消失，有囊肿	大骨赘，骨端畸形，关节间隙明显变窄，软骨下硬化	大骨赘，骨端畸形，关节间隙变窄，关节面严重硬化	大骨赘，骨端畸形，关节间隙明显变窄，骨端硬化，有囊肿

2. 关节活动范围（ROM）评定　通过ROM测定，可确定关节活动受限程度，分析障碍原因，以便提供合适的治疗方法及疗效评定。可用关节量角法测量ROM。

3. 肌力评定　骨性关节炎患者，因肢体运动减少，可致失用性肌萎缩，肌力减弱。常用的肌力测定方法为徒手肌力评定。如果有条件，也可以采用简单仪器测定法和等速肌力测试法，等速肌力测试法可定量评定肌肉功能。

4. 疼痛评定　临床常规采用视觉模拟评分指数（visual analogous score or scale，VAS），根据情况也可采用Zung氏抑郁量表以及简氏McGill疼痛问卷进行评分。通过对治疗前后的评定结果进行比较，可进一步确定康复治疗效果，有助于新计划的制订和实施。

5. 步行能力评定　主要是评定下肢功能，可采用1984年Holden提出的功能性步行能力分级（functional ambulation classification，FAC，表3-22），或参考Holden步行能力分类以及

Nelson 功能性步行概貌评定。

表 3-22   Holden 功能性步行能力分级

评级	特征	评级标准
0 级	无功能	患者不能行走，完全依靠轮椅，或需 2 人协助才能行走
Ⅰ级	需大量持续性帮助	使用双拐，或需 1 人持续搀扶才能行走及保持平衡
Ⅱ级	需少量帮助	能行走，使用 KAFO、AFO、单拐、手杖，或需 1 人在旁边给予间断的身体接触帮助才能保持平衡和安全
Ⅲ级	需监护或语言指导	能行走，但不正常不够安全，需 1 人在旁监护或语言指导
Ⅳ级	平地上独立行走	在平地上能独立行走，但在斜面、楼梯、地面不平处行走仍有困难，需他人帮助或监护
Ⅴ级	完全独立行走	在任何地方都能独立行走

6. ADL 评定　严重的骨性关节炎患者因疼痛和畸形常影响其日常生活活动能力，国际上制定的评定量表很多，如可采用 Barthel 指数及改良 Barthel 指数等量表进行评定。

7. 生活质量评定　重度的骨关节炎患者因疼痛等症状、活动受限、心理状态改变，影响生活质量。可用 Meenan 的关节影响测定量表（arthritis impact measurement scale，AIMS）来评定。值得一提的是，近年国际上不断开发出立足于患者的评定量表，如日本版的 JKOM 功能评价标准（japanese knee osteoarthritis measure，JKOM）比较符合亚洲人的实际生活情况，待其信度和效度得到验证后，可在我国推广使用。

8. 心理评估　结合 OA 患者的心理特点进行专业评估。

（三）康复治疗

康复治疗的主要目的是缓解疼痛、消炎退肿；恢复与保持关节功能，改善患者生活质量；增强肌力和耐力，改善关节的稳定性和灵活性；保护关节，最大限度地延缓病程进展，预防残疾的发生。

1. 运动疗法　骨性关节炎患者的运动方式、运动量和运动时间，要根据患者具体情况而定。

（1）准备运动　相当于热身运动，应使用温和的方式、较缓慢的动作开始，逐渐增大运动幅度，并持续 5~10 分钟。如从慢步行走开始，逐渐加大肩关节、肘关节、髋关节、膝关节的摆动度，并持续几分钟。

（2）关节活动度训练　在病情允许的最大范围内，做全关节运动，可促进血液循环，加快慢性炎症和疼痛的消除，增加肌力和耐力，改善关节的活动性和灵活性。同时，训练可使关节软骨面受到适度的加压与减压运动，极大地改善了关节软骨的营养与代谢，有助于关节软骨的修复。具体方法如下：

1）在被动状态下，由治疗师在允许的最大范围内，帮助患者做全关节运动，以不增加疼痛为度。

2）在减重状态下，让患者作主动关节运动。如下肢运动时，选择坐位或卧位进行，以减少关节的应力负荷。

3）使用 CPM 仪做连续被动运动。

4）牵张关节周围的肌肉、肌腱、韧带和关节囊，以关节周围肌肉感觉中等度紧张为度，并在每个方向上保持10～20秒，此法可缓解痉挛。

（3）肌力练习　急性期后，患者在关节活动时，应进行抗阻练习，每周至少3～4次，每次每个动作应重复10～30次，以肌肉出现轻中度酸痛、次日无疲劳感为度。肌力练习可增加肌力与耐力，增大关节活动度，治疗和预防肌肉萎缩，增强关节的稳定性，保护关节。

在训练方式上，等长肌力训练适用于关节活动过程中有明显疼痛的患者，可起到防止肌肉萎缩，消除肿胀，刺激肌肉肌腱本体感受器的作用；等张肌力训练作为动力性肌力训练方法，可增强全关节范围内的肌力，改善肌肉运动的神经控制，促进局部血液、淋巴循环，改善关节软骨营养；而等速肌力训练依靠等速仪器，也是一种动力性肌力训练方法，但兼有等长和等张肌力训练的优点。

（4）有氧运动　在病情稳定期，可根据患者的耐力和兴趣，选择适宜的、由全身肌群参加的有氧运动，如慢走、快走、跑步、游泳等。有氧运动有利于人体的正常代谢，保持较高的生活质量。颈、腰背部的有氧运动锻炼对关节炎的康复也起一定的支撑作用。

2. 能量节约技术　主要是为了节省患者有限的体能，降低患者活动难度。患者必须维持良好姿势，避免长时间保持某姿势不变。注意休息与运动良好结合。改造周围环境，利用各种辅助具在最适体位下工作。

病变关节过度使用，会加剧关节疼痛，增加病变部位的损伤程度。因此，骨性关节炎患者的活动量必须控制在关节耐受的范围之内，这也是处理关节疼痛的重要方法之一。一般骨性关节炎患者无须卧床休息，当负重关节或多关节受累时，应限制其活动量。急性期关节肿痛等症状严重时，需卧床休息，必要时病变局部可用夹板或支具短期固定，注意关节功能位摆放。可视病情选择性进行早期肌肉等长收缩训练，或助力性主动训练，以缓解疼痛，保持关节活动度，防止肌肉萎缩、粘连，保持关节功能。

3. 物理因子疗法　在骨性关节炎早期，及时应用理疗，不仅具有消炎、消肿、镇痛的作用，还具有改善关节血液循环、增进代谢、修复骨组织、扭转或延迟疾病进展的作用；在骨性关节炎后期，通过理疗可以缓解疼痛，软化瘢痕，松解粘连，促进局部组织血供，锻炼肌力，防止肌萎缩，调节自主神经功能，促进功能恢复，预防后遗症，降低致残率。

常选用的物理治疗方法有以下几种：

（1）热疗法　包括石蜡疗法、泥疗法等，家庭中的热水浸浴也有理疗作用。

（2）水疗法　包括淡水浴、药物浴等，水温一般采用40℃。

（3）中、低频电疗法　包括直流电离子导入疗法、干扰电疗法、调制中频电疗法等。

（4）高频电疗法　包括短波、超短波、微波疗法等。

（5）其他物理疗法　包括光疗法、超声波疗法、磁场疗法等。

除特殊要求外，物理因子治疗一般要求每天治疗1～2次，每次治疗时间20～30分钟，15～20次为1个疗程。

4. 康复工程　根据需要，采用各种拐杖、支架、轮椅、助行器、持物器、穿衣器等各种支具及辅助器具，以减轻关节的负重，减少关节活动，提高关节稳定性，对缓解炎症和疼痛，修复和维持关节功能均具有积极的治疗作用。辅助器具用途广泛，可改善患者日常生活活动能力，不同的辅助器具具有不同的用途，如踝、膝支具用于下肢；手夹板用于手、腕、肘等上肢关节；脊柱支具用于躯干部位；加高垫可用来增加厕所座椅高度，有利于髋关节炎、膝关

NOTE

炎、强直性脊柱炎等患者的使用。

5. 中医康复方法 主要有中药疗法、针灸疗法、推拿疗法、传统体育锻炼等。中医康复除了应结合现代实验研究的成果外，还一定不能脱离中医本身的特点和体系，即应注意结合传统中医的骨伤和风湿痹痛的临床实践经验以及中医独特的辨证论治思想。

6. 心理治疗 针对存在的抑郁焦虑进行心理辅导、卫生教育，心理状态改善有助于预防和控制疼痛。

7. 健康教育 针对 OA 患者的健康教育非常重要。其目标包括减轻焦虑、加强治疗方面的合作及增强关节功能和自我形象的行为转变。健康教育的主题包括骨关节炎自然病程及其对运动、心理、工作和休闲活动方面影响的讨论。健康教育能使 OA 患者对其疾病的状况、治疗的选择以及预后等做到心中有数。更重要的是，通过健康教育可使病人了解和重视 OA 预防有关的知识，如超重的中老年人应控制饮食、适当运动和减重，以免下肢关节负荷过重；OA 患者应调整生活方式，如减少每日运动总量，避免举重物，正确使用受累关节，天气寒冷时注意保暖等，将有助于其改善症状，控制疾病进展，更好地维持关节的正常功能等。

第四章　心肺疾病的康复

第一节　冠心病的康复

冠心病是临床最为常见的心脏疾病之一，是以心绞痛、心肌梗死和心源性猝死为主要发作形式的一种疾病。冠心病的康复是指综合运用主动的身体、心理、行为和社会活动的训练与再训练，帮助患者缓解症状，改善心脏功能，最终达到提高生活质量并重返社会的目的。同时，冠心病的康复强调健康教育，积极干预危险因素，阻止或延缓疾病的发展。

一、概述

（一）定义

冠状动脉粥样硬化性心脏病（coronary atherosclerotic heart disease）指冠状动脉（简称冠脉）发生粥样硬化引起管腔狭窄或闭塞，导致心肌缺血缺氧或坏死引起的心脏病，简称冠心病（coronary heart disease，CHD），也称缺血性心脏病（ischemic heart disease）。根据发病特点和治疗原则的不同将冠心病分为两大类：慢性冠脉病和急性冠脉综合征。前者包括稳定型心绞痛、缺血性心肌病和隐匿性冠心病等，后者包括不稳定型心绞痛、非 ST 段抬高型心肌梗死和 ST 段抬高型心肌梗死。

（二）流行病学特点

冠心病是动脉粥样硬化导致器官病变的最常见类型，也是严重危害人类健康的疾病。本病多发生于 40 岁以上成年人，男性多于女性，经济发达地区发病率较高，近年来发病逐渐呈现年轻化的趋势。目前我国冠心病的年发病率为 120/10 万，年平均病死率男性为 90.1/10 万，女性为 53.9/10 万。近年来，随着人们生活水平的提高，我国冠心病的发病率和病死率持续升高。

（三）病因及发病机制

本病的病理生理核心是心肌耗氧和心肌供氧之间的平衡被打破，导致心肌缺氧和代谢障碍。急剧、短暂的缺血缺氧引起心绞痛，而持续、严重的心肌缺血引起心肌坏死即心肌梗死。

1. 心绞痛

（1）病因　各种急剧引起心肌供氧量减少和心肌耗氧量增加的因素（如血管腔内血栓形成、血管痉挛、心率增快、运动、情绪激动等），都可诱发心绞痛。

（2）发病机制　动脉粥样硬化使冠状动脉狭窄或者部分分支闭塞时，血流量相应减少。安静状态下，心肌的血液供应降低到仍能维持心脏正常的需要，一般没有症状。在劳力、情绪激动、饱食等情况下可使心率增快、心室壁张力和心肌收缩力增加致心肌耗氧量增加，而此时冠状动脉（由于狭窄或者部分分支闭塞）的供血已很难增加以满足心肌对血液的需求，故引

NOTE

发心绞痛。心肌在缺氧代谢下，产生过多的乳酸、丙酮酸等酸性物质或类似激肽的多肽类物质，刺激心脏内传入神经末梢，经过相应的神经脊髓节段传至大脑，产生痛觉。这种痛觉常传播到相同的脊髓段的皮肤浅表神经，引起疼痛的放射。

2. 心肌梗死

（1）病因　在冠状动脉粥样硬化狭窄基础上，饱食、重体力活动或休克等诱因致使冠状动脉粥样斑块发生破裂、糜烂或出血，继发血小板聚集、血栓形成，导致冠状动脉管腔持续、完全闭塞，从而引起心肌梗死。

（2）发病机制　冠状动脉粥样硬化，一支或多支血管管腔狭窄和心肌供血不足，而侧支循环未充分建立。在此基础上，一旦血供急剧减少或中断，使心肌严重而持久的急性缺血达到20～30分钟以上，即可发生急性心肌梗死（acute myocardial infarction，AMI）。

（四）临床特征

1. 心脏功能障碍

（1）心绞痛　是以发生于胸部、颈部、咽部、下颌部、肩部、背部或手臂的不适感或者疼痛为特征的临床综合征。疼痛多表现为闷痛、压榨性疼痛或呈现紧缩性。持续时间一般数分钟至十余分钟，多为3～5分钟，在停止诱发症状的活动后或口服硝酸甘油等硝酸酯类药物几分钟内可缓解。心绞痛的程度一般按照加拿大心血管病学会（CCS）的方法分级：

Ⅰ级：日常体力活动（如登梯、散步）不受限，但在情绪紧张、工作节奏加快或行走时间延长可发生心绞痛。

Ⅱ级：日常体力活动轻度受限，快步、餐后、寒冷、刮风、情绪激动或醒后数小时内发作心绞痛。一般情况下平地步行200m以上或登楼一层以上引起心绞痛。

Ⅲ级：日常体力活动明显受限，一般情况下平地步行200m以内或登楼一层引起心绞痛。

Ⅳ级：轻微体力活动或休息时即可引起心绞痛。

（2）心肌梗死　分为急性心肌梗死和陈旧性心肌梗死。

1）急性心肌梗死以疼痛为首发症状，多发生于清晨，疼痛部位和性质等与心绞痛基本相同。疼痛剧烈，持续时间长，病人常烦躁不安、出汗、恐惧，或有濒死感。同时伴有发热、白细胞增高、血清心肌坏死标记物增高和心电图进行性改变。急性心肌梗死的诊断必须具备下列3条中的2条：①缺血性胸痛的临床病史；②心电图动态演变；③血清心肌坏死标记物改变。

2）陈旧性心肌梗死指急性心肌梗死3个月后。无急性心肌梗死病史的患者，需要有典型陈旧性心肌梗死的心电图表现。

2. 继发性躯体和心理障碍　对于冠心病的患者除了要关注患者心脏功能障碍外，还应该关注患者继发性躯体和心理障碍，这对患者的康复起着至关重要的作用。

（1）心血管功能障碍　冠心病发病后，患者会出现运动活动减少的情况，由于长期缺乏运动，使心血管功能适应性降低，导致循环功能降低。这种衰退只有通过适当的运动训练才能恢复。

（2）呼吸功能障碍　由于心肌的缺血缺氧，导致全身出现缺氧症状。长期心血管功能障碍可导致肺循环功能障碍，使肺血管和肺泡气体交换的效率降低，吸氧能力下降，诱发或加重缺氧症状。因此，冠心病患者还应该重视其呼吸训练。

（3）全身运动耐力减退　即持续进行全身体力活动的能力减退。由于机体供氧减少、肌肉萎缩和氧化代谢能力降低，从而限制全身运动耐力。

（4）代谢功能障碍 主要是脂质代谢和糖代谢障碍，表现为血胆固醇、甘油三酯、低密度脂蛋白胆固醇增高，高密度脂蛋白胆固醇降低。同时，由于缺乏运动导致胰岛素抵抗，除了引起糖代谢障碍，还可促使高胰岛素血症和血脂升高。

（5）行为障碍 冠心病患者往往伴有不良生活习惯、心理障碍、社会参与能力受限等，这是治疗中不可忽视的因素。

（五）康复治疗的适应证和禁忌证

1. 适应证

Ⅰ期：患者生命体征稳定，无明显心绞痛，安静心率<110次/分，无心力衰竭、严重心律失常和心源性休克，血压基本稳定，体温正常。

Ⅱ期：与Ⅰ期相似，患者病情稳定，运动能力达到3METs以上，家庭活动时无显著症状和体征。

Ⅲ期：临床病情稳定者，陈旧性心肌梗死、稳定型心绞痛、隐匿性冠心病、冠状动脉分流术和腔内成形术后、心脏移植术后、安装心脏起搏器后。病情稳定的心功能减退、室壁瘤等也逐步被列入适应证的范畴。

2. 禁忌证 凡是训练中可诱发临床病情恶化的情况都列入禁忌证，包括原发性疾病临床病情不稳定或并发新症的患者。但稳定与否是一个相对的概念，与康复医疗人员的技术水平、临床经验、训练监护水平和治疗方案理念都有关系。如患者不理解或不配合康复治疗，均不宜进行康复治疗。

二、康复评定

冠心病患者的康复评定主要包括全面和仔细的病史询问、体格检查、实验室检查（心肌酶、胆固醇、血糖等）、特殊检查（胸部X线、心电图等）、冠心病危险因素的评估、社会心理学和心肺功能专项的评定。只有经过详细全面评估，对患者目前的功能水平有系统的了解，才能制订恰当的康复方案。

（一）心脏功能评定

1. 6分钟步行试验 6分钟步行试验主要是检测患者心脏储存功能的运动试验，在心脏康复中主要用于评价心脏疾病或手术对运动耐受性的影响。此测试的宗旨是记录患者在6分钟以内步行的最远距离。要求患者在6分钟的时限里，在平地上尽可能行走，最终测量行走的距离。行走中，允许患者停下来休息但计时不能停止。在试验过程中，治疗师要给予患者口头的鼓励和时间提示并注意观察患者的情况。在实验前和实验结束后应立即检测患者的血压、心率、呼吸频率和血氧饱和度。记录患者6分钟行走的距离。若步行距离<150m，为重度心衰，150～450m之间为中度心衰，450～550m之间为轻度心衰。

2. 心电图运动负荷试验 心电图运动负荷试验是检查心脏负荷的一种试验，通过运动增加心脏负荷，从而诱发心肌缺血并及时用心电图记录缺血改变。主要包括活动平板试验、踏车试验、台阶试验。

（1）活动平板试验 又称跑台试验，应在进食前或进食后2小时以上进行。让受试者在预先设定的可滑动的活动平板上，随着活动平板坡度和速度的提高进行走一跑的运动，增加心率和心脏负荷，以达到预期运动目标。活动平板试验是分级运动试验，其分级是以心率作为运动终点标准的一种运动试验方法。主要分为极量运动负荷试验、次极量运动负荷试验。

极量是指心率达到受试者生理极限的负荷量。极量运动负荷试验是指受试者达到自己的最大运动量，使其摄取氧的量也到达极量；次极量运动负荷试验是指受试者的运动量达到极量运动的 $85\% \sim 90\%$ 。目标心率计算的简便公式为：极量心率 $=220-$ 年龄；次极量心率 $=（220-$ 年龄）$\times（85\% \sim 90\%）$。

活动平板试验是一种自然的运动方式，适用于任何可正常行走的人（包括下肢假肢患者）。

（2）踏车试验　包括坐位踏车试验和卧位踏车试验，主要是下肢用力的试验。该试验应在进食前或进食后 2 小时以上进行。让受试者如正常骑自行车一样在装有功率计的踏车上进行踏车运动，并逐步增加踏车的阻力，以逐渐加大受试者的运动负荷，以达到目标心率。

（3）台阶试验　主要是指 Master 二级阶梯试验。该试验基于受试者的性别、年龄、体重先计算出患者在每级 23cm 的二级梯子上往返运动 90 秒内可以完成的次数。当受试者完成相应次数后，如运动后即刻心率未达到 100 次/分，且结果为阴性，应该在次日增加 15% 的运动量再做一次。

当心电图运动负荷试验进行至出现以下症状时，必须立即停止试验：①呼吸急促或困难、胸闷、极度疲劳、眩晕，伴有嘴唇发绀、面色苍白、出冷汗等症状和体征；②运动时，收缩压较安静时下降>10mmHg 或上升超过 220 ~ 250mmHg；舒张压较平静时上升>15 ~ 20mmHg 或上升超过 110 ~ 120mmHg；③运动负荷不变或增加时，心率不增加，或下降超过 10 次/分；④ST段抬高≥1.0mm，出现严重心律失常，如持续性室性心动过速或传导阻滞。

心电图运动负荷试验的禁忌证：由于该试验要求达到患者的最大心率，有一定的危险性，因此临床使用时必须掌握其禁忌证。其禁忌证主要分为绝对禁忌证和相对禁忌证。①绝对禁忌证：急性心肌梗死、不稳定型心绞痛、严重高血压、心力衰竭、急性心肌炎。②相对禁忌证：左右冠状动脉主干狭窄、中度狭窄的瓣膜性心脏病、肥厚型心肌病或其他流出道梗阻性心脏病、快速性心律失常或缓慢性心律失常、高度房室传导阻滞和高度窦室传导阻滞、电解质紊乱、精神或体力障碍而不能进行运动者。

3. 超声心动图试验　检查一般采用卧位踏车的方式，目的是保持超声探头可以稳定固定在胸壁，减少干扰。该试验无创且可反复进行，可直观观察心肌的活动情况和心脏内血流的改变，有利于揭示潜在的异常，从而提高试验的敏感性和准确性。

（二）行为类型评定

Friedman 和 Rosenman（1974）提出行为类型，分为 A、B 两种类型。

A 类型：工作主动、有进取心和雄心、有强烈的时间紧迫感（同一时间总是想做两件以上的事），但是往往缺乏耐心、易激惹、情绪易波动。此行为类型的应激反应较强烈，因此需要将应急处理作为康复的基本内容。

B 类型：平易近人、耐心、充分利用业余时间放松自己、不受时间驱使、无过度的竞争性。

（三）恢复社会活动和职业的评定

恢复工作对大多数患者是十分必要的。能否恢复社会活动和职业活动，让患者恢复到满意的社会角色是评定冠心病心脏康复效果的重要指标。社会活动的主要评定工具是患者的社会质量，特别是主观定向的总体生活质量和疾病相关的生活质量。可利用 SF-36、WHOQOL-100等量表。对患者工作能力的评定，评定师需明确各种工作种类对身体的要求，通过计算患者当前的运动量判断是否能进行工作。也可以采用模拟工作环境试验来检验患者工作时的体力。

三、康复治疗

根据冠心病康复治疗的特征，国际上一般将康复治疗分为三期：Ⅰ期是指急性心肌梗死或急性冠脉综合征住院期康复，同时 CABG 或 PTCA 术后早期康复也属于此列。发达国家此期已经缩短至 3~7 天。康复的措施主要是通过适当和适量的运动，减少或避免卧床休息时产生的影响。Ⅱ期是指患者出院开始至病情稳定性完全建立为止，时间为 5~6 周。康复的主要措施是要维持一定量的体力活动，逐步适应家庭活动，为Ⅲ期康复训练做好准备。Ⅲ期是指病情处于较长期稳定状态，或Ⅱ期过程结束的冠心病患者，包括陈旧性心肌梗死、稳定型心绞痛及隐匿性冠心病，同时 CABG 或 PTCA 也属于此期。康复程序 2~3 个月，自我锻炼维持终生。Ⅲ期康复是典型的康复训练阶段。在制订康复训练计划时需要遵从如下原则：

（1）个体化原则　因人而异地制订康复方案。

（2）循序渐进原则　遵循学习适应和训练适应机制。学习适应是指掌握某一运动技能是一个逐渐熟悉的过程，是一个由兴奋、扩散、泛化，至抑制、集中、分化的过程，是任何技能的学习和掌握都必须经历的规律。训练适应是指人体效应提高由小到大，由不明显到明显，由低级到高级的积累发展过程。

（3）持之以恒原则　训练效应是量变到质变的过程，训练效果的维持同样需要长期锻炼。一般认为，额定训练时间产生的训练效应将在停止训练后消失。

（4）兴趣性原则　兴趣可以提高患者参与并坚持康复治疗的主动性和顺应性。如果康复运动治疗方法单一，又不注意定时定期改变方法，病人常感到参加运动治疗枯燥无味，长期治疗就成为负担，导致不少病人中途退出的现象。建议采取群体竞赛的形式，穿插一些活动游戏。

（5）全面性原则　冠心病患者往往合并有其他脏器的疾病和功能障碍，同时患者也常有心理障碍和工作、娱乐、家庭等诸多问题，因此冠心病的康复绝不仅仅是心血管系统的问题，对患者要从整体看待，进行全面康复。有人将终身维持锻炼列为Ⅳ期，同时强调有规律的健身运动和减少危险因素。

（一）Ⅰ期

1. 康复原理　通过适当活动，减少或消除绝对卧床休息所带来的不利影响。过分卧床可导致：①血容量减少（心血管反馈调节机制），导致每搏量和心输出量降低，代偿性心率加快；②回心血量增加，心脏前负荷增大，心脏射血阻力相对增高，心肌耗氧量相对增加；③血流较缓慢，血液黏滞性相对增加，血栓和栓塞的概率增加；④横膈活动降低，通气及换气功能障碍，排痰困难，合并肺炎和肺栓塞的概率增加；⑤耐力降低，最大吸氧量每天降低约 0.9%；⑥胰岛素受体敏感性降低，葡萄糖耐量降低；⑦恐惧和焦虑情绪增加，肾上腺皮质激素分泌增高。

2. 康复目标　低水平运动试验阴性，可按照正常节奏连续行走 100~200m 或上下 1~2 层楼而无症状和体征。通过训练运动能力能做4METs（代谢当量的单位）以内的活动，此在出院回家后的大多数日常活动强度范围内。使患者能够适应家庭生活，了解冠心病的危险因素和注意事项，在心理上适应疾病的发作和处理生活中的相关问题。

3. 康复治疗　当患者生命体征稳定，病情稳定无加重、无并发症时即可进行渐进性的训练。采用团队合作模式，由心脏科医师、康复科医师、康复治疗师（物理治疗师、作业治疗师、心理治疗师等）、护士、营养师等组成康复治疗小组。Ⅰ期康复的目的是尽早进行身体活动，保持现有的功能水平、防止"废用"的出现，消除患者紧张焦虑的情绪，安全过渡到日常生活自理；对患者及患者家属进行健康宣教，为出院后的进一步康复打好基础。

（1）运动疗法

1）床上活动：一般将床上的肢体活动作为活动的开始，包括呼吸训练。肢体活动从远端肢体的小关节活动开始，从不抵抗地心引力的活动开始，如踝泵（部），四肢关节的主、被动活动。活动时强调呼吸的平稳自然，没有任何憋气和用力的现象。然后逐步开始抗阻力活动。抗阻力活动一般不需要使用专用器械，可以采用捏气球、皮球或拉橡皮筋。徒手体操也十分有效。同时还应该关注患者的日常生活活动功能，吃饭、洗脸、刷牙、穿衣等日常生活活动可以在此期进行训练。

2）呼吸训练：主要是指腹式呼吸的训练。腹式呼吸的要点是在吸气时腹部鼓起，横膈膜尽量下移，呼气时腹部收缩，将肺内的气体尽可能排出。呼气和吸气之间要有节律连贯，可以缓慢进行，但是切忌不可出现憋气的情况。

3）坐起训练：坐位是重要的康复起点，如果患者生命体征允许，应该第1天就进行。开始坐位时可以有依托，例如将床头抬高或背靠枕头和被子。有依托的坐位和卧位所消耗的能量相同，但尽早的上身直立性体位可使回心血量减少，同时射血阻力降低，此时心脏负荷坐位低于卧位。在患者适应有依托的坐位之后，可逐步过渡到无依托的坐位。

4）步行训练：从站立训练开始，首先进行床边站立，克服直立性低血压。在确保患者站立没有问题之后，即可开始床边步行训练（1.5～2.0METs），以便在出现疲劳等不适症状后能够及时回床上休息，训练开始最好进行若干次的心电监护活动。此阶段患者的活动范围已明显增大，因此监护需要进一步加强。需要强调的是，在活动中要避免出现上肢高于心脏水平的活动，例如患者自己手举输液瓶上厕所。此类活动可使心脏负荷增加，易诱发意外。

5）保持排便通畅：卧位排便时由于臀部位置提高，回心血量增加，使心脏负荷增加，同时排便时需要克服体位所造成的重力，需要额外用力（4METs）。因此，不推荐患者进行卧位排便，提倡患者尽早进行坐位排便。需要注意的是，严禁采用蹲位排便，同时应避免在排便时过分用力。观察患者的大便情况，一旦出现便秘，应使用通便剂。出现腹泻时也要严密观测，因为过分的肠道活动可诱发迷走神经反射，导致心律失常。

6）上、下楼：上下楼活动是保证患者出院后在家庭活动安全的重要环节。下楼梯的运动负荷一般不大，上楼梯的运动负荷主要取决于上楼梯的速度。所以在本期康复中，必须要求患者以非常缓慢的速度上楼梯。一般可以在上每一级台阶后稍事休息，以保证没有出现任何呼吸困难、过度疲劳的症状。

7）康复方案调整与监护：如果患者在训练过程中没有出现不良反应，运动或活动时心率增加小于10次/分，次日的训练可以进入下一阶段。在运动中心率增加20次/分左右，则需要继续同一级别的运动。若心率增加超过 20 次/分，或出现任何不良反应，则应该退回上一阶段运动，甚至停止运动训练。为了确保活动的安全性，可以在心电监护下开始所有新的活动，在无任何异常的情况下，重复性的活动可以不用连续监护。

（2）心理疗法与健康教育 患者在急性发病后，通常会出现显著的不同程度的焦虑和恐惧感，因此需要对患者及其家属进行心理健康教育和健康常识的宣教，使其了解冠心病的发病特点、注意事项和预防再次发作。尤其需要强调的是戒烟、控制血压、低盐低脂饮食、校正不良生活方式、个性的修养等。

（3）出院前评估及治疗策略 当患者顺利安全完成 I 期训练目标后，可以进行症状限制性或亚极量心电图运动负荷试验，或在心电监护下进行步行，若患者可连续步行 200m 无症状和心电图正常，可以安排出院。若患者出现并发症或运动负荷试验异常则需要进一步检查，适当延长住院日期。

由于患者住院时间日益缩短，所以 I 期康复主要适用于有并发症及病情较复杂的患者，而早期出院患者的康复治疗不一定完全遵循固定的模式，但是需要进行出院前心肺运动储备功能的评估，并制定个性化的运动处方。

（二）II 期

1. 康复原理 心肌梗死瘢痕形成需要 6 周左右的时间，II 期康复是在心肌瘢痕形成的基础上进行的，而在心肌瘢痕形成之前，患者病情仍然有恶化的可能性，进行较大强度运动的危险性较大。因此患者在此期主要是要保持适当的体力活动，逐步适应家庭活动，等待病情完全稳定，准备参加 III 期康复锻炼。有的康复中心在 II 期开始进行心电监护下的运动锻炼，其实际效益尚有待论证。

2. 康复目标 保持和改善心脏功能，逐步恢复一般日常活动能力，如正常的室内外散步、轻体力的家庭卫生、厨房劳动、园艺工作、娱乐活动等。运动能力达到 4~6METs，逐步适应家庭活动，等待病情的稳定性完全建立后，逐步过渡到恢复正常的社会生活，提高生活质量。对体力活动没有更高要求的患者可停留在此期。此期康复主要在家庭中完成。

3. 康复治疗

（1）运动疗法

1）训练方法：每次训练均应包括准备活动、训练活动和整理活动三部分。准备活动一般进行 5~15 分钟，通过一系列静态伸展运动和一定范围的运动，使肌肉、骨骼关节系统受到轻刺激，改善所有关节的活动度和肌肉的柔软度。一般说来，准备活动中应该重点活动将要使用的肌肉群，动作要到位，能充分体会到轻度牵拉的感觉。在准备活动中，鼓励患者进行平静的呼吸。整理活动历时 3~10 分钟，通过逐步减低活动强度，使肢体中的血液重新分布到其他组织去，避免静脉回流的突然下降，避免出现静脉淤血、直立性低血压甚至晕厥。

2）训练内容：训练内容可以采用单一形式，也可以采用多种形式。患者可结合运动处方，适当调整自己的运动形式。如果是多种形式，则应该采用循环式训练法。循环式训练法是指耐力训练和力量训练交替进行，各种训练之间只有短暂休息或者不休息。例如，患者根据运动处方，依次进行步行、蹬车、上肢功率计、滑轮负重训练，通过轮流采用上述不同的方式，使身体的各个部位得到有效的恢复性训练。还可以使用间歇式训练，间歇式训练是指一组强度较大的训练与休息或者与一个持续训练（长时间，慢速度，至少 15~20 分钟的运动强度保持在靶心率范围内）交替进行的训练方式。在循环式训练的基础上，可以结合间歇式训练，这样可以允许患者同时得到高强度的工作负荷训练和耐力训练。一般活动强度控制在可用心率的40%～50%（即40%～50% HRmax），活动时主观用力计分（RPE）不超过13～15分。注意循序渐进，活动时不可出现气喘和疲劳。每周需要门诊随访一次。运动过程中出现任何不适立即停止，及时就诊。

（2）作业疗法　本期的作业疗法可结合日常家庭活动进行，在实施方案的最初两周，可维持出院的水平。若在运动中无不适症状和不良反应，训练的频率和持续时间可以适当增加。通过作业疗法和日常家庭活动训练，逐渐改善日常生活活动功能。此期的训练同样提倡适量、重复、多次活动，肢体活动交替，适当间隔休息。在日常生活和工作时采用能量节约策略，避免不必要的体力消耗，恰当使用工具，提高体能和工作效率。出院后家庭活动建议分为6个阶段：

1）第一阶段

①活动：缓慢上下楼梯，避免任何疲劳，尽可能避免会客。②个人卫生：没有限制，但是避免长时间洗热水澡，避免周围环境过冷或者过热。③家务：可以洗碗、择菜、铺床、提2kg左右的重物，进行短时间的园艺工作。④娱乐活动：打扑克、下棋、看电视、阅读、针织、缝纫、短时间乘车。⑤需要避免的活动：提举超过2kg的重物、过度弯腰、情绪沮丧、过度刺激、兴奋。

2）第二阶段

①活动：可独立外出理发。②家务：洗小件衣物或使用洗衣机、晾衣服、坐位下熨小件衣物、使用缝纫机、掸尘、擦桌子、梳头、简单烹饪、提4kg左右的重物。③娱乐活动：可以进行轻微的体力和娱乐活动。④性生活：在患者上下两层楼或步行1km而无任何不适时，患者可以恢复性生活。但是要注意采取相对比较放松的方式。性生活之前可以服用或备用硝酸甘油类药物，必要时可以先向有关医生咨询。适当的性生活对恢复患者的心理状态有重要作用。⑤步行活动：连续步行1km，每次10～15分钟，1次/天。⑥需要避免的活动：长时间活动，烫发之类的高温环境，提举超过4kg的重物。

3）第三阶段

①家务活动：可以长时间熨烫衣物、铺床、提4.5kg左右的重物。②娱乐活动：轻度园艺工作，在家练习打高尔夫球、桌球、室内游泳（放松性）等，短距离乘公交车，短距离开车，探亲访友等。③步行活动：连续步行1km，每次10～15分钟，每天1～2次。④需要避免的活动：提举过重的物体，活动时间过长。

4）第四阶段

①家务活动：可以与他人一起外出购物，正常烹饪，提5kg左右的重物。②娱乐活动：小油画制作或木工制作、家庭小修理、室外打扫。③步行活动：连续步行每次20～25分钟，每天2次。④需要避免的活动：提举过重的物体，使用电动工具，如电钻、电锯等。

5）第五阶段

①家务活动：可以独立外出购物（手推车搬运重物），短时间吸尘或拖地，提5.5kg左右的重物。②娱乐活动：家庭修理性活动、钓鱼、保龄球类活动。③步行活动：连续步行每次25～30分钟，每天1次。④需要避免的活动：提举过重的物体，过强的等长收缩运动。

6）第六阶段

①家务活动：清洗浴缸、窗户，可以提 9kg 左右的重物（如果没有任何不适）。②娱乐活动：慢节奏跳舞，外出野餐，去影院和剧场。③步行活动：可列为日常生活活动，每次 30 分钟，每天 2 次。④需要避免的活动：剧烈运动，如举重、锯木、开大卡车、攀高以及各种比赛。

（3）健康教育　此期的健康教育主要是教会患者自我监测的方法，使患者学会在安全范围内使自己达到和保持运动处方所规定的水平，适当终止运动。同时指导患者与医生、治疗师保持联系，这样有利于医生和治疗师了解患者在家庭和社会中的各项活动，指导患者安全地完成康复训练。

（三）Ⅲ期

1. 康复原理　主要通过外周效应、中心效应、危险因素控制三个方面达到康复的目的。

（1）外周效应　是指心脏之外的组织和器官发生的适应性改变，是公认的冠心病和各类心血管疾病康复治疗机理。外周效应需要数周时间才能形成，停止训练则丧失，因此训练必须持之以恒。

1）血循环改善：训练后肌肉毛细血管密度和数量增加，毛细血管开放的数量和口径增加，血液–细胞气体交换的面积和效率相对增加，外周骨骼肌氧摄取能力提高，动静脉氧差增大。

2）有氧能力改善：肌细胞线粒体数量、质量和氧化酶活性提高，氧利用率增强。

3）能量代谢改善：肌细胞胰岛素受体开放数量增加，葡萄糖进入细胞的速率和数量增加，从而使运动能量代谢效率改善，血流需求相对减少。

4）交感兴奋性降低：血液儿茶酚胺含量降低，降低运动心血管应激反应。

5）机械效率提高：肌肉收缩的机械效率提高，使定量运动时能量消耗相对减少。

6）运动能力提高：由于定量运动时心脏负荷减轻，心肌耗氧量降低，最大运动能力相应提高。

（2）中心效应　是指训练对心脏的直接作用，主要为心脏侧支循环形成（冠脉生物搭桥），冠状动脉供血量提高，心肌内在收缩性相应提高。动物实验已经获得积极的结果，但是临床研究尚待进行。

（3）危险因素控制　指心血管危险因子的控制，是康复治疗和预防的重要方面，主要包括：①改善脂质代谢异常；②改善高血糖及糖耐量异常；③控制高血压；④改善血液高凝状态；⑤帮助戒烟。

2. 康复目标　巩固Ⅱ期康复的成果，控制危险因素，改善和提高体力活动能力和心血管功能，恢复发病前的生活和工作。康复的目标是达到运动能力为 4～6METs，主观劳累程度不超过 13 分。

3. 康复治疗　全面康复方案包括有氧训练、循环抗阻力训练、柔韧性训练、作业训练、放松性训练、医疗体操、行为治疗、心理治疗等。在整个治疗方案中，有氧训练为核心。本节主要介绍有氧训练的方法。

（1）运动疗法　以有氧训练为主，具体操作方法如下：

1）运动方式：最常见的运动方式包括步行、登山、游泳、骑车、中国传统形式的拳操等。慢跑由于运动强度较大，运动损伤尤其是对下肢关节的冲击力较为显著，现在已经不作为推荐使用。

2）训练形式：可以分为间断式运动和连续性运动。间断式运动指基本训练有若干次高峰靶强度，高峰强度之间强度降低。这种训练形式优点是可以获得较强的运动刺激，同时因为时间比较短，不至于引起不可逆的病理性改变。缺点主要是需要不停调节运动的强度，操作比较麻烦。连续性运动是指训练的靶强度不变。主要特点是简便，患者比较容易适应。

3）运动量：运动量是整个康复治疗的核心，需要达到一定的阈值才能产生训练效应。运动量不达到阈值只能维持身体活动水平，而不能提高运动能力。运动量超过阈值则不增加训练效应。合适运动量的主要标志：运动时稍出汗，轻度呼吸加快但不影响对话，早晨起床时感舒适，无持续疲劳感和其他不适感。运动量的基本要素为：强度、时间和频率。

运动强度：运动训练所必须达到的基本训练强度称之为靶强度，可用心率（HRmax）、心率储备、最大吸氧量（VO_2max）、METs、RPE等方式表达。靶强度与最大强度的差值是训练的安全系数。靶强度一般为40%～85% VO_2max 或 METs，或60%～80% HR 储备，或70%～85% HRmax。靶强度越高，产生心脏中心训练效应的可能性就越大。

运动时间：指每次运动训练的时间。靶强度运动一般持续10～60分钟。在额定运动总量的前提下，训练时间与强度成反比。准备活动和结束活动的时间另外计算。

训练频率：训练频率指每周训练的次数。国际上多数采用每周3～5次的频率。

4）运动实施：每次训练都必须包括准备活动、训练活动、结束活动。

准备活动：主要目的是预热，让肌肉、关节、韧带、心血管系统逐步适应训练期的运动应激。此时的运动强度较小，主要采用牵伸运动和大肌群的活动，确保全身主要的关节和肌肉都有所活动。一般采用医疗体操、太极拳等，也可附加小强度的步行。

训练活动：指达到靶强度的训练活动。

结束活动：主要目的是冷却，让高兴奋的心血管应激逐步降低，适应运动停止后的血流动力改变。运动方式可相同，但强度要逐步减小。

充分的准备与结束活动是防止训练意外的重要环节，对于预防运动损伤有积极作用。

5）训练注意事项

①选择适当的运动，避免竞技性运动。

②只在感觉良好时运动。感冒或发热后，要在症状和体征消失2天以上才能恢复运动。

③注意周围环境因素对运动反应的影响。训练的理想环境是温度4～28℃，空气湿度<6%，风速不超过7m/s。寒冷和炎热气候要相对降低运动量和运动强度，避免在阳光下和气候炎热时剧烈运动。运动时穿戴宽松、舒适、透气的衣服和鞋；上坡时要减慢速度。饭后不做剧烈运动。

④患者需要理解个人能力的限制，定期检查和修正运动处方，避免过度训练。药物治疗发生变化时，要注意相应地调整运动方案。参加训练前应该进行充分的身体检查。对于参加剧烈运动者，尽可能先进行运动试验。

⑤警惕异常症状。运动时如发现下列症状应停止运动，及时就医：上身不适（包括胸、臂、颈或下颌，可表现为酸痛、烧灼感、缩窄感或胀痛）、无力、气短、骨关节不适（关节痛或背痛）。

⑥训练必须持之以恒，如间隔4～7天以上，再开始运动时可稍减低强度。

（2）临床药物康复　训练和临床药物治疗在心脏康复中相辅相成。适当的药物治疗可以相对增强患者的运动能力，提高训练水平和效果。同时有益的运动训练有助于减少用药量，有的患者甚至可以基本停止用药。药物可对患者运动时的心血管反应产生影响，因此在制定运动处方的时候，必须慎重考虑药物的作用。临床上常用的药物包括：硝酸甘油、β受体阻滞剂、钙离子拮抗剂、肾素-血管紧张素转换酶抑制剂。

（3）性功能障碍及康复　Ⅲ期康复应将恢复患者性功能作为目标之一（除非患者没有要求）。有以下两项实验判断患者能否进行性生活：

1）上二层楼实验：要求患者尽可能快上二层楼，同时做心电监护。通常性生活时心脏排血量约比安静时高50%，这与快速上二层楼的心血管反应相似。

2）观察患者能否完成5~6METs的活动：通常性生活强度在4~5METs左右，日常生活中看精彩球赛时心率会超过性生活。

在恢复性生活之前，要进行充分的康复训练，并与治疗师沟通，得到认可后方可进行。应该教育患者采用放松姿势和方式，避免在饱食后进行。必要时在开始恢复性生活时采用心电监护。

（4）健康教育　提倡建立积极、健康的生活方式。强化患者的ABCDE防线（A指阿司匹林和ACEI；B指β受体阻滞剂和控制血压；C指控制胆固醇和戒烟；D指控制糖尿病和饮食；E指运动和健康），避免再梗死。注意提高睡眠质量，学会有效的呼吸调节和控制，养成终生良好的生活习惯。

（四）中医康复方法

1. 中药疗法　本病在中医中属于"胸痹""心痛""厥心痛""真心痛""心悸"等范畴。病机主要为本虚标实，虚实夹杂。发作期以标实为主，以血瘀最为突出；缓解期以本虚为主，有心、脾、肾气血阴阳之亏虚，以心气虚为主。治疗时要注意辨虚实，明标本，合理进行补虚、泻实或标本兼顾的治疗方案，进行辨证分型治疗。气虚血瘀证：宜益气活血，化瘀通络，方用补阳还五汤；心阴亏虚证：宜滋阴养心，活血清热，方用天王补心丹或黄连阿胶汤；心阳不振证：宜温阳宣痹，活血通络，方用参附汤合右归饮；痰浊痹阻证：宜通阳泄浊，豁痰开络，方用瓜蒌薤白半夏汤或温胆汤；心血瘀阻证：宜活血化瘀，通络止痛，方用血府逐瘀汤。

2. 针灸疗法

（1）毫针法　以手厥阴、手少阴经穴为主。主穴：内关、心俞、厥阴俞、膻中、鸠尾。配穴：寒凝加通里、郄门；痰湿加丰隆、足三里；血瘀加神门；阴虚加脾俞、三阴交；阳虚加肾俞、足三里；气滞加肝俞、间使；阳脱加百会、关元、气海、神阙（灸）。刺入后留针30分钟，隔日1次，10~15次为1个疗程。

（2）穴位注射法　取内关、心俞、厥阴俞。每次选用1~2个穴位，选用复方丹参注射液或毛冬青注射液，每穴注射0.5~1mL。两药交替使用，每日或隔日1次，10次为1个疗程。

（3）耳针法　取心、神门、皮质下、交感、内分泌。每次选用3~4穴，毫针刺法或压丸法。

3. 推拿疗法

（1）点按内关穴，每次3分钟，间隔1分钟，能迅速止痛，调整心率。

（2）选膻中、心俞、厥阴俞、内关等穴位，拇指按揉15分钟，每天1次，15次为一个疗程。

4. 传统功法

（1）太极拳 可以选用简化太极拳。开始可以从云手、搂膝拗步、野马分鬃、倒卷肱等单式动作开始，随后根据体力情况练习半套或者全套。注意循序渐进，不可过劳，每次30分钟，每日1~2次。

（2）气功 使用的种类较多。开始以静功为主，如松静气功，每日1~2次，每次15~20分钟，并逐渐增加练功时间。以后，可选用动静结合的功法，如导引养生功中的舒心平血功，每日1~3次。气功能够减轻心脏负担，保障冠脉血流的供应，纠正心肌缺血，并帮助梗死部位建立侧支循环。

5. 食疗

（1）葛根粥 葛根淀粉30g，粳米100g。煮粥，早、晚或上下午温热分食。也可以作为高血压的辅助治疗方。

（2）薤白粥 薤白10~15g，鲜者30g，粳米100g。煮粥，早晚温热分服。

（3）山楂糖水 山楂片15~30g。水煎去渣，或与荷叶同煎水，加糖适量，代茶饮。也可用于高血压、高血脂等。

（4）干姜粥 干姜、高良姜各3g，粳米250g。煮粥，早、晚温热服用。

（5）丹参酒 丹参30g，白酒500g。浸泡，每次饭前饮用10mL，每天2~3次。

（6）红花酒 红花100g，白酒500g。浸泡，每次饭前饮用10mL，每天2~3次。

第二节 高血压的康复

高血压是临床上一种常见病、多发病，常与其他心脑血管疾病危险因素并存，是多种心脑血管疾病的重要因素和危险因素。康复治疗可以有效协助控制血压、减少药物的使用量及药物对靶器官的损伤、干预高血压危险因素，是高血压治疗中不可缺少的组成部分。高血压的康复治疗能最大程度上降低心脑血管疾病的发病率和病死率，提高患者的活动能力和生活质量。

一、概述

（一）定义

高血压是指由于动脉血管硬化和血管运动中枢调节异常而造成的动脉血压持续升高的一种疾病，分为原发性高血压和继发性高血压。本节中所提的康复治疗主要是针对原发性高血压。

高血压是指以体循环动脉收缩压和（或）舒张压的持续性升高为主要临床表现的心血管综合征。高血压的诊断标准是：在未使用降压药物的情况下，收缩压≥140mmHg和（或）舒张压≥90mmHg。目前正在使用降压药物，血压虽然低于140/90mmHg，也诊断为高血压。值得注意的是，不能根据某一次血压检查就诊断为高血压。初次检查的高血压至少要相隔1周至数周后的第二次测定的证实。除非收缩压>180mmHg，舒张压>110mmHg。

（二）　流行病学特点

高血压发病率和患病率在不同国家、地区、种族之间有差别，工业化国家较发展中国家高。高血压的患病率、发病率、血压水平随年龄增加而升高。高血压在老年人中较为常见，尤以单纯收缩期高血压多见。

我国高血压的患病率北方高于南方，华北和东北属于高发区；沿海高于内陆；城市高于农村；高原少数民族地区患病率较高。男、女性高血压总体患病率差距不大，青年男性略高于女性，中年后女性稍高于男性。

根据2002年卫生组织的全国27万人群营养与健康状况调查显示，我国18岁以上的成年人高血压患病率已经达到18.80%，这与1991年调查结果相比，上升了31%。我国人群高血压的知晓率、治疗率、控制率分别为30.2%、24.7%、6.1%，依然维持在很低的水平。

（三）　病因及发病机制

1. 病因　原发性高血压的病因尚不明确，多与遗传、饮食、精神应激等多因素相关。研究表明，高血压是一种多因素、多环节和个体差异性较大的疾病。

（1）遗传因素　高血压的发病有较明显的家族集聚性，双亲均有高血压，子女发病概率高达46%。约60%的高血压患者有高血压家族史，不仅是高血压发生率体现遗传性，血压高度、并发症发生以及其他因素如肥胖等也有遗传性。

（2）环境因素

①饮食不同：地区人群血压水平和高血压患病率与钠盐平均摄入量显著正相关，但同一地区人群中个体间血压水平与摄盐量并不相关，摄盐过多导致血压升高主要见于对盐敏感的人群。钾摄入量与血压呈负相关。高蛋白质摄入属于升压因素。饮食中饱和脂肪酸或饱和脂肪酸/多不饱和脂肪酸比值较高也属于升压因素。饮酒量与血压水平呈线性相关，尤其与收缩压相关性更强。我国人群叶酸普遍缺乏，导致血浆同型半胱氨酸水平增高，而同型半胱氨酸水平与高血压发病正相关，尤其增加高血压引起脑卒中的风险。

②精神应激：城市脑力劳动者高血压患病率超过体力劳动者，从事精神紧张度高的职业者发生高血压的可能性较大，长期生活在噪声环境中听力敏感性减退者患高血压也较多。此类高血压患者经休息后症状和血压可获得一定改善。

③吸烟：吸烟可使交感神经末梢释放去甲肾上腺素增加而使血压增高，同时可以通过氧化应激损害一氧化氮（NO）介导的血管舒张引起血压增高。

（3）其他因素

①体重：体重增加是血压升高的重要危险因素。肥胖特别是腹型肥胖者容易发生高血压。

②药物：口服避孕药妇女血压升高发生率及程度与服药时间长短有关。口服避孕药引起的高血压一般为轻度，并且可逆转，在终止服药后3~6个月血压常恢复正常。其他如麻黄素、肾上腺皮质激素、非甾体类抗炎药（NSAIDs）、甘草等也可使血压增高。

③睡眠呼吸暂停低通气综合征（SAHS）：SAHS是指睡眠期间反复发作性呼吸暂停，有中枢性和阻塞性之分。SAHS患者50%有高血压，血压升高程度与SAHS病程和严重程度有关。

2. 发病机制　从血流动力学角度来说，血压主要取决于心输出量和体循环周围血管阻力，平均动脉血压（MBP）＝心输出量（CO）×总外周血管阻力（PR）。高血压的血流动力学特征主要是总外周血管阻力相对或绝对增高。目前就总外周血管阻力增高而言，高血压的发病机制比较集中于以下几方面：交感神经系统活性亢进；肾性水、钠潴留；肾素-血管紧张素-醛固酮系统（RAAS）激活；血管内皮细胞功能异常；胰岛素抵抗。另外，由于上述从总外周血管阻力增高角度考虑的机制尚不能解释单纯收缩期性高血压和脉压明显增大。所以近年来，大动脉弹性、阻力小动脉结构（血管数目稀少或壁/腔比值增加）和功能（弹性减退和阻力增大）改变在高血压发病中的作用也逐步被重视。

（四）临床特征

高血压大多数起病缓慢，缺乏特殊临床表现，主要表现为血压高于正常值。常见症状有头晕、头痛、颈项板紧、疲劳、心悸等，也可出现视力模糊、鼻出血等较重症状，高血压患者还可以出现受累器官的症状，如胸闷、气短、心绞痛、多尿等。临床上应全面了解患者病史，包括家族史及既往史、病程、生活方式等。可根据实际情况进行饮食评定、体格检查、实验室检查、靶器官损害的检查。

1. 饮食情况　包括饮食中钠的摄入量，有无大量饮酒、热量摄入是否过量、活动是否减少。

2. 体格检查　包括体重指数（BMI）、腰围、臀围；颈部、腹部、肢端的血管检查，以及心脏、甲状腺、肾脏、神经等检查。

3. 实验室检查　包括尿液检查、血细胞分析、血液生化检查（空腹血糖、血脂、肾功能等）、心电图检查。

4. 高血压患者靶器官损害的识别　对于评估患者心血管风险以及早期积极治疗具有重要意义。靶器官主要包括心、脑、肾、眼底、血管等。

（1）心脏长期压力负荷增高　可引起左心室肥厚和扩张，称为高血压性心脏病。左心室肥厚可以使冠状动脉血流储备下降，特别是在氧耗量增加时，导致心内膜下心肌缺血。高血压性心脏病常可合并冠状动脉粥样硬化和微血管病变。心电图检查可以发现左心室肥厚、心肌缺血、心脏传导阻滞或心律失常。胸部 X 线可以了解心脏轮廓、大动脉及肺循环情况。超声心动图在诊断左心室肥厚和舒张期心力衰竭方面优于心电图。另外还可利用心脏 MRI 和磁共振血管造影（MRA），计算机断层扫描血管造影（CTA），心脏同位素显像，运动试验或冠状动脉造影等全面检查心脏的相关功能。

（2）脑长期高血压　使脑血管发生缺血与变性，形成微动脉瘤，一旦破裂可发生脑出血。高血压促使脑动脉粥样硬化，粥样斑块破裂可并发脑血栓形成。脑小动脉闭塞性病变，引起针尖样小范围梗死病灶，称为腔隙性脑梗死。头颅 CT、MRI 有助于发现脑出血或脑血栓形成，头颅 MRI、MRA 或 CTA 有助于发现腔隙性病灶或脑血管狭窄、钙化和斑块病变，经颅多普勒超声（TCD）对诊断脑血管痉挛、狭窄或闭塞有一定的帮助。MRI 对神经系统异常的高血压患者具有诊断价值。

（3）肾长期持续高血压　使肾小球内囊压力升高，肾小球纤维化、萎缩，肾动脉硬化，导致肾实质缺血和肾单位不断减少。慢性肾衰竭是长期高血压的严重后果之一，尤其在合并糖尿病时。恶性高血压时，可在短期内出现肾衰竭。尿微量白蛋白已被证实是心血管事件的独立预测因素。

（4）眼底血压急骤升高　可引起视网膜出血和渗出。眼底检查有助于对高血压严重程度的了解。

（5）血管颈动脉内中膜厚度（IMT）和粥样斑块 可独立于血压水平预测心血管事件。脉搏波传导速度（PWV）增快是心血管事件的独立预测因素。踝/臂血压指数（ABI）能有效筛查外周动脉疾病，评估心血管风险。

二、康复评定

对高血压的患者除了要对其进行全面的临床检查外，重点还要对其血压及心血管危险因素、心功能、肺功能等进行详细地评定，这样才能全面掌握患者的功能情况，制定合理有效的康复治疗方案。

（一）血压值及心血管危险因素评定

1. 血压评定 血压评定是评估血压水平和诊断高血压、监测降压疗效的主要手段。目前主要采用诊室血压、家庭血压监测、动态血压监测三种方法。其中诊室血压是目前评估血压水平的主要方法，家庭血压监测可以在避免白大衣效应的同时也有助于增强患者的参与意识，便于观测长期降压治疗效应。动态血压检测能更精确地反映24小时的血压变化情况。

2. 高血压的分级 根据血压值，将高血压分为3级。

1级高血压（轻度）：收缩压140~159mmHg和（或）舒张压90~99mmHg。

2级高血压（中度）：收缩压160~179mmHg和（或）舒张压100~109mmHg。

3级高血压（重度）：收缩压≥180mmHg和（或）舒张压≥110mmHg。

单纯收缩期高血压：收缩压≥140mmHg和舒张压<90mmHg。

注：当收缩压和舒张压分属不同级别时，以较高的分级为准。

3. 高血压的心血管危险分层 见表4-1，心血管危险因素见表4-2，高血压分期见表4-3：

表4-1 高血压的心血管危险分层

危险因素和病史	血压值（mmHg）		
	高血压1级 (140~159)/(90~99)	高血压2级 (160~179)/(100~109)	高血压3级≥180/100
无危险因素	低危	中危	高危
1~2个危险因素	中危	中危	极高危
≥3个危险因素或靶器官损害	高危	高危	极高危
并存临床并发症或糖尿病	极高危	极高危	极高危

表4-2 心血管危险因素

危险因素	
年龄	男性>55岁，女性>65岁
吸烟	
糖代谢异常	糖耐量受损和（或）空腹血糖受损
血脂异常	TC≥5.7mmol/L或LDL>3.3mmol/L或HDL<1.0mmol/L
心血管病家族史	一级亲属发病年龄男性<55岁，女性<65岁
腹型肥胖	腰围：男性≥90cm，女性≥85cm或BMI≥28kg/m²
同型半胱氨酸	升高≥10μmol/L

表 4-3　按器官损害程度的高血压分期

分期	主要表现
Ⅰ期	无器质性改变的客观体征
Ⅱ期	至少存在下列器官受累体征之一 1. 左室肥厚（X 光胸片、心电图、超声心动图） 2. 眼底：视网膜动脉普遍或局限性狭窄 3. 肾：微量蛋白尿和/或血浆肌酐浓度轻度升高（106～177μmol/L） 4. 超声或 X 线检查发现动脉粥样硬化斑块的证据（颈动脉、主动脉、髂动脉或股动脉）
Ⅲ期	靶器官损害的症状和体征已经显露： 1. 心：心绞痛、心肌梗死、心力衰竭 2. 脑：脑血管意外、高血压性脑病、血管性痴呆 3. 肾：血浆肌酐浓度>177μmol/L，肾功能衰竭 4. 眼底：视网膜出血和渗出，伴或不伴有视神经盘水肿 5. 血管：主动脉夹层动脉瘤，动脉栓塞

（二）功能评定

根据高血压患者的个体情况进行相应的评定，包括生理功能的评定（心功能、肺功能、自主神经功能等）、认知功能评定、自理能力评定、职业能力评定等。通过系统全面的评定，制定和调整康复计划，评定康复效果，确定安排回归家庭或就业。

三、康复治疗

高血压康复的基本原则是不仅要控制血压的水平，而且还应改善诸多紊乱因素，以预防或逆转靶器官的损害。在综合治疗的基础上，以药物治疗为主，积极实施康复治疗。高血压的康复同样遵循循序渐进、持之以恒、及时调整、个体化的原则。

1. 康复目标　对高血压人群、高危人群和健康人群进行分级管理和健康教育；有效协助控制血压，减少药物使用量和对靶器官的损害；干预高血压的危险因素，最大限度降低心血管疾病的发病率和死亡率；提高体力活动能力和生活质量。

2. 康复治疗

（1）运动疗法　根据研究表明，运动疗法降低血压的机制主要为以下几方面：①调整植物神经系统功能：耐力锻炼或有氧训练可降低交感神经系统兴奋性，入静及放松性训练可提高迷走神经系统张力，缓解小动脉痉挛。②降低外周阻力：运动训练时活动肌血管扩张，毛细血管的密度或数量增加，血液循环和代谢改善，总外周阻力降低，从而有利于降低血压，特别是舒张压。近年来对于舒张期高血压越来越重视，临床上药物治疗对于单纯舒张期高血压的作用不佳，而运动对舒张期高血压则有良好的作用。③降低血容量：运动训练可以提高尿钠排泄，相对降低血容量，从而降低血压。④内分泌调整：运动训练时血浆前列腺素 B 和心房利钠肽水平提高，促进钠从肾脏的排泄，抑制去甲肾上腺素在神经末梢的释放，从而参与血压的调节。训练造成血压下降之后，心钠素的含量则随之下降。运动时血浆胰岛素水平降低，有助于减少肾脏对钠的重吸收，从而减少血容量，帮助调整血压。⑤血管运动中枢适应性改变：运动中一过性的血压增高可作用于大脑皮质和皮质下血管运动中枢，重新调定机体的血压调控水平，使运动后血压能够平衡在较低的水平。⑥纠正高血压危险因素：运动训练和饮食控制结合，可以有效地降低血液低密度脂蛋白胆固醇的含量，增加高密度脂蛋白胆固醇的含量，从而有利于血管硬化过程的控制。

根据患者心肺功能评估结果，制定运动处方和阻力处方。运动强度过大对患者反而无益，所以高血压患者不宜高强度运动，而适合中小强度、较长时间、大肌群的动力性、节律性运动（中低强度有氧训练），以及各种放松性活动。对轻症患者，可以运动治疗为主，对于2级以上的患者则应在降压药的基础上进行运动治疗。

1）有氧训练：主要有步行、骑自行车、游泳、慢节奏交谊舞等运动方式。运动前热身5~10分钟，促进血管扩张。运动强度一般为50%~70%的最大心率，或40%~60%最大吸氧量，停止活动后心率应在3~5分钟内恢复正常。步行速度一般为50~80m/min，不超过110m/min。每次锻炼30~40分钟左右，其间可穿插休息或医疗体操。每周训练3~4次。50岁以上者活动时的心率一般不超过120次/分。

2）循环抗阻运动：在一定范围内，中小强度的抗阻运动可以产生良好的降压作用，一般采用循环抗阻力训练，采用相当于40%最大一次收缩力作为运动强度，做大肌群的抗阻收缩，每节在10~30秒内重复8~15次收缩，各节运动间休息15~30秒，10~15节为一循环，每次训练1~2个循环，每周3~5次，8~12周为一疗程。逐步适应后可按每周5%的增量逐渐增加运动量。训练中主张呼吸自然，不要憋气，训练后可有一定程度的肌肉酸胀，但次日需全部清除，否则就认为运动强度过大，需要降低强度后寻找适宜的强度。

（2）物理因子疗法

1）直流电离子导入疗法：患者取卧位，用直流电疗仪，于一侧肩颈部导入镁离子，双小腿腓肠肌部位导入碘离子。时间20~30分钟，每日1次，15~20次为一疗程。此法适合Ⅱ~Ⅲ期原发性高血压治疗。

2）超短波疗法：患者取坐位或者卧位，用小功率超短波，选取2个中号电极，斜对置于两侧颈动脉窦处，剂量Ⅰ~Ⅱ级，时间10~12分钟，每日1次，15~20次为一疗程。

3）超声波疗法：患者取坐位，应用超声波治疗仪，置于C2~T4脊旁及肩上部，连续输出。时间6~12分钟，每日1次，12~20次为一疗程。此法适合Ⅱ期原发性高血压治疗。

4）生物反馈疗法（BFT）：患者进入安静、避光、舒适的房间后，休息5~10分钟，听医生介绍生物反馈仪所显示的声、光的意义及生物反馈疗法控制血压的机制。嘱患者坐于显示屏前，于患者两侧眉弓上2cm处放置正负电极，参考电极置于正负电极中点。治疗师利用暗示性语言及生动的情景描述来增加患者想象，以便在患者放松后测定基础肌电值，根据基础肌电值预设一个较之相对稍高的预设肌电值。当患者肌肉放松达到预设肌电值时，反馈的音乐持续，显示屏出现柔美图片。同时让患者反复想象体会，直到能随意达到预设目标为止。每次生物反馈治疗持续时间30分钟左右，每日治疗1~2次，20~30次为一疗程。

（3）作业治疗

1）音乐治疗：聆听镇静性乐曲。试验表明，认真欣赏一首旋律优美、曲调柔和的小提琴协奏曲，可使血压下降10~20mmHg。

2）园艺疗法：欣赏盆栽、花卉，以保持心情舒畅，精神愉快，消除影响血压波动的有关因素。

（4）心理治疗　长期精神压力和心理抑郁是引起高血压的重要原因之一，高血压患者多有精神紧张、焦虑不安、担忧感伤等心理问题。应针对患者具体情况减轻患者精神压力，保持心态平衡；改善行为方式；学会适当的应激处理技术和心态；避免过分的情绪激动。嘱患者注意休息，劳逸结合，保证充足睡眠，正确对待自己、他人和社会，积极参加社会和集体活动。

（5）中医康复方法

1）中药疗法：中医辨证主要是对头痛、眩晕等症状进行辨析。本病的主要病机为阴阳失调，本虚标实，本虚为主。治疗当以调和阴阳、扶助正气为原则，采用综合方法，以达到身心康复的目的。阴虚阳亢证：治以滋阴潜阳，方用镇肝息风汤加减；肝肾阴虚证：治以滋补肝肾，方用杞菊地黄汤加减；阴阳两虚证：治以调补阴阳，方用二仙汤加减。

2）针灸疗法：较多临床观测表明，针刺对1、2级高血压有较好的效果。针刺相关穴位和经络，可产生经络传导效应，以纠正阴阳失调或偏盛偏衰所致的高血压虚实证候，达到补虚泻实的作用，从而恢复人体的阴阳平衡，稳定血压。

①毫针法：以风池、百会、曲池、内关、合谷、足三里、阳陵泉、三阴交为基础穴。肝阳偏亢者加行间、侠溪、太冲；肝肾阴亏者加肝俞、肾俞；痰湿壅盛者加丰隆、中脘、解溪；阴阳两虚者加关元、肾俞。每日或隔日1次，7次为1疗程。

②耳针法：取皮质下、降压沟、内分泌、交感、神门、心、肝、眼等，每日或隔日1次，每次选1~2穴，留针30分钟。也可用埋针法，或用王不留行籽外贴。

③皮肤针法：以后颈部及腰骶部的脊柱两侧为主，结合乳突区和前臂掌面正中线，叩刺以皮肤潮红或微出血为度。先从腰骶部脊椎两侧自上而下，先内后外，再刺后颈部、乳突区及前臂掌面中线。每日或隔日1次，每次15分钟，7次为1疗程。

④穴位注射法：取足三里、内关；或三阴交、合谷；或太冲、曲池。三组穴位交替使用，每穴注射0.25%盐酸普鲁卡因1mL，每日1次，或取瘿脉穴，每穴注射维生素B_{12} 1mL，每日1次，7次为1疗程。

3）推拿疗法：一般以自我推拿为主，常用方法如揉攒竹、擦鼻、鸣天鼓、手梳头、揉太阳、抹额、按揉脑后、搓手浴面、揉腰眼、擦涌泉等，并辅以拳掌拍打。

4）传统功法

①太极拳：太极拳动作柔和，姿势放松、意念集中，强调动作的均衡和协调，有利于高血压患者放松和降压。一般可选择简化太极拳，不宜过分强调难度和强度。

②气功：气功的调身、调息、调心可起到辅助减压的效果，能稳定血压、稳定心率及呼吸频率，调节神经系统。一般以静功为主，辅以动功。初始阶段可取卧式、坐式，然后过渡到立式、行式，每次30分钟，每日1~2次。

第三节　慢性阻塞性肺疾病的康复

慢性阻塞性肺疾病（COPD）是一种常见的慢性呼吸系疾病，患病人数多，病程长，病死率高，严重影响患者的劳动能力和生活质量，给社会生产及经济带来巨大损失。对COPD患者的处理应包括预防、药物和康复治疗等综合措施，稳定、逆转肺疾病的病理生理和病理心理改变。而全身不良效应导致的多种并发症可使患者的活动能力受限加剧，严重影响COPD治疗进展，使患者生命质量下降，病情复杂多变，预后差。肺康复可发挥最大的呼吸功能潜力，增强COPD患者的生活质量，减少住院率，延长生命，减少经济耗费。

一、概述

（一）定义

慢性阻塞性肺疾病（chronic obstructive pulmonary disease，COPD）是一种可以预防和可以治疗的常见疾病，其特征是持续存在的气流受限，气流受限呈进行性发展，伴有气道和肺对有害颗粒或气体所致慢性炎症反应增加。本病急性加重和并发症影响患者整体疾病的严重程度。COPD 主要累及肺脏，但也可引起全身（或称肺外）的不良效应。

（二）流行病学特点

由于全球各地区人群特征和暴露因素不同，流行病学统计方法存在差异。我国对 7 个地区20245 名成年人进行调查，结果显示 40 岁以上人群中 COPD 的患病率高达 8.2%。据"全球疾病负担研究项目（The Global Burden of Disease Study）"估计，2020 年 COPD 将位居全球死亡原因的第 3 位。世界银行和世界卫生组织的资料表明，至 2020 年 COPD 将位居世界疾病经济负担的第 5 位。来自 17 个国家 32 个地域的疫情流行情况调查结果显示，该病患病率从 0.23% 到18.3% 不等。在欧洲和北美，患病率为 4% ~ 10%。COPD 是全世界位列第二的非感染性疾病，每年导致 275 万人死亡，预计到 2030 年这个数字将翻倍。近年在我国北部和中部地区对 102230 名成年人调查结果表明，COPD 成人患病率为 3.17%，估计全国有 2500 万人罹患此病，45 岁以后随年龄增加而增加，病死率也在逐年增加。它是引起体力活动受限的第四大原因。据报道，30% 的COPD 患者 1 秒钟用力呼气量（FEV_1）低于 750mL，50% 的患者在 3 年内因急性恶化死亡。

（三）病因及发病机制

COPD 的病因、发病机制尚未完全明了。研究表明吸入有害颗粒或气体可引起肺内氧化应激、蛋白酶和抗蛋白酶失衡及肺部炎性反应。COPD 患者肺内炎性细胞如肺泡巨噬细胞、T 淋巴细胞和中性粒细胞可释放多种炎性介质，包括白三烯 B4、IL-8、肿瘤坏死因子-α（TNF-α）等，这些炎性介质能够破坏肺的结构和（或）促进中性粒细胞炎性反应。

1. 慢性炎症性损害　当有害物质（吸烟、空气污染、职业性粉尘和化学物质等）刺激引起气道分泌物增加，炎症细胞浸润，可出现以小气道和肺实质为主的慢性炎症反应，这些反应存在个体易感和环境因素的互相作用。如：①烟草中所含焦油、尼古丁和氢氰酸等化学物质，可损伤气道上皮细胞，使纤毛运动减退和巨噬细胞吞噬功能降低；支气管黏液分泌增多，气道净化能力下降，继发感染，34% 的人有可能发展为 COPD。②空气中的化学气体如氯、氧化氮、二氧化硫等，对支气管黏膜有刺激和细胞毒性作用。③呼吸道感染是慢阻肺发病和加剧的另一个重要因素，病毒和（或）细菌感染是 COPD 急性加重的常见原因。④接触某些特殊物质、刺激性性物质、有机粉尘及过敏原也可使气道反应性增加。在多种介质的介导下不仅产生炎症细胞，也造成了呼吸道的重构。

2. 蛋白酶-抗蛋白酶失衡　目前认为在肺泡的新陈代谢中，体内的多种内源性蛋白水解酶对肺组织具有损伤破坏的作用，而抗蛋白酶对于弹力蛋白酶等多种蛋白酶具有抑制作用，从而抑制组织的降解。如下呼吸道抗蛋白酶缺乏时，蛋白酶活性增高，特别是中性粒细胞弹性蛋白酶，导致终末气道的扩张而引起肺气肿。因此，蛋白酶和抗蛋白酶维持平衡是保证肺组织正常结构免受破坏的重要因素。

3. 其他因素　如机体的内在因素、自主神经功能失调、营养、气温的突变等都有可能参

NOTE

与 COPD 的发生与发展。另外 COPD 的发病与患者的社会经济地位有一定关联。

（四） 临床特征

1. 呼吸困难   由于肺气肿的肺泡及其组成部分的正常形态被破坏和丧失，膈肌活动受限，形成病理性呼吸模式，加重耗氧。气道内炎症，使支气管管壁水肿、腺体肥大、分泌增多、黏膜增厚、管壁组织重构、平滑肌痉挛等因素共同导致管腔狭小，气道阻力增高，气流受阻，通气量减少。因此，早期在劳力时出现，后逐渐加重，以致在日常活动甚至休息时也感到气短。进行性加重的呼吸困难是 COPD 的标志性症状。

2. 肌力、耐力下降   由于 COPD 患者肺组织结构变化，患者呼吸次数、呼吸节律发生改变，胸腹矛盾运动，膈肌收缩力下降，辅助呼吸肌参与，易发生呼吸肌疲劳、功能减退。患者将出现呼吸困难，活动减少，呼吸系统和循环系统对运动的适应能力减弱，四肢肌力下降，活动耐力下降，最终发生肌力、耐力下降的恶性循环。

二、康复评定

进行评定前，应先了解患者的临床特点和分级，用药前后的症状变化，通过综合性评估，确定患者现有的各种功能障碍，制定个体化康复治疗方案。

（一） 肺功能评定

肺功能检查是判断气流受限的重复性较好的客观指标，对 COPD 的诊断、严重程度评价、疾病进展、预后及治疗反应等均有重要意义，但目前很难科学地确定用哪项标准诊断 COPD 更合适。

COPD 患者肺功能表现为气流陷闭，最大呼气中段流速降低和呼气中期时间增加，肺顺应性正常或增加及呼吸效率下降，残气量和肺总量通常也是增加的。FEV_1/FVC 是评价 COPD 的一项敏感指标，可检出轻度气流受限。FEV_1 占预计值百分比是评价中、重度气流受限的良好指标，因其变异性小，易于操作，应作为 COPD 的肺功能检查基本项目。活动后呼吸困难通常出现在当 FEV_1 小于 1500mL 时。COPD 患者吸入支气管舒张剂后的 $FEV_1/FVC<70\%$ ，可以确定为不可逆气流受限。临床可用气流受限严重程度的肺功能分级进行评估（表4-4）。

表 4-4   气流受限严重程度的肺功能分级

肺功能分级	气流受限程度	FEV_1 占预计值百分比
I	轻度	≥80%
II	中度	50% ~79%
III	中度	30% ~50%
IV	极重度	<30%

注：为吸入支气管舒张剂后的 FEV_1 值

（二） 呼吸功能评定

呼吸功能包括呼吸频率、节律和深度，如呼吸暂停、通气过度、不规则呼吸、逆向呼吸、支气管痉挛和肺气肿的损伤。根据 ICF 呼吸功能的界定，它不包括：呼吸肌功能、辅助呼吸功能和运动耐受功能。

1. 主观症状评定   采用主观症状量表进行评定，该量表采取 6 级制，按照日常生活中有无出现气短、气急症状的强弱作为标准（表4-5）。

表 4-5　主观症状量表

等级	气短、气急症状
0 级	虽存在有不同程度的呼吸功能减退，但活动如常人。对日常生活能力不产生影响，即和常人一样，并不过早地出现气短、气促
1 级	一般劳动时出现气短，但平常时不出现气短
2 级	平地步行不出现气短，速度较快或登楼、上坡时，同行的同龄健康人不感到气短而自己有气短
3 级	慢走不及百步出现气短
4 级	讲话或穿衣等轻微动作时有气短
5 级	安静时也有气短，无法平卧

2. 气短气急症状分级　采用由南京医科大学根据 Borg 量表改良的方法。

①1 级，无气短气急。②2 级，稍感气短气急。③3 级，轻度气短气急。④4 级，明显气短气急。⑤5 级，气短气急严重，不能耐受。

3. 呼吸功能改善或恶化程度评定　采用分值半定量化方法。

①-5，明显改善。②-3，中等改善。③-1，轻改善。④0，不变。⑤1，加重。⑥3，中等加重。⑦5，明显加重。

4. 刻度尺法视觉模拟刻度尺（visual analog scale，VAS）　由 Borg 发明的 VAS 主要用于运动试验中的症状评价。VAS 是一条 100mm 的水平线或垂直线，"0"刻度端代表无呼吸困难，"100"刻度端代表最重的呼吸困难，由无呼吸困难端和患者标记点之间的距离来表示患者呼吸困难的得分。

0 　　　　　　　　　　　　　　　　　　　　　　　100mm

_____

无呼吸困难　　　　　　　　　　　　　最重的呼吸困难

5. Borg 刻度尺评分（modified Borg scal for breathless，Borg）　Borg 刻度尺法是用 10 点标记刻度尺，同样每一点标示有提示呼吸困难感觉的用语。刻度尺法对于老年人使用起来比较方便。

0～10 级刻度		6～20 级刻度	
10	呼吸困难非常非常严重	20	
9		19	非常非常重
8		18	
7	呼吸困难非常严重	17	非常重
6		16	
5	呼吸困难严重	15	重
4	呼吸困难比较严重	13	有点重
3	中等的呼吸困难	12	
2	轻度的呼吸困难	11	轻
1	很轻的呼吸困难	8	非常轻
0.5	非常非常轻的呼吸困难	7	非常非常轻
0	完全无呼吸困难	6	完全无

6. 呼吸肌力量测定

（1）最大吸气压与最大呼气压　最大吸气压（maximal inspiratory pressue，MIP）是指在功能残气位（FRC）或残气位（RV）、气流阻断时，用最大努力吸气能产生的最大吸气口腔压，它反映全部吸气肌的收缩能力。最大呼气压（maximai expiratory pressue，MEP）是指在肺总量位（TLC），气流阻断时，用最大努力呼气能产生的最大口腔压，它反映全部呼气肌的收缩能力。测定所需的器械有鼻夹、橡皮咬口、三通阀、压力计及压力传感器。该测定可以较客观地测定膈肌疲劳，不受自主努力程度或呼吸方式的影响。

（2）跨膈压与最大跨膈压　跨膈压（transdiaphragmatic pressue）为腹内压与胸内压的差值。常用胃内压来代表腹内压，用食管压来代表胸内压。它反映膈肌收缩时产生的压力变化。

（三）运动功能评定

1. 6min 或 12min 步行试验（6MWT）　应该在室内进行，沿着一条封闭的、长而直的平坦硬质地面进行。步行路线为 30 米，每 3 米处要有标记，折返处应有明显标志。患者试验过程中应使用平时步行时使用的辅助物（拐杖、助步器等），如感到气喘或疲劳时可以放慢速度，停下来或休息，但争取尽快继续完成试验。如患者感到不能耐受的呼吸困难、面色苍白、胸痛、走路摇晃等，应立即停止实验。6MWT 简便易行，耐受性好，比其他的步行试验更能有效地反映日常生活能力的结论。

2. 往返步行试验递增　往返步行试验（incremental shuttle walk test，ISWT）是用于测定 COPD 病人运动容量的试验，试验时采用的步行速度是预先设定好的。具体试验方法如下：在直线场地上画出 10m 长距离的直线，在直线的两端各摆一个圆锥标志。患者需要绕行圆锥标记物，按照录音带中哨声的速度进行。每间隔 1 分钟提高一次步行速度。试验的终点是当患者的呼吸困难已经达到不能再继续步行下去的时候。然后测定总的步行距离和往返的次数。

ISWT 是症状限制性运动试验，它与递增的平板运动试验相似，与峰值氧耗量的相关性比 6MWT 更好。不利之处在于人们对它的共识较少，应用不多，并且有潜在的心血管安全性的问题。往返运动试验由于递增运动速度而使它更多地反映运动容量，而 6 分钟步行试验更多的是测定运动耐力。

3. 运动平板试验　可采取极量和次极量分级运动试验。极量运动试验指受试者竭尽全力运动，此时达到最大摄氧量，即继续加大运动量，氧摄取量不再增加，心排血量不能再增加。次极量运动试验指运动至心率达到亚极量心率，即按年龄预计最大心率（220-年龄）的 85%～90% 时结束试验。运动过程中检测生命体征、心电图、氧耗量、二氧化碳生成量、呼吸商、通气当量、1 分钟通气量和代谢率。常用的运动方案有逐步递增运动、多级运动方案或恒定运动方案。常用的有改良 Bruce 方案（较 Bruce 方案降低了运动负荷）和 Naughton 方案（每级负荷增量均为 IMET）。

4. 功率自行车试验　同样可以采取极量和次极量分级运动。试验开始时按 3 个 MET，大多数方案的初始负荷为 25W［150（kg·m）/min］，每 3 分钟增加 25W。男性从 300（kg·m）/min 起始，每 3 分钟增加 300（kg·m）/min。女性从 200（kg·m）/min 始，每 3 分钟增加 200（kg·m）/min。最常用的是 WHO 推荐方案（表 4-6）。

表 4-6　WHO 推荐方案

分级	运动负荷 [（kg·m）/min]		运动时间/min
	男	女	
1	300	200	3
2	600	400	3
3	900	600	3
4	1200	800	3
5	1500	1000	3
6	1800	1200	3
7	2100	1400	3

（四）日常生活能力评定

慢性肺疾病的患者影响活动的主要原因是呼吸困难和疲乏，因此进行 ADL 评价是了解由于呼吸困难而影响患者 ADL 的程度。临床最常用的是 Barthel 指数评定量表，但对于 COPD 患者并不适合。日本木田厚瑞教授将 ADL 分级（表4-7）中加入了呼吸困难评分（Borg scale，BS）来更全面地评价慢性肺疾病患者的日常生活活动能力（表4-8）。对于不同文化程度、社会阶层和疾病轻重程度不同的患者可以选择不同的项目进行。在基础生活活动能力和中等生活活动能力方面如果 ADL 达到Ⅲ级，呼吸困难评分在 5 分以下，就可以达到回归家庭的标准；如果在高级生活活动中能达到 ADLⅢ级，呼吸困难评分在 5 分以下可以达到回归社会的标准。此表简单实用，方便在社区康复中应用。

表 4-7　ADL 分级方法

分级	内容
Ⅰ级	完全自理
Ⅱ级	部分需要他人协助完成
Ⅲ级	全部需要他人协助

表 4-8　日常生活能力·呼吸困难感觉评价表

日常生活能力	ADL	BS	日常生活能力	ADL	BS
基础的日常生活活动			中等的日常生活活动		
进食			叠被		
穿脱衣服			拧干衣物		
淋雨			做饭		
洗澡			洗碗		
洗脸			倒垃圾		
梳头			洗衣服		
刮胡子			晾衣服		
准备随身用品			熨衣服、叠衣		
从衣柜中取衣服			收拾房间		
穿袜子			擦窗户		
穿鞋			使用吸尘器、打扫		
上厕所			坡道（坡度小）		
平道步行			坡道（坡度大）		

续表

日常生活能力	ADL	BS	日常生活能力	ADL	BS
上下自行车			外出活动如电影、戏剧、音乐会、展览会		
高级的日常生活活动					
趣味活动茶道			参拜庙宇		
陶艺、手工			百货商店购物		
乐器表演、声乐			玩游戏机		
书法、绘画			驾车兜风		
写诗颂词			外宿旅游		
日常木工			社会活动		
修养性活动看书读报			街道的聚会		
跟随电视、收音机			政治团体、宗教团体活动		
学习			志愿者活动		
健康保健活动			其他多种目的的活动		
体操			园艺、养花等		
散步			下棋、打麻将		
跳舞			KTV		
网球、高尔夫、游泳			写日记		

（五）营养评价

营养状态对于 COPD 患者来说既是判断预后的指标又是指导运动疗法的指标。营养不良容易合并感染，进一步可导致呼吸肌萎缩。COPD 患者发生营养不良的明显标志是体重下降。目前最常用的指标是体重指数（body mass index，BMI），BMI 的计算公式为体重（kg）/身高^2（m^2），还可以用肌酐/体重指数来判断营养状态：肌酐/身高指数（creatin height index，CHI）= 尿肌酐（mg/24 小时尿量）/（身高-105），80% 以上为体内蛋白轻度耗竭；60%～79% 为中度耗竭；59% 以下为重度耗竭。改善营养状况，有助于患者改善健康状况和呼吸肌功能。

（六）呼吸困难问卷测定

1. 呼吸问卷和慢阻肺患者自我评估测试　采用改良版英国医学研究委员会呼吸问卷（breathlessness measurement using the modified British Medical Reseach Council，mMRC）（表4-9）对呼吸困难严重程度进行评估，或采用慢阻肺患者自我评估测试（assessment test，CAT）问卷（表4-10）进行评估，该量表由 Jones 教授于 2009 年研发完成，主要用于 COPD 患者健康相关生活质量的评估。mMRC 分级≥2 级或 CAT 评分≥10 分表明症状较重，mMRC 仅反映患者呼吸困难症状，CAT 则反映综合症状，临床上尽量选择 CAT，若患者只有呼吸困难症状，则可采用 mMRC 进行评价。

表4-9　改良版英国医学研究委员会呼吸问卷（mMRC）

呼吸困难评价等级	呼吸困难严重程度
0 级	只有在剧烈活动时感到呼吸困难中度
1 级	在平地快步行走或步行爬小坡时出现气短极重度
2 级	由于气短，平地行走时比同龄人慢或者需要停下来休息
3 级	在平地行走约 100m 或数分钟后需要停下来喘气
4 级	因为严重呼吸困难而不能离开家，或在穿脱衣服时出现呼吸困难

表 4-10　慢阻肺患者自我评估测试问卷（CAT）

	严重程度	
我从不咳	0 1 2 3 4 5	我总是在咳嗽
我一点痰也没	0 1 2 3 4 5	我有很多很多痰
我没有任何胸闷的感觉	0 1 2 3 4 5	我有很严重的胸闷感觉
当我爬坡或上 1 层楼梯时，没有气喘的感觉	0 1 2 3 4 5	当我爬坡或上 1 层楼梯时，感觉严重喘不过气来
我在家里能够做任何事情	0 1 2 3 4 5	我在家里做任何事情都很受影响
尽管我有肺部疾病，但对外出很有信心	0 1 2 3 4 5	由于我有肺部疾病，对离开家一点信心都没有
我的睡眠非常好	0 1 2 3 4 5	由于我有肺部疾病，睡眠相当差
我精力旺盛	0 1 2 3 4 5	我一点精力都没有

注：数字 0~5 表示严重程度，请标记最能反映你当前情况的选项，在数字上打×，每个问题只能标记 1 个选项。

2. 慢性呼吸疾病问卷（CRQ）　专门用于 COPD 患者生活质量量表，用于评价 COPD 患者病情的程度及康复治疗的效果。CRQ 采取提问方式，要求患者有一定的文化程度。本量表覆盖 4 个部分 20 个条目：呼吸困难（5 条）、疲劳（4 条）、情感（7 条）和关于呼吸的知识（4 条），为帮助患者选择，表中列举了 26 种日常生活。CRQ 在用于测量慢性气道阻塞患者的生存质量时，其信度、效度和反应度都得到证实，可以用来评价康复或药物治疗的效果，完成需时 20~30 分钟。

3. 圣乔治呼吸疾病问卷（SGRQ）　常用于评估支气管哮喘、慢性阻塞性肺疾病（COPD）等患者的健康状况。问卷形式是自我评价性的，由患者本人完成问卷。通用的问卷形式分为 3 部分 53 道问题。第一部分：症状（symptoms），主要包括患者咳嗽、咳痰、喘息和呼吸困难；第二部分：活动能力（mobility），关注哪些活动可以引起呼吸困难或因呼吸问题的影响而不能从事某些活动；第三部分：疾病影响（impacts），包括工作情况、患者对疾病的自控力、是否需要就诊及治疗的副反应等。目前认为，某一单项评分和总分提高 4 分，就具有临床意义，表示临床试验治疗有效。该量表不能单独测定呼吸困难对治疗的反应。

4. 肺功能状况和呼吸困难问卷（pulmonary functional status and dyspnea questionnaire, PFSDQ）　1994 年 Lareau 等研制了肺功能状态与呼吸困难问卷，用于评价 COPD 患者生存状况，1998 年修订为 PFSDQ 修订版问题（the modified version of the PFSDQ, PFSDQ-M），已被美国胸科协会用作 COPD 患者的自评问卷。PFSDQ-M 问卷包括日常活动变化（changes inactivity, CA）、呼吸困难（shortness of breath with activity, DA）和疲劳（tiredness with activity, FA）3 个领域，各领域评分分别为 0~10 分，0 分为完全没有日常活动变化、活动气短或活动疲劳等；10 分为日常活动引发特别严重的呼吸问题、气短和疲劳。分值越高，肺功能状态越差，呼吸困难越严重。另外，呼吸困难和疲劳还包括 5 个普通问题，包括询问患者气短和疲劳的经历、频度和程度，严重程度按 3 个时间梯度（1 年内、调查当天和日常活动时）内的不适感受，设定分值（0~10 分）。该问卷在测定呼吸困难和活动之间的变化时较敏感。

三、康复治疗

COPD 患者由于支气管慢性阻塞导致一系列病理生理性改变，出现呼吸困难、肺功能下

NOTE

降、日常生活活动受限。COPD康复治疗的目标是改善持续的肺功能障碍、提高生活质量、延长生命、降低住院率、减少经济耗费、稳定或转归肺部疾病引起的病理生理改变，使其尽可能恢复至最佳功能状态。

（一）运动疗法

1. 放松体位 正常情况下，横膈上下活动1cm，可增加250mL的通气量。辅助呼吸肌在一定程度上可增加呼吸的深度，但使用不当，可增加无效耗氧量。COPD患者采取放松体位，可减少辅助呼吸肌耗氧量，缓解呼吸困难症状；而固定肩胛带的活动，使胸锁乳突肌、斜角肌等辅助呼吸肌活动减少，上部胸廓活动较少，有利于膈肌的收缩舒张。

（1）前倾依靠位 患者取坐位于桌子或床前，双手置于桌上或床面，腋下可放置软枕或软垫，此体位可固定肩带并放松肩部辅助呼吸肌群，减少呼吸用力。患者亦可坐位前倾，双手置于双下肢（图4-1）。

（2）前倾站位 患者前倾站立位，双手支撑于前方的桌面，头自然前屈，躯干稍屈曲，以固定肩胛带，此体位可较少用力使呼吸平稳。该体位可放松肩胛带和腹部的肌群，有利于建立良好的腹式呼吸。患者也可将双手支撑于墙面，前倾站立（图4-2）。

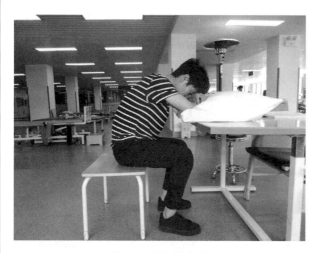

图4-1　前倾依靠位

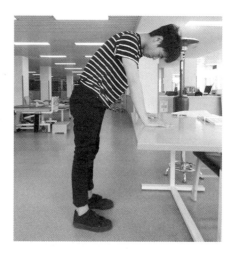

图4-2　前倾站位

2. 呼吸训练 呼吸训练的目的在于指导患者建立有效的呼吸模式，通过高效率的呼吸方法，改善呼吸效率，保持胸廓活动度，促进放松。

（1）缩唇呼吸训练 缩唇呼吸是指吸气时用鼻吸气，可以对空气进行加热、湿化和过滤，呼气时嘴呈缩唇状施加一些抵抗，慢慢呼气的方法。其原理是使气道内保持一定的内压，防止支气管和小支气管陷闭增加肺泡内气体的排出（图4-3）。开始时，吸气和呼气的比例在1∶2进行，慢慢吸气和呼气的比例达到1∶4。缩唇呼吸可使每次通气量上升，呼吸频率、每分通气量降低。避免吸气或呼气过长，以免发生喘息、憋气或支气管痉挛。如患者鼻腔不通，经口吸气会减少气流阻力，从而减少呼吸做功。若患者喘息严重，经口呼吸可以减少解剖死腔。

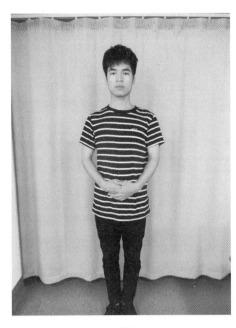
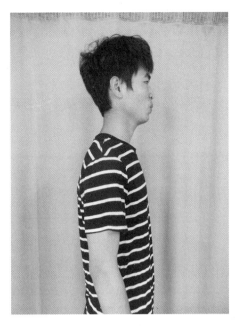

a-用鼻吸气　　　　　　　　　　　　　　b-缩唇呼气

图 4-3　缩唇呼吸

（2）腹式呼吸训练　重建腹式呼吸模式，目的是使横膈的活动变大，放松紧张的辅助呼吸肌群，减少呼吸肌做功耗氧。腹式呼吸可在卧位、坐位、立位或行走中进行。

患者放松体位，治疗师一手置于其腹部，另一手放在锁骨下的上胸部，鼓励患者做缩唇呼吸。鼻腔吸气时，患者腹部向上隆起，放在腹部的手随之上抬，感受腹部的运动；呼气时，腹部下降，放于胸部的手尽量使胸廓运动幅度最小。此训练需要对患者进行充分的指导，训练开始的时候，治疗师的手可与患者重叠放置，引导患者按照自身的呼吸节律，感受手的运动变化，应避免治疗师用自己的呼吸节律指导患者训练。开始每日 2 次，每次 10 ~ 15 分钟，熟练后可逐渐增加次数和时间（图 4-4）。

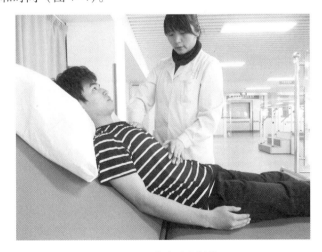

图 4-4　腹式呼吸训练

（3）暗示呼吸法　又称为触觉诱导腹式呼吸。①治疗师单手置于患者上腹部，呼气时随腹部下沉用力下压，吸气时，上腹部对抗手的压力。该压力可使患者集中注意力，并诱导患者腹部的运动方向。②弹力带呼气法：患者坐位，利用一条宽布袋或者弹力带缠在腹部，双手各握住带子一端，吸气时放松带子，呼气时缠紧带子，辅助呼气（图4-5a）。该方法可在坐位完成，当患者熟练掌握后可在站立位进行，最后边走边做，配合呼吸，吸气时两步，呼气时四步，同时随着呼吸将布带放松或缠紧，直到能够做到一边步行一边腹式呼吸为止。③抬臀呼气法：有膈肌粘连的老人可采用臀高位呼吸法增加膈肌活动范围（图4-5b）。呼气时抬高臀部，利用内脏的重量来推动膈肌向上。也可将床脚抬高30cm，在腹部放置沙袋再进行腹式呼吸。沙袋重量可从0.25kg增加到2.25kg，每次20~30分钟。

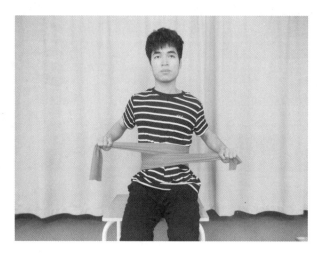

a-弹力带呼气法

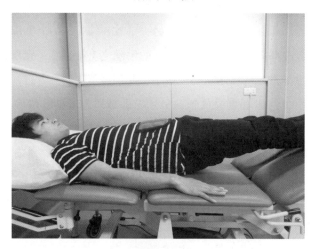

b-抬臀呼气法

图4-5 暗示呼吸法

（4）胸廓辅助呼吸训练法 进行胸廓辅助呼吸训练时要注意患者的呼吸节奏和胸廓的运动。

①上部胸廓辅助法：患者平卧位，治疗师站在患者头部的方向，双手张开置于患者锁骨稍下方，拇指放在胸骨上，患者呼气时治疗师沿呼吸运动的方向（前后）施加轻的压迫。该方法适用于呼吸困难、上胸廓运动差等需要辅助呼吸的患者（图4-6a）。

②下部胸廓辅助法：患者取半卧位，治疗师站在患者的一侧，双手放于患者下部胸廓的肋弓上，患者呼气时向患者的胸廓下方或内下方推动压迫，吸气时让胸廓自然活动去除压迫。以该方法操作时，要注意患者的呼吸节律和胸廓的运动（图4-6b）。

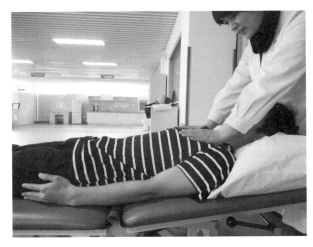

a-上部胸廓辅助法

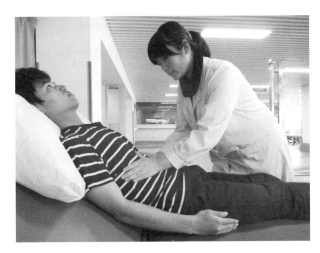

b-下部胸廓辅助法

图4-6　胸廓辅助训练法

（5）主动呼吸循环技术　主动呼吸循环技术（active cycle of breathing techniques，ACBT）（图4-7）用于清除气道分泌物，并能改善肺功能而不加重低氧血症和气流阻塞。包括呼吸控制、深呼吸（胸部扩张运动）和用力呼气技术。只要存在支气管分泌过量的问题，可以依据患者主要症状单独进行 ACBT 技术或联合其他技术使用，如徒手技术、体位摆放等，也可重点进行某部分练习。

①呼吸控制（breathing control，BC）：患者在放松体位，确保头、肩及胸部均处于放松状态，鼓励患者用鼻吸气，缓慢呼气，治疗师可将一只手放置于患者腹部检查吸气及呼气时腹壁的升降运动。该技术有助于减少呼吸做功，缓解呼吸急促、过度通气以及因为惊恐、焦虑导致的呼吸困难。

②深呼吸训练（thoracic expansion exercises，TEE）：也叫胸廓扩张运动。患者处于舒适体位，腹部放松，可增加肺容量，治疗师可将手放置于患者的上侧胸壁（第8肋以上）给予稳固的支持，检测患者活动并给予一些感觉刺激。患者放松呼吸后进行最深的吸气，可予徒手技术支持（如叩拍、振动等）；或吸气时在深吸气末，憋气3秒钟；也可在深吸气末，通过鼻腔嗅气以补偿旁路通气。避免让患者一次连续做3~4个深呼吸，这样可能导致头晕。该技术用于胸廓塌陷所致的扩张受限、痰液潴留等。

③用力呼气技术（forced expiration technique，FET）：吸气后张嘴缓慢用力呼气（Huff），如同向镜子哈气，吸气量将决定痰液清除的效果。Huff 由 1~2 次用力呼气（哈气）组成。开始训练时，可让患者轻吸一口气或半吸气，以促进外周细支气管内的分泌物排出。当患者熟练掌握该训练方法后，应鼓励患者用力呼气的时间应足够长，以使更远端气道内分泌物松解排出。

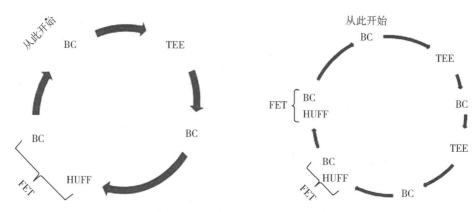

图 4-7　主动呼吸循环技术示意图

3. 咳嗽训练　咳嗽较弱的患者，可进一步导致中央气道塌陷，分泌物潴留而引发感染，咳嗽频繁发作则患者体力消耗，更为疲劳。有效的咳嗽可以清除呼吸道内分泌物，治疗师需要教会患者配合用力呼气技术进行有效的咳嗽。

（1）咳嗽练习　先让患者了解咳嗽的全过程，即深吸气-短暂闭气-关闭声门-增加胸膜腔内压-声门开放，以便更好地进行咳嗽训练。进行有效咳嗽训练前，患者应在掌握腹式呼吸基础上，采取坐位或躯体前屈位，头稍屈曲，双手置于上腹部，先深吸气，再做呼气，呼气时做3 次"哈咳"，咳嗽时腹肌收缩，患者也可用力按压上腹部，以协助咳嗽。

（2）手法协助咳嗽训练　患者仰卧位，治疗师站于患者一侧，双手重叠，掌根置于患者剑突远端的上腹部。患者尽可能深吸气后，用力咳嗽，同时治疗师掌根向内、向上方压迫腹部，产生较大的腹内压，促使横膈上抬（图 4-8a）。患者也可采取坐位，治疗师站于患者后方，双手穿过患者腋下置于患者腹部，在患者呼气时压迫腹部，协助咳嗽。患者也可通过自我压迫上腹部以促进咳嗽（图4-8b）。

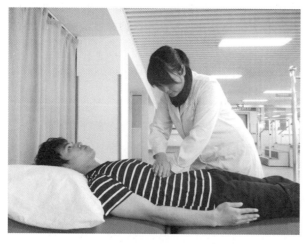

a-仰卧位训练

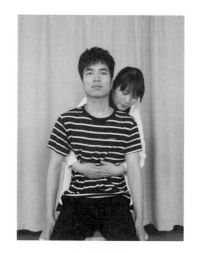

b-坐位训练

图 4-8　手法协助咳嗽训练

4. 呼吸肌力训练　对呼吸肌的训练旨在提高呼吸肌的肌力和耐力，改善通气功能，缓解呼吸困难症状。通常采用吸气练习、呼气练习。

（1）吸气抗阻训练　采用口径可以调节的手握式阻力训练器吸气，提供吸气时气流的阻力，管径越窄阻力越大。在患者可接受的前提下，调节吸气管口径，将吸气阻力增大，每次练习 3 ~ 5 分钟，每天 3 ~ 5 次，吸气阻力每周逐步递增至 $-4cmH_2O$。随吸气耐力的增加，训练时间可增加至 20 ~ 30 分钟，共 8 ~ 10 周。通过吸气抗阻训练，可减少其吸气流速，延长吸气时间，改善呼吸肌耐力。研究表明，如果将流经阻力计的吸气流速或气流通过阻力计时产生的吸气压力反馈给患者，训练将更有针对性。

（2）呼气训练

①腹肌训练：COPD 患者常伴有腹肌无力，使腹腔失去有效的压力，从而膈肌上抬无力，下胸廓外展能力也随之下降。在掌握腹式呼吸的基础上，患者取仰卧位，上腹部放置 1 ~ 2kg 的沙袋作挺腹训练，逐渐延长患者阻力呼吸，当患者可以保持腹式呼吸模式且吸气不会使用到辅助肌约 15 分钟时，则可逐渐增加沙袋重量至 5 ~ 10kg，但以不妨碍患者膈肌活动及上腹部隆起为宜。（图 4-9）。

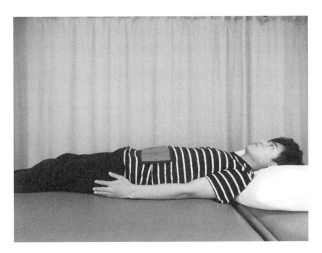

图 4-9　腹肌训练

②吹蜡烛法：在患者面前 10cm 处放置一只点燃的蜡烛，鼓励患者吸气后用力吹蜡烛，使火焰忽隐忽现但不能吹灭。每次训练 3 ~ 5 分钟。随着患者呼气功能的提升，可逐渐增加蜡烛与口的距离（图 4-10）。

③其他呼气肌训练方法：用不同直径的吸管往盛水的杯子内吹气，根据患者的呼气功能改善，管径由粗变细。其他如吹气球、吹纸、吹乒乓球等均可改善呼气肌的功能。通过不同的呼气肌训练方法，可提高患者的兴趣。

（3）辅助呼吸肌训练　对于 COPD 患者来说，许多手臂和肩膀的肌肉也是辅助呼吸肌且非常有效，如胸大肌、胸小肌、背阔肌、前锯肌、斜方肌等均起自肩带，止于胸背部。强化上肢肌肉的耐力训练比肌力训练更重要。可采用弹力带操、哑铃操、上肢功率自行车等，如举重物，小沙袋 250 ~ 500g，每组 10 ~ 15 次，每次 2 ~ 3 组，活动以低水平开始，逐渐增加运动量和运动时间，以患者出现轻微的呼吸急促或上肢疲劳为度。以 Borg 6 ~ 20 级刻度尺为准，当疲劳程度在 12 ~ 16 时相当于 60% ~ 85% 的心率负荷；在 10 点标尺上，这个运动强度相当于标尺的 3 ~ 6。

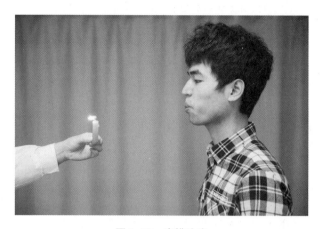

图4-10　吹蜡烛法

5. 胸廓训练

（1）胸廓扩张训练　患者可采取坐位或半卧位，治疗师的手放在患者的前部一侧下方的肋骨外侧，患者充分吸气时，治疗师的手随胸廓运动向肋骨外侧移动，指导患者对抗治疗师的手产生下胸部的扩张。呼气时，治疗师的手向内侧移动并轻压肋骨。用该方法可对特定肺部组织进行扩张训练（图4-11）。

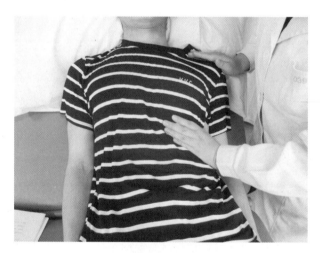

图4-11　胸廓扩张训练

（2）胸廓松动术　患者取坐位，先向松动侧侧屈并呼气，并用该侧手推压屈曲侧胸壁，接着上举该侧上肢过肩，并向另一侧侧屈，使松动侧做被动牵伸。该方法需要结合呼吸完成主动运动，可改善胸廓、躯干的活动度，调整呼吸控制（图4-12）。

（3）肋间肌松动法　患者取仰卧位，治疗师站于患者一侧，一手沿肋骨向下走行放置（下部肋骨），另一手放在相邻肋骨处固定，患者呼气时治疗师双手向相反方向捻揉，吸气时除去压力，放松进行。该治疗技术需从下部肋骨逐一松动至上部肋骨。可增大肋椎关节的可动性（图4-13）。

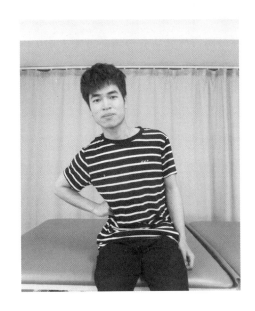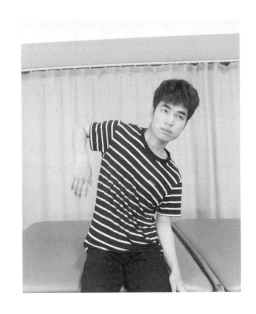

图 4-12　胸廓松动术

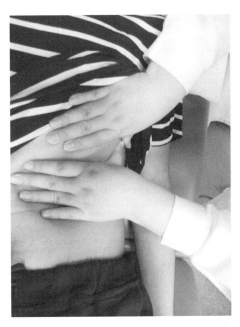

图 4-13　肋间肌松动法

6. 有氧运动　运动前，先进行活动平板或功率车运动试验，得到实际最大心率及最大METs 值，据此确定运动强度。通常采用的有氧训练方式有：步行、爬楼梯、练健美操，骑自行车、游泳等活动均可用于改善功能状况。如步行训练，缓慢步行对于 COPD 的患者可以收到良好的效果。步行时患者采用腹式呼吸法行走，可以用计步器计算每日的步行次数，运动量以训练前一周的平均值为指标开始，根据患者功能改善情况逐步增加步行数，最终目标可以达到5000 ~ 6000 步/日。

7. 呼吸医疗体操　全身性呼吸体操是指在腹式呼吸的基础上，加上扩胸、弯腰、下蹲和四肢活动等动作，放松全身，维持和改善胸廓运动，增加呼吸肌的肌力和耐力，改善肺功能。进行呼吸体操时，身体自然放松，呼吸均匀、平和，不能屏气或换气过度。呼吸体操包括三个

NOTE

部分：预备活动、训练活动、放松活动。预备活动时间5～10分钟，主要为牵伸肌群练习、呼吸练习和慢跑等；训练活动时间10～20分钟，完成呼吸医疗体操；放松活动时间5～10分钟，可做呼吸调整、慢走、自我拍打全身等。各节可整套练习，也可单独练习，锻炼次数和时间应根据病人功能情况，按照循序渐进的原则进行。

（二） 体位排痰

气道分泌物清除至关重要，因为周边气道分泌物潴留可引起慢性阻塞性肺疾病加重。呼吸道内分泌物多积聚于下垂部位，通过改变患者的体位，既有利于分泌物的排出，又有利于改善肺通气和血流的比例。

1. 体位引流　体位引流是利用重力作用，使病变肺段处于高位，促进分泌物由病变部位向主支气管流动，达到促使分泌物排除的目的。体位引流过程中，可配合使用分泌物积聚部位的叩拍、振动等手法，可获得较好的效果。阅读胸片可评估患者病变部位，根据肺段不同的解剖位置采取正确的引流体位。根据分泌物的多少，确定治疗次数，若分泌物少，每天上、下午各引流一次，分泌物多，每天引流3～4次，以餐前进行为宜。

2. 胸部叩拍、振动法　在呼气时进行叩拍。治疗师手指并拢，掌心握成杯状，运用腕动力量在引流部位胸壁上沿支气管走向有节奏地敲击，可持续2～3分钟。该技术多在体位引流时配合使用，可松解粘附在气道壁上的分泌物。振动法是治疗师双手交叉重叠放置于需要引流的部位，嘱患者作深呼吸，在深呼气时缓和地压迫振动胸壁。一般可先叩拍后进行振动，再嘱患者咳出痰液。

（三） 物理因子治疗

1. 超声雾化吸入　超声雾化可以稀释黏稠的痰液，配合有效咳嗽，可促进分泌物的排除，一般治疗20～30分钟/次，每日一次，7～10次为一个疗程。

2. 超短波疗法　超短波治疗有助于消炎，采用微热量或无热量，15～20分钟/次，每日一次，15～20次为一疗程。

3. 冷水浴　冷水浴可从局部冷水擦洗开始，逐渐增加擦洗的面积，并配合洗浴部位的揉搓，直到身体发红发热。冷水浴等可提高机体抵抗力，预防心肺疾病的发作。或可通过游泳，利用水的压力增加呼吸的深度，从而提高呼吸功能，每日1次或隔日1次，每次不超过30分钟。

4. 紫外线照射　全身照射需尽可能暴露躯体，胸3～4MED，背4～5MED，每日1次，10～15分钟/次，5～10次为一个疗程。亦可用穴位照射，胸部的膻中、天突，背部的肺俞、膈俞，腰部的命门、肾俞等，轮流照射。

5. 体外膈肌起搏器　通过体外电极对刺激胸锁乳突肌外缘的膈神经，促进膈肌有规律地收缩移动，并逐步恢复患者的膈肌功能，促进CO_2排除。30分钟/次，1次/天，无创，适用于膈肌无力的康复训练治疗。

（四） 作业疗法

通过循序渐进的作业活动，逐步提高患者的日常生活能力。

1. 能量节省技术　指导患者在日常生活中通过合理的运动方式和活动安排，降低代谢负荷，节约能量，减少呼吸做功。①根据不同的呼吸困难程度设定活动方案。采取程序化的活动流程，简化操作程序，采用工具辅助，减少不必要的重复劳动，可以减少患者的体力消耗。

如：利用推车搬运较重的物品，利用勺子进餐，轮椅代步等。②活动过程中，配合呼吸技术，改善呼吸困难症状，减少呼吸肌做功。如用力时呼气，放松时吸气；身体屈曲时呼气，伸展时吸气；控制步行速度；上下楼梯时配合呼吸节律。运动中避免憋气。③合理安排活动。如提前请他人协助安排好必需的物品，做完一件事情后适当休息补充体力等。

2. 作业活动指导　让患者在进行各项作业活动时放松肌肉，调节精神。鼓励患者进行一定的文体娱乐活动，如太极拳、易筋经；也可根据自身的功能情况和爱好，选择书画、阅读、太极球、养殖花草等活动，在轻松愉快的氛围中放松紧张的情绪，释放压力，调整呼吸节律。

3. 环境改造　通过环境改造，使家庭环境或周围环境利于患者放松精神，简化操作，顺利完成各项活动。

（五）营养治疗

对 COPD 患者进行营养支持有利于改善机体代谢功能，增强体质，促进疾病的恢复。营养支持的原则是：良好的饮食习惯、均衡的营养摄入。营养支持以膳食补充营养为主；合理摄入维生素、蛋白质、微量元素；少食多餐，避免呼吸肌负荷的加重；避免摄入高碳水化合物和高热量饮食，以免产生过多 CO_2；避免服用引起胃肠胀气的食物，以免影响呼吸和进食。

（六）心理疗法

慢性阻塞性肺病虽然是躯体疾病，但与心理社会因素也有密切的关系，患者常伴有情绪和行为方面的障碍。如焦虑情绪可增加患者对通气的需要，引发高碳酸血症和低氧血症。在肺康复的过程中，应对慢阻肺患者及时进行心理疏导，使其消除抑郁、孤独的心理，学会放松肌肉，调节情绪，依其个性、生活习惯、行为方式以及社会背景等，对疾病做出适应性的心理和行为反应。

（七）中医康复方法

中医康复方法治疗慢阻肺具有明显优势，包括传统功法、针灸、推拿、拔罐、穴位贴敷、穴位埋线、穴位注射、中药熏蒸等，整体辨证，调整人体整体阴阳，匡扶正气，对控制慢阻肺的病情发展有重要临床意义。

1. 传统功法　目前用于稳定期慢阻肺患者的传统功法包括八段锦、五禽戏、太极拳、六字诀、气功等，简便易行，对改善患者呼吸功能，提高运动耐力具有积极的作用。

2. 针刺疗法　以肺俞、定喘、天突、膻中、太渊、三阴交为主要穴位，痰多者，配合丰隆、阴陵泉；肺肾气虚者，配肾俞、阴谷、关元；肺气虚者，配气海。每次取 3~5 穴，每日 1 次或隔日 1 次，每次 20~30 分钟，10 次为 1 疗程。也可采用温针灸，取定喘、肺俞、足三里为主，辨证配穴，毫针针刺，对肺俞及足三里施以温针灸，隔日 1 次，每周 3 次。

3. 灸法　灸法可改善肺通气功能，缓解气流阻塞引起的喘、咳。选用鲜姜或生蒜 1.5kg 捣烂平铺于纱布上，厚约 3~4mm，宽 30mm，置于背部督脉，再放艾柱于鲜姜或生蒜上，视体质分疏密，用香火点燃施灸，3~7 天 1 灸，5 次 1 疗程。

4. 中药穴位贴敷疗法　经皮肤吸收药物持续通过穴位渗透而刺激经络气血，达到治疗目的。如取肺俞、定喘、膻中、天突等，以半夏、细辛、白芥子、生姜、干姜等烘干、研末、过筛，用酒调膏成药饼贴敷。也可按照冬病夏治的原则，结合针灸疗法选取穴位进行药物贴敷，在三伏天进行。

5. 推拿　患者俯卧位，术者施一指禅推拿风门、肺俞、脾俞、肾俞，自上而下，从左到右，每穴 1 分钟，或用擦法直擦督脉及膀胱经第 1、2 侧线，透热为度。患者俯卧位，术者用双手拇指指腹从前正中线向两侧抹胸部，自上而下，3~5 遍。也可对局部及相关穴位采用点按手法刺激，增加内、外呼吸肌的肌力，改善肺部通气状况。如选穴天突、膻中、大椎、肺俞、心俞、定喘、膈俞、丰隆等点按，每穴 1 分钟，再行擦法操作，前胸由天突至膻中，可宽胸理气，后背由大杼至膈俞，可强筋健骨。

6. 拔罐　多采用火罐、水罐、药罐的方法，取定喘、大椎、肺俞、膻中等，活血行气，疏通经络，平喘。

第五章　儿童疾病的康复

第一节　脑性瘫痪的康复

脑性瘫痪（cerebral palsy，CP）简称脑瘫。1841 年英国医师 Willam J. Little 首先发现因难产所致的脑瘫综合征病例，1888 年 Burgess 首次应用脑瘫一词。脑瘫在传统中医学里面属于"五迟""五软""五硬"范畴。脑瘫发病的高危因素较多，病理机制复杂，临床表现也多种多样。但是早发现，早康复干预对脑瘫患儿的功能改善非常重要。

一、概述

（一）定义

脑性瘫痪是一组持续存在的中枢性运动和姿势发育障碍、活动受限综合征，这种综合征是由于发育中的胎儿或婴幼儿脑部非进行性损伤所致。脑性瘫痪的运动障碍常伴有感觉、知觉、认知、交流和行为障碍，以及癫痫和继发性肌肉、骨骼问题。

（二）流行病学特点

脑瘫的发病率在世界范围内平均约为 2‰。美国 2001 年报道有脑瘫患者 76.4 万人，英国每年约有新发脑瘫 2000 例左右，在挪威脑瘫患病率 2.34‰，丹麦 2.08‰，日本 1.50‰，韩国 1997 年统计脑瘫发病率为 2.7‰。2012～2013 年我国对不同地域的 12 省市自治区 323858 名 0～6 岁儿童进行大样本的流行病学调查，结果发现中国脑瘫发病率为 2.48‰。

（三）病因及发病机制

脑瘫的病因尚不明确，任何可引起脑损伤和脑发育不全的因素都可以导致脑瘫的发生。在出生前、出生时或出生后都可能有很多因素成为导致脑瘫发生的直接原因。

1. 出生前因素　包括母体因素和遗传因素。

（1）母体因素　妊娠妇女高龄、重度贫血、母体营养障碍、母亲智力落后、多胎、慢性肾功能不全、糖尿病、妊娠高血压综合征、心衰、宫内感染、病毒感冒、带状疱疹、妊娠早期风疹、妊娠中毒症、先兆流产、大量吸烟、酗酒、吸毒、化学药物、物理辐射等。

（2）遗传因素　研究发现，遗传因素对脑瘫的影响很重要，可导致胎儿中枢神经系统的先天畸形，例如神经管闭合不全、神经元移行、大脑沟回形成障碍等。

2. 出生时因素　早产、低出生体重、窒息缺氧、颅内出血、胎盘功能不全、胎盘早剥、前置胎盘、脐带异常、胎粪吸入、Rh 或 ABO 血型不合、葡萄糖-6-磷酸脱氢酶缺乏症等。

3. 出生后因素　新生儿惊厥、呼吸窘迫综合征、高胆红素血症、新生儿脑外伤、脑部感染、中毒、重度肺炎、营养不良等。

脑瘫的高危因素较多，其发病机制也十分复杂，大脑损伤主要为脑干神经核、灰质神经元结构改变，白质神经纤维变化及髓鞘形成障碍，常表现为不同程度的大脑皮层萎缩和脑室扩大，脑室周围白质软化变性、神经细胞减少及胶质细胞增生，基底节对称性异常，髓鞘形成过多，灰质异位、细胞异常、发育缺陷等。

（四）临床特征

1. 典型的临床表现　虽然不同的脑瘫患儿有着不同的病因，不同的病理机制，临床表现也非常复杂，即使是同一个患儿在不同时期不同阶段临床表现也可能不同，但是也有其典型的临床表现，主要集中体现在五个方面：

（1）运动功能障碍　早期以运动发育落后为主，脑瘫患儿的运动发育一般落后于同龄正常儿童的发育水平。

（2）姿势及运动模式异常　脑瘫患儿具有异常的运动模式和异常的姿势。

（3）反射和姿势反应异常　主要表现为原始反射延迟或消失，立直（矫正）反射及平衡（倾斜）反应减弱或延迟出现。

（4）肌张力和肌力异常　肌张力可高可低，甚至在不同时期可发生改变，如肌张力低下逐渐转变为肌张力增高，肌肉力量普遍不足。

（5）继发性损伤　随着年龄的增长，继发性损伤会产生或加重。

2. 分型标准　根据《中国脑性瘫痪康复指南（2015）》的分型标准，按运动障碍类型及瘫痪部位分为六型：

（1）痉挛型四肢瘫　以锥体系受损为主，包括皮质运动区损伤。牵张反射亢进是本型的特征。四肢肌张力增高，上肢背伸、内收、内旋，拇指内收，躯干前屈，下肢内收、内旋、交叉、膝关节屈曲、剪刀步、尖足、足内外翻，拱背坐，腱反射亢进、踝阵挛、折刀征和锥体束征等。

（2）痉挛型双瘫　症状同痉挛型四肢瘫，主要表现为双下肢痉挛及功能障碍重于双上肢。

（3）痉挛型偏瘫　症状同痉挛型四肢瘫，表现在一侧肢体。

（4）不随意运动型　以锥体外系受损为主，主要包括舞蹈性手足徐动和肌张力障碍。该型最明显特征是非对称性姿势，头部和四肢出现不随意运动，即进行某种动作时夹杂许多多余动作，四肢、头部不停地晃动，难以自我控制。该型肌张力可高可低，可随年龄改变。腱反射正常，锥体系征 TLR（+）、ATNR（+）。静止时肌张力低下，随意运动时增强，对刺激敏感，表情奇特，挤眉弄眼，颈部不稳定，构音与发音障碍，流涎、摄食困难，婴儿期多表现为肌张力低下。

（5）共济失调型　以小脑受损为主，包括锥体系、锥体外系损伤。主要特点是由于运动感觉和平衡感觉障碍造成运动不协调。为获得平衡，两脚左右分离较远，步态蹒跚，方向性差。运动笨拙、不协调，可有意向性震颤及眼球震颤，平衡障碍、站立时重心在足跟部、基底宽、醉汉步态、身体僵硬。肌张力可偏低、运动速度慢、头部活动少、分离动作差。闭目难立征（+）、指鼻试验（+）、腱反射正常。

（6）混合型　具有两型以上的特点。

3. 分级标准　按粗大运动功能分级系统分级（Gross motor function classification system，GMFCS），分为五级：按照 0～2 岁、2～4 岁、4～6 岁、6～12 岁、12～18 岁五个年龄段的标准，功能从高至低分为五个级别（Ⅰ级、Ⅱ级、Ⅲ级、Ⅳ级、Ⅴ级）。

（五）脑瘫的其他问题

除了上述临床特征外，脑瘫患儿 70% 还伴有各种各样的其他症状及共患疾病，包括智力发育障碍、学习困难、癫痫、言语障碍、视觉障碍、听觉障碍、饮食困难、心理行为异常、流涎、牙齿问题、直肠和膀胱问题、感染问题等。

二、康复评定

按照国际功能、残疾与健康分类儿童和青少年版（International classification of functioning, disability and health for children and youth，ICF-CY）的评定系统和康复框架模式，早期、全面、全程、全人地对脑瘫患儿器官水平的身体功能与结构、个体水平的活动、社会水平的参与以及背景因素中个人和社会因素进行详尽评估，充分了解患儿的生理功能、心理功能、社会功能，综合分析个人因素和环境因素对病情的影响，为制定不同阶段的康复治疗目标和个性化康复治疗方案、判断康复治疗效果提供依据。

康复评定目的：①掌握患儿功能障碍的特点；②对患儿所具有的能力进行分析和量化；③分析功能障碍与正常标准的差别；④提出功能障碍的特点及关键因素；⑤为制定康复训练计划提供依据；⑥为康复治疗提供客观依据；⑦为判断残疾等级提供依据；⑧为享受平等权利、义务及参与社会提供客观依据。

康复评定原则：①强调身心全面评定的重要性，以正常儿童生理、心理、社会发育标准为对照，进行身心社会全面评定。②重视脑瘫儿童异常发育特点的同时，也要重视患儿的现有功能和潜在能力。③正确判断原发性损伤与继发性障碍。④在进行运动功能评定的同时，判断是否存在癫痫、认知等伴随障碍。⑤遵循循证医学的原则，评定除了定性，尽可能采用量化指标和客观依据。⑥始终秉承"始于评定，止于评定"的康复理念，将评定贯穿于康复治疗全过程。

（一）发育水平评定

根据人体发育规律中正常儿童的发育里程碑，可以用来评定脑瘫患儿的身体和精神心理发育水平较正常同龄儿落后的程度。常用的量表有 Peabody 运动发育量表、Gesell 发育量表等。

（二）反射评定

小儿反射发育能够客观地反映中枢神经系统发育水平，在脑瘫的评定和诊断中具有重要的意义。其重要反射包括原始反射、姿势反射、平衡反应、肌腱反射、病理反射等（表5-1）。

表 5-1 小儿的重要反射

反射	正常持续时间	刺激	反应
吸吮反射	0~4 月	把指头放入婴儿口中	唇颚出现吸吮动作
手握持反射	0~4 月	将手指或合适之物体放于患儿掌心靠内侧处	手指屈曲紧握物体，头部移至身体正中
拥抱反射	拥抱型 0~3 月 伸展型 4~6 月	患儿平躺，将头及上半身扶起，然后突然放手使头部往后掉	患儿受惊，将手臂向外伸手张开，若将患儿抱起，则其手臂往内收
躯干侧弯反射	0~6 月	摩擦背部脊柱侧边	身体向刺激一侧弯曲

续表

反射	正常持续时间	刺激	反应
非对称性紧张性颈反射	0~4月	仰卧，头置正中，上下肢伸直，然后主动或被动将头转向一侧	面部转向侧的上下肢伸展，对侧上下肢屈曲
对称性紧张性颈反射	0~4月	仰卧位，让婴儿头主动或被动前屈	上肢屈曲或屈肌张力增高；下肢伸展或伸肌张力增高
		姿势如上，让婴儿头主动或被动后伸	上肢伸展或伸肌张力增高；下肢屈曲或屈肌张力增高
紧张性迷路反射	0~4个月	仰卧，头正中，上下肢伸直俯卧，姿势同上	仰卧位，表现为角弓反张姿势俯卧位，表现为臀高头低姿势
颈调整反应	出生~生后6到8个月	仰卧位将头向一侧回旋	可见整个身体也一起回旋
迷路性立直反射	生后3到4个月出现，5到6个月明显，终生存在	蒙住患儿眼睛，前后左右倾斜	可见头部始终保持立直
视性立直反射	4个月至终生	不蒙住眼睛，做法同上	可见头部始终保持立直
降落伞反射	6个月至终生	头向下由高处接近床面	可见两上肢伸展呈支撑反应
两栖动物反应	6个月至终生	俯卧，头正中，上肢伸直放于头两侧，下肢伸直，然后抬高一侧骨盆	同侧的上肢、髋、膝关节均自动弯曲

（三）肌张力评定

肌张力是维持身体各种运动和姿势的基础，表现形式有静止性肌张力、姿势性肌张力和运动性肌张力。可以通过观察静态体位和运动中各关节角度来评定肌张力情况，还可以通过被动性检查关节活动阻力和摆动度，或伸展性检查测量被动关节活动角度来判断肌张力。改良的Ashworth量表是评定肌张力的常用量表，共分6个级别。

（四）肌力评定

肌力是肌肉在收缩或紧张时所表现出来的能力，以肌肉最大兴奋时所负荷的力量来表示。由于脑瘫患儿长期的四肢、躯干自主运动障碍，大多数患儿有不同程度、不同部位的肌力降低。

1. 徒手肌力评定　是临床常用的肌力分级评定方法，该方法以抗重力运动幅度和抗阻力运动幅度为依据，将肌力从0~100%分为6个等级（表5-2）。

表5-2　徒手肌力检查分级法

分级	名称	标准	正常肌力%
0	零（Zero, O）	不可测知的肌肉收缩	0
1	微缩（Trace, T）	有轻微收缩，但不能引起关节运动	10
2	差（Poor, P）	在减重状态下能作关节全范围运动	25
3	尚可（Fair, F）	能抗重力作关节全范围运动，但不能抗阻力	50
4	良好（Good, G）	能抗重力，抗一定阻力运动	75
5	正常（Normal, N）	能抗重力，抗充分阻力运动	100

2. 器械肌力评定　①等长肌力评定：采用握力计测试握力，捏力计测试捏力，拉力计测试背部肌力；②等张肌力评定：采用运动负荷方法测定一组肌群在做等张收缩时，关节做全幅

度运动的最大阻力；③等速肌力测定：采用等速肌力测试仪测定在进行等速运动时的肌力。

（五）　关节活动度的评定

临床上通过肢体关节活动度的评定，也可间接了解肌张力的变化。评定包括头部侧向转动试验、臂弹回试验、围巾征、腘窝角、足背屈角、足跟耳试验、内收肌角、牵拉试验、变形和挛缩的评定等等。例如将患儿仰卧位，双下肢伸直，外展至最大限度，两大腿间的夹角为内收肌角；将患儿一侧下肢拉直、抬高，屈曲髋关节，大腿与小腿之间的夹角为腘窝角；尽量被动背屈踝关节，足背从中立位背伸的角度为足背屈角；牵拉患儿一侧足使尽可能向同侧耳部靠拢，足跟与臀部连线与床面形成的角度为足跟耳征角（表5-3）。

表5-3　正常1岁以下小儿的关节活动度

关节活动度	1~3个月	4~6个月	7~9个月	10~12个月
内收肌角	40°~80°	70°~110°	100°~140°	130°~150°
腘窝角	80°~100°	90°~120°	110°~160°	150°~170°
足背屈角	60°	30°~45°	0~20°	0~20°
足跟耳征角	≤90°	>90°	>90°	>90°

（六）　姿势与运动能力评定

脑瘫患儿存在运动障碍和姿势异常，因此，运动姿势评定应该考虑患儿年龄、临床特征和功能表现情况，在仰卧、俯卧、翻身、爬行、坐跪、站立、行走等不同体位转换下进行。常用的评定量表有 Gesell 发育诊断量表、粗大运动功能分级、粗大运动功能评定、PALCI 评定法、Peabody 运动发育评定、步态分析等。

1. 运动发育龄评价（Motor age test，MAT）量表　是以 0~72 个月的正常儿童动作能力为标准，与障碍儿的动作能力进行比较的评价方法。可以用运动指数（motor quotient，MQ）来表示，根据中国正常儿童运动能力发育年龄标准来测出脑瘫儿治疗前后的MQ值。

2. 粗大运动功能分级（Gross motor function classification system，GMFCS）　根据脑瘫儿童运动功能随年龄变化规律设计提出的分级系统，将脑瘫患儿分成4个年龄组，每个年龄组又根据患儿运动功能的表现分为五个级别，Ⅰ级最低，Ⅴ级最高（表5-4）。

表5-4　脑瘫儿童粗大运动功能分级

级别	最高能力描述
Ⅰ级	能够不受限制地行走；在完成更高级的运动技巧上受限
Ⅱ级	能够不需要使用辅助器械行走；但是在室外和社区内的行走受限
Ⅲ级	使用辅助器械行走；在室外和社区内的行走受限
Ⅳ级	自身移动受限；患儿需要被移动或者在室外和社区内使用电动移动器械行走
Ⅴ级	即使在使用辅助技术的情况下，自身移动仍然严重受限

3. 粗大运动功能评定（Gross motor function measure，GMFM）量表　是小儿脑瘫临床评定运动功能改变的常用量表，具有正常运动功能的儿童在 5 岁内能完成所有项目。有 GMFM-88 及 GMFM-66 两个版本。GMFM-88 包括 88 项评定指标，分五个功能区，A区：卧位与翻身；B区：坐位；C区：爬与跪；D区：站立位；E区：行走与跑跳。此表具体内容略。

4. Peabody 精细运动发育量表　可以评定 0~6 岁小儿的精细运动功能，主要是对抓握能区和视觉-运动统合能区进行评定，其中抓握能区共有 26 个项目。视觉-运动统合能区共有 72 个项目，每个项目得分都分为 0、1、2 三档。此表具体内容略。

（七）　感知认知评定

脑瘫虽以运动障碍姿势异常为主，但常常不是孤立的存在，往往与患儿的感知、认知异常同时存在，紧密相关。只有对患儿的感知认知发育进行评定，才能全面掌握情况，综合评定结果。可以根据儿童发育不同阶段的关键年龄所应具备的感知、认知发育标准，参考和应用各类量表进行评定。

（八）　日常生活能力评定

常用的有日常生活活动能力（ADL）评定量表和儿童功能独立检查量表（the functional independence measure for children，WeeFIM），具体内容略。

（九）　环境、辅具与亲属态度的评定

包括居家环境对脑瘫患儿的影响，脑瘫患儿对辅具的适配使用程度评定，家庭对患者的支持情况，直系亲属的个人态度等。评定直系亲属家庭成员对患者疾病的认识、对治疗目标的要求，以及对治疗的积极或消极影响。这些评定是较为主观性的了解方法，但是其中的重要信息是其他评定方法所达不到的。如照顾的容易程度、体位的控制、个人卫生、进食和营养、转移、在学校的运动能力和耐力，以及照顾者和患儿之间的相互关系等。

（十）　其他方面的评定

脑瘫儿童常常伴有智力发育障碍、学习困难、癫痫、言语障碍、视觉障碍、听觉障碍、饮食困难、心理行为异常、流涎、牙齿问题、直肠和膀胱问题、感染问题等，因此，根据不同时期患儿具体存在的问题，进行言语、构音、吞咽、视听觉智力、心理行为等有针对性的评定。

三、康复治疗

早发现，早干预是脑瘫康复取得最佳康复效果的关键；康复过程中采用综合性康复治疗，遵循循序渐进的原则，并与日常生活相结合。

（一）　运动疗法

运动疗法主要包括头部控制训练、支撑抬起训练、翻身训练、坐位训练、膝手立位、高爬位训练、站立位训练、步行训练、步态改善和实用性训练等。近年来，针对脑瘫患儿的运动疗法较多，包括 Bobath 法、Vojta 法、Rood 法、PNF 法、运动再学习和引导式教育等。目前临床上仍以 Bobath 法为主，该法主要采用抑制异常反射活动、纠正异常姿势、促进正常运动功能的出现和发展，提高活动、转移能力。

1. 头部控制训练　头部控制是运动发育中最早完成的运动，是具有里程碑意义的第一个大动作，而且在儿童做各种姿势运动时，都是以头部直立为先行，不能控制头部是难以完成其他动作的。因此，头部控制对于小儿的整体运动发育及日常生活动作等高级运动功能的发育有着相当重要的作用。头部控制训练包括仰卧位拉起头抗重力训练（图 5-1）；俯卧位抬头和转动（图 5-2）；坐位保持头直立位，进行前后左右头的直立反应训练；拉起时头的直立；挺胸抬头等。

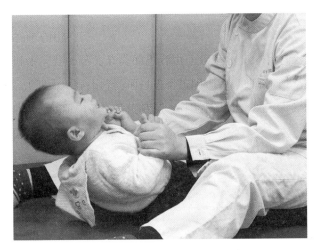

图 5-1 仰卧位拉起头抗重力训练

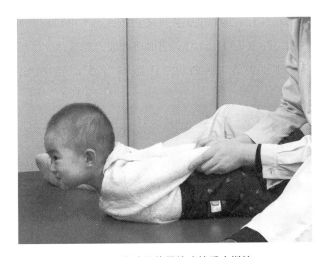

图 5-2 俯卧位伸展抬头抗重力训练

2. 翻身训练 翻身是由卧位向直立位动作发育的中间环节，是更广泛接触外界空间的准备，打好这一阶段的基础，对今后的站、行有重要的作用。

①肩部控制翻身训练：患儿取仰卧位或俯卧位，治疗师双手分别握住患儿双臂上举过头，将两臂左右交叉，后方侧上肢向欲翻向侧用力，使肩部作旋转运动，从而带动患儿身体旋转，完成一次肩控式翻身动作（图5-3）。

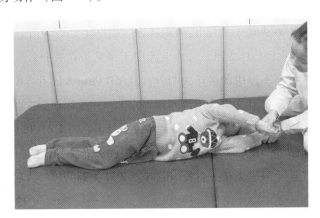

图 5-3 仰卧位肩控式翻身

NOTE

②骨盆控制翻身训练：患儿取仰卧位，治疗师握其小腿，屈曲单侧的髋和膝关节带动骨盆，向左翻时右下肢屈曲，身体向左侧回旋，同时向下牵拉屈曲侧的下肢，身体回旋至俯卧位（图5-4）。或者患儿取俯卧位，一侧上肢上举，另一侧上肢自然屈曲，治疗师其余操作与患儿仰卧位相同。

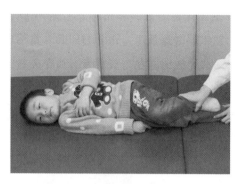

图5-4 仰卧位骨盆控制翻身

3. 坐位训练 坐位是臀部着地，从骨盆部开始向上的身体垂直于地面的姿势。坐位是日常生活动作的一种基本姿势，是向立位发育过程的中间姿势，不能坐就不能站，因此对生活、学习和工作都十分重要。正常小儿7~8个月可以坐，不会坐常因坐位发育停滞，在扶腰坐以前的阶段或出现跪坐、坐位后倾等异常姿势。

①坐位稳定训练：患儿坐位，双腿伸直，背向治疗师，坐时要保持头与躯干在一直线上，颜面正中的对称姿势，使患儿的身体重心向一侧移动，用这侧臀部支持体重，引起躯干向对侧的回旋。双侧交替进行（图5-5）。

②坐位平衡板训练：患儿取长坐位坐于平衡板上，身体与平衡板呈垂直方向，治疗师缓慢晃动平衡板，诱导患儿躯体重心移动并自动回旋身体保持平衡状态（图5-6）。

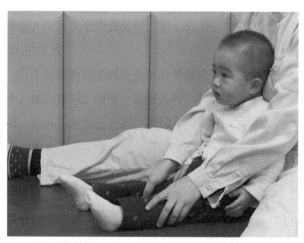

图5-5 坐位稳定训练

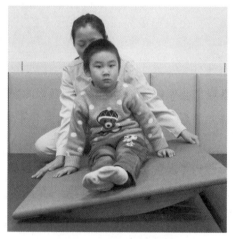

图5-6 坐位平衡板训练

4. 爬行训练 爬行运动是步行以外的代表性的移行运动，典型的爬行运动是两手、两膝着床，两肩与骨盆抬起，保持躯干的空间水平位的四爬姿势，即在四点支撑状态下，至少有一个肢体离开支持面，四肢交替运动驱动身体向前移动。爬行在婴幼儿动作发育中非常重要，爬行不仅可促进全身动作的协调发展，为直立行走打下基础，而且可以促使患儿较早地面对世界，增加空间的搜寻，主动接受和认识事物，促进婴幼儿认知能力的发育。

许多脑瘫患儿由于上下肢异常姿势，如下肢痉挛、上肢后伸导致无法出现良好的四肢交互运动。在消除异常姿势的基础上进行四爬训练将有助于改善四肢交互运动能力（图5-7）。

5. 膝立位训练 膝立位（直跪）是婴幼儿由爬行运动向独站运动移行过程中过渡的一个体位，是站和行运动的基础，膝立位的训练在婴幼儿运动发育过程中具有重要的意义。

膝立位训练：训练中患儿正确的双膝立位是双膝关节屈曲90°跪地，双髋关节充分伸展（即挺直腰部）。治疗师可扶持患儿两侧髋部，以帮助他们保持正确的双膝立位姿势和维持身体的平衡。或让患儿扶住栏杆等物体，自己练习双膝立位动作，然后逐渐减少对患儿的扶持，以达到独自直跪的效果。同时不断纠正患儿在练习中出现的各种异常姿势，逐步向单膝立位过渡（图5-8）。

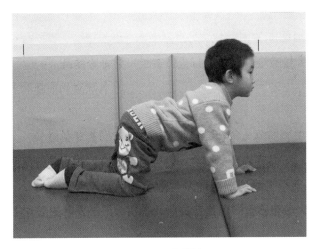

图5-7　四爬训练

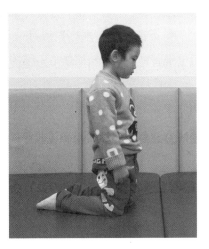

图5-8　膝立位训练

6. 从坐位到站位的转换训练　由坐位到站位的转换，不仅仅是一两个动作的出现，同时也标志着大关节负重能力的提高，是良好步行的重要准备。坐位站位姿势相互转换：学会在坐起时先使身体前倾和重心前移，在挺腰动作中鼓励患儿借助上肢和下肢的支撑和协同动作，来达到身体重心上移和维持身体的平衡。在从站位回到坐位的训练中，先让患儿学会通过屈髋屈膝来实现弯腰和身体重心向下，向后移动的动作，同时通过弯腰后上半身前倾来维持整个身体的平衡。训练初期患儿由于难以维持身体的稳定，可予双手扶栏杆，然后逐渐改用单手扶持，最终实现独自落座（图5-9）。

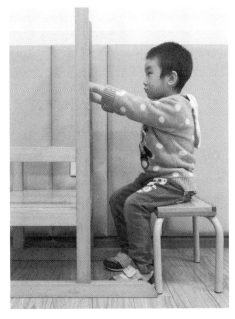

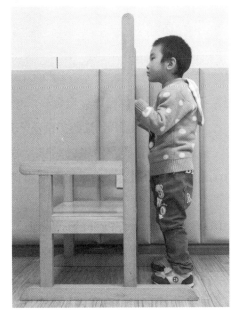

图5-9　坐站转换训练

7. 独自站立训练 站位是行走的基础，正确的静态站立姿势是两腿立直，脚底踩平，头居中，躯干伸展，双肩双髋处于同一平面。动态的站立姿势是指站立时头、躯干、四肢各部位可随意进行适当的活动而仍能保持平衡。患儿只有完成立位静态、动态平衡，才能正常行走。

8. 行走训练 步行训练可以提高患儿在行走中控制躯干及下肢的能力，维持平衡协调的步态，为以后发育的跑、跳等动作打下扎实的基础，逐步扩大其活动范围，增加与外界接触的机会，促使患儿建立自信心及参加各种活动。

①控制骨盆带助行训练：患儿取立位，开始可扶持物体，治疗师于患儿身后，将双手扶持其两侧骨盆部位，用手的力量帮助患儿骨盆回旋及

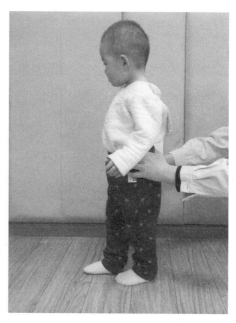

图 5-10 控制骨盆带助行训练

身体重心移动，以带动双下肢随着骨盆的旋转向前迈出，从而让患儿找到交替步行和交替负重的感觉（图 5-10）。

②控制肩关节助行训练：患儿取立位，治疗师在患儿身后站立，两手手指张开放在患儿的双肩及胸部以支持，协助控制患儿姿势，当患儿迈步向前，体重在两下肢间移动时，治疗师将患儿未负重侧的肩或躯干在对角线上推向下方，促使侧方的矫正活动，同时使非负重侧骨盆稍向后方回旋，负重侧骨盆稍向前方回旋，然后诱发负重侧的下肢向前方移动，并将摆动期一侧的骨盆推向前方。随着患儿步行能力的提高，要逐渐减少对患儿的支持（图 5-11）。

③助行器协助行走训练：患儿扶助行器进行行走训练（图 5-12）。

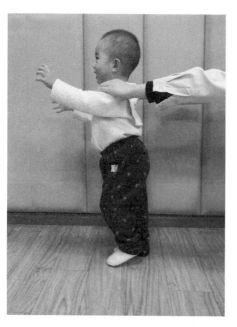

图 5-11 控制肩关节助行训练

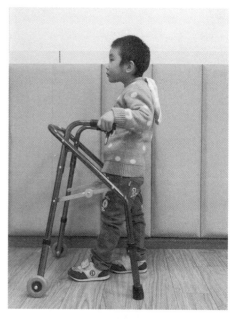

图 5-12 助行器协助行走训练

（二） 作业疗法

作业疗法是指有目的、有任务地从患儿日常生活、学习、劳动、感知、认知等活动中，有计划、有针对性地选择一些作业活动，解决生活、学习、工作及社交中所遇到的困难，使患儿取得一定程度的独立性和适应性。作业治疗常采用与患儿年龄相适应的游戏、文娱活动、集体活动等形式来促进患儿感觉运动技能的发展，提高脑瘫儿童治疗的趣味性，使患儿投入更多的注意力，最大程度地提高其生活自理能力，恢复其感知、认知操作能力，培养其学习能力、社会交往能力、提高生活质量。作业治疗的内容很多，主要包括手的精细功能训练、日常生活能力训练、情绪稳定和社会适应训练，文具和辅助工具的制作和应用，居家生活能力训练，以及环境设施的改造等（表5-5）。

表 5-5 作业疗法的应用方式

功能性活动	自我照顾活动	相关的活动	休闲活动	家务活动
1. 抓握与放松运动	1. 洗脸、刷牙、沐浴、如厕	1. 学习知识的相关活动	1. 学会遵守规则	1. 计划并准备餐饮
2. 眼-手协调运动	2. 学习穿着	2. 认同从事该项活动	2. 学会成为队员	2. 购置食物及其他
3. 伸手取物运动	3. 学习进食与营养	3. 形成该项学习者的自我概念	3. 学习何为得与失，如何对待得失	3. 洗涤食品及餐具
4. 握持和携物运动	4. 学习安全转移或移动		4. 学习如何设定目标	4. 整理清洁床褥
5. 提举和放置运动				5. 洗涤、晾干、烫熨、储物

（三） 物理因子疗法

1. 功能性电刺激疗法 可以调节肌肉组织的生物化学特性，改善和增加局部血液循环，促进肌肉功能、协调肌群运动。每天1次，每次30分钟，10~15次为一个疗程。

2. 生物反馈疗法 目前已被广泛应用于各种类型脑瘫患儿的康复治疗，可增强肌力，降低肌张力，增强肌肉的协调性，加强感觉反馈，促进脑功能重组，辅助肢体功能恢复。

3. 经颅磁刺激技术 通过影响一系列大脑神经电活动和代谢活动增强神经可塑性，改善局部血液循环，降低肢体肌张力，缓解痉挛。

4. 水疗 通过水的温度刺激、机械刺激和化学刺激，有利于脑瘫患儿全身或局部肌肉张力的降低，提高运动能力。

5. 蜡疗 蜡疗可以应用于脑瘫的康复治疗，尤其对于痉挛性脑瘫更有效。

（四） 言语训练

由于脑瘫患儿常常有语言发育迟缓和构音器官肌张力异常，导致言语、构音、咀嚼、吞咽障碍。言语治疗可以改善流涎、咀嚼、吞咽困难，改善言语清晰度和发音能力，增强患儿的沟通、语言和识字能力。

（五） 心理疗法

脑瘫患儿由于身体缺陷和周围环境的影响，易产生一定的心理行为障碍，常表现为自卑、少言、多动、自闭等。因此心理康复对脑瘫患儿尤为重要，在儿童生长、发育的各个阶段，应关注其不同时期的心理问题，制定方案和治疗计划，帮助树立自信心，促进躯体功能、认知智力、言语表达等方面的恢复，使患儿从身体、心理、智力全面发展，同时对其家庭成员的心理也要关注，让患儿拥有健康的家庭环境，增加与同龄儿的交往，防止心理性疾患发生。

（六）康复工程

在各类康复机构中，逐渐配备了科室辅助器具和康复器械，矫形器的制作和使用也普遍开展起来，康复工程未来的发展前景广阔。根据脑瘫患儿不同类型、年龄、瘫痪部位和不同使用目的，常需配合应用支具、矫形器以及其他辅助装置，通过限制关节异常活动、协助控制肌痉挛、保持软组织活动度，达到预防畸形、改善坐站行走及日常生活活动功能等目的。

（七）中医康复方法

1. 针灸治疗 根据经络学理论、腧穴分布和临床经验，结合现代大脑的神经功能分布定位，通常以头部区域取穴为主，配合脑瘫不同证候辨证取穴。

（1）头针疗法

选穴：根据国际标准化头针定位，选额中线、顶颞前斜线、顶颞后斜线、顶旁1线、顶旁2线、顶中线、颞后线和枕下旁线。

（2）体针疗法

主穴：督脉十三针（百会、风府、大椎、陶道、身柱、神道、至阳、筋缩、脊中、悬枢、命门、腰阳关、长强）和华佗夹脊穴（颈、胸、腰骶段）。

随证配穴：颈软选配天柱、颈百劳等穴；腰部软瘫在主穴腰阳关、命门的基础上，选配腰眼等穴；上肢瘫选配肩三针、曲池、手三里、外关、合谷等穴；下肢瘫选配环跳、髀关、殷门、风市、委中、阳陵泉、足三里、承山、申脉、解溪等穴；言语障碍选配金津、玉液、廉泉、承浆、通里等穴；耳聋选配耳门、听宫、听会等穴；智力低下选配风池、风府、神门等穴。

（3）耳针疗法

选穴：皮质下、心、肾、交感、神门、枕。

操作：毫针刺。每次3～5穴，每天1次，每次留针20～30分钟；也可用王不留行籽行耳穴贴压。

2. 推拿疗法 推拿治疗也是治疗脑瘫的重要方法，可以补益气血、滋阴填精、柔肝健脾、舒筋活血。小儿推拿的手法宜轻柔，选穴与常用体针疗法和头针疗法的选穴类似。

（八）社区康复和居家康复

大多数脑瘫患儿家庭没有能力和条件长期在医疗机构住院康复治疗，而且这种集中式的机构康复，不利于患儿像正常儿童那样在家庭和社会环境中，进行人与人的交往，获得生理、心理、社会能力的全面康复，建立健全的意志、人格和品质。而社区康复和居家康复可以节约时间、人力、经济，家庭成员又可以参与，让患儿将康复训练融入到日常生活中去。所以，长期以家庭康复、社区康复为主体，定期到康复机构接收康复评估和短期适时康复指导，是脑瘫患儿实现全面康复和持久康复效果的较好选择。

四、并发症的康复

脑瘫患儿常常并发有智力障碍、学习困难、癫痫、视听障碍、饮食困难、流涎、牙齿问题、直肠和膀胱问题、感染问题等。因此，应根据不同时期患儿具体存在的问题，进行详细评估后，有针对性地开展相应的康复治疗工作。

第二节　智力低下的康复

智力低下又称为智力发育迟缓、智力落后或精神发育迟滞，在出生缺陷中的发病率占比较大。患病儿童常伴有社会适应能力、学习能力、生活自理能力低下，其言语、运动、思维、记忆等能力明显落后于同龄儿童。患儿往往给家庭及社会带来沉重的经济及精神压力。由于智力低下患儿的病因复杂，所以我们在提倡优生优育时还要从多方面预防疾病的发生。智力低下的预后与病情严重程度、诊断时间、治疗开展时间等因素密切相关，大多数智力低下患儿经过积极的康复治疗，可以发挥其潜能，促进其功能的提高，达到生活自理的水平，情况较好者甚至可以融入社会生活，实现其社会职能。

一、概述

（一）定义

智力低下是指发生在发育时期内（18 岁以前），一般智力功能明显低于同龄水平，同时伴有适应性行为缺陷的一组疾病。智力低下的定义具有以下内涵：①智力功能明显低于同龄儿的一般水平；②社会适应能力有明显缺陷；③是人的发育时期的缺陷；④评定智力低下除了个人因素外还应该包含环境因素；⑤智力低下的定义及分类应该是多元化的，比如病因、智力水平、适应行为水平、所需要的支持服务强度等。

（二）流行病学特点

由于各国各地区对智力低下的定义不同，且存在取样、调查方式、评价方式等的不同，调查数据不一。智力低下的患病率，据国际文献资料报道大多在 1% ~ 2% 之间。世界卫生组织（WHO）报告 3 ~ 15 岁儿童轻度智力低下的患病率为 3%，严重智力低下患病率为 0.4%。我国部分调查显示，儿童智力低下总患病率约为 1.2%，城市 0.7%，农村 1.41%，结合其他文献资料，总的来说，经济发达地区、城市地区患病率低于经济欠发达地区、农村地区。有文献显示男女患病率无显著差异，但是较多文献显示男性患病率高于女性，可能和 Y 染色体易畸变有关。

（三）病因和发病机制

1. 产前因素　即生产之前的影响因素，发生率大约在 40% 左右，包括宫内感染、遗传因素、电子辐射、中毒、宫内窒迫等。

2. 产时因素　即围产期的影响因素。发生率一般在 10% ~ 20%，主要为产时窒息、颅内出血、产伤等。

3. 产后因素　即生产后的影响因素。发生率一般也在 30% 左右。主要病因有脑炎、脑膜炎、癫痫、外伤感染、核黄疸、一氧化碳中毒等。而在产后因素中，社会因素逐渐受到专家学者的重视，其主要内容为父母文化程度、家庭状况、社会经济文化差异、社会对患儿的认识等。城市不利因素主要为快节奏及不健康的生活方式、单亲家庭、不良家庭环境等。农村不利因素主要为，家长文化水平较低，对子女教育较少，社会文化教育水平较低，患儿康复条件较差等。

（四） 临床特征

智力低下的临床表现主要是注意力、记忆力、语言能力、理解能力、思维能力等各方面的缺陷，同时伴有情感和人格的发育落后。智力低下的表现因年龄和程度轻重而不同，年龄越低，智力低下程度越低，越不容易表现出来。现在一般分为：轻度智力低下、中度智力低下、重度智力低下、极重度智力低下。

1. 轻度智力低下　①智商在50～69之间，心理年龄约9～12岁；②学习成绩差（在普通学校中学习时常不及格或留级）或工作能力差（只能完成较简单的手工劳动）；③能自理生活；④无明显言语障碍，但对语言的理解和使用能力有不同程度的延迟。

2. 中度智力低下　①智商在34～49之间，心理年龄约6～9岁；②不能适应普通学校学习，可进行个位数的加、减法计算，可从事简单劳动，但质量低、效率差；③可学会自理简单生活，但需督促、帮助；④可掌握简单生活用语，但词汇贫乏。

3. 重度智力低下　①智商在20～40之间，心理年龄约3～6岁；②表现出显著的运动损害或其他相关的缺陷，不能学习和劳动；③生活不能自理；④言语功能严重受损，不能进行有效的语言交流。

4. 极重度智力低下　①智商在20以下，心理年龄约在3岁以下；②社会功能完全丧失，不会逃避危险；③生活完全不能自理，大小便失禁；④言语功能丧失。

二、康复评定

智力低下主要表现为智力功能和适应性行为两方面的障碍。对其进行综合全面评定，既有利于智力低下的早期诊断，又利于评估患儿的功能状况，确定其治疗方案、治疗效果、后期重返家庭社会的方案及建议，有利于患儿的全面康复。因此，对智力低下的评估极其重要。

（一） 智力评定

智力测试是用工具对智力进行量化的活动。世界范围内智力测试的种类较多，根据其目的性，分为筛查性测试、诊断性测试两大类。

1. 筛查性测试量表

（1） 丹佛发育筛查测验（Denver Developmental Screening Test，DDST）　该量表能够用于早期发现2个月～6岁小儿智力发育问题，检查时间不超过30分钟。国内修订的DDST项目共104项，分布于4个能区：①个人-社交能区；②精细动作-适应性能区；③语言能区；④大运动能区。需要注意的是DDST只是筛选出可能的智商低下者，不是测定智商，不能预测婴幼儿将来的适应能力和智力高低。其意义是能筛出一些发育上可能有问题，但临床上尚无症状的小儿，对可能有问题的小儿进行证实或否定，对有高危因素的小儿进行发育监测。

（2） 0～6岁小儿神经心理发育量表　该量表评定内容分为大运动、精细动作、适应能力、语言、社交行为等五个能区，评估后都可以得出相应的发育年龄、发育商，最后得出总的发育年龄、发育商。该评估量表不仅用发育商来评估儿童的智能发育速率，也可用智龄来表明其发育水平，便于康复专业人员为其制订相应的康复计划（表5-6）。

表5-6 0~6岁小儿神经心理发育量表评定结果和标准

智能	发育商	评价
高智能	≥130	优秀
中上智能	115~129	聪明
中等智能	85~114	正常
中下智能	70~84	偏低
低智能	≤69	低下

（3）画人测验 该测验能够吸引儿童兴趣和操作简便的智力测验方法。画人测验分数与韦氏智力量表智商呈中等程度相关，与 DDST 符合率较高，与学习成绩无相关。适用于 4~12 岁儿童，儿童画一个人体全身像，然后从儿童所画的全身像中按头、下肢、上肢、头发、鼻、衣着、脸、颈、画线、侧位等 17 个方面进行详细评分，计算总分，按量表规定换算成智商。

2. 诊断性测试量表

（1）格塞尔婴幼儿发育量表 该量表以儿童正常行为发育为标准，对儿童进行客观鉴定，以发现儿童在神经系统的缺陷，以便早期治疗，适用对象为 0~6 岁的婴幼儿。目前国内使用的 Gesell 婴幼儿发育量表是重新中国标准化了的。

（2）韦克斯勒智力量表 全套量表由韦氏成人智力量表、韦氏儿童智力量表、韦氏学龄前和幼儿智力量表 3 个智力量表组成。它是目前最重要的智力量表。韦氏学龄前及幼儿智力量表适合于 4.5~6 岁的儿童，韦氏儿童智力量表适合于 6~16 岁的儿童。

（3）贝利婴儿发育量表 该量表由心理量表、运动量表、婴幼儿行为记录表三个分量表组成，适用于 2~30 个月的儿童。可以预测智力发育迟滞，分数低于平均两个标准差的婴儿，在智力测验中很可能在智力发育迟滞的范围内，但不能预测正常范围内的智力。

（二）适应能力评定

适应能力评定包括个人独立的程度评定和满足个人和社会要求的程度评定。目前常用的量表有美国精神发育缺陷协会适应性行为量表、文兰适应性行为量表、巴尔萨泽适应性行为量表、中华适应行为量表、适应性行为评定量表第二版。

1. 美国精神发育缺陷协会适应性行为量表 该量表是目前国际上最著名、应用最广泛的适应行为量表之一。包括学校版、住所与社区版两个版本，学校版适于 3~21 岁，住所与社区适用于 79 岁以下。该量表已完成国内标准化工作，并在全国推广利用。

2. 文兰适应性行为量表 该量表包括 8 个行为领域：一般、饮食、穿着、运动、作业、自我指导、社会化及实际能力，适用于 0~30 岁，以儿童为主。该量表已经形成全国常模和若干个特殊常模，可以广泛使用，具有较高的信效度。

3. 巴尔萨泽适应性行为量表 该量表适用于重度智力低下儿童的行为评定，包括自理生活能力和生活行为能力两个部分。

4. 中华适应行为量表 该量表适用于 5~15 岁的智能障碍、发展迟缓、严重情绪障碍者。该量表是目前台湾地区标准化程度最高的适应行为量表，具有良好的心理测量学性能，使用手册中有施测说明和台湾地区常模。

5. 适应性行为评定量表第二版 该量表分三个层面评估适应性行为：第一层面为一般适

应综合能力；第二层面为 3 个主要适应领域，包括概念技能、社会技能和实用技能；第三层面为具体适应技能，包括沟通、社区应用、学习功能、家庭生活（家长评定）/学校生活（教师评定）、健康与安全、社交、工作（或动作技能）等 10 个方面。该量表中文版（儿童用）已经进行了标准化的研究，建立了全国常模，并进行了信度、效度研究，各项指标均达到原版的测量学标准。

（三）言语功能评定

大多数智力低下的儿童合并有言语功能障碍，且部分智力低下儿童是以发音迟缓、语言表达能力差为初诊症状就诊而被发现的。言语功能的评定既可以发现其言语功能障碍类型，又有利于其言语功能训练及恢复。目前，我国较常用于儿童的言语-语言障碍检查法包括语言发育迟缓检查法、构音障碍检查法。

（四）运动发育评定

1. 全身运动评定　适合于妊娠 9 周~出生后 5 月婴儿，可早期发现神经运动功能异常。

2. Alberta 婴儿运动量表　适合于 0~18 个月婴儿。

3. Peabody 运动发育量表　适合于 0~7 岁儿童的运动发育评定，目前国内外应用较广泛。

（五）日常生活活动能力评定

日常生活活动（Activities of Daily Living，ADL）能力分为基本的日常生活活动能力、工具性日常生活活动能力。常见的基本日常生活活动能力评定方法有 Barthel 指数、Katz 指数、PULSES、修订的 Kenny 自理评定等。常见的工具性日常生活活动能力评定方法有功能活动问卷、快速残疾评定量表、儿童功能独立性评定量表等。

三、康复治疗

康复治疗的原则是：①早期筛查、早期诊断、早期干预；②全面评估，全面康复；③个体化治疗；④家庭、学校、社会共同参与，共同支持。目前常用的康复模式主要有以家庭、医疗机构和特殊教育为核心的三种康复模式，主要包括运动疗法、作业疗法、感知训练、认知训练、日常生活能力训练、社会适应训练等。

1. 运动疗法　虽然智力低下儿童的运动功能障碍相对较轻，但是仍然要结合儿童生长发育的规律进行详细评估，并且根据其具体功能障碍特点进行物理因子治疗、运动模式的训练、平衡训练、协调训练、肌力训练等。运动疗法主要包括关节松动术、关节活动术、核心稳定训练、PNF 技术、Bobath 技术、上田法、运动再学习疗法等。

（1）婴儿期（出生 28 天~1 周岁）　让小孩俯卧练习抬头，每天 1~3 次，渐渐增加；让小孩仰卧，一手托住其肩和头，另一手托住其小腿，小孩仰卧翻向俯卧，每天 2~3 次，逐渐增加；练习患儿坐位；一手拿彩铃在小孩前面逗引，另一手掌抵住小孩脚掌，练习小儿爬行，每天 2~3 次；让小孩扶着床边练站立，渐渐到独立站立，每天 2~3 次；训练小孩步行。抚摸小孩手心，拿彩色塑料球让他触摸，然后摸和抓玩具、小杯、小碗与小勺；先让小孩一只手练习摇铃，再换另一只手练习摇铃，或用木棒敲打玩具鼓或锣；让小孩练习抓握小水果；训练小孩招手，说"再见"或拍手鼓掌说"欢迎"。

（2）幼儿期（1~3 岁）　每天带小孩练习走路，先慢走，然后快点走，走稳之后，教小孩原地跑，后慢跑或用玩具引诱激发小孩兴趣，参与跑步；会跑之后，带小孩学兔子蹦跳；在大人保护下，教小孩练习上台阶，上攀登架，投沙包或滚皮球，练习搬动玩具、小椅子、小凳子；练习钓鱼，练习拾蚕豆。

（3）学龄前期（3~7岁）　训练小孩按指令进行跑和停的训练，训练跳跃动作，训练跳跃障碍物，跳跃沙坑，训练走直线，行走在斜坡路或者凹凸不平的路面。可进行抛接球训练及球类运动训练。

2. 作业疗法　作业疗法的主要目的在于提高智力低下儿童的精细动作、操作的灵巧性以及生活自理能力、社会适应能力。所以作业训练对于智力低下的儿童来说非常重要。按照我们的目的来分类，作业治疗可以分为：增强肌力的作业；改善 ROM 的作业；减轻疼痛的作业；增强体耐力的作业；改善灵活性的作业；改善平衡协调性的作业；调节精神和转移注意力的作业；改善认知、知觉功能的作业；提高 ADL 能力的作业，提高劳动技能的作业等。所以根据患儿的具体情况，我们可以选择有针对性的作业治疗活动。通过作业疗法可以提高患儿的认知水平、日常活动能力及社会适应能力等。比如日常生活动作的训练（如进食、更衣、梳洗等）可提高其生活自理能力；劳动技能的作业活动（绘画、木工、手工艺品）可以提高其经济独立能力。

3. 感知能力训练

（1）婴儿期（出生28天~1周岁）　视觉训练：墙上贴彩色画片，挂红色气球，逗小孩看和观察或带小孩到户外观看颜色鲜艳的物品。听觉训练：常与小孩说话，听音乐，唱儿歌，也看看电视等。触觉训练：多让小孩用手摸各种东西（如玩具、小孩用的餐具），同时家长告诉他这是什么东西等。味嗅觉训练：小孩吃奶时突然中断，家长让小孩喝点盐开水，以刺激他的味觉；试着让小孩闻各种气味，并告诉他名字。

（2）幼儿期（1~3岁）　训练小孩认识红、黑、白、黄、蓝色，告诉他西红柿是红色，纸张是白色等；用眼用手感觉木头的长短、黄豆和蚕豆的大小、铁和海绵的硬和软；先训练小孩吃糖感觉"甜"，再吃点醋感到"酸"。

（3）学龄前期（3~7岁）　训练小孩熟悉家庭成员的特征、声音、年龄、高矮和称呼；训练小孩的方位感；训练小孩规律作息时间；训练小孩分类认识各种事物，分辨生活中各种物品等。

4. 认知能力训练

（1）婴儿期（出生28天~1周岁）　训练认识常用物品及知识：如吃奶要用奶瓶，瓶中装的是牛奶；吃饭时，碗里装的是米饭或面条；训练辨认红色、白色、黄色、蓝色小球。训练辨认形状：方桌是四方形，条桌是长方形，盘子是圆形。训练小孩认识汽车、飞机、火车等；认识水果、植物等。

（2）幼儿期（1~3岁）　训练小孩听父母的话，按家长指令办事，如坐着吃饭，到室外与小朋友玩，训练按筷子的长短排列，将图按画片的大小排列，训练按不同的颜色排列。训练1+1的实物加法，数1~10的数字，能够比较数量多少、物品大小等。训练他的注意力，注视着气球，从空中飘下来；按指令从水果篮中取出不同的水果。训练认识更多的交通工具、职业等。

（3）学龄前期（3~7岁）　训练小孩分类认识各种事物，比如汽车中有小轿车、救护车、警车、消防车，并告诉他这些东西的用处是什么；训练他分辨生活中的桌子、凳子、椅子、碗、盘子、锅、铲子、杯子、勺、筷子等物，并尽量告诉其用法；训练1~50内的数数和5以内的加减法，并认识货币。

5. 日常生活能力训练

（1）婴儿期（出生28天~1周岁） 训练小孩良好的作息习惯；父母经常当面给小孩子演示吃饭方法，小孩坐在桌旁吃饭，小孩拿一勺，大人拿一勺，一边让孩子吃，一边喂饭；从小培养孩子参加穿、脱衣服，洗澡，洗脸等活动，训练小孩学会自己解大小便。

（2）幼儿期（1~3岁） 训练小孩按时睡觉，按时起床，上床要闭上眼睛入睡，醒来不哭不闹，渐渐训练分床入睡；教小孩穿脱衣服鞋袜，培养小孩坐座位上吃饭，教他饭前饭后洗手，要自己拿勺吃饭，帮助妈妈收拾筷子和勺子，在其2岁半时训练孩子学拿筷子吃饭；孩子不愿意洗澡，要多加鼓励，可在澡盆中放黄色的小鸭，边洗边玩。如果孩子不会穿衣服，由父母教孩子把手伸开，往袖子里塞，渐渐教他学会穿衣，扣纽扣，慢慢学会刷牙。饭前要及时提醒他洗手，训练孩子自己拿便盆、坐盆，大小便后父母要提醒他洗手。孩子2岁半要穿带裆裤，父母教小孩脱裤大小便，孩子3岁时练习自己擦屁股。

（3）学龄前期（3~7岁） 训练孩子用碗喝水，坐好后再吃饭，学会用筷子吃饭、夹菜，如厕在蹲位上大小便；训练孩子自己穿脱开胸衫和鞋袜；训练孩子有穿整洁衣服的愿望，如喜欢穿好看、漂亮的衣服；教孩子洗脸，洗澡，洗脚，渐渐学会自己做；训练孩子学会开饮料瓶盖，喝饮料；训练孩子认识雨具、雨衣、雨伞，下雨了，要打雨伞；训练孩子分辨自己的左手、右手、左足、右足。

6. 社会适应训练

（1）婴儿期（出生28天~1周岁） 训练小孩认识自己及家人，对人微笑；训练小孩认识自己常用的东西，如小碗、勺、杯子、衣物、鞋子；训练小孩表达自己的需要，如肚子饿了，要吃奶或饭，吃饭要好好吃；常带小孩到邻居家串门，告诉他与邻居小朋友一起玩。

（2）幼儿期（1~3岁） 反复训练小孩记住自己叫什么名字，几岁，是男孩还是女孩，认识自己，告诉他身体常见器官的作用；训练小孩识别家人，知道父母叫什么名字，知道家庭住址；告诉小孩生活中一些危险的地方及物品，比如栏杆不能翻，火和烫的物品不能摸，插头、插座不能摸，在外玩要要小心水池、车辆等。

（3）学龄前期（3~7岁） 训练小孩记忆家庭地址，父母的工作单位，电话等；对自己吃的东西要乐意分给大家吃，要积极参加集体活动；继续训练小孩不用手摸开水瓶，不玩火，不到池塘边、明火处去玩；不要拿刀、剪玩，以免伤人；训练小孩，若发现自己身体哪里痛或不舒服，要告诉大人。

（四）中医康复方法

1. 中药疗法 根据最新的《中医儿科临床诊疗指南·精神发育迟滞（制订）》：脾肾两虚者以保元汤加减健脾益气、补肾益精；心脾两虚者以调元散养心健脾、益气养血；肝肾不足者以六味地黄丸加减补肝益肾、强筋壮骨；阴精亏虚者以龟鹿二仙丹加减滋阴补肾、填精益髓；痰瘀阻滞者以通窍活血汤合二陈汤化瘀通络、豁痰开窍。

2. 针灸疗法 取穴百会、四神聪、神庭、印堂、廉泉、内关、合谷、通里等。针刺方法：在百会、四神聪、神庭、印堂穴用1寸毫针与头皮成30°角沿头皮斜刺；内关、合谷、通里穴以直刺方法，进针后强刺激留针1小时，0.5小时后采用捻转手法强刺激行针1次，隔日1次。

3. 耳针　取心、肾、肝、脾、皮质下、脑干、神门、内分泌，每次取单耳。隔日1次。

4. 灸法　灸足踝3壮，或灸心俞、脾俞、扶阳灸（神阙、关元、气海）、强壮穴（足三里、三阴交）各3壮。1日1次，用于脾肾两虚证、心脾两虚证。

5. 推拿　推拿时叩按头区，摩囟门。面额部：揉太阳穴，推坎宫穴，揉百会穴。上肢：推五经穴，揉二马穴，推肾经穴，推脾经穴，掐十宣穴。腹部：揉丹田穴。背部：揉命门穴至大椎穴，掐大椎穴，揉命门穴，掐脊，揉华佗夹脊穴、肾俞穴至大杼穴，揉肝俞穴，揉脾俞穴，揉肾俞穴。下肢：按揉三阴交穴，按揉足三里穴，揉涌泉穴，每天1次。

第三节　孤独症的康复

儿童孤独症是广泛性发育障碍的一种典型疾病，病程可持续一生，难以逆转，且患病率逐年升高。较轻的患者生活可以自理，而症状较重者需要终身的医疗护理和社会援助服务。由于孤独症患者病情的长期性和特殊性，许多患者得不到专业的辅导治疗，无法融入社会，给孤独症患儿的家庭带来经济困难、心理压力大等多方面的问题。康复治疗已成为改善孤独症患儿功能障碍的主要途径之一。

一、概述

（一）定义

儿童孤独症（childhood autism 或 autistic disorder）也称儿童自闭症，是一类起病于3岁前，以社会交往障碍、沟通障碍和局限性、刻板性、重复性行为为主要特征的心理发育障碍，是广泛性发育障碍中最有代表性的疾病。

广泛性发育障碍包括儿童孤独症、Asperge 氏综合征、Rett 氏综合征、童年瓦解性障碍、非典型孤独症以及其他未特定性的广泛性发育障碍。目前，国际上有将儿童孤独症、Asperge 氏综合征和非典型孤独症统称为孤独谱系障碍的趋向，其诊疗和康复原则基本相同。

（二）流行病学特点

儿童孤独症是一种日益常见的心理发育障碍性疾病。第二次全国残疾人抽样调查结果显示，我国0~6岁精神残疾（含多重）儿童占0~6岁儿童总数的1.10‰，约为11.1万人，其中孤独症导致的精神残疾儿童占到36.9%，约为4.1万人。儿童孤独症以男孩多见，其患病率与种族、地域、文化和社会经济发展水平无关。

（三）病因与发病机制

儿童孤独症病因复杂。自从1943年Kanner提出儿童孤独症后，很多学者从不同学科领域进行了病因学探讨，并提出不同的假说，主要有心源性和生物源性两类。

1. 心因学说　Kanner最初报道儿童孤独症时，注意到该症的儿童与父母之间的交往存在缺陷，父母对小儿淡漠、高傲，冷若冰霜。但目前研究证明，对孩子照料上的不足与儿童孤独症的发生无关。

2. 生物学机制　现今多种研究结果提示，神经生物学因素在儿童孤独症发病机制中起着重要作用。

（1）遗传因素　细胞遗传学研究中，所有常染色体和 2 条性染色体的异常在孤独症患儿中均有报道，其中，15q11-q13、7q22-q23 区域的异常报道最多。分子遗传学研究显示儿童孤独症与多个基因有关，如 GABA$_A$ 受体基因、ATP10C 基因、五羟色胺转运体基因、NLGN3（neuroligin3，神经胶质素-3）和 NLGN4（neuroligin4，神经胶质素-4）基因等。

（2）脑器质性因素　磁共振研究显示部分患儿存在第四脑室扩大、小脑蚓部小叶发育不良、脑干缩小、杏仁核缩小、海马缩小、大脑体积增大等。尸解研究发现患者颞中回、小脑、海马和杏仁核存在细胞学异常。PET 研究表明患者双侧颞叶灌注明显减少，前、后扣带回葡萄糖代谢率明显减低等。脑功能影像学研究表明该障碍患者脑功能存在异常，静息状态下，部分脑区与其他脑区的联系或增强或减弱，任务刺激时，激活的脑区与正常对照有所不同。以上研究结果均提示儿童孤独症与脑结构和脑功能异常密切相关。

（3）神经生化因素　目前研究发现约 1/3 孤独症患儿的血 5-HT 水平增高，但这种现象也存在于患儿亲戚中，故其重要性和具体意义尚不清楚。还有研究提示该障碍的重复行为与 5-HT1D 受体的敏感度呈正相关，5-HT 代谢产物 5-H1AA 水平的增高与该障碍症状的严重程度相关，脑脊液中 DA 代谢产物 HVA 水平的增高与该障碍的多动及刻板行为相关，患儿脑内阿片含量过多与孤独、情感麻木及难以建立情感联系相关。但以上均有待于进一步研究探讨。

（4）免疫学因素　已有研究表明部分孤独症患儿 T 淋巴细胞、辅助 T 细胞和 B 淋巴细胞数量减少，抑制-诱导 T 细胞缺乏，自然杀伤细胞活性降低。还有研究报道部分孤独症患儿存在针对髓鞘蛋白的抗体，或存在针对轴索蛋白的自身抗体和针对胶质纤维酸性蛋白的自身抗体。患儿因此可能在新生儿期或婴儿期易受病毒感染，或通过自身免疫而导致中枢神经系统损伤，从而发生孤独症。

除以上病因研究外，近年来关于儿童孤独症心理模式的研究也日益增多。心灵理论缺陷及相互注意障碍均被认为是儿童孤独症的核心问题。

（四）临床特征

儿童孤独症的症状涵盖面极其广泛，涉及认知、情感、社交、交流、自主神经功能、整合功能及适应行为等诸多方面。其基本临床表现为三大症状（即所谓 Kanner 三联征）。①社会交往障碍。②交流障碍。③兴趣范围狭窄及刻板、重复的行为模式。④感知觉异常。⑤认知和智力缺陷。前三类症状有诊断价值，而后两类症状则特异性不强。

1. 社会交往障碍　孤独症患儿在社会交往方面存在质的缺陷。在婴儿期，患儿回避目光接触，对人缺乏兴趣，没有期待被抱起的姿势。母亲将其抱着喂奶时，他们不会将身体与母亲贴近，不会望着妈妈微笑，平常不注视父母的走动。6～7 个月时还分不清亲人和陌生人，不会像正常小儿一样发出咿呀学语声，只是哭叫或显得特别安静。

在幼儿期，患儿仍回避目光接触，呼之常无反应，有饥饿、疼痛或不舒服时，不会跑到父母身边寻求食物或安慰，或只是拉着父母的手去取东西，而不会以言语或姿势来表示。对父母不产生依恋，对父母离开或返回无动于衷，即使父母站在身边也不会与之交往，更不会与父母对视，显得极其孤独。缺乏与同龄儿童交往或玩耍的兴趣，不会以适当的方式与同龄儿童交往，不能与同龄儿童建立伙伴关系，不会与他人分享快乐，遇到不愉快或受到伤害时也不会向他人寻求安慰。

学龄期后，随着年龄增长及病情改善，患儿对父母、同胞可能变得友好而有感情，但仍明显缺乏主动与人交往的兴趣和行为。虽然部分患儿愿意与人交往，但交往方式仍存在问题，他们对社交常情缺乏理解，对他人情绪缺乏反应，不能根据社交场合调整自己的行为。

成年后，患儿仍缺乏交往的兴趣和社交的技能，很难建立恋爱关系和结婚。

2. 交流障碍 语言交流障碍在孤独症患儿中表现得较为显著，具体表现有以下几方面：

（1）非语言交流障碍 孤独症患儿常以哭或尖叫表达他们的不舒适或需求。孤独症患儿虽然更倾向于用动作、姿势进行交流，但除了常常拉着大人的手走向他想要的物品外，其他用于表达的动作、姿势却很少；缺乏相应的面部表情，常显得表情漠然，很少用点头、摇头、摆手等表示他们的意愿。

（2）语言交流障碍 语言交流障碍往往是家长怀疑孩子异常并带孩子就诊的最主要原因。常表现为：①语言发育延迟或不发育：患儿常常表现为语言发育较同龄儿晚，有些甚至不发育。有报道称，患儿中约有一半终身保持缄默，仅以手势或其他方式表达自己的需求。也有部分患儿2~3岁前曾有表达性言语，但以后逐渐减少，甚至完全消失。②语言内容、形式的异常：孤独症患儿语言功能即使存在，也同样有许多问题。患儿虽然会背儿歌，背广告词，但却很少用言语进行交流，且不会提出话题，维持话题或仅靠刻板重复的短语进行交谈，纠缠于同一话题，而对别人的反应毫不在意。他们常常是在"对"人说话，而不是"与"人交谈，语言交流十分困难，刻板重复性语言及模仿性语言也较多见，与他人谈话时常只会重复别人的讲话。也有的患儿会在当时或隔一段时间以后模仿电视、收音机或别人说过的话。有些患儿表现为自言自语或哼哼唧唧，自得其乐。另外，孤独症患儿还可有语音、语调、语速、语言节律及轻重音等方面的异常，讲出的话怪声怪气或平平淡淡，没有感情色彩。有的患儿对人称代词常错用，把"你"说成"我"，或把"我"说成"他"等。

3. 兴趣范围狭窄及刻板、重复的行为模式

（1）兴趣狭窄和不寻常的依恋行为 孤独症患儿常对玩具、动画片等正常儿童感兴趣的内容不感兴趣，尤其不会玩想象力的游戏，而对一些通常不作为玩具的物品特别感兴趣，如车轮、瓶盖等圆的可旋转的物品。他们常对物体的非主要特性感兴趣，如喜欢反复摸光滑的地面等。有些患儿可能还对一些非生命物体，如书、小瓶、塑料袋、门锁、某些水果等产生强烈依恋，甚至随时携带，如果被拿走，则会哭闹不安。而患儿对有生命的东西产生依恋是少见的。

（2）刻板重复的行为模式 患儿刻板重复的行为方式体现在生活的其他方面，如常用同一种方式做事，常用一种方法玩玩具，反复画一幅画或写某个字，要求物品放在固定位置，出门非要走同一条路线，长时间内只吃少数几种食物，总是穿同一身衣服等；并常会出现刻板重复的动作和奇特怪异的行为，如重复蹦跳，将手放在眼前凝视，扑动或用脚尖走路等，如被搞乱，就显得痛苦或大发脾气。有些患儿花费很多时间沉湎于记忆天气预报、一些国家的首都、家庭成员的生日等。这些行为又被称为仪式性或强迫性行为，在智力正常的孤独症患儿中较多。

4. 感知觉异常 感知发展不协调，感知速度明显落后于正常儿童，对外界的刺激感觉过敏或反应迟钝。

（1）对感觉刺激的反应异常　主要表现为：①感觉输入似乎无法印记在脑中，因此，常对周围漠然不注意，有时却又反应过度。如一个突然的声响会引起正常小儿惊跳，而孤独症患儿则若无其事。给他们讲话，他们像聋子一样没反应，很多父母因此怀疑小儿"耳聋"而初次就诊。而他们对某些刺激又会特别敏感，尤其对汽笛声、吸尘器声、狗吠声以及光线突然变化等异常过敏，常会引起惊恐或烦躁不安。②前庭和触觉虽有作用，调节上则相当不良，大多有重力不稳和触觉防御过当现象。如有些患儿手指压伤了不会叫痛，而对轻微的瘙痒却忍受不了。感觉麻木和过敏可在一个患儿身上同时存在。③对新的或不同的事物，大脑掌握起来特别困难，对有目的或需积极处理的事不感兴趣。

（2）运动协调性障碍　孤独症患儿的运动能力似乎非常差。他们只做最简单而熟悉的动作，可以记诵，也可作简单的推理，喜欢重复原有的动作，却很难去重新组合这些原有动作，使自己的思考和行动似乎没有弹性可言。

孤独症患儿大都坐不住，动个不停；常用脚尖走路或以跑代走，东张西望，眼神飘忽，很难长时间集中注意力；还常伸颈，装腔作势，做出怪异姿势；有的患儿还莫明其妙地笑或哭。

5. 智能和认知障碍　孤独症患儿的智能约有50%处于中度和重度低下水平（IQ低于49），约25%为轻度低下水平（IQ为50~70），还有25%可保持正常。一般医院门诊所见的患儿多属于中度或重度，那些轻度或正常智力水平的患儿也许只是被认为脾气古怪而不作为病态前往医院就诊。不论患儿的智商是低还是高，其表现的主要症状均相似，只是智商低的患儿在社会交往、社会反应、刻板行为和自伤行为的程度上更为严重，癫痫发作也较多见。

1967年Rutter和Lackyer在对孤独症患儿的智商研究中发现，孤独症患儿在应用操作、视觉-空间技能、即时记忆的测验上较优，而在那些象征性、抽象思维和逻辑程序的测验上较差。其他认知缺陷表现在模仿、对口述词和手势的理解、灵活性、创造性、制订和应用规则上，与智商相同的非孤独症儿童相比，障碍要广泛和严重得多。此外，智力低下与智力正常的孤独症儿童相比，前者认知障碍更为广泛。有部分孤独症患儿在智力低下的同时又出现"孤独性才能"，在音乐、计算、推算日期、机械记忆和背诵等方面呈现特殊才能，被称为"孤独症专家"。

孤独症患儿最困难的事情，就是不能理解事物在时间与空间中的相互联系。因此，患儿不能进行模仿游戏和想象性活动，难于理解其他人的感情，不明白动作的顺序等，常常导致日常生活活动混乱。另外，患儿也难于理解过去、现在、未来等时间概念。

6. 其他特征　孤独症儿童呈现情感平淡，或与境遇不相称的情感过分或不恰当。他们常出现无理由的哭泣、大声啼哭，并且难以通过安抚使之平息；也有的无故地咯咯笑；对汽车、高楼和有毛动物等一般孩子所害怕的东西无畏惧感。

二、康复评定

对儿童孤独症的评定，首先需把握患儿的生长发育史、游戏史，目前的行为特征和能力；其次，应从患儿家长那里获得相关的资料。目前，对孤独症的评定主要采用量表检查的方法。

（一）婴幼儿孤独症筛查量表 （checklist for autism in toddler，CHAT）

表5-7　婴幼儿孤独症筛查量表（CHAT）

项目	答案
A：询问父母	
1. 您的孩子喜欢坐在你的膝盖上被摇晃、跳动吗	是否
2. 您的孩子对别的孩子感兴趣吗	是否
3. 您的孩子喜欢爬高比如上楼梯吗	是否
4. 您的孩子喜欢玩"躲猫猫"游戏吗	是否
5. 您的孩子曾经玩过"假扮"游戏吗？如假装打电话、照顾玩具娃娃或假装其他事情	是否
6. 您的孩子曾经用过食指去指，去要某件东西吗	是否
7. 您的孩子曾经用过食指去指，去表明对某件东西感兴趣吗	是否
8. 您的孩子会恰当地玩玩具（如小汽车、积木）吗？而不是只是放在嘴里，乱拨或乱摔	是否
9. 您的孩子曾经拿过什么东西给你（们）看吗	是否
B：医生观察	
1. 在诊室里，孩子与您有目光接触吗	是否
2. 吸引孩子的注意，然后指向房间对侧的一个有趣的玩具，说："嘿，看，那里有一个（玩具名）。"观察孩子的脸，孩子有没有看你所指的玩具	是否
3. 吸引孩子的注意，然后给孩子一个玩具小茶杯和茶壶，对孩子说："你能倒一杯茶吗？"观察孩子，看他有无假装倒茶、喝茶等等	是否
4. 问孩子："灯在哪里？"或问："把灯指给我看看。"孩子会用他的食指指灯吗	是否
5. 孩子会用积木搭塔吗（如果会，多少？）（积木的数量：）	是否

注：B1 孩子在你指的时候必须看着你的眼睛。

B2 确信孩子没有看你的手，但是看你指的物品，这个项目记录"是"。

B3 在其他一些游戏中能诱发假装的例子，这个项目记录"是"。

B4 如果孩子没有理解"电灯"这个词，会重复说"玩具熊在哪里"或其他一些拿不到的物体。孩子能做到，这个项目记录"是"。

评分标准：1. 明显高危儿童的标准：5 个关键项目不能通过。包括有意向性用手指：A7 和 B4；眼凝视：B2；玩的一项：A5 和 B3。

2. 一般高危儿童的标准：5 个关键项目不能通过。包括有意向性用手指：A7 和 B4，不满足明显高危儿童的标准。

适合 18 个月以前孩子筛查的量表，其特异性尚可，但阳性率相对稍低，即高危儿童被诊断的可能性大，但对非高危儿童尚不能排除孤独症的诊断。

（二）孤独症的行为评定量表

1. 孤独症儿童行为评定量表（autism behavior checklist，ABC） 该表主要用于孤独症儿童的筛查。包含了由 57 个描述感觉、行为、情绪、语言等方面异常表现的项目，可归纳为 5 个因子：感觉、交往、躯体运动、语言、生活自理。每项的评分是按其在量表中的负荷大小，分别给评 1、2、3、4 分。如第十项分值是 3 分，只要患儿有该项表现，无论症状表现轻重都评 3 分。为方便使用，设计者在每项后标明了应有的得分。实得分数大于 53 分为异常。本量表项目数量适中，评定只需 10～15 分钟便可完成，由患儿父母或与患儿共同生活达两周以上的人回答即可。该量表在不同年龄、不同性别的使用上无差异，信度、效度均较好，与其他精神疾病的鉴别能力较强（表5-8）。

表5-8 孤独症儿童行为评定量表（ABC）

项目	评分
	S R B L S
1. 喜欢长时间自身旋转	4
2. 学会做一件简单的事，但是很快就"忘记"	2
3. 经常没有接触环境或进行交往的要求	4
4. 往往不能接受简单的指令（如坐下、来这儿等）	1
5. 不会玩玩具等（如没完没了地转动或乱扔、揉等）	2
6. 视觉辨别能力差（如对一种物体的特征——大小、颜色或位置等辨别能力差）	2
7. 无交往性微笑（无社交性微笑，即不会与人点头、打招呼、微笑）	2
8. 代词运用颠倒或混乱（如把"你"说成"我"等等）	3
9. 长时间拿着某件东西	3
10. 似乎不在听人说话，以致怀疑他/她有听力问题	3
11. 说话无抑扬顿挫、无节奏	4
12. 长时间摇摆身体	4
13. 要去拿什么东西，但又不是身体所能达到的地方（即对自身与物体距离估计不足）	2
14. 对环境和日常生活规律的改变产生强烈反应	3
15. 当他和其他人在一起时，对呼唤他的名字无反应	2
16. 经常做出前冲、脚尖行走、手指轻掐轻弹等动作	4
17. 对其他人的面部表情或情感没有反应	3
18. 说话时很少用"是"或"我"等词	2
19. 有某一方面的特殊能力，似乎与智力低下不相符合	4
20. 不能执行简单的含有介词的指令（如把球放在盒子上或把球放在盒子里）	1
21. 有时对很大的声音不产生吃惊的反应（可能让人想到儿童是聋子）	3
22. 经常拍打手	4
23. 发大脾气或经常发点脾气	3
24. 主动回避与别人进行眼光接触	4
25. 拒绝别人接触或拥抱	4
26. 有时对很痛苦的刺激（如摔伤、割破或注射）不引起反应	3
27. 身体表现很僵硬很难抱住（如打挺）	3
28. 当抱着他时，感到他肌肉松弛（即他不紧贴着抱他的人）	2
29. 以姿势、手势表示所渴望得到的东西（而不倾向用语言表示）	2
30. 常用脚尖走路	2
31. 用咬人、撞人、踢人等来伤害他人	2
32. 不断地重复短句	3
33. 游戏时不模仿其他儿童	3
34. 当强光直接照射眼睛时常常不眨眼	1
35. 以撞头、咬手等行为来自伤	2

续表

项目	评分
	S R B L S
36. 想要什么东西不能等待（一想要什么就马上要得到什么）	2
37. 不能指出 5 个以上物体的名称	1
38. 不能发展任何友谊（不会和小朋友来往交朋友）	4
39. 有许多声音的时候常常盖着耳朵	4
40. 经常旋转碰撞物体	4
41. 在训练大小便方面有困难（不能控制住小便）	1
42. 一天只能提出 5 个以内的要求	2
43. 经常受到惊吓或非常焦虑、不安	3
44. 在正常光线下斜眼、闭眼、皱眉	3
45. 不是经常被帮助的话，不会自己给自己穿衣	1
46. 一遍一遍重复一些声音或词	3
47. 瞪着眼看人，好像要"看穿"似的	4
48. 重复别人的问话和回答	4
49. 经常不能意识到所处的环境，并且可能对危险情况不在意	2
50. 特别喜欢摆弄并着迷于单调的东西或游戏、活动等（如来回地走或跑、没完没了地蹦、跳、拍敲）	4
51. 对周围东西喜欢触摸、嗅和/或尝	3
52. 对生人常无视觉反应（对来人不看）	3
53. 纠缠在一些复杂的仪式行为上，就像被缠在魔圈子内（如走路一定要走一定的路线，饭前或睡前或干什么以前一定要把什么东西摆在什么样地方或做什么动作，否则就不睡，不吃等）	4
54. 经常毁坏东西（如玩具、家里的一切用具很快就弄破了）	2
55. 在二岁半以前就被发现发育延迟	1
56. 在日常生活中至今仅会用 15 个但又不超过 30 个短句来进行交往	3
57. 长期凝视一个地方（呆呆地看一处）	4
小计分数	
总分：S+R+B+L+S	
该儿童还有什么其他问题请详述：	

注：感觉能力（S）、交往能力（R）、运动能力（B）、语言能力（L）和自我照顾能力（S）。

2. 儿童孤独症评定量表（childhood autism rating scale，CARS） 包括人际关系、模仿、情感反应、躯体运用能力、与非生命物体的关系、对环境变化的适应、视觉反应、听觉反应、近处感觉反应、焦虑反应、语言交流、非语言交流、活动水平、智力功能和总的印象等 15 个评定项目。每一项都附加说明，指出检查要点，让评定者有统一的观察重点与操作方法，最高分为 60 分。总分低于 30 分则评为非孤独症；总分等于或高于 36 分，并且至少有 5 项的评分高于 3 分，则评为重度孤独症；总分在 30～36 分之间，并且低于 3 分的项目不到 5 项，则评为轻至中度孤独症。

3. 克氏孤独症行为量表（clancy autism behavior rating scale，CBRS） 由 14 个项目组成，评估用"二分法"（"是"为 1 分，"否"为 0 分），总分 7 分为划分点，可有效地区分孤独症儿童和对照组儿童（包括正常儿童、脑性瘫痪、听力障碍和精神发育迟滞的儿童）。

1983 年台湾学者谢清芬等将克氏孤独症行为量表在门诊试用后将"二分法"（是 1 分、否 0 分）修改为"三分法"（"从不"为 0 分，"偶尔"为 1 分，"经常"为 2 分），使用 14 分为划分点。

目前，国内学者认为该表对筛选孤独症和孤独倾向的敏感度高，但特异性不高。因此，该表用于孤独症的流行病学调查可作为筛选工具之一，但确定诊断仍需结合详细病史（包括家族史、发病经过和日常生活表现）及临床体征作综合分析。

（三） 感觉统合功能评定

孤独症患儿在视觉、听觉、皮肤觉（触觉、温度觉、痛觉）、前庭觉、本体感觉等多个方面存在不同程度的异常，影响其感觉间的信息统合和整体把握感知对象。孤独儿的感觉历质问表和爱尔丝博士孤独儿 13 项检查有利于更清楚地了解孤独症患儿的感觉统合问题。

1. 孤独儿的感觉历质问表　是由日本感觉统合治疗专家坂本龙生教授设计，他认为孤独症患儿和一般触觉防御过强和迟钝的孩子不同，对其认识必须透过更多成长过程的追踪。因此提出由孩子父母将其出生以来成长过程的各种现象做成记录，以这种方法进行追踪，以便对孤独儿的感觉统合问题进行评定。

2. 爱尔丝博士孤独儿 13 项检查　由美国南加州大学感觉统合运动治疗大师珍·爱尔丝博士编制，主要涉及与感觉统合相关的轻度触觉、触压、触觉防御、疼痛感觉、关节的牵动、振动感觉、运动、重力、回转、回转物注视测定、钟声反应、臭味检查和味觉检查等 13 项内容。

除上述两种评定方法外，还有北京大学第六医院神经卫生研究所研制的感觉统合发展评定记录，将儿童的情况分为 5 个部分，程度分别是"从不 [5]"、"很少 [4]"、"有时候 [3]"、"常常 [2]"、"总是如此 [1]"。将符合的结果输入儿童感觉统合评定系统，通过计算机自动统计，输出儿童感觉统合失调的严重程度。

（四） 智力检测

对孤独症患儿的智力检查，可根据患儿的年龄，采用不同版本的韦氏智力量表进行检测。但患儿有时很难合作完成此项检查。

另外，对孤独症患儿还应进行发育方面的检测。

三、康复治疗

儿童孤独症目前没有特效药治疗，但采用综合性康复治疗，辅以药物，可以显著改善各种类型孤独症儿童的预后，相当一部分的儿童可能获得独立生活、学习和工作的能力。康复目标以提高孤独症儿童的交流能力，改善其问题行为，提高生活自理能力为主，尽最大努力创造机会使其参与社会生活。

（一） 作业疗法

孤独症患儿的大脑可以接受感觉信息，所以他们大部分是可以学习的，只是大脑分辨信息的能力非常奇特，常常是只接受其中一部分，对另一部分则完全拒绝。对信息输入大脑皮质的部分，孤独症患儿会学得比任何人都好；对不能输入的部分，则似乎如何加强刺激都没有用。因此，通过作业治疗试图打破这种功能失调，以改善患儿的功能障碍。

1. 触觉体系训练　触觉是感觉刺激中最广泛和最频繁者。借助触觉训练项目，可改善触觉过敏或过度迟钝问题，建立患儿与训练人员的依赖关系，促进其社会交往能力发展。在日常生活中我们几乎都不断地在接受触觉刺激，因此训练方法和游戏活动也最多。

（1）球池游戏　即一个由塑钢、橡胶或木制的池子，中间放有各种颜色、大小的塑胶软球或硬球，在幼儿园或儿童游乐场所多见。这种游戏活动在触觉刺激和前庭刺激上对儿童有很大助益。不过有部分触觉敏感的儿童，对这种接触常显得过度紧张，无法忍受球碰触肌肤的感觉，更无法在重力不稳的球池中活动。因此，开始时的引导非常重要，可由已经能够在其中游玩的孩子先示范游戏，孩子们的欢乐气氛可以突破触觉敏感儿的心理障碍，进而想进去尝试。只要这些孩子忘掉"陌生"的紧张，加上鲜艳彩球的吸引力，通常要突破这一关并不太困难。一旦能够接受或熟悉球池的触觉，对其他的触觉训练便比较容易加入。

对于无法接受的患儿，可以将球拿到外面让他玩，通过适量压力的接触去适应，触觉敏感的患儿在熟悉以后，便比较容易进入球池。

（2）毛巾或软垫游戏　①毛巾游戏：用大毛巾将患儿包起来，让他在毛巾中滚动或扭动，有助于身体各部位触觉刺激的强化。由于其在毛巾中可以采取主动，让身体各部位充分接受触觉刺激，压力又较小，故比较容易引发他们的兴趣。②软垫游戏：用软垫将患儿的身体夹成三明治模样，并在局部轻轻施加压力，对触觉敏感儿的刺激帮助很大，尤其全身承受压力，可以培养其自我调节的功能。

（3）吹风机、软毛刷子游戏　使用吹风机在患儿的敏感部位吹，长期使用可以协助其养成克制轻微接触刺激的能力。还可用软性毛刷子触刷患儿身体或用梳子梳头发，对患儿的触觉刺激亦有帮助。

（4）小豆子或水放入小池中游戏　用一个小盆子，中间放小豆子、小石子或水，让患儿的手指潜入其中，手心、手指、手背接受触摸，可以强化手的感应力，对触觉敏感的消除也有帮助。

在应用以上游戏进行训练时，应注意要有耐心，花时间协助他们主动去适应，绝对不可以强迫他。另外，孤独症患儿容易沉迷于某种特定的行为，游戏时应多引导他们做各种变化，以帮助其对刺激信息进行选择和处理。

2. 前庭体系的训练　前庭反应不足是孤独症患儿感觉异常的一大特征，针对患儿的前庭功能训练应在遵循一般训练技术要求基础上，适当增加互动和互助活动，以提高其社会交往能力。常用的训练设备是吊缆。

吊缆是处理前庭信息的一种较好的设备。吊缆种类很多，最好是可以做前后左右摇动或360°回转的，如圆木筒的骑马游戏、圆筒吊缆及游泳圈吊缆或轮胎吊缆。

摇晃的动作，大约2秒一次即可。操控时最好能间隔做些变化，如时而左右，时而前后，时而360°大回转；对速度的快慢也可以做间断控制，更可做数秒钟的终止，以加强趣味性和前庭感觉体系的自我调整。如果患儿玩得非常愉快，而且没有任何不适应时，可以尽量做久一点，对其前庭体系功能的复苏和强化帮助很大。

活动时要注意患儿的脸色、表情和姿态，有晕眩或害怕时应立刻停止，刺激过度会有不适应现象，治疗师要随时保持警觉，以免发生意外。另外，餐后避免做此游戏，以免呕吐。

3. 听觉统合训练（auditory integration training，AIT） 是由法国医师布拉德发明，用于因听觉问题而引起的一些疾病的治疗和康复的一种方法。它是通过让受试者聆听经过调制的音乐，来矫正听觉系统对声音处理的失调，并刺激脑部活动，从而达到改善语言障碍、交往障碍、情绪失调和行为紊乱的目的。其治疗步骤如下：①检查外耳道，清除耵聍。②患儿接受18~20次的听力训练，每次30分钟。多数情况下，10天1个疗程，每天2次，可以连续进行，也可在中间休息1~2天。③患儿所听的是经过加工的音乐，所谓加工音乐，指随机删除了低频和高频的CD音乐。

4. 协助语言发展的基础行动训练 对孤独症患儿沟通能力的培养是很重要的。进行感觉统合治疗活动时，可以尝试加强与语言能力养成有关的感觉活动，特别是生活相关新经验的参与，对孤独症患儿能力的改善很有帮助。

（1）练习注视物品 孤独症患儿不容易将注意力置于他不熟悉的或新的事物上，可以利用感觉运动训练患儿注视物品，有助于前庭感觉体系的苏醒。当孩子懂得注视物品时，可以要求其讲出名字来，对孤独症患儿语言能力的提高也有直接帮助。

（2）模仿行动 治疗师可以制定简单的游戏规则，要求孤独症患儿在做某种游戏时，必须向治疗师请示，治疗师也可以先行示范，再让孤独症患儿跟着模仿，不过开始的示范动作越简单越好。

（3）强化按命令进行活动的能力 一般而言，孤独症患儿不易和外界沟通，平日生活中也很难接受外人对他的指示。因此，如能利用患儿集中注意力在感觉活动时，让其练习听从他人的指示进行游戏，不但可以助其多认识词汇，对患儿的语言沟通能力发展也有相当的帮助，而且对其运动的形成也有帮助。

（4）进行象征性的游戏活动 这可以强化孤独症患儿的抽象思考能力，训练语言能力最重要的是对抽象思考力的培养，象征性的活动对此帮助很大。例如，模仿飞机在空中飞行的动作，模仿火车的声音或洗澡的动作都可以，并且要孩子说出他们正在做什么。

治疗期间，为争取家长和孤独症患儿的信心，不妨制订长期和短期计划，每3个月为一短期，4个短期为一中期，3~4个中期为一长期。每期都设定矫治目标，并事先做好长期目标的设定。

（二）教育训练

因孤独症患儿在交往、交流、认知、生活自理等方面存在缺陷，因此，加强教育训练以促进患儿上述能力的发展是儿童孤独症治疗中非常重要的方法。因不同患儿上述领域存在的缺陷及缺陷严重程度不同，因此必须强调个别化教育训练。为此，训练前必须对患儿进行全面的发育评定，进而确定训练目标，制订训练计划，并按照训练计划进行教育训练。目前教育训练方法日益增多，如结构化教学、应用行为分析方法、图片交流系统、人际关系发展干预方法、地板时光疗法等，这些方法在孤独症儿童的教育训练中发挥着重要作用。

1. 结构化教育 结构化教育是由美国北卡罗来纳大学建立的一套专门针对孤独症儿童的教育方法，是在欧美国家获得最高评价的孤独症训练课程。该方法主要针对孤独症儿童在语言、交流以及感知觉、运动等方面所存在的缺陷。核心是增进孤独症儿童对环境、教育和训练内容的理解和服从。训练内容包含儿童模仿、粗细运动、知觉能力、认知、手眼协调、语言理解和表达、生活自理、社交以及情绪情感等各个方面。强调训练场地或家庭家具的特别布置、玩具及其有关物品的特别摆放，注重训练程序的安排和视觉提示，充分运用语言、身体姿势、提示、标签、图表、文字等各种方法，增进儿童对训练内容的理解和掌握。通过运用行为强化原理和其他行为矫正技术，帮助儿童克服异常行为，增加良好行为。课程可以在有关机构开展，也可在家庭中开展。

2. 应用行为分析疗法（ABA） 该疗法采用行为塑造原理，以正性强化为主，促进孤独症儿童各项能力发展。其核心部分是任务分解技术（discrete trial therapy，DTT），所谓DTT包括：①任务分解。②分解任务强化训练：在一定的时间内只进行某分解任务的训练。③奖励（正性强化）任务的完成：每完成一个分解任务都必须给予强化，强化物主要是食品、玩具和口头或身体姿势表扬，强化随着进步逐渐隐退。④提示和提示渐隐：根据儿童的发展情况给予不同程度的提示或帮助，随着所学内容的熟练又逐渐减少提示和帮助。⑤间歇：在两个分解任务训练之间，需要短暂的休息。训练要求个体化、系统化、严格性、一致性、科学性。要保证治疗应该具有一定的强度，每周20~40小时。每天1~3次，每次3小时，要求在3小时内完成规定的任务。

（三）行为治疗

因孤独症患儿常常存在较多影响其社会适应或危害自身的异常行为，如刻板行为、自伤、严重偏食等，因此选择合理的行为矫正方法对患儿进行行为矫正是非常重要的。通过行为矫正，改善患儿的异常行为，建立新的良好行为。

1. 行为干预方法 在儿童孤独症的治疗中行为干预方法是值得推崇的方法之一。本法强调的是患儿与环境之间的功能分析，通过有效地控制环境操作因素，强化患儿的适应性行为，降低不适应性行为。例如，选择恰当的强化物，在适应性行为（如社交行为）出现后给予奖励，对某些严重的不适应行为（如自伤、破坏行为），可给予一定的短期惩罚。牵涉伦理道德因素，对儿童来说，惩罚应酌情采用，以奖赏为主。在实施时要注意：患儿在一种环境下学会的技能，到另一种环境中并不一定能很好地得以发挥，这是患儿疾病本身的缺陷所致。因此，在治疗设计中就要考虑这一因素，鼓励和安排患儿在不同环境中行为的转化，也可在不同的环境中分别进行训练。

2. 教育矫治 孤独症儿童在人际关系、语言沟通、日常行为等方面都有明显的缺陷。如作进一步分析，可发现这些缺陷与认知能力有关。教育矫治应针对这些行为缺陷，做出弥补措施。包括消除过分行为和避免与消除固定僵化行为。

（四）家庭支持与指导

因孤独症儿童的家长常存在明显的情绪问题，并缺乏孤独症相关知识和帮助患儿的方法技巧，因此应对孤独症儿童家庭进行支持和指导。通过家庭支持和指导，调整家长的情绪和心理状态，帮助其了解该障碍，使其掌握照管、教育训练患儿及矫正患儿异常行为的基本方法，从而使家长能够更好地与医生配合，并在家庭中对患儿进行行为矫正和教育训练。

（五）中医康复方法

中医学认为孤独症的病位在脑，主要与心、肝、脾、肾等脏腑有关。

1. 中药治疗 临床常分为心肝火旺、肾精亏虚、心脾两虚和痰蒙心窍四型。分别采用安神定志丸、六味地黄汤合菖蒲丸、归脾汤与养心汤、涤痰汤随证加减用药。

2. 针灸治疗

（1）体针　常选用神门、内关、劳宫、合谷、曲池、足三里、三阴交、长强和百会作为主穴，再根据辨证选取相应配穴进行治疗。

（2）头针　可选取神庭、本神、四神聪、百会、印堂、脑户、脑空、率谷、曲鬓、强间、精神情感区、心肝区、语言区、感觉区、视区等进行针刺。

第六章　其他疾病的康复

第一节　糖尿病的康复

近年来，随着社会经济的发展，生活水平的提高和生活方式的改变，糖尿病的发病率在逐年增加，成为继肿瘤、心脑血管病之后危害人类健康的第 3 位严重的慢性非传染性疾病，所造成的社会和经济负担沉重，其并发症已成为重要的和日益严重的健康问题。及时、早期的康复介入，可有效控制血糖，减少并发症，提高患者的生活质量，降低致残率和病死率。

一、概述

（一）定义

糖尿病（diabetes mellitus，DM）是一组以慢性血浆葡萄糖水平升高为特征的代谢性疾病，由胰岛素分泌和（或）作用缺陷引起。根据目前对糖尿病病因的认识，将糖尿病分为四大类型，即 1 型糖尿病（T1DM）、2 型糖尿病（T2DM）、特殊类型糖尿病（8 个亚型）和妊娠期糖尿病。

（二）流行病学

我国糖尿病患者中 90% 以上都属于 T2DM。我国 20 岁以上人群中，男性和女性糖尿病患病率分别达到 10.6% 和 8.8%，总体患病率已达 9.7%，而糖尿病前期的患病率更是高达 15.5%。据此可推算我国糖尿病患病总人数已高达 9240 万，糖尿病前期人数已达 1.48 亿。糖尿病合并血脂异常及心脑血管病变的比例要明显高于正常人。

（三）病因及发病机制

糖尿病的病因复杂，不同类型、不同人群可有显著差异。T1DM 是一种多基因遗传病，主要与某些特殊组织相容性抗原（HLA）类型有关，与遗传易感性有关，在某些环境因素的作用下诱发。T2DM 患病率与年龄增长关系密切，又与不同民族、不同个人的遗传背景有关，更与生活方式和经济水平以及城市化进程有关。此外肥胖、高血压、血脂异常以及妊娠期高血糖等与 T2DM 发病相关。

糖尿病的发病机制也很复杂，T1DM 是以胰岛炎为病理特征的胰岛 β 细胞自身免疫性反应，损伤的胰岛 β 细胞丧失了合成和分泌胰岛素的功能，胰岛素绝对缺乏，引起糖代谢紊乱。T2DM 发病主要由于胰岛素抵抗为主伴胰岛素分泌缺陷，或胰岛素分泌不足，伴或不伴胰岛素抵抗。

（四）临床特征

1. 临床表现复杂，症状特异性不强　糖尿病为慢性进行性疾患，除 T1DM 起病较急外，T2DM 一般起病徐缓，且早期经常无症状。但重症及有并发症者，则症状明显且较典型，主要表现为多饮、多食、多尿并体重减轻、乏力等症状。由于其早期病情隐匿，症状不典型，不少患者常以并发症为首发症状，容易漏诊，很多患者在发现时已出现不可逆转的并发症。

2. 对患者身体结构与功能的影响广泛　长期的碳水化合物以及脂肪和蛋白质代谢紊乱，可引起多系统损害，导致眼、肾、神经、心脏、血管等组织器官等慢性进行性病变、功能减退及衰弱；病情严重或应激时可发生急性严重代谢紊乱。并发症是致残、致死的主要原因。

3. 个人及环境因素对糖尿病的发生、发展有较大的影响　生活方式、饮食习惯、其他健康状况、教育水平、整体的行为方式、个体的心理素质等个人因素以及自然环境、家庭和社会的支持、社会提供的服务、政策等环境因素对糖尿病患者血糖的控制有较大的影响，并且这些因素还可能成为血糖控制不良及并发症发生的危险因素，影响康复治疗的效果。

4. 心理压力巨大　糖尿病是一种终身性疾病，不仅具有致残、致死性，预后不良，而且还造成社会、家庭沉重的经济负担。儿童及青少年患者则为升学、就业而担忧。因而患者本人及家属精神上承受的压力都很大。糖尿病心理障碍主要表现为焦虑症、强迫症、恐惧症及抑郁症等，糖尿病患者心理障碍的发生率可高达30%～50%，其生活质量明显降低。

二、康复评定

对糖尿病患者可以通过采集病史和谈话的方式或采用量表的方式进行个人及环境因素评定，通过各种临床检查、检测、检验的方式评定身体结构与功能的损伤。严重的并发症、并发症可引起患者活动能力受限及参与能力的局限性，影响生活质量，可根据具体需要评定。

（一）个人及环境因素评定

重点询问发病年龄、病程、饮食习惯、营养状态、体重变化、儿童和少年期的生长和发育状况、家族史、吸烟情况、精神状态；了解患者的经济水平、文化水平、家庭和社会地位、负性生活事件、医疗保险类型、自然环境等情况。60岁以上老年人糖尿病患病率在20%；在生活方式方面，伴随生活方式的改变，超重和肥胖者患糖尿病的比例明显增加；男性、低教育水平是糖尿病的易患因素，男性患病风险比女性增加26%；在文化程度方面，大学以下的人群糖尿病发病风险增加57%。

可选用糖尿病控制状况评价量表（CSSD70）、生活事件量表（LES）、社会支持评定量表等。CSSD70是旨在评价中国患者在糖尿病治疗中控制效果的综合性自评量表，包括糖尿病及并发症自觉症状、生活习惯、治疗情况、生存技能、治疗目标、知识结构六个方面。

（二）糖尿病控制指标监测评定

糖尿病对身体结构与功能的影响，可以通过对各项控制指标的监测进行评定，为指导制定科学合理的康复治疗措施提供依据。大多数T2DM患者伴随着血糖、血压、血脂如甘油三酯（TG）、低密度脂蛋白（LDL-C）、高密度脂蛋白（HDL-C）等水平紊乱及体重增加，并发症的风险和危害显著增加。

1. T2DM理想的控制目标值　糖化血红蛋白（HbA1c）是评价血糖控制方案的重要标准，HbA1c水平的降低与糖尿病患者微血管并发症及大血管并发症的减少密切相关。可采用《中国2型糖尿病防治指南（2010年版）》的项目目标值，如表6-1所示。

表 6-1 中国 2 型糖尿病控制目标

项目	目标值
血糖（mmol/L）空腹	3.9~7.2（70~130mg/dl）
非空腹	<10.0（180mg/dl）
HbA1c（%）	<7.0
血压（mmHg）	130/80
HDL~C（mmol/L）男性	>1.0（40mg/dl）
女性	>1.3（50mg/dl）
TG（mmol/L）	1.7（150mg/dl）
LDL-C（mmol/L）未合并冠心病	<2.6（100mg/dl）
合并冠心病	<1.8（70mg/dl）
体重指数（BMI）（kg/m²）	<24
尿白蛋白/肌酐比值（mg/mmol）男性	<2.5（22mg/g）
女性	<3.5（31mg/g）
尿白蛋白排泄率（μg/min）	<20（30mg/d）
主动有氧活动（分钟/周）	≥150

2. 临床监测方案 T2DM 临床监测方案可以采用《中国 2 型糖尿病防治指南（2010 年版）》的方法（表6-2）。

表 6-2 临床监测方案

检测项目	初访	随访	每季度随访	年随访
体重/身高	√	√	√	√
BMI	√			√
血压	√	√	√	√
空腹/餐后血糖	√	√	√	√
HbA1c	√		√	√
尿常规	√	√	√	√
胆固醇、高/低密度脂蛋白、甘油三酯	√			√
尿微量白蛋白/尿肌酐*	√			√
肌酐/尿素氮	√			√
肝功能	√			√
心电图	√			√
眼：视力及眼底	√			√
足：足背动脉搏动，神经病变的相关检查	√			√

注：*，在条件允许的情况下进行。

3. 监测方法 糖尿病患者经治疗后，临床上的"三多一少"症状很容易控制，有些 T2DM 患者甚至无明显症状，仅在体检时发现血糖增高。因此血糖、尿糖监测是观察糖尿病病情很重要的手段，同时应定期检查眼底、血压、心电图、尿白蛋白等，了解有无并发症发生。T2DM 可按照《中国 2 型糖尿病防治指南（2010 年版）》的目标控制值和临床监测方案实施。

糖尿病患者应每三个月检查一次 HbA1c；血糖控制达到目标的糖尿病患者应每年至少检查两次 HbA1c。患有血红蛋白异常性疾病的患者，HbA1c 的检测结果是不可靠的，应以空腹和（或）餐后的静脉血浆血糖为准。对于有胰岛素抵抗表现的患者，需测定空腹血胰岛素和 C-肽等，以了解胰岛功能状态。青少年糖尿病患者和怀疑有1型糖尿病的患者应进一步检查胰岛细胞抗体、胰岛素抗体和谷氨酸脱酸酶抗体。

自我血糖检查适用于所有糖尿病患者，注射胰岛素和妊娠期的患者，必须进行自我血糖监测。使用胰岛素治疗者在治疗开始阶段每日至少监测血糖5次，达到治疗目标后每日监测2到4次。使用口服药和生活方式干预的患者达标后每周监测血糖2到4次。血糖控制差的患者或病情危重者应每天监测4到7次，直到病情稳定，血糖得到控制。当病情稳定或已达血糖控制目标时可每周监测1到2天。指尖毛细血管检测是监测血糖水平最理想的办法，但如条件所限不能查血糖，尿糖的检测包括定量尿糖检测也是可以接受的。

当血糖水平很高时，首先要关注空腹（餐前）血糖水平，有低血糖风险者也应测定餐前血糖。餐后2小时血糖监测适用于空腹血糖已获良好控制但不能达到治疗目标者。睡前血糖监测适用于注射胰岛素的患者，特别是中长效的患者。夜间血糖监测适用于胰岛素治疗已接近治疗目标，但空腹血糖仍高者。在出现低血糖症状时、剧烈运动前后，也应及时监测血糖。

（三）运动能力评定

1. 运动单位　1个运动单位相当于消耗335kJ（80kcal）热量。每消耗1个运动单位热量，不同的运动项目，所需运动时间不同，对应的运动强度也不同，具体评定参见表6-3。

表6-3　运动交换表

运动强度	每消耗1单位热量所需运动时间	运动项目
Ⅰ度（最轻度）	持续30分钟左右	散步、乘车（站着）、家务、洗刷扫、购物、拔草
Ⅱ度（轻度）	持续20分钟左右	步行、洗澡、下楼梯、擦地、广播体操、平地骑自行车
Ⅲ度（中度）	持续10分钟左右	慢跑、上楼梯、坡路骑自行车、快步走、滑雪、打排球、乒乓球
Ⅳ度（强度或重度）	持续5分钟左右	跑步、跳绳、打篮球、静水游泳、击剑、踢足球

2. 最大摄氧量　最大摄氧量（VO_2max）是指单位时间内运输到活动肌肉所利用的最大氧量，用于有氧耐力的评价。人体进行有氧耐力运动时，最大摄氧量反映机体呼吸、循环系统氧的运输工作能力。只有当运动强度达到40%～60% VO_2max时，才能改善代谢和心血管功能。最大摄氧量的测定方法，分为直接测定法和间接测定法。由于测定最大摄氧量的仪器昂贵，而且测定时需要进行激烈运动，对于体弱者和中老年人比较危险，因此不常用。

3. 运动中的心率　由于在有效的运动范围内，运动强度的大小与心率快慢呈线性相关。因此，常采用运动中的心率作为评定运动强度大小的指标。对运动中的心率可应用心率监测仪监测，还可通过自测脉率的方法来测定。一般采用的测定方法为停止运动后立即测10秒脉搏数，然后乘以6表示1分钟脉率。测脉率的部位常用桡动脉或颞动脉。这种方法测得的脉率和运动中的心率比较接近。运动强度和心率的关系见表6-4。

表6-4　运动强度和心率

运动强度	运动即时心率/最大心率（％）*	运动强度	运动即时心率/最大心率（％）*
Ⅰ度（最轻度）	<35	Ⅳ度（强度或重度）	78～89
Ⅱ度（轻度）	35～54	Ⅴ度（非常强）	>90
Ⅲ度（中度）	55～69		

注：*，一般人的最高心率=220-年龄。

4. 靶心率　临床上将能获得较好的运动效果，并能确保安全的运动心率称为靶心率（THR）。靶心率的确定最好是通过运动试验获得，即取运动试验中最高心率的60%～85%作为靶心率。无条件做运动试验时，可用下列公式进行推算。

$$靶心率 = 安静心率 + 安静心率 \times （50\% \sim 70\%）$$

有时更简单地用170或180减去患者年龄数后的余数作为运动时的靶心率。

（四）医学营养评定

1. 理想体重　可按患者身高、性别、年龄查标准体重表得出，也可运用公式粗略计算：理想体重（kg）= 身高（cm）-105。

在上述理想体重+10%以内为正常，+10%以上为超重或偏瘦，超过20%者为肥胖，低于20%者为消瘦。

2. 总热量　应根据患者理想体重、生理条件、劳动强度及工作性质而定。最理想的基础能量确定法是将间接能量测定法作为（需要量测定为间接能量测定法）量测定法，并结合患者的活动强度、疾病应激状况以确定每日能量需要。但由于间接能量测定法受仪器、环境等因素的限制，可用下列公式计算。

每日所需总热量（kcal）= 理想体重（kg）×劳动强度与每千克体重每日所需热量[kcal/（kg·d）]

不同劳动强度每千克体重每日所需热量，以及劳动强度和工作种类对应关系分别见表6-5、表6-6。

表6-5　劳动强度与每千克体重每日所需热量表　　　　单位：kcal

劳动强度	超重或肥胖	正常体重	体重不足或消瘦
休息状态	20	25	30
轻体力劳动	25	30	35
中体力劳动	30	35	40
重体力劳动	35	40	45

表6-6　劳动强度与劳动种类

劳动强度	劳动种类
轻体力劳动	包括所有坐着的工作：洗衣、做饭、驾驶汽车、缓慢行走
中等体力劳动	搬运轻东西、持续长距离行走、环卫工作、家庭耕作、油漆、管道工、电焊工等
重体力劳动	重工业、重农业、室外建筑、搬运、铸造、收割、挖掘等

3. 热量分配　中国营养学会在普通人每日膳食推荐量中提出碳水化合物应占成人每日摄入总能量的55%～65%，糖尿病患者的碳水化合物推荐摄入量比普通人群略低。脂肪占总能量摄入不宜超过30%。根据膳食营养素参考摄入量的推荐，可接受的蛋白质摄入量范围占能量摄入的10%～35%。而美国和加拿大的成人平均蛋白质摄入量占能量摄入的10%～15%。糖尿病患者的蛋白质摄入量与一般人群类似，通常不超过能量摄入量的20%。

碳水化合物及蛋白质每克产热4kcal，脂肪每克产热9kcal。根据总热量及营养结构，可以计算每日饮食分配量。有细算法与估计法两种。

（1）算法

脂肪（g）＝［总热量（kcal）－4×蛋白质（g）－4×碳水化合物（g）］/9

碳水化合物（g）＝［总热量（kcal）－4×蛋白质（g）－9×脂肪（g）］/4

蛋白质（g）＝［总热量（kcal）－9×脂肪（g）－4×碳水化合物（g）］/4

（2）估计法　按体力需要，休息患者每日主食200～250g，轻体力劳动者250～300g，小或中等体力劳动者300～400g，重体力劳动者400g以上。每日荤菜150g左右，蔬菜250～500g或更多，烹调用油30～50g。一般糖尿病患者，脂肪进食量以动物脂肪和植物油各占一半比较合理。

（五）心理评估

一般通过交谈的方式进行，也可采用量表的方式进行。常用的量表有症状自评量表、焦虑自评量表和抑郁自评量表、RUTTER儿童行为问卷、老年抑郁量表等。

（六）活动能力评定

造成糖尿病患者活动受限的主要原因是严重并发症。糖尿病患者日常生活活动能力低下一般发生在糖尿病发病10年以上，年龄偏高者。导致ADL低下的主要并发症有糖尿病足、糖尿病心脑血管病、低血糖等。可通过直接观察患者能否按照要求完成规定的项目，或通过询问的方式来收集资料和进行间接评定，或采用普适性量表进行评定，如Barthel指数、PULSES、Katz指数等。应根据患者的实际情况，选择性进行评定。

（七）参与能力评定

糖尿病患者社会活动参与能力受限的主要原因是糖尿病的严重并发症，如抑郁症、脑血管病、视力障碍等。家庭生活能力、人际交往和相处关系能力、接受教育和工作能力、参与社会和社区生活能力等方面，可根据患者的具体情况进行评定。社会生活能力的评定可选用功能活动问卷，社会功能缺陷筛选表，工作能力的评估方法常用的有微塔法、Mclean Hospital工作评估表等。目前应用较多的参与能力评定是糖尿病生活质量评定。

测评糖尿病患者生活质量的量表可分为普适性和特异性量表两大类。对糖尿病特异性生活质量的测试在实际应用中最好采用普适性量表进行，以便发现一些潜在问题。普适性量表常用的有健康调查简表、世界卫生组织生活质量问卷等；常用的特异性量表有修订的糖尿病生存质量量表、糖尿病患者特异性生存质量量表等。我国研究设计的T2DM患者生存质量量表、糖尿病患者生存质量评价量表等也可选用。

三、康复治疗

糖尿病的康复目标是采用各种康复手段控制患者的血糖，使其尽量接近正常，减少并发症的发生，终止或逆转慢性并发症的发展，最大限度降低致残率和死亡率，提高日常生活能力，提高生活质量。糖尿病的康复治疗应坚持早期诊治、综合治疗、个体化方案及持之以恒的原则，主要通过生活方式的干预，如康复教育、规律运动、合理饮食、戒烟限盐、限制饮酒、控制体重、心理平衡等，使患者正确认识糖尿病，积极主动调整生活方式，尽量减少药物治疗，按时监测，从而实现临床与康复密切结合的合理治疗方案。

（一）运动疗法

运动可提高胰岛素的敏感性，改善血糖和脂代谢紊乱，减轻体重；可加强心血管系统的功能，增强体质，增加抵抗力；可改善血糖的水平并减少降糖药的用量，减少慢性并发症的发生；减轻精神紧张及焦虑，消除抑郁状态，增强自信心，从而提高工作能力和生活质量。

运动量由运动强度、时间和频率三个因素决定，运动处方必须体现适量、经常性和个性化的原则。一般来说，T1DM 或 T2DM 患者都只适于轻中度有氧运动或体力活动，避免进行剧烈的或对抗性无氧运动，如举重、百米赛跑等。

1. T1DM 运动治疗 T1DM 并非为了改善代谢，而是维持运动能力，促进健康，改善生活质量。T1DM 在儿童和青少年中的发病率较高，运动是儿童正常生长发育所需要的一个促进因素。运动对 T1DM 患者有双重意义。一方面可促进患儿生长发育，增强心血管功能，维持正常的运动能力；另一方面可增强胰岛素在外周组织的作用，使血糖能得到更好的控制。经常参加运动的 T1DM 患者其糖代谢控制较好，大多数从事运动者有身心愉快感，并发症的发生率、病死率均明显降低。

运动的种类和强度可根据 T1DM 患者的年龄、病情、兴趣爱好和运动能力而定，如选择步行、慢跑、踢球、跳绳、游泳、舞蹈等均可。开始时运动强度以最高心率的 50% ～60% 为宜，运动时间从 20 分钟开始，逐渐延长，每周运动 3～4 次，随着运动能力的提高，可逐渐增加运动时间和运动频率。

患者需待血糖得到较好控制后，在有处理运动与使用胰岛素的关系和防止低血糖经验的医师指导下实施运动疗法。每次运动应适度，不要过度劳累，以免加重病情。在制定 T1DM 患者运动方案时，因患者多为儿童或青少年，应多注意运动的兴趣性和直观性，不断变换运动的方法和内容，以提高他们对运动的积极性，并使运动能长期坚持，达到促进生长发育的目的。

2. T2DM 运动能明显改善糖代谢异常，明显降低 T2DM 的发病率，能有效治疗 T2DM 和预防糖尿病并发症的出现。运动总量一般为每日 3～6 个运动单位。

（1）运动种类 以有氧运动为主，有氧运动是需要消耗氧的运动，多为大肌肉群运动。国内外专家一致推荐有氧耐力运动，如散步、走跑交替、骑自行车、游泳、体操、打乒乓球、羽毛球、上下楼梯、跳舞等。除了有氧耐力运动外，我国传统保健方法如太极拳等也可采用。鼓励在有氧运动处方中适当加入肌肉力量训练的内容，但必须考虑不要加重心血管和骨关节系统的负荷，以保证运动的安全性。

（2）运动时间 不论 T1DM 还是 T2DM 患者，一般建议餐后 30 分钟至 1 小时后运动为宜。餐后立即运动影响消化吸收，空腹运动有时亦易诱发低血糖。糖尿病患者改善代谢应采用低于中等强度、较长时间的有氧运动。运动时间可从每次 10 分钟开始，逐步延长至 30～40 分钟，其中穿插必要的间歇时间，但达到靶心率的累计时间一般以 20～30 分钟为佳。每次运动时间推荐在 10 分钟以上。在运动量一定的情况下，运动强度较大时，运动时间可相应缩短，此种方法适用于年轻或体力较好的糖尿病患者，而体弱的老年糖尿病患者，应采用较低的训练强度，并延长训练时间。

短时间运动主要依靠糖代谢供能，长时间运动时依靠糖和脂肪功能。运动时间过短，达不到体内代谢效应；而运动时间过长，易产生疲劳诱发酮症，加重病情。

（3）运动强度 适合糖尿病患者的运动强度通常选择相当于 50%～60% 最大摄氧量，或以 70%～80% 最高心率作为运动中的靶心率。另一种判断运动强度是否适合的方法是根据患者运动中的主观感觉，即合适的运动强度应为运动中能和别人说话而不感到气喘。

开始时宜低强度运动，较低强度的运动不一定能改善心血管功能，但能改善代谢，在日常生活中，持久地做些体力活动，可以加强治疗效果。运动强度过低，达不到治疗效果；运动强度过大，无氧代谢的比重增加，治疗作用降低，且可引起心血管负荷过度，易诱发酮症酸中毒，应予避免。

（4）运动频率　一般每周运动3~4次，相邻两次运动间隔不超过2天，身体条件允许的患者可坚持每天运动一次，但也应根据每次运动的运动量大小而定。如果每次运动量较大，间歇宜稍长。但运动间歇超过3~4日，则运动的效果及运动蓄积效应将减少，难以产生疗效，已获得改善的胰岛素敏感性会随之消失。如果每次运动量较小，且身体条件较好，每次运动后不觉疲劳的患者，可坚持每天运动一次。较长时间保持中、低强度的有氧耐力运动可以提高胰岛素的作用，促进糖原产生，降低空腹血糖浓度，这种作用可持续到运动后的24~48小时。

3. 适应证与禁忌证　运动疗法不应只强调运动的益处，同时应注意和避免运动可能引起的危险，所有糖尿病患者在运动之前应做相应的检查。

（1）适应证　糖耐量异常者、无显著高血糖和并发症的T2DM患者是饮食控制和运动治疗的绝对适应证，肥胖的T2DM患者为最佳适应证。有微量蛋白尿、无眼底出血的单纯性视网膜病变、无明显自主神经障碍的糖尿病外周神经病等轻度并发症的患者是相对适应证。对这些患者进行饮食指导的同时，待血糖控制后，再进行运动疗法。无酮症酸中毒的T1DM患者，在调整好饮食和胰岛素用量的基础上进行运动治疗。年龄大于35岁，T2DM病程大于10年，T1DM病程大于15年者，应在运动前对患者的心血管疾病进行评估，根据病情不同可进行轻-中等强度的运动治疗。

（2）禁忌证　有急性并发症，如酮症酸中毒及高渗状态；空腹血糖大于等于15.0mmol/L或有严重的低血糖倾向，严重糖尿病视网膜病变；严重糖尿病肾病；严重心脑血管疾病；合并急性感染；严重糖尿病足的患者，日常生活活动以外的活动，应列为禁忌。有增殖型视网膜病变的患者不适合进行无氧运动、阻力运动、跳跃运动和憋气运动；有周围神经病变的患者应避免负重运动和需要足部反复活动的运动，可进行游泳、划船、坐在椅子上的运动、上肢运动和其他非负重运动。

（二）医学营养疗法

医学营养疗法对预防糖尿病的发生、治疗已发生的糖尿病、预防或延缓糖尿病并发症的发生均有非常重要的作用，应贯穿糖尿病的所有阶段。不良的饮食习惯还可导致相关的心血管等危险因素，如高血压、血脂异常和肥胖的出现和加重。

1. 目标和原则　控制体重在正常范围内，保证青少年正常生长发育，单纯或配合药物治疗来获得理想的代谢控制。超重/肥胖患者减少体重的目标是在3~6个月期间体重减轻5%~10%，消瘦患者应通过均衡的营养计划恢复并长期维持理想体重。饮食治疗应尽可能做到个体化；限制饮酒特别是肥胖、高血压和（或）高甘油三酯血症的患者；食盐限量在6g/d以内，尤其是高血压患者；妊娠的糖尿病患者应注意叶酸的补充以防止新生儿的缺陷；钙的摄入量应保证1000~1500mg/d以减少发生骨质疏松的危险性。

2. 能量控制　能量摄入的标准，成人以能够达到或维持理想体重为标准；儿童和青少年则以保持正常生长发育为标准；妊娠期糖尿病患者则需要同时保证胎儿与母体的营养需求。运动结合饮食生活方式调整，有更好的减肥效果。极低能量饮食[小于等于3350kJ/d（800kcal/d）]

可迅速减轻 T2DM 患者的体重、改善血糖和血脂状况。但该疗法非常难以坚持且终止后容易出现体重反弹。因此，极低能量饮食不适宜用于长期治疗 T2DM，应当考虑结合其他干预措施。

（三）心理疗法

糖尿病是一种慢性终身性疾病，心理、社会因素在患者病情发生、发展、治疗、康复过程中起着重要作用。抑郁、焦虑、负面情绪会使糖尿病患者处于应激性状态，长期处于焦虑状态，血中儿茶酚胺水平升高，一方面拮抗胰岛素的作用，使靶组织对胰岛素的敏感性降低；另一方面，抑制内源性胰岛素的分泌，影响糖尿病的治疗效果，对患者的血糖控制极其不利。

1. 精神分析法 也称心理分析法，是通过有计划、有目的地同糖尿病患者进行交谈，听取患者对病情的叙述，帮助患者对糖尿病有完整的认识，建立起战胜疾病的信心。对儿童应根据其不同年龄特点进行治疗，使患儿在治疗中维持健康的心理状态，在身体和心理方面都获得最大限度的康复。

2. 行为干预 行为是心理的外显。对不良行为，包括起居无常、不喜锻炼、嗜食肥甘、不食果蔬等各种不良生活细节，可以通过必要的教育启发以及行为医学的相关措施加以纠正。对于青少年患者发生的异常行为和心理反应要予以重视，并帮助他们抵抗因疾病而遇到的不良压力，纠正不良的行为，使其自强自信。对于出现严重异常行为者，应请精神科会诊。

3. 生物反馈疗法 是借助肌电或血压等生物反馈训练，放松肌肉，同时消除心理紧张，间接有利于血糖的控制。

4. 音乐疗法 通过欣赏轻松愉快的音乐，消除烦恼和焦虑，消除心理障碍。

5. 其他 可举办形式多样的糖尿病教育与生活指导座谈会、经验交流会、观光旅游等活动，帮助患者消除心理障碍，有利于病情稳定。夏令营形式是对青少年进行强化教育和治疗的一种好办法，可消除患者的孤独感，增加患者的自信和自强。

（四）康复教育

全面、有效地控制糖尿病有赖于患者的自身管理和控制，基本的糖尿病知识是患者进行有效自身管理和控制的基础。另外糖尿病患者住院的时间有限，长时间的预防保健、康复、治疗需在家中进行，患者及家属迫切需要康复知识，康复教育满足了患者的需求，确保了治疗的完整性、连续性及有效性。

通过康复教育使糖尿病患者充分认识糖尿病的危害、发病规律和如何进行科学的治疗。通过康复教育，可以改变患者的不健康行为，真正实现患者的主动参与，应在糖尿病的管理和控制中发挥重要的作用。糖尿病康复教育主要包括心理疏导、饮食治疗教育、运动治疗教育、药物治疗教育、自我检测与防治并发症教育六个方面。通过与患者和家属交谈，参阅患者的医疗档案，评估患者的一般资料、文化背景、对糖尿病的了解程度、经济与心理状况等内容，以确定患者和家属的教育需求。

根据患者情况和教育目标的差异，采取不同的教育方法，如讲解、讨论、演示，辅以实物模型、图片、手册和幻灯片等方法，帮助患者了解糖尿病的基本知识，如饮食、检查方法、治疗目的、护理要点；为患者制定饮食方案、运动计划；帮助患者掌握血糖、尿糖的自我检测方法，使患者认识到自我检测的重要性，做好详尽的病情监测记录，定期接受检查，使患者主动参与治疗与管理。

（五） 中医康复方法

1. 中药治疗 传统中药对糖尿病的治疗积累了丰富经验。《黄帝内经》把糖尿病"多饮多食多尿及体重减轻"的典型三多一少归于"消渴病"范畴。中医基础理论认为，饮食不节致脾胃受损，水谷精微运化受阻，水湿停聚，酿生痰浊，滋生痰湿与内热，痰热内阻发为消渴。单味药如：苦瓜、人参、葛根、黄连；中药复方剂如：六味地黄丸、葛根芩连汤、消渴丸等。

2. 针灸疗法 针灸治疗糖尿病及其并发症基本采用体针、耳针、艾灸、穴位注射等方法，采用辨病和辨证治疗。

3. 推拿疗法 推拿以脊柱两侧夹脊穴及膀胱经穴位和四肢诸阴经循行部位为主，整复紊乱胸椎等方法。

4. 传统功法 糖尿病患者可进行许多传统功法的练习，不仅可以控制血糖，还可以增强体质，主要传统运动疗法包括：八段锦、易筋经、五禽戏、太极拳、健身气功等。

5. 食疗 中医食疗中寒性食物多为蔬菜及部分水产品如海带、蛤蜊、蟹等，部分蔬菜据研究有辅助治疗作用：苦瓜味苦性寒，清热解毒、除烦止渴，有类似胰岛素的生物特性；蘑菇性味甘平，含蛋白质、多糖类及多种元素，有安神降压、降血糖的作用。寒性水产品多属介壳类和肢节类，此类食物中多含纤维素，对肠道有刺激作用，可促进胃肠蠕动而致排便。属温热性质的食物如鹿肉、狗肉、羊肉、姜、韭菜等，此类食物产热量高，含有辛辣素、挥发油等，可促进血液循环，使畏寒、肢冷等症状得以改善。

四、并发症的康复

住院 T2DM 并发症患病率分别为：高血压 34.2%，脑血管病 12.6%，心血管病 17.2%，下肢血管病 5.2%。根据踝肱压力指数（ABI）检查在 50 岁以上糖尿病患者，其下肢动脉病变的患病率高达 19.47% ~23.80%。61.8% 的 T2DM 患者并发神经病变，在吸烟、年龄超过 40 岁以及血糖控制差的糖尿病患者中神经病变的患病率更高；T2DM 并发肾病的患病率为 34.7%；在 T2DM 成年患者中，有 20% ~40% 出现视网膜病变，8% 有严重视力丧失，并随病程和年龄的增长而上升。老年糖尿病患者约 20% 并发关节炎，其中营养不良性关节炎和肩关节周围炎较为常见。在慢性并发症的预防和早期治疗上，中医药的辨证施治有着西医不可比拟的优势。

（一） 糖尿病心血管并发症

糖尿病心血管并发症包括心脏和大血管上的微血管病变，如心肌病变、心脏自主神经病变、冠心病等。心血管并发症是 T2DM 患者死亡的主要原因之一。糖尿病患者发生冠心病的危险是一般人群的 2~4 倍，且病变更严重、更广泛、预后更差、发病年龄更早。对糖尿病的防治，一个重要目的就是尽可能预防和延缓冠心病的发生，从而降低糖尿病冠心病的病死率。

可行标准 12 导联心电图、卧位和立位血压检查，对疑有心脏病变者应进一步进行心脏超声、24 小时动态心电图和血压监测。单纯强化降糖治疗不能显著减少糖尿病大血管并发症发生的风险。因此，对糖尿病大血管病变的预防，需要全面评估和控制心血管病危险因素，如对高血压和血脂异常者可进行适当的抗血小板治疗。

由于糖尿病患者存在自主神经病变，在临床上较常出现无症状的冠心病，有时亦表现为疲乏、胃肠道症状、劳力性呼吸困难等非典型症状，因此应始终保持对心血管病变的警惕。并发冠心病的患者康复治疗的目的是改善患者的心理状态，阻止或逆转动脉粥样硬化过程，减少再次心肌梗死或猝死的危险，缓解心绞痛。康复方法参阅冠心病康复有关内容。

（二）糖尿病性脑血管病

糖尿病性脑血管病是指由糖尿病所并发的脑血管病，是在糖、脂肪、蛋白质等代谢紊乱的基础上，所产生的颅内大血管和微血管病变。糖尿病，特别是 T2DM 患者，有 20% ~40% 最终要发生脑血管病，这已成为糖尿病患者主要死亡原因之一。临床上主要表现为脑动脉硬化和急性脑血管病两类。45 ~74 岁糖尿病患者脑梗死发生率较非糖尿病者男性高 2.5 倍，女性高 3.7 倍。

评估的内容包括当前或以前心脑血管病病史、年龄、腹型肥胖、常规的脑血管病危险因素、血脂异常和肾脏损害、房颤等。并可进一步行头颅 CT、MRI 等检查来评估脑血管病变情况。

由于糖尿病脑血管病发病机制具有其特殊性，特别在脑卒中急性期的处理过程中，存在诸多引起血糖升高的因素，应注意把握好治疗中的矛盾、降糖药物的选用、感染及各种并发症的预防。严格控制血糖血脂、血压、血黏度、吸烟及动脉粥样硬化的危险因素，避免或减少糖尿病性脑血管病的进一步加重和复发。及时进行康复治疗，可明显改善代谢紊乱，降低再次卒中的发病率和病死率。卒中后评定与康复方法参阅脑卒中康复有关内容。

（三）下肢动脉病变

下肢动脉病变是外周动脉疾病的一个最常见并具代表性的组成部分。糖尿病患者下肢动脉病变常累及股深动脉及经前动脉等中小动脉，表现为下肢动脉的狭窄或闭塞。下肢动脉病变患者中只有 10% ~20% 有间歇性跛行表现，大多数无症状，目前存在低诊断率、低治疗率和低知晓率以及高致残率和高死亡率的状况。

1. PAD 的分级 一经诊断需进行 Fontaine 分期与 Rutherford 分级、分类评定，见表 6-7。

表 6-7 PAD 的分级：Fontaine 分期与 Rutherford 分级、分类

Fontaine 分期		Rutherford 分级、分类		
分期	临床评估	分级	分类	临床评估
I	无症状	0	0	无症状
IIa	轻度间歇性跛行	I	1	轻度间歇性跛行
IIb	中到重度间歇性跛行	I	2	中度间歇性跛行
		I	3	重度间歇性跛行
III	缺血性静息痛	II	4	缺血性静息痛
IV	溃疡性坏疽	III	5	小部分组织缺损
		III	6	大部分组织缺损

2. 周围血管功能评定 ①皮肤血液灌注压测定：踝的血流灌注可以采用标杆试验（pole-test）来评估，该方法是将腿部抬高后记录超声波信号点；②趾部血压和跨皮肤氧分压（TcPO）测定；③胫后动脉和足部动脉脉搏触诊；④踝肱压力指数（ABI）测定：ABI = 踝动脉收缩压/肱动脉收缩压。ABI<0.9 提示阻塞性动脉病变存在；如果患者静息 ABI<0.40 或踝动脉压<50mmHg 或趾动脉压<30mmHg，提示严重肢体缺血；如果 ABI>1.3，提示动脉有钙化，应进行进一步检查，也是 PAD 的表现。

由于下肢动脉病变与冠状动脉疾病（CAD）和心脑血管疾病（CVD）等动脉血栓性疾病在病理机制上有共性，对 CAD 和 CVD 有参考价值。下肢动脉病变对机体的危害除了导致下肢缺血型溃疡和截肢外，更重要的是这些患者心血管事件风险明显增加和更高的死亡率。另外，ABI 越低，预后越差，下肢多支血管受累者较单支血管受累者预后更差。

3. 治疗　目的包括改善患者下肢缺血症状以及降低心脏病、卒中、截肢和死亡的风险。对于间歇性跛行患者，应鼓励其进行常规的运动。运动可以调节下肢肌肉的有效血流分布，改善其血液流变学特征，减少肌肉依赖于无氧代谢，而更大程度利用氧，对于慢性下肢疼痛患者能提高无痛性步行距离。要严格控制所有可治疗的其他危险因素，如戒烟和限制酒精摄入、控制高血糖、控制高血压、改善血脂异常、抗血小板治疗等。

在内科保守治疗无效时，为了挽救缺血肢体，可以选择血管腔内微创治疗，包括经皮球囊血管成形术、血管内支架置入术等。若还是无效或失败时，可以选择外科手术治疗，包括血管旁路手术、交感神经切除术等。

（四）糖尿病神经病变

糖尿病神经病变（diabetic neuropathy，DN）是糖尿病的主要慢性并发症之一，其发病机制主要与高血糖引起的代谢紊乱、血管损伤、神经营养障碍、氧化应激及遗传因素有关。

糖尿病神经病变可根据不同的临床表现进行分型，最常见的分型如下：①远端对称性多发性神经病变，最常见；②局灶性单神经病变，可累及单个脑神经或脊神经；③非对称性多发局灶性神经病变，同时累及多个单神经的神经病变；④多神经根病变，最常见为腰段多发神经根病变；⑤自主神经病变，常见，可累及心血管、消化、呼吸、泌尿生殖等系统。

糖尿病周围神经病变（DPN）可根据踝反射或膝反射、针刺觉、音叉振动觉、尼龙丝触觉检查以确诊。怀疑有神经病变者应进一步进行神经传导速度测定、痛觉阈值测定等。S-M 单丝触觉试验是用 S-M 单丝轻触皮肤并使其弯曲，则皮肤表面所承受的压力为 10g。检查时在患者双足背侧皮肤无甲处各触碰 4 次，记录能感知的次数，≥5 次则提示有异常。用音叉振动觉测试双足大趾振动觉，用分度音叉在足大趾关节处测 3 次，3 次中有 2 次答错，示音叉感觉缺失。

糖尿病自主神经病变（DAN）检查项目包括立卧位血压、心率变异性、Valsalva 试验（最长 R-R 间期与最短之比）、握拳试验（持续握拳 3 分钟，测血压）、体位性血压测定、24 小时动态血压监测、频谱分析等心脏自主神经检查。其他自主神经病变，主要根据相应临床症状和特点及功能检查进行排他性诊断。

对于糖尿病神经病变的防治首先控制代谢紊乱，严格控制血糖，加强足部护理，定期进行筛查及病情评价。病因治疗有控制血糖、改善微循环、神经营养及修复药的应用。对症治疗，如使用外用药物或局部理疗均可能有效。对于自主神经病变，如直立性低血压或晕厥可采用药物治疗，但作用有限，非药物方法如足够的盐摄入、避免脱水和利尿剂的使用、下肢支撑长筒袜等可能有一定疗效。对糖尿病膀胱病变应利用定时排尿或自我放置导尿管进行治疗。对勃起功能障碍或女性性功能障碍可进行专科康复治疗。

（五）糖尿病足

糖尿病足（diabetic foot，DF）指糖尿病患者由于合并神经病变及不同程度的血管病变而导致下肢感染、溃疡形成和（或）深部组织损伤。全球约 15% 的糖尿病患者曾发生过足溃疡或坏疽，糖尿病足造成的截肢是非糖尿病患者的 40 倍。糖尿病足的基本发病因素是神经病变、血管病变和感染，这些因素共同作用可导致组织的溃疡和坏疽。

1. 糖尿病足的 Wagner 分级法 见表6-8。

表6-8 糖尿病足的 Wagner 分级法

分级	临床表现	分级	临床表现
0 级	有发生足溃疡的危险因素，但目前无溃疡	3 级	深度感染，伴有骨组织病变或脓肿
1 级	表面溃疡，临床上无感染	4 级	局限性坏疽（趾、足跟或前足背）
2 级	较深的溃疡，常合并软组织炎，无脓肿或骨的感染	5 级	全足坏疽

2. 评定 糖尿病足的危险因素包括以往有过足溃疡或截肢、独居的社会状态、经济条件差、赤足行走、视力差、弯腰困难、老年、合并肾脏病变等。应对所有糖尿病患者进行年度足部检查，包括足是否存在畸形、胼胝、溃疡，皮肤颜色变化，足背动脉和胫后动脉搏动、皮肤温度以及是否存在感觉异常等。

3. 治疗 首先要鉴别溃疡的性质，神经性溃疡常见于反复受压的部位，如跖骨头的足底面、胼胝的中央，常伴有感觉的缺失或异常，而局部供血是好的。缺血性溃疡多见于足背外侧、足趾尖部或足跟部，局部感觉正常，但皮肤温度低、足背动脉和（或）胫后动脉搏动明显减弱或不能触及。

对于神经性溃疡，主要是减压，特别要注意患者的鞋袜是否合适。对于缺血型溃疡，则要重视解决下肢缺血，对轻度至中度缺血的患者可以进行内科治疗。病变严重的患者可以接受介入治疗或血管外科成形术。对于合并感染的足溃疡，定期去除感染和坏死组织。只要患者局部供血良好，对于感染的溃疡，必须进行彻底的清创。根据创面的性质和渗出物的多少，选择合适的辅料。在细菌培养的基础上选择有效的抗生素进行治疗。

（1）运动疗法 对足部保护性感觉丧失的患者推荐的运动是游泳、骑自行车、划船、坐式运动及手臂的运动。患者可做足部按摩及下肢肌肉静力收缩练习，患肢伸直抬高运动、踝关节的伸屈活动、足趾的背屈跖屈活动等，并经常变换体位，抬高患肢。根据病情，每天1~2次，初期活动量宜轻，逐渐增加，若出现足部难治性溃疡，应限制日常活动，使用助步工具。

（2）物理因子疗法 1级或2级可能存在感染，有感染者予紫外线配合超声波，无感染者用激光和红外线等治疗；3级须行外科清创术配合静脉注射抗生素，同时配合超声波、紫外线、直流电抗生素导入疗法。

（3）减轻足部压力 ①使用治疗性鞋袜，鞋应柔软舒适，鞋内避免有接线和缝口，鞋内有足够的空间让足趾活动，鞋的上部设计成能容纳足趾背部畸形，足前部损伤可以采用允许足后部进行的装置来减轻负荷，即"半鞋"（half-shoes）和"足跟开放鞋"（heel-sandals）；②全接触式支具或特殊的支具靴；③拐杖和轮椅。

（4）局部护理 每天检查足部，看皮肤色泽、温度，感觉是否有改变，是否有破溃、裂口，保持足部干净、干燥。每天用37℃左右温水泡脚20分钟，用柔软毛巾轻轻擦干足部皮肤，不要用力揉搓。洗脚后，趁趾甲较软时修剪。使用少量爽身粉，保持脚趾间皮肤干爽。鞋袜应宽松、舒适、透气。寒冷时注意肢端保暖，但忌用热水袋保暖热敷以防烫伤起疱。一旦不小心损伤皮肤，应去医院正确处理伤口。

第二节　恶性肿瘤的康复

随着人均寿命的增长，生活行为方式及环境因素的改变，恶性肿瘤已成为严重危害人类健康的重要疾病，造成社会和经济负担沉重。该类患者身心备受折磨，迫切需要康复的早期介入，以改善功能状况，提高生活质量，早日重返社会。

一、概述

（一）定义

肿瘤（tumor）是机体在各种致瘤因素作用下，局部组织的细胞在基因水平上失去了对其生长的正常调控，导致细胞的异常增生而形成的新生物，通常表现为局部肿块。恶性肿瘤（malignant tumor）是细胞不仅异常快速增生，而且可发生扩散转移的肿瘤。

（二）流行病学特点

1. 全球恶性肿瘤的流行趋势　无论是发达国家还是发展中国家，恶性肿瘤发病率均位居前列。根据世界癌症报告 Globocan 2008 的数据显示，2008 年全球约有 1270 万新发病例，死亡病例 760 万，其中 56% 新发病例和 64% 的死亡病例来自发展中国家，目前恶性肿瘤已成为发展中国家亟待解决的重要健康问题。发达国家中男性最常见的新发肿瘤是前列腺癌和肺癌，女性则为乳腺癌和结直肠癌；而发展中国家男性最常见的新发肿瘤是肺癌和胃癌，女性为乳腺癌和子宫颈癌。世界不同地区肿瘤的发病率明显不同，澳大利亚、新西兰、北美最高，中非最低；死亡率也有所差别，南非最高，中非最低。

2. 我国恶性肿瘤的流行趋势　我国是世界上恶性肿瘤的高发国家，近年来，发病总体呈现上升趋势，个别肿瘤的发病率有所下降。2003—2007 年间，我国肿瘤的发病率为 265.93/10 万，其中男性为 293.99/10 万，女性为 237.19/10 万，城市高于农村。最常见的肿瘤是肺癌、胃癌、结直肠癌、肝癌、乳腺癌和食管癌。目前，我国肿瘤的发病率高于亚洲的平均水平，处于全球 184 个国家的中等偏高水平。根据《世界癌症报告》，中国新增癌症病例约占全球的 20%，癌症死亡病例约占全球 25%。

（三）病因及发病机制

肿瘤的发生是一个多因素、多基因参与、经多个阶段逐渐形成的过程。目前对于恶性肿瘤的病因尚不明确，有多种可能致癌的因素，但非必然的直接致癌因素。外源的化学性、物理性、生物性因素刺激，内源性的机体内部结构改变和功能失调，不良行为生活方式以及遗传因素、社会因素、精神心理因素等，在某种条件下与恶性肿瘤的发生、发展有一定关系。

关于肿瘤的发生机制，虽经过大量的研究，但由于肿瘤的发生具有"多病因""多基因"和"多阶段"的特性，并且这一过程存在长期性，因此对肿瘤发生的分子机制研究仍步履维艰。近十余年来，分子生物学领域发展迅猛，在表现遗传学、微小 RNA、组织学和肿瘤干细胞等方面均展开了系统研究，为肿瘤发生分子机制的深入探索开辟了新的途径。目前关于肿瘤研究对肿瘤形成的基本理论有：①肿瘤是多步骤发生、多基因突变的演进性疾病；②肿瘤的遗传易感性；③癌基因激活和抑癌基因失活；④生长因子及其受体与细胞内信号转导的异常；⑤肿瘤是一类细胞周期疾病；⑥肿瘤的发生是免疫监视功能丧失的结果；⑦组织微结构理论和干细胞理论等。

肿瘤发生发展的过程纷繁复杂，其相关基因研究只能部分解释肿瘤发生发展的分子机制。一个细胞从正常细胞演变为癌细胞到形成肿瘤并发生转移，除了细胞自身的基因变异外，还与其"微环境"即周围的间质细胞、免疫细胞及相关内皮细胞等功能密切相关。肿瘤与微环境，两者之间既相互依存，又相互拮抗，因此两者之间的关系是现代肿瘤生物学机制研究的热点问题之一。

（四）临床特征

1. 运动功能障碍　肿瘤后截肢、软组织与骨破坏、病理性骨折、膀胱与直肠功能障碍、周围性截瘫、偏瘫、四肢瘫等可导致局部性残疾与运动功能障碍；肿瘤引起的营养不良、贫血、恶病质、疼痛、焦虑、抑郁等可引起全身运动功能障碍。

2. 认知功能障碍　恶性肿瘤患者从疑诊时开始，到确诊后、治疗前、终末期都可能发生严重的认知障碍，出现震惊、恐惧、否认、淡漠、抑郁、焦虑、悲伤等恐癌情节表现。社会、家庭的容忍和经济状况的改变，可引起患者社会心理上的不愉快和抑郁感，严重者出现肿瘤精神综合征。

3. 感觉功能障碍　癌瘤直接侵犯神经，在诊治过程中如手术、放射治疗、化学治疗及心理因素等可造成中枢与周围神经的损伤，导致包括疼痛、温度觉、触觉、本体感觉等的功能障碍。疼痛对癌症患者机体影响最大，癌症病人大约50%会感到不同程度的疼痛，晚期癌症患者约75%有疼痛问题，其中40%～50%是中度至重度疼痛，另有25%～30%是非常剧烈的疼痛。

4. 并发症　恶性肿瘤生长迅速，常向远处转移或向全身播散，可导致邻近脏器受压或空腔脏器梗阻、继发坏死、溃疡、出血、疼痛、肢体水肿或静脉曲张、病理性骨折、癌性或血性胸腹水、内分泌紊乱等。到晚期出现极度消瘦、无力、贫血、脱水等全身衰竭表现，即称之为恶病质。

二、康复评定

大多数恶性肿瘤是环境因素与遗传因素相互作用的结果。恶性肿瘤本身以及手术、放疗、化疗等对身体结构与功能的损伤严重。康复评定主要是个人行为、生活方式、环境理化生物因素、社会与家庭支持等背景性危险因素评定；通过定期复查，对患者身体结构与功能损伤严重程度进行评定。患者活动能力因肿瘤种类、治疗方式等不同，受限和局限性程度也不同，可根据具体情况进行相应的评定。

（一）心理评定

正常评估肿瘤作为应激原给患者及家属带来的心理负担，评估肿瘤患者的自杀风险，是十分必要的。恶性肿瘤患者心理评定的原则和方法与一般心理评定相同。常用有症状自评量表（SCL-90）、焦虑自评量表（SAS）和抑郁自评量表（SDS）、Rutter儿童行为问卷、老年抑郁量表（GDS）等。少数有严重精神障碍者，需精神专科医师会诊评定。

（二）活动能力评定

恶性肿瘤患者活动状况评定的常用量表有患者活动状况量表 Karnofsky（KPS）（表6-9）和患者活动状况分级标准 Zubrod-ECOG-WHO（ZPS）两种，广泛用于评定恶性肿瘤患者的功能状态。

表6-9　Karnofsky 患者活动状况量表

活动状况	表现	计分
能进行正常活动，不需要特殊照顾	正常，无症状，无疾病的表现	100
	能进行正常活动，症状与体征很轻	90
	经努力能正常活动，有些症状和体征	80
不能工作，生活需不同程度的协助	能自我照料，但不能进行正常活动或工作	70
	偶需他人协助，但尚能自理多数个人需要	60
	需他人较多的帮助，常需医疗护理	50
不能自理生活，需要特殊照顾，病情发展加重	致残，需特殊照顾与协助	40
	严重致残，应住院，无死亡危险	30
	病重，需住院，必须积极的支持性治疗	20
	濒临死亡	10
	死亡	0

ZPS 分6级。0级：正常活动；1级：有症状，但几乎完全可自由活动；2级：有时卧床。但白天卧床时间不超过50%；3级：需要卧床，卧床时间白天超过50%；4级：卧床不起；5级：死亡。此外，也可以选用普适性量表，如 Barthel 指数、PULSES、Katz 指数、功能独立性测定（FIM）等。

（三）癌痛的评定

通用疼痛评定法有视觉模拟量表（VAS）、语言评价量表（VRS）、McGill 疼痛问卷法等，可根据实际情况选用。

针对癌痛的5级评定法简单易行，即根据癌症患者应用镇痛剂的种类和方法将癌症分为5级（表6-10）。

表6-10　癌痛五级评定法

级别	应用镇痛剂情况
0级	不需任何镇痛剂
1级	需非麻醉性镇痛剂
2级	需口服麻醉剂
3级	需口服和（或）肌肉注射麻醉剂
4级	需静脉注射麻醉剂

（四）疗效评定

世界卫生组织（WHO）有关肿瘤治疗结果标准化的两个会议提出了肿瘤治疗客观反应的标准（表6-11）。分为完全缓解（complete response，CR）、部分缓解（partial response，PR）、无改变（no change，NC）、疾病进展（progressive disease，PD）四个等级。

表6-11　WHO 肿瘤治疗客观反应的标准

等级	可测量的病变	不可测量的病变	骨转移
CR	可见的病变完全消失至少1个月	所有症状、体征完全消失至少4周	X线及扫描等检查，原有病变完全消失至少4周
PR	肿块缩小50%以上至少4周	肿瘤大小估计减少超过50%至少4周	溶骨性病灶部分缩小，钙化或骨病变密度减低至少4周

续表

	可测量的病变	不可测量的病变	骨转移
NC	肿块缩小不足 50% 或增大不超过 25%	病情无明显变化至少 4 周，肿瘤大小估计增大不到 25%，减少不足 50%	病变无明显变化，由于骨病变化缓慢，判定 NC 至少应在开始治疗的第 8 周后
PD	为一个或多个病变增大 25% 以上或出现新病变	新病灶出现或原有病变估计增大至少 25%	原有病灶扩大和（或）新病灶出现

注：CR 时间指自开始判定 CR 起至肿瘤开始出现复发时的时间。PR 时间指自开始判定 PR 起至肿瘤两径乘积增大到治疗前1/2 以上时的时间。生存时间指从开始化疗至死亡的时间或末次随诊时间。无病生存时间指 CR 患者从开始化疗至开始复发或死亡的时间。

（五）营养评定

营养不良在肿瘤患者中普遍存在。肿瘤患者主要出现的营养问题，一是厌食和体重下降；二是肿瘤患者的代谢异常。营养不良可分为消瘦型营养不良、蛋白质型营养不良、混合型营养不良 3 类。

营养评定可分为营养筛查和综合评定两个步骤。综合评定经过营养不良粗筛，进一步了解病史、体格检查，利用一些客观指标（如血浆蛋白水平）、机体测量（如动态的体重、身高变化及机体组成测定等），与主观评定相结合来完成营养评定。可根据具体情况选择综合营养评定、主观全面评定（SGA）、营养评定指数（NAI）等方法。

（六）生活质量评定

生活质量研究在肿瘤临床研究中有三大作用：①评价肿瘤患者及其疼痛的治疗效果，进行疗法的选择；②有利于抗癌药、镇痛剂、止吐药等的筛选及评价；③有助于了解治疗后患者的远期生存状态。

常用量表有普适性量表健康调查简表（MOS SF-36）、世界卫生组织生活质量问卷（WHOQOL-100）等；专用量表主要有美国研制出的恶性肿瘤治疗功能评价系统（FACT）和欧洲恶性肿瘤研究与治疗组织研制的恶性肿瘤患者生活质量测定量表 QLQ 系列，均有中文版本。FACT 和 QLQ 系列均是由一个恶性肿瘤患者生命质量共性部分的共性模块和一些特定恶性肿瘤的子量表（特异模块）构成的量表群。

我国学者在借鉴外国各种评定量表的基础上，设计了具有中国文化特色的恶性肿瘤患者通用生命质量量表，以及宫颈癌、乳腺癌、肺癌等专用量表。但就总体而言，恶性肿瘤的生命质量评估做得还不够普遍，仍有待加强。

三、康复治疗

由于在肿瘤发生发展的不同阶段，不同肿瘤及其不同程度功能障碍的康复目的不同，可将肿瘤患者的康复目的分为预防性康复、恢复性康复、支持性康复、姑息性康复 4 种。恶性肿瘤是一种易转移、易复发的疾病，康复治疗上不仅需要多学科综合治疗、治疗方案个体化，而且需要加强心理与行为干预，重视姑息性康复，为恶性肿瘤患者改善功能状况、提高生活质量打下基础。

（一）心理疗法

心理与行为干预不仅可以改善不良情绪，缓解疼痛，改善睡眠，而且可以提高患者的免疫

NOTE

功能，改善认知功能，降低转移、复发的可能性，还可以减少治疗费用，缓解社会心理压力，提高生活质量等。此外示范疗法、教育启发手段以及恶性肿瘤俱乐部、癌友康复营等形式也非常重要。少数有严重精神障碍者，需精神专科医师会诊治疗。

1. 阶段性干预　心理康复中，恐癌情结的消解是最为重要的，应贯穿于恶性肿瘤治疗的各个阶段，也是其他心理康复的前提条件。

（1）确诊前后　告知时应评估透露消息的数量和比率，明确患者想知道的信息，以其能够理解的方式分阶段、分步骤告知，预防心理问题的出现。对那些产生震惊、恐惧、抑郁、悲观，或出现否认、淡漠等异常表现，处于心理障碍的休克期和冲突期，不能很好接受治疗的心理障碍患者，进行针对性分析、引导，使其能纠正错误认识，正视自己的疾病，迅速通过心理休克期、冲突期，进入适应期。同时动员患者家属和单位，配合医务人员，稳定其情绪，并适当解决其在经济、家庭、工作等方面的实际困难和问题，以利于患者的心理康复。

（2）治疗前后　患者的一般心理需求为希望被尊重、被理解和被接纳；希望获得相关专业信息（治疗的目的和方法、可能出现的副作用、功能障碍、残疾及其处理、康复治疗方法等），寻求安全感；希望早日康复，渴望回归正常交往与活动。此时可对患者及家属的情绪通过自评问卷进行量化评估，然后给予适当的干预。对患者的不适感和担心要表示肯定和理解，尽量不用客观诊断结果否定患者的主观感受；耐心、专心、关心地倾听，并在倾听过程中做出适当的反应；及时提供深入浅出的专业信息，使患者对治疗有充分的了解，达到心理状况稳定、适应。对残疾严重、毁形毁容者，适当配用假体，进行整形整容手术，不但有利于心理康复，也有利于功能康复。必要时使用少量抗焦虑药物。

（3）终末期　晚期恶性肿瘤患者可能因疼痛控制差、衰竭和疲劳、无助感等表现出个性的改变、极大的悲观与绝望。此时可通过交谈来评估其自杀风险，并在结束谈话前否定其想法。然后根据患者回答内容划分风险等级并给予必要的干预。对终末期患者应予最大的帮助和支持，应安排安静舒适的环境，细致周到的护理，充分的精神支持和关怀。对有些患者不必告知全部真实病情，尽量减轻其悲观情绪，使之平静度过终末期。

2. 心理干预方法　心理疗法既可个别实施，也可集体实施。个别治疗可洞察患者深层的心理内容，并随时依患者心理行为反应的变化，灵活采用各种心理行为干预手段。集体疗法可通过机体内的相互助长，迅速掌握行为治疗技术，并能在同病相怜的病友集体中充分表达、发泄内心痛苦等。

（1）认知疗法　患者和家人对恶性肿瘤的看法通常具有情绪和行为的后果，影响疾病的诊断和治疗。认知疗法是以解决问题为出发点的简短心理干预，它可帮助患者及其家人以一种客观的、适应性的方式看待恶性肿瘤。

（2）行为训练　行为训练能减轻与侵袭性治疗有关的焦虑和紧张，有效控制化疗患者预期的恶心、呕吐，减轻患者疼痛，特别是催眠之类的方法，如松弛、暗示、想象等。渐进性松弛训练是用于恶性肿瘤心理康复较多的一种行为疗法。

（3）艺术疗法　艺术疗法是一种治疗性艺术，可使受试者通过美术室和画室探究其对恶性肿瘤经历的个人情感，并用视觉化的途径表达他们的恶性肿瘤体验。艺术疗法能加强患者的积极情感、减轻痛苦、澄清存在的精神问题。艺术疗法的非语言途径对面临情感冲突或生死选择的患者尤为有利，可以帮助患者面对和接受死亡。

（4）音乐疗法　音乐通过和谐优美的旋律能使肿瘤患者开阔胸怀，放松精神，忘却病魔带来的苦痛，驱散心中的抑郁，唤起对生活的热爱和与疾病斗争的信心；音乐能影响大脑半球，并使垂体分泌具有止痛作用的内啡肽，使儿茶酚胺水平减低，从而导致血压和心率下降。音乐疗法实施时间为25~90分钟不等，配合其他治疗措施效果更好。

（5）自然疗法　有日光疗法、泉水疗法、森林疗法、空气疗法、香花疗法、高山疗法、洞穴疗法，会使人陶然自得，心旷神怡，乐趣无穷，会使肿瘤患者忘却疾病的痛苦，有利于身心的康复。

3. 行为干预与个性优化　行为与个性是心理的外显。对不良行为，包括吸烟、酗酒、嗜食肥甘、不食果蔬、起居无常、不喜锻炼、排便无规律与各种不良生活习惯等，可以通过必要的教育启发，以及行为医学的相关措施来纠正。对那些情绪极其不稳定、好波动者，典型 A 型行为者、有明显自闭或自我折磨倾向者，可通过鼓励其积极参与相关社团活动，在不断与癌友的交往中逐步加以改变或优化。

（二）运动疗法

当某器官或局部功能损伤时需对其进行有针对性的功能训练。

例如，乳腺癌根治术后，手术侧肩关节活动受限，需对肩关节的活动功能康复：①术后将术侧肩关节放置功能位，术后第 2 天做肩关节被动活动，起初外展、前屈不得超过40°，第 4 天开始，肩关节活动范围每天增加10°~15°，但不能超过耐受度。手术切口引流条撤除前，肩外展应限制在45°以内，以后逐渐增加内旋、外旋不受限制。切口引流条撤除后即可开始用术侧上肢洗漱、梳头、进食。②术后 2 周切口拆线后可逐步加大活动范围，做深呼吸运动、耸肩旋肩运动、上肢钟摆样运动、双肩双举运动、手指爬墙运动、护枕展翅运动，并可适当增加抗阻运动和器械运动。③出院回家后逐步增加日常生活活动项目及负荷量，从个人卫生到打扫房间、烹饪，直至背包、提包及其他轻量体育活动。例如九步康复操利于患者呼吸功能、肩关节活动功能、淋巴性水肿的康复，但需遵守以下原则：适可而止，以不疼痛、不疲劳为准，避免剧烈运动；注意活动的力度，由远到近，由简单到复杂；循序渐进，注意坚持，一般坚持3~6个月。

其他，如骨肿瘤截肢配备假肢后需进行假肢的活动功能训练；胃癌术后需进行残余或"代胃（替代胃）"的功能恢复训练；直肠癌根治术后，需进行排便功能训练。

恶性肿瘤患者应进行适合自己体力的运动和活动，以不产生明显疲劳和症状加重为度。能下地活动者可进行日常生活活动及健身操、步行、上下楼、健身跑、骑自行车、瑜伽等较低强度的有氧运动。运动的强度和时间循序渐进，逐步增强肌力，保持或改善关节活动范围，逐步提高心肺功能与耐力。体质较弱的卧床患者可在床上进行呼吸体操、肢体躯体活动，防止坠积性肺炎、肌肉萎缩、关节挛缩、下肢深静脉血栓形成等并发症的发生，并尽可能自理个人生活活动，如吃饭、穿衣、洗漱等。长期卧床后，在开始恢复运动时，要注意预防直立性低血压，必要时可以用起立床过渡。

恶性肿瘤患者在运动和活动的过程中要注意劳逸结合。对贫血及心肺功能低下者，应控制有氧运动的强度，注意监测疲劳水平。血小板计数（200~500）×10^9/L 者需谨慎运动，低于200×10^9/L 者禁忌运动。白细胞计数低于2×10^9/L 者只能进行轻度活动，并应注意适当的消毒隔离。有骨转移癌或者严重骨质疏松者应谨慎运动，过度活动易导致不良结果发生，应限制负重或提供适当的辅助用具，注意监护，防止跌倒。已发生病理性骨折者禁忌运动。

（三）物理因子疗法

目前高频电、激光、超声波、冷冻、直流电、磁等多种物理因子被应用于恶性肿瘤的治疗。常规物理因子对组织细胞有修复作用，但达到一定强度、计量时，可以破坏细胞而起到杀灭癌细胞的作用，如高频电（短波、超短波、分米波、厘米波）的高热疗法，高频电（射频、厘米波）的组织凝固疗法。可在体外局部治疗，亦可在体腔内治疗或经内镜在组织间治疗，多数与放疗、化疗、手术相结合，也有不少单独治疗，取得了较好的效果。如利用915MHz的分米波治疗鼻咽癌、超声波配合放疗治疗皮肤恶性肿瘤、高能聚焦超声热疗治疗胰腺癌等。

放疗、化疗后出现骨髓抑制时，除进行药物治疗与加强营养外，可进行穴位的毫米波治疗，有促进白细胞计数回升的作用。术后淋巴水肿治疗可选择加压法。静力加压法有两种方式，一种是梯度压力服装，一种是绷带或缠裹；动力加压法主要是气动的泵装置和向心性按摩。

与其他癌症康复治疗方法相比，物理因子疗法的操作相对简单易行，对患者的损伤较小，全身不良反应小或无不良反应，易为患者所接受，并有利于健康的恢复和功能康复。但有些治疗技术、测温技术等有待进一步改进，对癌症多处转移的全身性治疗方法也需继续探索和研究。

（四）营养支持疗法

营养支持适用于接受积极的抗肿瘤治疗，同时存在营养不良问题或预期长时间不能消化和（或）吸收营养物的患者，对终末期肿瘤患者通常不推荐使用营养支持作为姑息性治疗。在给予营养支持治疗前应先消除营养不良的因素，如厌食、味觉迟钝、口干、吞咽困难、腹胀、便秘、腹泻、食管炎等。营养支持有肠内和肠外两种方式。

1. 肠内营养　肠内营养（enteral nutrition，EN）包括经口和喂养管提供机体代谢所需的营养物质。尽可能鼓励患者进食，增进患者食欲，改善进餐环境。对丧失咀嚼、吞咽功能，而消化功能完好者应采用喂养管。管饲营养所用的制剂包括匀浆膳和要素膳两种。匀浆膳就是经常食用的多种食物经粉碎加工后混合成流质的营养液，成分接近正常人的膳食结构，可以自己配制。要素膳食是一种营养素全面、化学成分明确，无须消化即能被肠道直接吸收利用的无渣膳食，是以人体每日膳食营养素需要量和推荐量为依据，用水解蛋白、碳水化合物、脂肪和微量元素配制的。

2. 肠外营养　肠外营养（parenteral nutrition，PN）指通过静脉途径提供完全和重组的营养素，以达到维持机体代谢所需的目的。当患者被禁食，所有营养物质均经静脉途径提供时，称为全胃肠外营养（total parenteral nutrition，TPN）。当胃肠功能不能达到营养恢复和维持的要求时则行TPN。在实施TPN中，应防止并发症的发生，如静脉血栓形成、感染和气胸等。严重的水电解质紊乱、酸碱平衡、休克患者禁忌肠外营养。肠外营养制剂可以提供人体每天的营养素需要量，通常由专业厂家制造。

（五）康复工程

恶性肿瘤本身以及恶性肿瘤手术，尤其是根治性手术往往对组织器官造成严重破坏，形成心理与功能的缺陷，需进行形体的重建。如骨肿瘤截肢后常需配用假肢；颌面肿瘤根治术后常需安装假体以改善面容；喉切除术后为掩饰气管造口者的缺陷，可用低领适当掩盖颈前造口，但不妨碍造口通气呼吸；肩下垂者可穿有肩垫的衣服；女性患者在乳房切除后可使用外部假体，年轻患者可考虑进行乳房重建术等。对于这些需要功能恢复、形体重建的患者，应根据其年龄、性别、文化水平、职业、经济条件等情况，给予积极的支持治疗和心理疏导，帮助患者解决生活上和工作上存在的问题。

（六）中医康复方法

1. 针灸疗法　针灸疗法可疏通经络，调理气血，从而提高机体免疫力，抑制肿瘤生长，缓解放、化疗毒副作用，缓解癌痛，改善临床症状。

（1）针刺　根据肿瘤部位及临床表现，辨证取穴。

肺部肿瘤可选用肺俞、列缺、尺泽等穴；胃癌可选用胃俞、膈俞、足三里等穴；伴咳血加孔最、鱼际；伴恶心呕吐加内关、中脘；内毒壅盛发热者，可用大椎、曲池、合谷；痰浊内阻者，可用脾俞、肺俞、丰隆；唇舌紫暗伴血瘀证者，用血海、膈俞、太冲；肿瘤后期气虚乏力者，选气海、关元、足三里；脾虚倦怠、气短懒言者，选脾俞、公孙；阳虚畏寒者，选命门、关元；肾虚腰膝酸软，选肾俞、太溪；放、化疗所致贫血，可用膈俞、肾俞、脾俞、太溪、三阴交等穴。

（2）灸法　多根据临床症状辨证取穴，采用温和灸法，每次治疗 10~15 分钟，每日 1 次。

2. 中药治疗　肿瘤的中医药治疗主要体现了辨证用药、辨病用药、对症用药的基本治疗原则。同时在治疗方法中体现出辨证与辨病相结合、祛邪与扶正相结合的治疗思路。目前临床常见的辨证分型主要为以下六种：气机郁滞型，以柴胡疏肝散为代表方；瘀血内阻型，以血府逐瘀汤为代表方；痰湿凝聚型，以导痰汤为代表方；毒邪蕴结型，以五味消毒饮为代表方；阴寒内阻型，以附子理中汤为代表方；气血亏虚型，以八珍汤为代表方。

3. 推拿疗法　推拿能有效改善肿瘤疼痛症状，预防轻、中度癌痛向重度发展，替代或减少毒麻药品在肿瘤镇痛治疗中的应用，避免药物依赖性和毒性对患体的多重损害，提高肿瘤患者综合治疗效果。临床上多根据临床症状采用按压腧穴、推揉搓拨理筋，推揉搓按等方法治疗，以达到改善血液循环及淋巴回流，消除肿胀，缓解疼痛等作用。

4. 传统功法　可选择气功或太极拳等传统功法增强体质、提高生活质量。气功开始宜练静功，可选择放松功，每天练 1~2 次，每次 15~20 分钟，并可逐渐增加练功时间。以后可选动静结合的功法。太极拳：开始可先练习云手、搂膝拗步、野马分鬃等单式，随后可根据体力情况练半套或全套。

第三节　肥胖症的康复

随着我国经济水平的发展，居民的生活水平明显提高，居民的生活方式也发生了迅速的转变。日益常见的高脂肪、高碳水化合物膳食方式以及劳动强度和体力活动强度的普遍下降，使肥胖率在我国城乡各类人群中迅速上升，成为一种重要的流行病。同时，肥胖是高血压、糖尿病、血脂异常、冠心病、心肌梗死、卒中、乳腺癌等多种癌症发生的主要危险因素，被世界卫生组织认定为影响健康的第五大危险因素。对肥胖症者进行有效的康复不仅能使患者得到最大程度的功能恢复，而且能够降低其致病率，促进肥胖症者积极参与社会生活，提高其生活质量。

一、概述

（一） 定义

肥胖症（obesity）是一种社会性慢性疾病，是一种以身体脂肪含量过多为重要特征、多病因、能并发多种疾病的慢性病。根据肥胖症的形成原因，可以将其分为三种类型：单纯性肥胖、继发性肥胖和药物性肥胖。

单纯性肥胖是各种肥胖最常见的一种，约占肥胖人群的95%左右，单纯性肥胖又分为体质性肥胖、过食性肥胖两种。体质性肥胖也称为双亲肥胖，是由于遗传和机体脂肪细胞数目增多而造成的，还与25岁以前的营养过度有关系。过食性肥胖也称为获得性肥胖，是由于人成年后有意识或无意识地过度饮食，使摄入的热量大大超过身体生长和活动的需要，多余的热量转化为脂肪，脂肪大量堆积而导致肥胖。继发性肥胖是由内分泌紊乱或代谢障碍引起的一类疾病，约占肥胖人群的2%～5%，虽然同样具有体内脂肪沉积过多的特征，但仍然以原发性疾病的临床症状为主要表现。药物性肥胖患者约占肥胖病人群2%左右。有些药物在有效治疗某些疾病的同时，还有导致身体肥胖的副作用。

（二） 流行病学特点

据WHO统计，现全球肥胖症患者已经超过3亿人，11亿人体重过重，因"吃"致病乃至死亡的人数已高于因饥饿死亡的人数。中国的肥胖症患者已超过7000万人，列在全球肥胖病发病率排行榜第10位。中国营养与健康状况调查首次调查并公布我国0岁以上全人群超重和肥胖的现患率，并据此估算出我国现有超重和肥胖者共2.8亿人，其中超重者为2.15亿人，肥胖者为6488万人；成年人为2.6亿人，其中超重者为2亿人，肥胖者为6000万人。城市男性的患病率明显高于女性，而农村则相反。其可能的原因为城市人群男女工作岗位的体力差别较小，因女性更多地负担家务，比男性消耗更多的能量；城市女性比男性更注重身材，而更多地采取减肥措施。我国人群不再是低体重指数的瘦小人群，超重和肥胖者已大量出现。由于超重和肥胖与心血管病、糖尿病和癌症等众多慢性疾病有因果关系，其潜在的健康问题难以估量。因此，进一步加大对肥胖症的防治力度，降低其发病率，提高肥胖症患者重返家庭、社会的能力，已成为当前一项刻不容缓的重要任务。

（三） 病因及发病机制

肥胖症（obesity）是指体内脂肪堆积过多和（或）分布异常，体重增加的一种多因素相关的慢性代谢性疾病。肥胖症病因尚未完全明了，其发生是多种遗传因素和环境因素共同作用的结果，可将肥胖疾病的病因归为以下几类：

1. 遗传因素　人类的肥胖70%为遗传因素所致。双亲中一方为肥胖，其子女肥胖率约为50%；双亲中双方均为肥胖，则上升至80%。人类肥胖属多基因遗传，遗传因素在其发病中起着一定作用。

2. 人体内在因素

（1）神经精神因素　人类的下丘脑中存在着两对与摄食行为有关的神经核。一对为腹对侧核，又称饱中枢；另一对为腹外侧核，又称饥中枢。如果饱中枢受损，引起摄食过量，容易发生肥胖。此外，食饵中枢的功能受制于精神状态，当精神过度紧张而交感神经兴奋或肾上腺素能神经受刺激时，食欲受抑制；当迷走神经兴奋而胰岛素分泌增多时，食欲常亢进。

（2）内分泌因素 经研究发现肥胖症病人胰岛素受体数量及亲和力均降低，存在胰岛素不敏感性和抵抗性。为满足糖代谢需要，胰岛素必须维持在高水平，而高胰岛素血症会使脂肪合成增加，分解减少，促进肥胖症的发生和进一步发展。脂联素能够减少内源性葡萄糖的产生，使血糖水平下降，从而减少脂肪的产生。如果体内含量不足，则会促进肥胖症的发生。瘦素是肥胖基因编码，由脂肪细胞分泌的具有内分泌性质的蛋白质，它与下丘脑等部位特异的受体结合，能够降低食物摄入，增加能量消耗，从而参与体内能量平衡的调节。激素是调节脂肪代谢的重要因素，其中前列腺素 E1 是促进脂肪合成和抑制分解的主要激素。

（3）外部环境因素

饮食因素：肥胖者均有饮食增多史，喜食甜食或每餐中间加食引起能量过剩。在同等热量情况下，有睡前进食及晚餐多食的习惯。同样饮食情况下合成代谢较正常人亢进；基础代谢率相对较低，造成能量消耗较少，引起肥胖。调查发现，在同一地区，在一天总食量相似的情况下，每天进食两餐的比每天进食三餐的发生肥胖的比例高。

运动不足：运动减少也是肥胖的原因之一，运动不足使能量消耗减少，促使肥胖的发生。随着社会进步，交通工具越来越发达，加上家务劳动机械化与电器化的不断普及以及城市化进展，人们的体力活动日益减少。城市化导致每日能量支出减少300~400kcal，而以车代步则使能量支出又减少200kcal。社交活动增加、锻炼时间减少和在家用餐时间减少都是可能的影响因素。

社会环境和其他行为因素：地理环境对肥胖的发生有影响，处于亚热带地区的人们，四季都要做工，还要受炎热气候的煎熬，食欲受抑制，肥胖的人就少。在发达国家，含碳水化合物丰富的食品价廉，低收入阶层摄入量大，所以出现经济地位越低，肥胖的患病率越高的现象。而在发展中国家情况则不同，在一部分先富裕的人群中，大量摄入高蛋白、高脂肪、高热能食品，以为这就是增加营养，以致肥胖的患病率呈快速上升趋势。家庭环境与儿童肥胖也有关，经研究发现独生子女更容易肥胖。

（四）临床特征

肥胖症临床表现为不同部位的脂肪堆积。男性脂肪分布以颈项部、躯干部和头部为主，而女性则以腹部、下腹部、胸部乳房及臀部为主。轻至中度肥胖者可无明显自觉症状，重度肥胖者则表现出一系列临床症状，如怕热、多汗、易疲劳、活动能力降低、负重关节易发生退行性变，出现活动时气促、关节疼痛、睡眠时打鼾等症状，其临床表现可累及全身多个系统：

1. 心血管系统 肥胖症患者并发冠心病、高血压的概率明显高于非肥胖者，其发生率一般 5~10 倍于非肥胖者，尤其是腰围粗（男性>90cm，女性>85cm）的中心型肥胖患者。肥胖可致心脏肥大，后壁和室间隔增厚，心脏肥厚同时伴血容量、细胞内液和细胞间液增加，心室舒张末压、肺动脉压和肺毛细血管楔压均增高，部分肥胖者存在左室功能受损和肥胖性心肌病变。肥胖患者猝死发生率明显升高，可能与心肌的肥厚、心脏传导系统的脂肪浸润造成的心律失常及心脏缺血有关。高血压在肥胖患者中非常常见，也是加重心、肾病变的主要危险因素，体重减轻后血压会有所恢复。

2. 呼吸系统 肥胖症会导致呼吸功能改变，即肥胖患者肺活量降低且肺的顺应性下降，可导致多种肺功能异常，如肥胖性低通气综合征，临床以嗜睡、肥胖、肺泡性低通气为特征，常伴有阻塞性睡眠呼吸困难。严重者可致肺心综合征，由于腹腔和胸壁脂肪组织堆积增厚，膈肌升高而降低肺活量，肺通气不良，引起活动后呼吸困难，严重者可导致低氧、发绀、高碳酸血症，甚至出现肺动脉高压导致心力衰竭，此种心衰往往对强心剂、利尿剂反应差。此外，重度肥胖尚可引起睡眠窒息，偶见猝死。

3. 代谢改变　肥胖症患者往往进食过多的热量，促进甘油三酯的合成和分解代谢，使肥胖症患者的脂代谢表现得更加活跃，相对糖代谢受到抑制，这种代谢改变参与胰岛素抵抗的形成。肥胖症脂代谢活跃的同时多伴有代谢的紊乱，会出现高甘油三酯血症、高胆固醇血症和低高密度脂蛋白胆固醇血症等。糖代谢紊乱表现为糖耐量的异常和糖尿病，尤其是中心性肥胖者。体重超过正常范围20%者，糖尿病的发生率增加1倍以上。当BMI>35kg/m²时，死亡率约为正常体重的8倍。

4. 骨骼肌肉系统　①关节炎：最常见的是骨关节炎，由于长期负重造成，使关节软骨面结构发生改变，膝关节的病变最多见。②痛风：肥胖患者中大约有10%合并有高尿酸血症，容易发生痛风。③骨质疏松：以往的观点认为肥胖者骨质疏松并不多见，但近年来的研究发现，肥胖者脂肪细胞分泌多种脂肪因子和炎性因子，可能会加重肥胖者骨质疏松和骨折的发生。

5. 内分泌系统改变　①生长激素：肥胖者生长激素释放是降低的，特别是对刺激生长激素释放因子不敏感。②垂体-肾上腺轴：肥胖者肾上腺皮质激素分泌是增加的，分泌节律正常，但峰值增高，促肾上腺皮质激素（ACTH）浓度也有轻微的增加。③下丘脑-垂体-性腺轴：肥胖者多伴有性腺功能减退，垂体促性腺激素减少，睾酮对促性腺激素的反应降低。男性肥胖者，其血总睾酮（T）水平降低，但轻中度肥胖者，游离睾酮（FT）尚正常，可能是由于性激素结合球蛋白（SHBG）减少所致。而重度肥胖者FT也可下降。另外，脂肪组织可以促进雄激素向雌激素的转化，所以肥胖男性部分会出现乳腺发育，而肥胖女孩则出现月经初潮提前。成年女性肥胖者常有月经紊乱、无排卵性月经，甚至闭经，多囊卵巢综合征发生率高。④下丘脑-垂体-甲状腺轴：肥胖者甲状腺对促甲状腺激素（TSH）的反应性降低，垂体对促甲状腺素释放激素（TRH）的反应性也降低。

二、康复评定

康复评定是肥胖症康复的重要内容和前提，它对康复治疗目标、康复治疗方案起着指导作用，且有利于康复效果的预测。康复评定涉及的内容很多，主要评定如下：

（一）肥胖的评定

1. 体重与肥胖度　肥胖度＝［（实际体重-标准体重）÷标准体重］×100%。肥胖度在±10%之内，称之为正常适中。肥胖度超过10%，称之为超重。肥胖度超过20%～30%，称之为轻度肥胖。肥胖度超过30%～50%，称之为中度肥胖。肥胖度超过50%以上，称之为重度肥胖。

2. 体质指数（body mass index，BMI）　又称体重指数、身体质量指数等。其定义为按千克计算的体重除以按米计算的身高的平方（kg/m²）。目前世界卫生组织的分类标准以BMI 25.0～29.9为超重，BMI≥30为肥胖。这个分级主要根据欧洲白种人的研究数据制定（表6-12）。WHO亚太地区和国际肥胖工作组（IOTF）建议在亚洲人群以BMI 23.0～24.9为超重，≥25为肥胖（表6-13）。

表6-12　WHO 肥胖症诊断标准

肥胖程度	BMI	相关疾病危险性
体重过低	<18.5	低，但其他疾病危险性增加
正常	18.5~24.9	平均水平
超重	≥25.0	
肥胖前期	25.0~29.9	轻度增高
Ⅰ度肥胖	30.0~34.9	中度增高
Ⅱ度肥胖	35.0~39.9	严重增高
Ⅲ度肥胖	≥40.0	极度增高

表6-13　亚太地区肥胖症诊断标准

肥胖程度	BMI	相关疾病危险性
体重过低	<18.5	低，但其他疾病危险性增加
正常	18.5~22.9	平均水平
超重	≥23.0	
肥胖前期	23.0~24.9	轻度增高
Ⅰ度肥胖	25.0~29.9	中度增高
Ⅱ度肥胖	≥30.0	严重增高

3. 腰围　腰围（waist circumference，WC）可以反映腹部脂肪积累的程度。因为其测量工具成本低，测量方法简单易掌握，只需要测量一个指标就可以评价肥胖相关疾病的发病、患病及死亡风险，因此 WHO 推荐用其作为评价肥胖的指标。WHO 推荐的测量方法，即髂嵴与肋弓下缘在腋中线的中点所在的水平面的周径。中国肥胖问题工作组建议以男性腰围≥85cm、女性腰围≥80cm 为我国成人腹部脂肪蓄积的界限。

4. 腰臀比　腰臀比（WHR）是腰围和臀围的比值，是 WHO 最早推荐用于中心型肥胖的指标。臀围的测量方法为臀部的最宽大处所在的水平面的周长。因为腰围测量方法的不一致，腰臀比结果也相应地有所差异。WHO 推荐将男性 WHR≥0.90 或女性 WHR≥0.85 作为中心型肥胖的标准，高于此界值患代谢综合征的风险将大大增加（表6-14）。

表6-14　腰围及腰臀比

亚洲标准		WHO 推荐标准		相关疾病危险性
WC（cm）	WHR	WC（cm）	WHR	
男性>90	>0.9	男性>94	>1.0	增加
女性>80	>0.85	女性>80	>0.9	
男性>98		男性>102		显著增加
女性>86		女性>88		

5. 皮褶厚度　皮褶厚度（skinfold thickness）是推断全身脂肪含量、判断皮下脂肪分布情况的一项重要指标。皮褶厚度测量可用 X 光、超声、皮褶卡钳等方法测量。用卡钳测量皮褶厚度是简单、经济并且对人体无害的方法。具体为用大拇指和食指提起皮肤，用皮褶卡钳测量双折皮肤的厚度。测量皮褶厚度的常用部位有上臂肱三头肌部（代表四肢）和肩

胛下角部（代表躯体），腹部（脐旁右侧2cm），这些部位组织均衡、松弛，皮下脂肪和肌肉能充分分开，测量点明确，测量方便，测量值重复率高。另外还可以测量肱二头肌部、髂上、大腿等。

（二）功能评定

1. 肌力评定　肥胖症患者体力常受一定程度影响，对肥胖症的康复评定可进行体力的评价，因此常做肌力测试。多选取以下代表性肌群进行肌力与耐力测试：肩关节屈、伸、展、收肌力，肘关节屈、伸肌力，髋关节屈、伸、展、收肌力，膝关节屈、伸肌力，腹肌力，背肌力等。

2. 脏器功能评定　肥胖症既是一种独立性疾病，也是导致2型糖尿病、心血管疾病以及代谢综合征等多种慢性病的危险因素，出现脏器功能障碍时可进行相应脏器功能评定。如心血管运动试验、肺功能评定。

3. 平衡能力及步行能力评定　部分患者出现负重关节疼痛如膝关节、髋关节，从而引起相应平衡功能、步行能力障碍，在对此类肥胖症患者制定康复治疗方案前需进行相应平衡能力、步行能力测试。

（三）生活质量评定

生活质量（quality of life，QOL）评定分为主观取向、客观取向和疾病相关的QOL 3种，常用的量表有生活满意度量表、WHO-QOL100和SF-36等。

三、康复治疗

肥胖症的康复治疗，主要目的是减少体内脂肪的储备，以防过多的脂肪在体内堆积，引发某些疾病。单纯性肥胖症治疗的基本原则，就是要使肥胖者在较长的一段时间里保持体内能量供应处于一种负平衡状态下，从而达到使肥胖者体内蓄积过剩的脂肪组织（三酰甘油）能够逐渐转化成能量供机体使用，达到使体内脂肪组织减少、体重减轻的目的。对于单纯性肥胖症患者来说，最有效和最安全的防治方法就是控制（减少）饮食中能量摄入，坚持进行康复治疗。

1. 饮食营养治疗　轻度肥胖者，控制进食总量，采用低热卡、低脂肪饮食，避免摄入高糖类食物，使每日总热量低于消耗量，多作体力劳动和体育锻炼，如能使体重每月减轻500～1000g而渐渐达到正常标准体重，则不必用药物治疗。中度以上肥胖更须严格控制总热量，女性患者要求限制进食量在5～6.3MJ（1200～1500kcal）/d，如超过6.3MJ/d者，则无效。男性应控制在6.3～7.6MJ（1500～1800kcal）/d，以此标准每周可望减重0.45～0.9kg，食物中应保证适量含必需氨基酸的动物性蛋白（占总蛋白量的1/3较为合适），蛋白质摄入量每日每千克体重不少于1g。脂肪摄入量应严格限制，同时应限制钠的摄入，以免体重减轻时发生水钠潴留，并对降低血压及减少食欲也有好处。此外限制甜食、啤酒等如前述。如经以上饮食控制数周体重仍不能降低者，可将每日总热量减至3.4～5MJ（800～1200kcal）/d，但热量过少，病人易感疲乏软弱、畏寒乏力、精神萎顿等，必须严密观察。在饮食治疗早期，患者蛋白质消耗较多，以致体重下降较快而呈负氮平衡，当持续低热饮食时，发生保护性氮质贮留反应，逐渐重建氮平衡，于是脂肪消耗渐增多，但脂肪产热量约10倍于蛋白质，故脂肪组织消失量明显少于蛋白质组织量，而蛋白质相反合成较多时，反可使体重回升，这是人体对限制热量后的调节过程，因此饮食治疗往往效果不显著，在此情况下，宜鼓励运动疗法以增加热量消耗。

2. 运动疗法

（1）运动方式　主要包括有氧运动和抗阻训练，选择以大肌肉群参与的节律性有氧运动为主，如步行、慢跑、健身操、自行车和游泳等，有助于维持能量平衡、长期保持肥胖者体重不反弹，提高心肺功能。其中，自行车和游泳尤其适合肥胖者减肥之用。

（2）运动强度　中、小强度持续性有氧运动能增加机体能量消耗，从而达到燃烧脂肪、加速体脂代谢等目的。因此，运动强度一般为最大心率的 60% ~ 85%，或 $VO_2 max$ 35% ~ 70%，或 3 ~ 6METs。

（3）运动时间　每次靶强度运动时间应持续 40 ~ 60 分钟，即每次运动消耗热量需达 300kcal 以上。应根据不同年龄和体质配合运动强度调节运动量，中老年、体质较差的肥胖者可进行运动强度较低、持续时间相对较长的运动项目；年轻体质较好的肥胖者可进行强度较大、时间相对较短的运动。由于机体存在生物节律周期，参加同样的运动，下午与晚上比上午多消耗 20% 的能量，因此，运动减肥活动宜安排在下午或晚上。

（4）运动频率　每周运动 5 ~ 7 次较为理想。若肥胖者情况允许，有氧运动也可每天早晚各一次，以增加热量的消耗，提高减肥效果。

（5）一次运动锻炼的安排　每次运动锻炼的内容分准备、基本和结束三个部分。一般情况下，准备部分需要 5 ~ 10 分钟，基本部分需要 20 分钟以上，结束部分视情况而定，大概也要 5 ~ 10 分钟。

3. 物理因子疗法　物理减肥治疗是研究和应用如何把天然或人工物理因子作用于人体，对作用局部通过力、热、磁等效能，增加脂肪细胞产热，并通过人体神经、体液、内分泌和免疫等生理调节机制，达到保健、预防、治疗肥胖症的目的。主要通过脉冲治疗、磁疗、水疗、蜡疗、机械震动按摩等方式进行。

4. 认知-行为治疗　在社交过程中有很多引起过度饮食与减少体力活动的威胁因素，而对于抵制这些诱惑，采用"保持矜持"的技能是减肥治疗中改变行为的中心法则。在肥胖干预的研究中，最大的挑战莫过于制订一套长效机制，以避免减肥治疗成功后体重反弹。认知-行为干预疗法是目前超重和肥胖控制中研究最多的一套长效机制，包括行为修正干预、饮食营养干预和运动干预，简称为标准行为疗法。通过宣传教育使病人及其家属对肥胖症及其危害性有正确的认识，从而配合治疗，采取健康的生活方式，改变饮食和运动习惯，自觉地长期坚持是肥胖症治疗首位及最重要的措施。

5. 中医康复方法

（1）中药　肥胖病中医辨证分为：脾虚湿阻型、胃热湿阻型、肝瘀气滞型、脾肾两虚型、阴虚内热型五型，以此为基础辨证施治。脾虚湿阻型治宜健脾补气，化湿利水。胃热湿阻型治宜清胃泻火，利水通腑。肝瘀气滞型治宜疏肝理气，活血化瘀。脾肾两虚型治宜健脾补肾，温阳化湿。阴虚内热型治宜滋阴补肾，平肝泻火。常用减肥中药有决明子、荷叶、泽泻、番泻叶、汉防己、防风、黄芪、白术、何首乌、山楂、海藻、大黄等。

（2）针灸疗法　针灸通过刺激腧穴疏通经络，可加强脏腑功能，调整气血阴阳失衡，扶助正气，祛除停滞于体内的邪气。针灸可以刺激下丘脑-垂体-肾上腺皮质和交感-肾上腺髓质两大系统，调节多种活性物质和多种代谢途径，提高基础代谢率，加快积存脂肪的消耗。针灸根据不同的肥胖证型，选用不同的穴位进针，在胸腹部选取中脘、天枢、中极、膻中穴，四肢部选取伏兔、足三里、阴陵泉、丰隆为主穴，连续对患者进行针刺。

其他穴位刺激疗法包括耳针、穴位埋线。耳针疗法，指用针刺或其他方法刺激耳穴，常选取肺、脾胃、肾、饥点、三焦、内分泌、子宫、皮质下等对患者进行治疗。穴位埋线是在中医针灸理论指导下，将可吸收性外科缝线置入穴位内，利用线对穴位产生持续性刺激作用的方法。穴位埋线操作简便，创伤较小，不良反应小，每次治疗间隔时间长，可以减少患者服药的剂量及频率，患者易接受，依从性好。

（3）推拿疗法　推拿疗法主要是对患者穴位、经脉等进行推按按摩达到减肥的效果。采用运腹法、推腹法、点腹法、拿腹法、拍腹法，同时随证加减相关穴位，对虚实夹杂型及虚证采用擦肾俞、擦命门至热、捏脊、摩腹、抖腹以消脂等；对实证采取摩腹法，顺时针摩腹以通脐导滞，推下七节骨300～500次，擦胁肋，指振中脘，振腹以排脂等推拿手法。

（4）传统功法　中国传统运动疗法八段锦、太极拳动作平和、舒缓、协调性强，通过意识的主动参与引导肢体进行运动，调节交感神经兴奋性，强调机体整体协调性，动作形式多样，比单一性的运动热量消耗多。

（5）火罐　通过拔火罐刺激腧穴，通过对经络的调节作用，可加强脾肾的功能，扶助正气，祛除停在体内的邪气，促进人体代谢，达到全身减肥目的；亦可局部取穴，促进局部代谢，消除局部过多脂肪，达到局部减肥目的。

第四节　烧伤的康复

深度烧伤在愈合过程中常出现瘢痕增生、挛缩，乃至畸形，不仅改变了外观，影响了功能，还给患者心理上造成了极大创伤，影响工作和生活。烧伤康复是烧伤救治不可缺少的环节，康复治疗应从早期开始贯穿于烧伤治疗的全过程。因救治的最佳效果及最终目标是使患者能完全融入社会，因此对烧伤治愈标准的理解不能局限于创面愈合，而是在功能康复的前提下，力争容貌康复、心理康复、职业康复和社会康复等，使患者消除自卑、树立信心，恢复日常生活劳动能力，为恢复工作，走向社会创造良好条件。

一、概述

（一）定义
烧伤一般指人体受热力（火焰、沸液、蒸气、高温金属）、电流、化学物质以及放射线等作用而引起的皮肤及深部组织的损伤。主要指皮肤、黏膜，严重者也可伤及肌肉、骨、关节、甚至内脏。按原因烧伤可分为热力烧伤、化学烧伤、电烧伤、放射性烧伤四类。严重烧伤，如大面积深度烧伤可引起全身性反应，如感染、休克，甚至危及生命。

（二）流行病学特点
我国烧伤年发生率为每年百万人中约有5000～10000人，5%～10%需住院治疗，3.5%～5%有暂时或永久性的功能损害。烧伤中以热力烧伤占85%～90%，男女比例约为3∶1，30岁以下占 78%，中小面积烧伤占多数，约为 80%~85%，且以头颈、四肢等暴露部位居多。

（三）　病因及发病机制

烧伤常见的致伤原因以热力烧伤最常见，化学烧伤、电烧伤也有上升趋势，放射性烧伤较少。烧伤可引起全身反应，全身反应的轻重与烧伤面积的大小和深度相关。烧伤创面的存在和变化（如体液渗出、感染和组织修复等）贯穿烧伤治疗的全过程。临床上根据烧伤创面引起全身病理生理变化的阶段性，一般将烧伤病程经过分为休克期、急性感染期、修复期。各期特点不同，但相互紧密联系而有重叠，并非截然分开。

1. 急性体液渗出期（休克期）　组织烧伤后迅速发生体液渗出，烧伤区及其周围或深层组织内皮细胞损伤，毛细血管扩张和通透性增加，大量血浆样液体自血循环渗到组织间隙形成水肿或自创面丢失，因而丧失了大量的水分、钠和血浆蛋白，其中蛋白质的含量相当于血浆蛋白浓度的 50%~80%，水肿液所含钠、钾离子呈等渗状态。烧伤面积越大、越深、则水肿越重，休克发生越早。当烧伤面积较大（成人 10% 或小儿 5% 以上的 Ⅱ 度、Ⅲ 度烧伤面积），机体不能代偿迅速的体液丧失时，导致血液动力方面的变化，进而发生低血容量性休克。

2. 感染期　烧伤创面的坏死组织和富含蛋白的渗出液都是细菌生长的良好培养基，病原菌主要来源于伤后的污染（包括环境、接触）及伤员本身呼吸道、消化道等。开始为急性蜂窝组织炎，3~5 天自行消退。严重者感染可向深部健康组织侵入，形成烧伤创面脓毒症或败血症。伤后 3~10 天，为水肿回收期，也是急性感染的高潮。至伤后 14 天左右深部创面开始"自溶脱痂"，因富含蛋白的溶解组织是细菌生长的良好条件，故一直延续至伤后 3~4 周健康肉芽屏障形成后感染才逐渐减少。感染的预防和治疗是此期的主要矛盾，近年多采用早期切痂或削痂手术，及时皮肤移植以消灭创面，当创面基本修复后，感染明显减少。

3. 修复期　组织烧伤后，炎症反应的同时，组织修复也已开始。浅度烧伤多能自行修复，深Ⅱ度靠残存的上皮岛融合修复，Ⅲ度烧伤面积很小的（直径在 3~5cm 以内者）可由四周的上皮长入而愈合，面积较大的需皮肤移植修复。

（四）　临床特征

烧伤所致的功能障碍主要有：①皮肤瘢痕及色素沉着；②关节功能障碍；③肌萎缩和肌力下降；④压疮；⑤心肺功能下降；⑥脏器功能衰竭；⑦日常生活和活动能力障碍；⑧工作能力下降；⑨心理障碍等。

二、康复评定

（一）　烧伤面积评定

不同程度的烧伤对全身影响相差悬殊，因而对烧伤严重程度的评估甚为重要。烧伤的面积和深度的正确评定是判断烧伤严重程度的主要因素，也是判断病情和确定治疗方案的重要依据。

1. 中国新九分法　是适用于判断国人烧伤面积的评估方法，将体表面积分为 11 个 9%，另外再加 1% 构成 100% 的体表面积。主要用于成人，对儿童则加以修改（表 6-15）。

表 6-15　中国新九分法

部位		占成人体表%		占儿童体表%
头颈部	面部	3	9（1×9）	1×9+（12-年龄）
	发部	3		
	颈部	3		
躯干	躯干前	11	27（3×9）	3×9
	躯干后	13		
	会阴	3		
双上肢	双上臂	7	18（2×9）	2×9
	双前臂	6		
	双手	5		
双下肢	双臀	5	46（5×9+1）	5×9+1-（12-年龄）
	双大腿	21		
	双小腿	13		
	双足	7		

2. 手掌法　患者并指的掌面约占体表面积1%，适用于小面积或不规则烧伤面积估算。

（二）烧伤深度评定

目前普遍采用三度四分法，即分为Ⅰ度、浅Ⅱ度、深Ⅱ度、Ⅲ度。

1. Ⅰ度烧伤　又称红斑性烧伤。仅伤及表皮的浅层，但生发层健在，再生能力强。表面红斑状，轻度红肿，干燥，烧灼感，常于3~7天内脱屑愈合，不留瘢痕，短期内有色素沉着。

2. 浅Ⅱ度烧伤　又称水疱性烧伤。伤及整个表皮和部分乳头层。由于生发层部分受损，上皮的再生有赖于残存的生发层及皮肤附件。局部红肿明显，大小不一水疱形成，内含淡黄色澄清液体，水疱皮如剥脱，创面红润、潮湿、疼痛明显。如无继发感染，一般经1~2周左右愈合，亦不留瘢痕，多有色素沉着。

3. 深Ⅱ度烧伤　烧伤深及真皮乳头层以下，但仍残留部分真皮及皮肤附件，愈合依赖于皮肤附件上皮，特别是毛囊突出部内的表皮祖细胞的增殖。可有水疱，但去除疱皮后，创面微湿，红白相间，痛觉较迟钝。如无感染，一般需3~4周自行愈合，常留有瘢痕。

4. Ⅲ度烧伤　又称焦痂性烧伤。一般指全层皮肤的烧伤，表皮、真皮及皮肤附件全部毁损，甚至达到皮下、肌肉或骨骼。创面无水疱，干燥，呈蜡白或焦黄色甚至炭化，痛觉消失，局部温度低，皮层凝固性坏死后形成焦痂，触之如皮革，痂下可见树枝状栓塞的血管。由于皮肤及附件全部毁损，创面已无上皮再生来源，创面修复依赖于手术植皮修复。

（三）烧伤严重程度分类

为了对烧伤严重程度有一基本估计，作为设计治疗方案的参考，目前我国常用下列分度法：

1. 轻度烧伤Ⅱ度　烧伤面积10%以下。

2. 中度烧伤Ⅱ度　烧伤面积11%~30%，或Ⅲ度烧伤面积10%以下。

3. 重度烧伤　烧伤总面积31%~50%；或Ⅲ度烧伤面积11%~20%；或Ⅱ度、Ⅲ度烧伤面积虽达不到上述百分比，但已发生休克等并发症、呼吸道烧伤或有较重的复合伤。

4. 特重度烧伤　烧伤总面积50%以上；或Ⅲ度烧伤面积20%以上；或存在较重的吸入性

损伤、复合伤等。

（四）烧伤后肥厚性瘢痕评估

1. 临床评定　记录患者的受伤时间，通过肉眼观察和照相比较增生性瘢痕的面积、厚度、色泽、弹性、质地，询问患者是否有瘙痒、疼痛等症状。可采用 Vancouver 烧伤瘢痕评估表对瘢痕进行评估（表6-16）。对弹性也可用弹力计测定。

表6-16　Vancouver 烧伤瘢痕评估表

项目	分值	评分标准
色泽（M）	0	正常颜色
	1	浅白色或浅粉红色
	2	混合色泽
	3	色素沉着
血管分布（V）	0	正常
	1	粉红色
	2	红色
	3	紫色
柔顺性（P）	0	正常
	1	柔软：在很小的压力下即变形
	2	较软：中等压力作用下变形
	3	坚硬：压力作用下不变形
	4	带状：绳索状，伸展瘢痕时组织变形
	5	挛缩：瘢痕永久性缩短，关节活动受限
瘢痕厚度（H）	0	正常
	1	$0mm < H \leqslant 1mm$
	2	$1mm < H \leqslant 2mm$
	3	$2mm < H \leqslant 4mm$
	4	$H > 4mm$

2. 仪器测定

（1）超声波测量　可用于测量瘢痕的厚度，在体外施加动态压力，仪器连续记录多个压力与厚度的数据，经分析得到压力与变形的关系，作为瘢痕的硬度指标。

（2）激光多普勒　可测定组织的血流量，反映肥厚性瘢痕的血流指数明显高于正常瘢痕和皮肤。

（3）瘢痕硬度计　可测量瘢痕硬度。

（4）红外线温度仪　可测量瘢痕表面温度，增生性瘢痕皮温增高。

（5）经皮氧分压测定　可测量瘢痕的经皮氧分压，肥厚性瘢痕的氧分压明显高于皮肤和一般瘢痕。

（6）血、尿羟脯氨酸测定　增生性瘢痕面积与血、尿羟脯氨酸含量成正比，与病程无明显关系。

（五）其他功能评定

包括关节活动范围评定、肌力的评定、日常生活活动能力（ADL）评定、心肺功能评定、心理状态的评定、职业能力的评定。

三、康复治疗

（一）早期康复

烧伤的康复治疗应从早期开始，不仅可减轻疼痛，预防和控制感染，促进创面愈合，更有利于防止关节挛缩和瘢痕增生，促进肢体功能康复。

1. 心理疗法 烧伤后由于瘢痕增生、肢体畸形、毁容、丧失独立生活能力等，患者存在不同程度的心理问题，心理治疗要贯穿治疗全过程，改善患者的心理状态，树立治疗的信心，充分配合治疗，促进功能恢复。可应用松弛疗法、催眠疗法减轻患者的压力和疼痛，集体交流减轻患者的不良反应。

2. 物理因子疗法 烧伤早期进行理疗，有助于保护和促进新鲜肉芽组织生长，促进创面愈合及减轻瘢痕程度，从而为康复训练创造条件。

（1）冷疗法 中小面积Ⅱ度烧伤在伤后立即用冷水冲洗或冷敷可使损伤程度降低，时间30分钟~1小时，在伤后6小时内都有一定作用。

（2）红外线疗法 促进创面干燥结痂，减少渗出，预防感染，加速血液循环，促进肉芽和上皮组织生长，加快创面愈合。温度调节到30~36℃，可持续照射。

（3）短波及超短波治疗 能促使坏死组织脱落，肉芽组织生长，控制炎症。用微热量，每日1~2次，每次15~20分钟。有瘢痕增生倾向者慎用。

（4）浸浴疗法 又称水疗。当大面积烧伤脱痂期间，创面伴有感染时常用，有利于创面焦痂脱落，便于清创，且借助于浮力肢体主动活动省力，被动活动可增加关节活动度。水温36~39℃，时间15~30分钟，每天1次。

3. 体位摆放 适当的体位摆放可减轻水肿，维持关节活动度，预防瘢痕挛缩，是后续治疗的基础。体位摆放从受伤后开始贯穿治疗始终，操作因地制宜，可利用棉垫、枕头、床头、泡沫垫、矫形器、约束带等一切可以利用的辅助器具来帮助维持体位。一般采用抗挛缩体位，原则上取伸展和外展位。

（1）头 仰卧位时头颅保持中立位，避免耳部受压；侧卧位时半小时左右交换一次。口唇周围深度烧伤患者在创面治疗过程中就可开始应用小口扩张器或矫形器，预防小口畸形的发生。

（2）颈部 颈前烧伤，采取去枕头后仰位，可在肩下垫1个长枕头使颈部充分后伸。颈后烧伤要调整好枕头，使颈略前屈防止颈后挛缩，颈两侧烧伤要保持颈部中立位。

（3）肩及胸壁烧伤 患者应充分外展上肢（肩关节外展90°），预防上臂与腋部及侧胸壁创面粘连和瘢痕挛缩，同时上肢水平内收15°~20°，防止过度牵拉造成臂丛神经损伤。

（4）肘部 屈侧烧伤，肘关节置位于伸直位；伸侧烧伤，应保持肘关节屈曲70°~90°；肘部环形烧伤，以伸直位为主，并采取伸直位、屈曲位交替的摆放策略。前臂保持中立位或旋后位，仰卧位时掌心向上。

（5）腕与手部 手背烧伤，腕关节保持掌屈位；手掌或全腕烧伤，腕部以背伸为主。全手烧伤应保持手功能位或抗挛缩位：拇指外展对掌位、腕关节微背伸、掌指关节自然屈曲50°~70°、指间关节伸直，各指间放置纱布卷防止指蹼粘连，必要时可采取矫形器固定。

（6）脊柱 保持脊柱成一条直线，以预防脊柱侧弯，尤其是身体一侧烧伤者。臀、会阴部烧伤应保持髋伸直位，双下肢充分外展。

（7）髋部 髋、臀、会阴部烧伤应保持髋伸直位，双下肢充分外展。

（8）膝部 应保持伸直或轻微屈曲位，必要时用矫形器固定。

（9）踝部 宜保持中立位，踝关节背伸90°，患者的脚蹬床尾放置的海绵垫或矫形器，防止跟腱挛缩形成足下垂。

4. 运动疗法 运动疗法的目的是维持关节活动度，防止肢体挛缩，保持肌肉力量和改善躯体功能。在病情允许的情况下尽早开始坐起和站立训练，以免并发症的发生。

（1）关节活动训练 未受伤关节与受伤关节行主、被动关节活动训练，每天至少2次；治疗持续时间、活动幅度、训练强度应个体化，以不引起生命体征明显变化为前提。

（2）康复治疗 如能在换药、清洁伤口的同时进行，可减少患者疼痛。

（3）肌力训练 对病情不同的烧伤患者进行不同的肌力训练，可防止因长期卧床、肢体制动所引起的失用性肌萎缩，增强肌肉力量，加强关节的动态稳定性。对肌力0~1级给予神经肌肉电刺激；肌力2~3级可进行助力活动或主动活动；肌力4级以上可进行抗阻力训练。

（4）呼吸训练 长期卧床，尤其是有呼吸道损伤的患者，指导其进行呼吸训练，重点进行腹式呼吸训练、咳痰训练等配合体位引流，促进排痰，可达到保持肺活量、提高呼吸的有效性、预防和减少呼吸系统并发症的目的。

5. 作业疗法 功能性的作业活动可以维持关节活动度与灵活性，保持一定的肌力和耐力，特别是对手精细活动功能的改善。

（1）维持日常生活必需的作业治疗 如床上活动、穿衣、洗漱、进食、如厕等。

（2）消遣性的作业治疗 如书法、绘画、下棋等，可调节患者情绪，提高兴趣和参与意识。

（3）能创造价值的作业活动 进行这类活动能使患者体现生存价值，又能取得报酬，在经济上自给和抚养家庭。脑力劳动者可练习书写，微机操作；体力劳动者可拧螺丝，装卸，推车等。

6. 压力疗法 是以弹性物质对创面痊愈部位持续压迫而达到预防和治疗瘢痕增生的方法，是目前公认的预防和治疗增生性瘢痕最有效方法。作用机制可能为一定压力下瘢痕组织中增生的毛细血管栓塞，数量减少，造成瘢痕组织缺氧，使成纤维细胞合成胶原的速度下降，胶原降解过程加速并接近皮肤胶原排列样式。对水肿肢体应用压力治疗，可促进回流，减轻水肿。经两三周愈合的烧伤应该预防性应用加压包扎，三周以上愈合的烧伤必须预防性加压包扎。常用弹力绷带，弹力服。

7. 康复工程 当患者不能配合维持正确体位时或需制动时，矫形器可使患者保持在抗挛缩体位，帮助体位摆放，保持已有的关节活动度。如踝背伸热塑板用于拉紧跟腱；膝伸、肘伸热塑板用于保持膝、肘关节伸直；颈前热塑板保持颈过伸位。

（二）后期康复

1. 增生性瘢痕 增生性瘢痕是皮肤真皮层损伤后形成的瘢痕，限于当初受伤部位范围内，表现为瘢痕局部隆起，潮红、质地硬，伴有瘙痒、疼痛的病理结构肥厚。

（1）压力疗法 是大面积瘢痕治疗的首选方案，目前常用的压力制品主要包括压力衣、压力垫、弹力绷带、硬质接触式面罩、矫形器,其中压力衣和弹力绷带使用最为广泛。

压力治疗的注意事项如下:①建议愈合时间在2~3周内的部位应进行预防性压力治疗;愈合时间超过3周、接受皮肤移植部位、中厚以上断层皮片供皮区应进行压力治疗。②应尽早进行压力治疗。超过2周未愈合的部位可考虑在包扎敷料外加用弹力绷带尝试进行压力治疗。③充分权衡压力治疗与创面治疗之间的利弊,当压力治疗影响创面愈合时,可适当降低压力、缩短压力制品使用时间、增加换药频次或暂停压力治疗以改善创面情况,之后再逐渐恢复压力治疗。无须等待无创状态,对于深度烧伤患者而言,在相当长的时间内几乎难以达到创面完全愈合。④压力治疗应逐渐开展,以减少新愈合皮肤出现压力性、摩擦损伤性水疱,治疗压力应逐渐增加。⑤压力制品的使用要求:每天除洗澡、换药、瘢痕治疗等必需操作外,应持续穿戴,中间去除时间每次不超过30分钟;压力治疗需长期坚持,此过程需持续到伤后1~2年甚至更长时间。⑥应监测压力制品的弹性和压力状况,当弹性下降、压力减少时及时调整或更换。⑦对形状不规则部位的压力治疗,为保证加压效果,可在凹陷部位加用压力垫。⑧压力制品可配合抗瘢痕药物、瘢痕贴一起使用。⑨处于生长期的儿童,应密切随访压力治疗过程,定期调整和更换压力衣。不合适的压力衣不仅不舒适,还可能影响身体发育,造成异常畸形。

(2)矫形器应用 由于运动或牵张后瘢痕仍会紧缩,选择合适的矫形器可以保持已获得的关节活动度,还可控制瘢痕的发展。要根据患者的具体情况设计适宜的矫形器。

(3)硅酮制剂的使用 硅酮制剂对瘢痕有保湿、促软化作用,能使肥厚性瘢痕短时间内变薄、变软,宜早期使用。部分患者外用硅酮制剂后会出现皮疹、瘙痒等情况,但去除后易消退,此时可每天缩短使用时间,适应后再逐渐延长使用时间,每日持续12小时以上,连续使用3个月以上,直至瘢痕消退。

(4)物理因子疗法

①激光治疗:激光束可使微血管受到破坏,引起局灶性缺血,瘢痕营养丧失,干扰胶原的沉积,从而治疗增生性瘢痕。

②冷冻疗法:是指用液氮冻结病变,使病变部位的细胞和微小血管受到破坏,局部组织缺氧造成坏死和蜕皮,从而使组织恢复平坦。

2. 挛缩 严重烧伤患者长期卧床,加上不正确的体位摆放,关节周围瘢痕及关节囊、韧带、肌腱的挛缩造成关节挛缩。烧伤后挛缩可用以下方法处理:

(1)牵引 采用牵引及按摩配合主动活动,牵伸至一定程度才放松,逐渐扩大范围,包括徒手牵引、滑车训练、踝关节背伸练习,矫形器牵引等。

(2)矫形器 根据挛缩部位的不同,分别选择适当的热塑板塑形使挛缩部位固定在抗挛缩位置,起到持续牵引的作用。

(3)被动活动 主要以间歇被动活动为主。运动时使关节活动范围尽量达到最大,但应以不引起严重疼痛为度。活动前可进行温热治疗,改善组织延展性。

(4)手术治疗 对严重影响关节活动而保守治疗无效的挛缩部位,可采用手术局部松解、皮片移植、皮瓣修复等方法修复重建。术后再行康复治疗以提高疗效。

(三)中医康复方法

1. 针灸疗法

(1)腕踝针 针对烧伤创面镇痛可选取腕踝针治疗。研究表明腕踝针可有效提高痛阈。

穴位选择根据烧伤部位，选取相应的治疗区进行治疗。

（2）在烧伤创面或瘢痕局部围刺　配合针刺阳经穴位可减轻局部炎症反应、促进肉芽组织生成、细胞修复再生、缓解瘢痕挛缩。针刺时上肢以手阳明经穴为主，下肢多取足阳明经穴为主，小腿部以足太阳、少阳经穴位为主。每次治疗30分钟，每日1次。

2. 中药疗法　中医认为烧伤的病因是火毒或热毒，侵犯皮毛，重伤肌肉筋骨，甚至五脏六腑。病变早期实证为主，但实中夹虚；后期虚证较多，亦有虚中夹实。临床应根据病情辨证施治。其中体液渗出期常伴有瘀血凝滞、伤口腐肉脓血，治宜益气养阴、活血安神。可选用生黄芪、潞党参、大生地、粉丹皮、宜红花、泽泻等药物；急性感染期火炽热盛，正盛邪实，治宜清热解毒。可选用黄连解毒汤合白虎汤加减。若开始脱痂，宜加用黄芪、穿山甲、皂角刺等托里排脓药物；创面修复期正气已虚，邪气尚实，热邪深入营血，气血俱损。治宜扶正祛邪，滋养肾阴，透营转气，可用清营汤合犀角地黄汤加减；康复期邪退正虚，治宜养阴益气，清利余热，可用八珍汤合增液汤加减。

3. 推拿疗法　具有舒筋活络，行气活血的作用，尤其对挛缩性瘢痕更好。按摩能使局部的温度上升，改善微循环，适当的刺激还能提高痛阈，具有镇痛的作用；推拿牵拉挛缩的瘢痕，能使组织的纤维拉长，迫使挛缩松解，关节伸展；关节部位治疗可预防和改善关节的功能障碍。

第五节　骨质疏松症的康复

骨质疏松症（osteoporosis，OP）是由多因素引起的一种慢性疾病，以骨量的下降和骨微细结构的破坏为主要病理改变，临床表现为骨脆性增加，骨折的危险性增大，同时对患者的生活质量等也具有明显的影响。随着社会生活方式的改变和老年人口的增加，骨质疏松症的发病率逐渐上升，对骨质疏松症的防治已经成为全世界都在普遍关注的健康问题。

一、概述

（一）定义

骨质疏松症是指人体代谢异常所导致的骨量减少，骨组织微细结构破坏，骨脆性增高及易发生骨折为特征的全身性疾病。一般可分为原发性及继发性两种，原发性骨质疏松症是指身体及骨骼本身生理功能退化而引起的骨质疏松，即因为年龄增大而逐渐出现的疾病，原发性骨质疏松症又可分为Ⅰ型和Ⅱ型两种，Ⅰ型主要是指绝经后骨质疏松症，大多由于进入老年后卵巢功能衰减，雌激素水平分泌下降所致；Ⅱ型亦称为老年型骨质疏松症，多见于60岁以上老年人。继发性骨质疏松症常见于营养缺乏或吸收障碍和内分泌疾病所引起的骨质疏松症，本节主要介绍原发性骨质疏松。

（二）流行病学特点

骨质疏松症的发病与地区环境、食物结构、营养水平以及种族等因素有关，并且随着年龄的增长而增加。男性多发生在55岁后，女性多见于绝经期后，女性发病率高于男性，两者比率约为（2~6）：1。有关研究显示，我国骨质疏松症的患病率为16.1%，60~70岁的老年女性中超过 20% 患有骨质疏松，80 岁以上的女性有近 2/3 患有骨质疏松。骨质疏松是导致骨折的主要因素之一，我国 50 岁以上人群骨折的总患病率为 26.6%，其中髋骨骨折患病率为 1.9%，前臂骨折为 4%，脊椎骨折为 13.3%。

（三） 病因及发病机制

骨质疏松症的病因较为复杂，一般认为与内分泌因素、营养因素、性别及年龄因素、疾病及药物因素、遗传及免疫因素等有关。

1. 内分泌因素 性激素、甲状旁腺激素、降钙素、活性维生素 D 等与骨质疏松的发生密切相关。性激素在骨质疏松症的发生中起决定作用，雌激素具有抑制骨吸收，增强成骨细胞活性、抑制骨钙溶出、促进骨重建等作用；雄激素具有促进蛋白质和骨基质合成的作用。老年人性腺功能减退，性激素分泌生成减少，因而容易发生骨质疏松。

2. 营养因素 钙、磷代谢异常是骨质疏松症形成的主要原因，蛋白质、微量元素、维生素等异常也与骨质疏松密切相关，上述营养物质摄入异常，均可导致骨形成减少，骨吸收增加，继而导致骨质疏松。

3. 性别及年龄因素 人体在 30~40 岁达到骨量的峰值，并维持相对稳定 5~10 年，之后随着年龄的增加，骨量开始缓慢减少，女性因为在绝经后血中雌激素水平下降，骨量急剧流失，因此女性的骨质疏松症发病率明显高于男性。

4. 其他因素 如部分全身性疾病（甲状腺疾病、肝肾疾病、免疫性疾病等）、长期服用某些药物（激素、避孕药、抗结核药等）、户外运动减少、环境污染（重金属超标）等，均可影响骨骼对钙、磷的吸收，加速骨量流失，导致骨质疏松的发生。

（四） 临床特征

主要表现为疼痛，甚至出现身长缩短、驼背、骨折等。

1. 疼痛 疼痛是原发性骨质疏松症最常见的病症，以腰背病多见，占疼痛患者的 70%~80%，其特点是在长时间保持固定姿势时疼痛加重。此外肩关节疼痛和足跟痛也常见。

2. 身长缩短 当骨质疏松时，椎体内部骨小梁萎缩，数量减少，疏松而脆弱的椎体受压，致椎体缩短，每个椎体缩短 2mm 左右，身长平均缩短 3~6cm。

3. 驼背 脊椎是身体的支柱。椎体前部多为松质骨组成，而且此部位负重量大，尤其胸 11、胸 12 负荷量更大，当骨质疏松时，更容易压缩变形，使脊椎前倾，前屈加大，形成驼背。随着年龄增长，骨质疏松加重，驼背曲度也加大。

4. 骨折 其特点是无外力或轻度的外力作用下均可发生骨折，骨折好发于胸腰椎、桡骨远端和股骨的近端。股骨颈及股骨粗隆间骨折是骨质疏松症骨折中症状最重、治疗最困难的一种，预后欠佳。由于股骨颈骨折的不愈合及股骨头缺血坏死，故致残率较高。

5. 呼吸功能下降 胸、腰椎压缩性骨折、脊椎后凸和胸廓畸形可使肺活量和最大换气量显著减少。多数老年人肺功能随着年龄增加而下降，若再加上骨质疏松症所致胸廓畸形，患者往往可出现胸闷、气短、呼吸困难等症状。

二、康复评定

骨质疏松症的康复治疗，取决于对骨质丢失程度的准确判断、骨质衰弱程度和跌倒倾向的确定。世界卫生组织在 1994 年发表了骨质分类标准：正常、骨量减少、骨质疏松、严重骨质疏松。目前尚缺乏中国人规范的量化指标，在临床分级上以双能 X 线吸收仪（DEXA）测值峰值骨量（M±SD）为正常参考值，规定：>M-1SD 为正常；M-1SD ~ -2.5SD 为骨量减少；<M-2.5SD 以上为骨质疏松；<M-3SD 以上无骨折，或<M-2.5SD 以上并伴有一处或多处骨折，为严重骨质疏松。此外，还有原发性骨质疏松症患者生活质量量表（osteoporosis quality of life scale），该量表包含 75 个条目，其中疾病维度 20 条目，生理维度 17 条目，社会维度 17 条目，心理维度 13 条目；满意度维度 8 条目，覆盖了与生活质量有关的 5 个维度（疾病、生理、社会、心理、满意度）和 10 个方面。

骨质疏松症的中医评价量表，对中医证型（包括痰浊证、肾虚证、脾虚证、血瘀证）进行综合评价，采用五等级选项记分，按患者症状、体征的程度深浅，分 1 ~ 5 个等级，分别取 1 ~ 5 分，依照受试者的主观感受或体验进行自评。量表得分情况分为 4 个等级：34 ~ 68 为较好，69 ~ 102 为中等，103 ~ 136 为较差，137 ~ 170 为差，即量表总分越高表示患者病情越重、生活质量越差。

三、康复治疗

一般认为，骨质疏松症的预防比治疗更为重要。骨矿代谢与光照、运动、食物是密切相关的，如果能够在这三方面加强，可以有效延缓骨的退化和骨质疏松症的过早出现，而运动疗法是防治骨质疏松症最有效、最基本的方法之一。骨质疏松症的康复治疗可以发挥肌力对骨质代谢所起的调节促进作用，纠正骨质疏松患者常见的驼背畸形，防止和减少因肌力不足而导致的容易摔倒，同时能够增强患者的身体素质，改善其生活质量。

（一）运动疗法

1. 运动方式

（1）有氧训练　包括走路、有氧操、跳舞、骑车、球类运动、体操等。该类运动能产生多方面的张力作用于整个骨结构，因而能最有效地增加骨强度，更有学者认为这些运动对任何年龄段者来说均比力量、耐力或非负重训练更有效。对于老年人而言，急走、上下楼梯、跳舞、跳老年健身操等运动更为合适。

（2）抗阻力训练　抗阻力训练应包括全身主要的肌群，整个运动应该缓慢且受控制，所加的负荷应在重复运动 10 ~ 15 次之后让患者感到肌肉疲劳为宜，以后应逐渐增加。负重和抗阻力训练可以帮助骨重建，是治疗和预防骨质疏松症的重要措施之一。复合的运动方式比单一的运动方式干预骨质疏松症的效果更好，最好是力量性项目与耐力性项目结合进行，以提高康复效果。

2. 运动强度　运动强度为中等的练习，对于防治骨质疏松症、减少骨折的危险性效果最好，通常若采用力量性项目的练习，运动强度应控制在能重复 1 次负荷的 60% ~ 85%，且每次的运动时间应持续 40 ~ 60 分钟。

3. 运动频率　通常每周运动锻炼的次数以 3 ~ 5 次为宜，年龄较大者可每隔 1 ~ 2 日进行一次运动锻炼。骨的重建周期要经历静止、激活、转换和成型 4 个过程，每个重建周期要持续 4 ~ 6 个月，要坚持长期进行运动锻炼，才能发挥保持骨密度和增加骨量的作用。

4. 注意事项　中老年人伴随心脑血管系统疾病者较多，运动前应行常规检查，运动项目尽量避免倒立性、屏气性、爆发力等动作，以免意外事故发生。对那些不习惯做运动的老年患者，应该避免跑步，以免发生跌倒和对脊柱、负重骨骼的损伤。骨质疏松症的老年患者应该避免划船式训练上肢的动作，该训练中极度向前弯腰可能引发后背的扭伤和脊椎压缩性骨折。

（二）　物理因子治疗

常用的方法有超短波、微波、中频、红外线、磁疗、超声波等疗法。电疗、热疗具有改善局部血液循环、消炎止痛、促进神经功能恢复、促进钙磷沉淀以及骨折愈合等功效，且对骨质疏松症引起的麻木、疼痛、骨折等症也有一定疗效。全身低频脉冲弱磁场治疗，可缓解疼痛，增加骨量。利用紫外线的光生物作用，还可进行日光浴、人工紫外线等治疗，以增加内源性维生素D的生成，从而促进钙的吸收和骨的形成，有利于防治骨质疏松症。

（三）　中医康复方法

1. 中药疗法　肾阴不足者宜滋阴壮骨，益肾填精，方选左归丸或滋阴大补丸加减。肾阳虚损者宜温肾助阳补虚，方选右归丸加减。肾精不足者宜滋肾填精补血，方选河车大造丸加减。脾气虚衰者宜健脾益气，温阳补肾，方选参苓白术散加减。气滞血瘀者宜行气活血化瘀，方用身痛逐瘀汤加减。

2. 针灸疗法　骨质疏松症以肾虚腰痛为多，治以补肾通阳，舒筋活血。取肾俞、委中、阿是穴、阳陵泉、三阴交、太溪、命门等穴，每次3～5穴，20～30分钟。也可以用电针治疗。

3. 推拿疗法　推拿治疗以足太阳膀胱经及足阳明胃经为主，手法包括㨰法、按揉法、拿法、点法、擦法等。常规操作如下：患者俯卧位，医生用㨰法施术于腰背部两侧膀胱经，之后双手叠掌按揉腰部，拿揉双下肢，点按揉脾俞、胃俞、肾俞、委中、承山等穴位，横擦背部膀胱经和腰骶部以透热为度；患者仰卧位，拿揉双上肢及大腿内侧肌肉，点按曲池、内关、合谷、足三里、伏兔、太溪、三阴交等穴位，牵抖上下肢后结束治疗。治疗时，手法必须轻柔和缓，切忌用力过猛，每次20分钟，10次为1个疗程，疗程间休息2～3日。

4. 传统功法　中医传统功法具有改善体质、增强体力、强筋健骨等作用，对骨质疏松症具有良好的防治作用。常用的功法有易筋经、太极拳、五禽戏、八段锦等，在功法锻炼的过程中，应针对患者的个体差异，从运动的方式、强度、时间及频率等方面综合考虑，制定适合的运动处方，以取得良好的锻炼效果，避免意外损伤。

第七章　临床常见问题的康复处理

第一节　痉　挛

痉挛是中枢神经系统疾病的常见并发症，是临床康复治疗中的难题。严重的痉挛会导致患者出现异常姿势与平衡障碍、转移困难、无法行走，日常生活活动能力严重受限，甚至终生需要照顾，不仅影响患者的生存质量，而且给患者及其家庭带来巨大痛苦。

一、概述

（一）定义

痉挛（spasticity）是指由于不同的中枢神经系统疾病引起的，表现为肌肉的不自主收缩反应和速度依赖性的牵张反射亢进，属于上运动神经元综合征。

脑或脊髓损伤后，高级中枢对脊髓牵张反射的调控发生障碍，使牵张反射兴奋性增高，或反应过强，表现为随着牵张速度的增高而使肌张力升高。

（二）流行病学特点

目前还没有关于肌痉挛患病率的准确数字，但是，估计大约1/3的脑卒中患者、60%的重度多发性硬化（multiple sclerosis，MS）患者以及75%的重度创伤性脑损伤后身体残疾的患者会发生肌痉挛。

（三）病因及发病机制

1. 病因　痉挛常见于脑卒中、脊髓损伤、脊髓病、脑瘫、多发性硬化等多种中枢神经系统疾病。

2. 发病机制　痉挛的机制尚不十分清楚，目前主要倾向于两种机制：反射介导机制和非反射介导机制。

（1）反射介导机制　传统理论认为，肌痉挛是由于上运动神经元损害后，肌梭Ⅰa类纤维敏感度和支配肌梭的γ运动纤维活力增加所致牵张反射亢进引起的，这与α运动神经元的兴奋性增高和各种抑制的减弱有关。

各种抑制是指对拮抗肌运动神经元交替性的Ⅰa类纤维抑制、Ⅰa类纤维终板的突出前抑制和非交替性的Ⅰb类纤维抑制而言，肌痉挛是三重抑制减弱的结果。拮抗肌运动神经元受损可导致这种抑制减弱；屈肌反射通过中间神经元可以整合伤害性刺激反射，而上运动神经元的损害可使中间神经元整合突出前的抑制减弱；痉挛性瘫痪的患者中，可见非交替性Ⅰb类抑制的减弱，而脊髓神经过度兴奋又可导致非交替性反射的过分活跃。此外，由于下行抑制的减弱，使α运动神经元冲动发放过分活跃，影响了下运动神经元兴奋抑制水平，导致肌痉挛。

（2）非反射介导机制　肌张力除与牵张反射有关外，还与组织的内在特性（intrinsicmuscle

mechanical properties），即肌肉、肌腱、关节等组织的黏弹性（visco-elastic properties）等机械特性有关，这种生物力学使肌纤维及结缔组织在受到牵拉时，产生弹性回缩力，它是肌张力产生的基础。研究表明，上运动神经元病变后，肌肉的内在特性会发生一定程度的变化，尤其是长期患者，可继发肌肉融合、胶原和弹性组织纤维化等一系列结构改变，这也是痉挛性肌张力增高的原因之一，但这一机制与牵张反射无关，因此称为"非反射介导机制"（non-reflex mediate mechanism）。

（3）胆碱能现象　痉挛的神经递质的变化研究表明，乙酰胆碱（ACh）是脊髓内的主要递质。可以认为脊髓横断后的痉挛状态是一种胆碱能现象，可能与α运动神经元活动有关。氨基酸类神经递质（AANTS）在肌张力中起重要作用，肌张力异常与 AANTS 浓度有关。屈肌痉挛和其他皮肤反射被认为是下行抑制通路被破坏后，背侧脊髓网状结构通路释放所致，这一系统的轴索通常释放去甲肾上腺素（NE）、5-羟色胺（5-HT）及非单胺能递质，下行 NE、5-HT 是脊髓中间神经元的抑制物，正常情况下抑制伤害感受冲动传入脊髓。痉挛患者脊髓内源性阿片肽的活性也有减少。纹状体的主要神经递质，如单胺及乙酰胆碱的不平衡被认为是锥体外系紊乱，如帕金森病的病因。

（四）临床特征

其临床特征为牵张反射异常，紧张性牵张反射的速度依赖性增加，具有选择性，并由此导致肌群间的失衡，进一步引发协同运动障碍。临床上可表现为肌张力增高、腱反射活跃或亢进、阵挛、被动运动阻力增加、运动协调性降低。

痉挛症状有阳性与阴性之分。肌张力高、腱反射活跃或亢进，出现阵挛等属于阳性症状，这是抑制作用减弱所致。缺乏灵活性、选择性运动控制的丧失以及耐力的降低等属于阴性症状，是由于以中枢神经系统为基础的特殊技能丧失所致。严重痉挛可导致各种各样的并发症，包括静脉栓塞和静脉炎、皮肤损伤、疼痛、搬运困难，长期的活动受限将出现骨质疏松和挛缩以及由此产生的关节畸形。严重的下肢痉挛可导致骨折、关节脱位和其他严重损伤。

二、康复评定

对痉挛的康复评定要从临床病史、视诊、反射检查、被动运动检查、功能评定等方面全面了解情况。

（一）痉挛的评价标准

1. 改良 Ashworth 分级法　是目前临床上常用的痉挛评定方法。将肌张力的等级分为 0~4 级，从而使痉挛评定由定性转为定量。改良 Ashworth 分级法具有较好的评定者间信度，评定方法也较为便捷，但这一方法不能区分痉挛和其他导致肌张力增高的障碍问题。

2. Penn 分级法　按自发性肌痉挛发作频率来划分痉挛的严重程度的评定方法。

3. Clonus 分级法　是以踝阵挛持续时间来了解患者痉挛的程度。

（二）反射检查评定

主要是检查患者是否存在腱反射亢进等现象，检查方法是直接用指尖或标准的反射叩诊锤轻叩检查腱反射导致的肌肉收缩情况，可予以 0~4 级评分。常采取的反射检查：肱二头肌反射、肱三头肌反射、桡骨膜反射、膝反射、跟腱反射。

（三）　被动运动评定

被动运动检查可发现肌肉对牵张刺激的反应，以发现是否存在肌张力过强、肌张力过强是否为速度依赖、是否伴有阵挛，并与挛缩进行比较和鉴别。评分标准可按神经科分级法，也可以采用其他的等级评分法如反射检查评定。被动运动检查时要求患者尽量放松，由评定者支持和移动肢体；对所有的运动均予以评定，特别是被确定为有问题的部位；在评定过程中评定者应保持固定形式和持续的徒手接触，并以恒定的速度移动患者肢体。

（四）　功能评定量表

功能评定可以对痉挛是否干扰坐或站立平衡及移行等功能以及日常生活活动能力进行评定。需要注意的是，功能活动障碍可能是由于痉挛或肌张力过强所致，也可能是由于肌力减弱或挛缩所致，因此，评定者必须结合病史和神经肌肉的功能检查，确定造成功能活动障碍的原因，并分析与肌张力相关的功能活动障碍情况。

1. Brunnstrom 评定法　在临床上应用最早，且为半定量的一种评定方法，评定内容主要包括躯干、四肢、步态等方面，每项包括 5 个功能等级。

2. Fugl–Meryer 评定量表、功能独立性量表（FIM）等量表化评定系统　可间接提供痉挛的评定。

3. Barthel 指数等日常生活能力的评定方法　可能对评定与痉挛和肌张力过强相关的功能状态改变有价值。

4. Rivermead 运动指数　具有针对性强、方法简单的特点。

有时痉挛有助于某些功能活动，此时若采用降低痉挛的治疗方法可能反而使患者的功能水平降低，对于此种情况应通过功能评定方法予以鉴别。

进行评定时，患者处于舒适体位，一般采用仰卧位，分别对双侧上下肢进行被动关节活动。在应用痉挛评定量表时，需要注意评定的影响因素：①痉挛的神经性因素；②痉挛的速度依赖性；③患者的努力程度；④精神因素的引导；⑤环境变化的影响；⑥评定时患者的体位。

（五）　生物力学评定方法

痉挛的生物力学评定方法主要目的是对痉挛肢体的位相性牵张反射和紧张性牵张反射进行量化。

1. 钟摆试验　是一种通过观察痉挛肢体从抬高体位沿重力方向下落的过程中，肢体由摆动到停止的情况，通过分析痉挛妨碍自由的状态进行评定的方法。痉挛程度与摆动受限程度成正比。该试验主要对下肢进行痉挛评定，尤其是股四头肌和腘绳肌。

2. 屈曲维持试验　该试验主要用于上肢痉挛的评定。

3. 便携式测力计方法　是一种对痉挛的定量评定，使用便携式测力计可以精确地测定在对肌肉进行被动牵伸时阻力增高的现象。

4. 等速装置评定法　该方法亦是一种定量评定，主要包括等速摆动试验（主要表现的是痉挛在刚开始摆动时的特点）和等速被动测试（类似于 Ashworth 痉挛评定）两种方法。

（六）　电生理评定方法

电生理评定方法可作为痉挛临床评定的定量方法，主要方法有表面电极肌电图、H 反射、F 波反应、紧张性振动反射、屈肌反射、腰骶激发电位和中枢传导等。

1. 表面电极肌电图　即将表面电极片贴在所测肌肉的相应表面，然后使痉挛患者进行主动或被动运动，从而根据肌电信号来反映患者的痉挛障碍情况。表面电极肌电图还可用于鉴别挛缩和拮抗肌痉挛，亦可用于辅助治疗方法的选择和对治疗效果进行随访。

2. H反射　H反射是一种单突触反射，与肌肉牵张反射相似。偏瘫、脊髓损伤患者出现痉挛时，会出现H反射增大的反应。

3. F波反应　F波由超强量刺激引发，且不是反射，主要是反映经过运动神经元池顺向或逆向传导的情况。对于较重的慢性痉挛患者，F波的持续时间和幅度会增加。

4. 紧张性振动反射　紧张性振动反射是指利用电动振动器刺激时所产生的肌电持续性收缩反应。对于痉挛患者，紧张性振动反射减弱，可作为突触前抑制的评定方法。

5. 屈肌反射　屈肌反射主要反映的是中间神经元活动的整体情况。

6. 腰骶激发电位　通过刺激胫神经可激发腰骶反应，从而反映脊髓后角的突触前抑制。

7. 中枢传导　经颅电刺激和磁刺激可用于评价痉挛的运动控制。在一些痉挛情况下，可存在中枢运动传导时间的异常。

三、康复治疗

痉挛对患者的运动功能造成严重影响，患者可出现日常生活活动受限，影响康复训练，严重痉挛是患者功能恢复的主要障碍，应给予积极有效的治疗。因痉挛的表现在不同患者之间差异很大，故制订治疗方案时必须因人而异。

（一）减少加重痉挛的不当处理和刺激

1. 抗痉挛模式　脑外伤、脑卒中、脊髓损伤等患者从急性期开始应采取良肢位摆放，对于严重脑外伤、去皮质强直者采取俯卧位，去大脑强直者宜采取半坐卧位，使异常增高的肌张力得到抑制。如Bobath技术中反射性抑制体位的摆放（以偏瘫患者为例）：仰卧位，上肢肩胛带下降、外展、肩关节呈外展、外旋，肘关节伸展，伸腕，拇指外展，下肢髋关节微屈曲，足背屈；坐位，头部和躯干保持直立，双手互握放在身体的前部，双腿微微分开，双足尖向上。早期进行斜板站立和负重练习，以避免不当刺激。

2. 消除加重痉挛的危险因素　压疮、便秘或泌尿道感染等各种原因引起的疼痛（如并发骨折、足嵌甲、关节疼痛），都可使痉挛加重。

3. 慎用某些抗抑郁药　抗抑郁的某些药物可对痉挛产生不良影响，甚至加重痉挛，应慎用或不用。

（二）痉挛的康复治疗

1. 运动疗法　保持软组织的伸展性和适当的训练，控制不必要的肌肉活动和避免不适当的用力，将会有效控制痉挛的发展。常用的方法包括：

（1）持续被动牵伸关节　活动应缓慢、稳定而达到全范围。每日持续数小时的静力牵伸，可使亢进的反射降低。站立对髋、膝、踝关节的屈肌群是另一种形式的静态牵伸，它可使早期的痉挛逆转并降低牵张反射的兴奋性。除良肢体位外，还可应用空气夹板，使痉挛肢体得到充分缓慢的牵伸而暂时缓解痉挛。此外，还可利用上下肢夹板和矫形器做持续的静态肌肉牵伸，保持软组织长度，伸展痉挛的肌肉及维持功能位。踝足矫形器可用于控制踝关节的痉挛性马蹄足畸形。

（2）放松疗法　对于全身性痉挛，放松是一种有效的治疗手段。例如，脑卒中或脑瘫患者，让其仰卧位并屈髋屈膝，治疗师固定其膝、踝关节并左右摇摆下肢，或在不同体位下使用巴氏球，在多种体位下被动旋转躯干等。

（3）抑制异常反射性模式 使用控制关键点等神经发育技术抑制异常反射性模式。通过日常活动训练使患者获得再适应和再学习的机会，如要求偏瘫患者使用双上肢促进身体从坐位站起，反复进行坐站训练，使患者学习掌握肌肉活动的时机。由于坐位升高减少了使用伸肌的力量，使其容易站起，并有助于抑制下肢屈曲异常模式，从而抑制了痉挛。此外，鼓励非卧床患者参加某种形式的功能活动，如散步、游泳、踏车练习等，以减少肌肉僵直，治疗痉挛。

（4）收缩-松弛技术 是指通过提高痉挛肌群的主动收缩能力，逐步使患者能够自如地控制肢体的痉挛，从而可以完成各项主动活动。将患者痉挛肢体被动放置于即将引起痉挛的位置后，让患者在该位置做痉挛肌肉的等长收缩，然后再由治疗师帮助其做等张收缩，这可以提高痉挛肌在这一范围内收缩的能力，之后再把患者的痉挛肢体放置于新的即将引起痉挛的位置，重复进行上述动作。这样反复进行，直到患者可以完全控制痉挛，完成主动运动。

（5）皮肤感觉刺激 在 Rood 技术中，利用毛刷、手指等快速轻刷痉挛肌的拮抗肌，可以交互抑制痉挛肌痉挛的强度，从而达到缓解痉挛的目的。若直接对痉挛肌进行长时间的轻刷，亦可起到缓解痉挛的目的。在操作时，轻刷的频率是每秒 2 次，每个部位约为 3 秒。

（6）关节负重 该方法可使关节间隙变窄，刺激关节内的感受器，引起关节周围的肌肉收缩，从而可以提高患者对姿势的控制能力。

2. 物理因子疗法

（1）冷疗法 如冰敷、冰水浸泡，将屈曲痉挛的手放在冰水中浸泡 5～10 秒后取出，反复多次后手指即可较容易被动松开。

（2）电刺激疗法 痉挛肌及其对抗肌的交替电刺激疗法，是利用交互抑制和神经肌梭兴奋引起抑制以对抗痉挛。其他还可应用脊髓通电疗法、痉挛肌电刺激疗法、直肠电极置入电刺激法。

（3）生物反馈疗法 治疗师将电极放置于一组或几组痉挛肌群上，给患者在仪器上设置一定目标，患者在训练时可根据仪器上表现为声、光等反馈信号，在尽量尝试放松痉挛肌后，努力找出和掌握使电压降到目标电压之下的方法。

（4）温热疗法 可以缓解疼痛，加速血液循环和新陈代谢，同时还可以软化结缔组织纤维，使之易于牵拉，进而防止粘连现象的进一步加剧。此外，还可刺激皮肤的温度感受器，使 γ 纤维的神经传导速度减慢，使肌梭的兴奋性降低，可在短时间内缓解肌肉痉挛。运用传导热（沙、泥、盐）、辐射热（红外线）、内生热（微波、超短波）等不同温热疗法。

（5）温水浴 患者在一定水温的游泳池或 Hubbard 槽中治疗，利用温度的作用和进行被动关节活动，也能缓解痉挛。

（6）超声波疗法 此方法一般很少用于缓解中枢神经系统损伤后缩引起的痉挛，但对于那些痉挛程度较严重的患者，尤其是那些肢体长期处于痉挛模式，肌肉纤维发生粘连，严重妨碍功能性活动的患者，超声波疗法具有一定的效果。

3. 神经阻滞疗法 局部注射药主要用于缓解肌肉或小肌群痉挛，其优点是药物直接作用于肌肉，减少全身副作用。

（1）肌内注射　目前国内外最常用的是肉毒毒素。临床治疗剂量一般按千克体重、靶肌肉的体积、痉挛严重程度计算。通常最大注射量为每个注射位点50U，每次不超过500U，儿童为6~8U/kg。一般3个月内不能重复注射，以预防抗体的产生而造成耐药性。一般在注射后3~10日出现药物的有效作用，药效可维持3~4个月或者更长时间。在注射肉毒毒素后，还应配合相应的康复训练，以促进肉毒毒素的吸收和内化，促进患者运动功能的恢复。

（2）鞘内注射　常用巴氯芬。对常规口服药物反应不良或不能耐受的患者，或其他的物理疗法如电刺激等不起作用的难治性痉挛，以及严重痉挛伴剧烈疼痛的患者可考虑鞘内注射。所需剂量仅为口服用药的1%，最初持续释放剂量为25μg/d，剂量可逐渐增加至抗痉挛的最佳效果，一般维持剂量在100~400μg/d范围之内。主要副作用是药物过量可导致呼吸抑制。最近人们使用巴氯芬泵，有控制地向鞘内注药，对脊髓损伤后的严重痉挛效果良好，且没有不良反应和耐药现象。

（3）神经或运动点阻滞　应用乙醇、苯酚或局麻药进行神经阻滞，以溶解破坏神经轴索，降低或阻滞神经冲动传递，从而减轻痉挛。注射部位可以是神经干或肌肉运动点，所产生的影响持续时间较长，一般可持续数周或数月，适用于门诊患者，并可重复使用。

常用的注射包括：胫神经封闭、闭孔神经封闭、坐骨神经封闭、股神经封闭、肌皮神经封闭。

4. 矫形器的应用　矫形器的合理科学应用，能够预防痉挛引起的关节僵硬和肌肉挛缩，能够适当矫正已造成的挛缩畸形，改善患者日常生活活动能力。矫形器的种类很多，要根据患者情况选用，且根据病情及时改进，更换或停止使用。

5. 中医康复方法

（1）中药口服　①邪滞经络者用羌活胜湿汤加减：葛根、木瓜、全蝎、桂枝、蜈蚣等；②痰火阻络者：半夏、胆南星、石菖蒲、茯苓、牡丹皮、玄参、竹茹、橘皮等；③肝风内动者用四物汤合芍药甘草汤加减：当归、川芎、熟地黄、全蝎、地龙、蜈蚣、天麻、钩藤等；④气血两虚者用八珍汤合芍药甘草汤加减：人参、茯苓、白术、甘草、芍药、熟地黄、当归、川芎等；⑤督脉损伤者用右归丸加木瓜、甘草、白芍等。

（2）针刺疗法　主穴：阳陵泉、足三里（双侧）。辨证取穴：气虚血瘀者，加气海、三阴交、脾俞、膈俞等穴；阴虚阳亢者，加太冲、太溪、风池、肝俞等穴；风痰阻络者，加风池、丰隆、阴陵泉、脾俞等穴；气滞血瘀者，加血海、膈俞、合谷等穴。上肢可加肩髃、外关、曲池等穴；下肢可加环跳、阳陵泉等穴。适用于偏瘫所致痉挛的治疗。

（3）艾灸疗法　艾灸具有散寒解痉的作用，在一定程度上可缓解痉挛。以患侧穴位为主，取穴为足三里、曲池、悬钟。肘关节：能屈不能伸者，可灸手三里、上肢井穴等；能伸不能屈者，可灸内关、曲泽、上肢井穴等。下肢：能伸不能屈者，可灸阴陵泉、太溪、下肢井穴等；能屈不能伸者，可灸阳陵泉、昆仑、下肢井穴等。

（4）推拿疗法　推拿是传统康复疗法的一部分，具有促进血液循环、松解软组织粘连的作用，同时还可调节神经功能，因此，在一定程度上可缓解痉挛。常用的手法包括：滚法、拿法、按法、捏法、推法、揉法、拍法等方法。

第二节 挛 缩

挛缩是骨关节、肌肉系统直接损伤或中枢神经系统疾病后肢体瘫痪的患者常见并发症。由于损伤、疼痛、失神经支配或痉挛等因素，而使患者长时间制动或长期卧床，坐轮椅，均可造成明显的肢体功能障碍，是临床康复治疗中的常见问题。

一、概述

（一）定义

挛缩（contracture）是由各种原因导致的关节周围的软组织、韧带和关节囊的病理变化，使关节活动范围受限。也有人将关节本身原因造成的活动范围受限称为强直，关节外原因造成的活动范围受限称为挛缩，本节不予区分，一律称为挛缩。

本病常见于骨关节、肌肉系统损伤及疾病后、各种原因类型的神经瘫痪后以及长期卧床、长期坐轮椅的患者，由于关节内外纤维组织挛缩或瘢痕组织粘连造成肢体功能障碍。

（二）流行病学特点

关节挛缩是脑卒中及重症脑外伤患者常见的并发症之一，其发生率高达90%左右。骨关节、肌肉系统损伤在挛缩关节活动受限中所占的比例为14.75%。

（三）病因及发病机制

挛缩由软组织、韧带、关节囊病变引起。主要原因可能是胶原纤维的结构和组合方式发生变化，造成结缔组织的性质改变，目前正处于研究阶段的有两种学说。

1. "胶原纤维网状支架"学说 在疏松结缔组织中，胶原纤维多以束的形式分支吻合成网，正常时分布是比较疏松的。当关节长期静止不动时，关节囊中的胶原纤维之间就出现了"桥样物质"，使"网"的密度加大，从而形成了"胶原纤维网状支架"。如果在损伤后能早期活动，这种变化可以预防，即"桥样物质"可以不出现，疏松结缔组织的结构仍然如常。如果已经出现了"桥样物质"，经过训练后还可以消失，为"可逆的"。如果长期不运动，则这种变化不可改变，称为"不可逆"的现象。

2. "两种结缔组织相互转换"学说 疏松结缔组织纤维排列疏松，很柔软，当其发生创伤、水肿时，形成"胶原纤维网状支架"，从而转化为致密结缔组织，如果挛缩发生的早期能及时训练，则致密结缔组织还可由于"桥样物质"的消失，又转回为疏松结缔组织。康复医学中早期采用运动疗法就是促进致密结缔组织逆转为疏松结缔组织的过程，从而达到治疗挛缩的目的。

（四）临床分类及特征

1. 临床分类 关节挛缩可分为先天性挛缩和后天性挛缩。Hoffa 将后天挛缩分为皮肤性挛缩、结缔组织性挛缩、肌性挛缩、神经性挛缩和关节性挛缩。

（1）Hoffa 分类

1）皮肤组织挛缩：好发于手部，多见于烧伤。

2）结缔组织挛缩：皮下组织、韧带、肌腱的挛缩，如掌腱膜挛缩。

3）肌性挛缩：肌肉长期不活动，使肌膜弹性下降、硬化，肌肉的延展性丧失，造成肌性挛缩。

4）神经性挛缩：①反射性挛缩，如疼痛引起的保护性反应。②痉挛性挛缩，好发于小儿大脑发育不完全及脑外伤及脑中风患者。③弛缓性挛缩，好发于小儿麻痹症。

5）关节性挛缩：由关节囊、韧带、滑膜等因炎症及损伤所形成的关节挛缩。滑膜炎会导致关节囊的硬化和纤维症。类风湿关节炎中滑膜细胞增殖产生关节囊硬化。退行性骨关节病出现关节软骨减少、疼痛引起保护性的关节囊中软组织收缩，致关节活动范围减少。

因炎症、不恰当的牵张及制动致胶原纤维缩短，逐渐丧失活动性，造成关节活动受限。关节囊挛缩时表现为关节各个方向的运动均受限。

创伤性关节炎时，因关节内受损伤产生浮肿和出血，导致组织受创，逐渐出现滑膜增生，关节囊和滑膜脂肪的粘连、肥厚、纤维化，从而影响到关节活动。

（2）根据有否动力因素分类

1）动力性挛缩：由于主动肌和拮抗肌之间力的不均衡所致，如小儿麻痹症所导致的挛缩。

2）静力性挛缩：是由于习惯性的姿势所致，如长期卧床所导致的足下垂。

在临床上，以上两种类型多混合存在。

2. 临床特征

（1）关节功能障碍　挛缩所致的关节活动障碍，涉及上肢会影响到患者的个人卫生、进食、穿衣、写字等日常生活及工作；涉及下肢会影响患者的步行、上下楼梯、下蹲等日常生活中所要频繁产生的动作和行为。

（2）肌力减退　挛缩导致患者关节活动范围受限显著，由此关节难以产生理想的摆动，导致关节附近肌群长期处于收缩不充分的状态，肌萎缩明显。

（3）ADL 影响　骨关节手术后，原发疾病恢复过程中，患者 ADL 会有所下降，但制动或直接创伤所致的挛缩可能产生比原发性疾病更为严重的 ADL 影响。另外，所有的关节功能障碍均会不同程度影响个人形象。

（4）加重瘫痪后肢体功能障碍　神经瘫痪后所导致的肌无力和肌痉挛状态时，即会导致肌肉、肌腱、关节内外结缔组织的挛缩，从而加重瘫痪肢体的功能障碍。

（5）心理障碍　长期的肌肉肌腱以及关节的挛缩对以上功能所产生的问题对患者均会带来不同程度的心理影响，治疗进展缓慢的患者往往会放弃康复治疗，所以在治疗期间需要给予一定的心理疏导。

二、康复评定

挛缩的评定内容主要根据患者的临床表现及功能障碍来设定，常见的有：

（一）关节活动范围的评定

检查常用量角器法，根据需要测量被检关节各方向的主、被动关节活动度。

（二）肌力评定

由于肢体运动减少，常发生肌肉萎缩，肌力下降。肌力检查是判定肌肉功能状态的重要指标，常用徒手肌力评定法。

（三）　肢体长度和周径测量

痉挛后肢体的长度和周径可能发生变化，测量肢体的长度和周径是必要的。

1. 肢体长度测量　测量上肢长度一般自肩峰至桡骨茎突或中指指尖。下肢长度的测量方法是用皮尺测量髂前上棘通过髌骨中点至内踝（最高点）的距离。测量时可以测量整个肢体长度，也可分段测量各个肢体的长度。

2. 肢体周径测量　进行肢体周径测量时，必须选择两侧肢体相对应的部位进行测量，为了解肌肉萎缩的情况，以测量肌腹部位为佳。测量时用皮尺环绕肢体已确定的部位一周，记取肢体周径的长度。对患肢与健肢同时测量进行对比，并记录测量日期。

（四）　步态分析

下肢挛缩极易影响下肢步行功能，应对患者进行步态分析检查。步态分析的方法有临床分析和实验分析两类，临床分析多用观察法、测量法等。

（五）　上下肢功能评定

重点是手的功能、步行和负重等功能。可用 Jebsen 手功能评定、Carroll 手功能评定、Hoffer 步行能力分级、Holden 的功能步行分类等评定方法。

（六）　神经功能评定

常检查的项目有感觉功能检查、反射检查和肌张力等。

（七）　日常生活活动能力评定

常用改良 Barthel 指数和功能独立性评定。

三、康复治疗

在早期即给予患者良肢位的摆放，可有效预防挛缩的发生。具体操作方法可参考本章第一节痉挛的相关内容。

（一）　运动疗法

1. 被动运动　是治疗挛缩的最基本最简单的手段，它既有预防作用，也有治疗作用。

（1）连续被动运动（CPM）　应用下肢 CPM 机防止挛缩，使用时注意由慢到快，角度逐渐增加。一般每日持续 5～16 小时，连续 2～4 周。对已能离床活动的患者来说，可中断下床活动，但不宜超过 2 天以上。

连续被动运动的原理是：①对关节及周围的组织进行持续且温和的牵引，可有效防止纤维挛缩和松解粘连，从而维持关节的活动范围。②对关节进行持续的牵引，使关节面相对运动，这可促进关节滑液的流动和更新，保证了关节软骨的营养供应。③持续被动牵引可减轻韧带的萎缩程度，并可增强韧带的强度。④CPM 通过刺激关节本体感受器，可缓解疼痛。⑤CPM 还可预防骨关节疾病的发生。

（2）间歇性被动运动　间歇性被动运动为治疗师用手法进行，可以用于预防和治疗。用于预防时只需每日活动 2 次，活动的强度则视病情而定。挛缩较轻的每次运动只需 10 个反复，但每个反复运动均需在极限位置（屈或伸，内收或外展）停留 8～10 秒，挛缩较重时每次被动运动需连续 20～30 分钟。对于有肌肉跨越两个关节的挛缩，应当进行热疗，增加牵伸的效果。被动运动时需固定关节的一端，通常是近心端，而活动另一端。对于骨折愈合欠佳者，应固定骨折的近关节端，避免骨折断面受到剪切力而造成变形或再骨折。被动活动前进行关节松动可以增加关节活动度，避免软组织的冲击、压迫或撕裂。

（3）夹板　动态夹板是一种持续牵引的夹板，利用黏弹性组合蠕变的原理，逐渐降低结缔组织的抵抗，增加其可塑性和关节活动度。此种夹板多有金属或塑料固定部分，附加橡胶带或弹簧牵引。其优点之一是有按照需要定向持续加力的作用，且在牵引的同时可以进行主动运动。但由于力量有限，只适于上肢的肘、腕、指关节。

静态夹板和矫形器有时也带铰链和可扩展装置，可以对抗成纤维细胞的收缩，防止瘢痕挛缩。

（4）系列塑形　适于阻力较大的膝踝挛缩。其方法是先行热疗以增加结缔组织的粘弹性，然后用力强制关节达到活动的限度，并在此极限位置予以石膏或低温热塑材料塑形。每 2～3 天更换一次，更换时拆去原塑形，清洁并检查局部皮肤无破损后施以热疗，并在强力被动活动下重行石膏或塑料塑形。这样的系列塑形可以逐次增加关节的活动度，最后达到完全矫正挛缩。

（5）牵引　对于已经挛缩的关节，可以通过滑轮进行重力牵引。此法简单但作用力可以很强，适用于髋、膝等大关节。牵引一般可以持续较久，从 0.5～24 小时不等。必须注意牵引力的大小，牵引力过小为无效治疗，牵引力过大则可能造成骨关节的损伤。一般中度挛缩可以每日牵引 2 次，每次 20～30 分钟，严重者可以增加时间。牵引前可热敷关节囊或肌肉肌腱结合部。

（6）关节松动术　主要通过摆动、滚动、滑动、牵引和分离，挤压和快速推压等手法以减轻疼痛，缓解肌痉挛，保持或增加关节周围组织的伸展性并改善关节活动范围。关节松动术的等级或剂量有两个分级系统，即分级振动技术和持续转移性关节内活动技术，可根据需要结合具体手法使用。

在进行被动运动时应注意：①被动运动力的大小：挛缩组织的弹性较小而脆性较大，故不可用力过大而造成新的损伤。②被动运动的时机：一般是越早越好，关节手术后第一天即可开始治疗，但是仍要考虑外伤修复的稳定性。例如：对屈指肌腱缝合术后、骨折内固定、骨折外固定时则应该根据具体情况具体对待。③区别对待：对于不同的关节应当根据其解剖生理特征进行相应的训练，包括运动的起始位、运动的轴向、范围和运动前的关节松动等。

2. 主动运动　主要包括徒手训练和阻力训练。

（1）徒手训练　包括步行、日常生活活动和防止个别关节挛缩的关节活动度训练，如关节体操。首先要设立训练的目的，然后示范并引导患者进行规定的动作，必要时予以保护或帮助，活动的时间视目的而定。

（2）阻力训练

1）人工阻力训练：可使用 PNF 技术中的主动抑制技术，常用以下三种技术：①保持-放松技术：在关节活动末端最大抗阻时收缩挛缩肌群，持续 10 秒后放松，牵伸挛缩肌群以增加关节活动度到新的范围；②保持-放松-拮抗肌收缩：在关节活动末端最大抗阻时收缩挛缩肌群，持续 10 秒后放松，再进行挛缩肌群的拮抗肌的最大收缩；③拮抗肌收缩：使挛缩肌群的拮抗肌在最大抗阻力收缩而使挛缩肌群放松的方法。以上训练由治疗师提供阻力，其大小、方向、次数根据病情和经验而定。

2）机械用力训练：包括带器械的训练和在器械上的训练，又分为等长、等张、等速训练以及向心与离心性训练，目的均为增加肌肉的收缩力、耐久力和做功的能力。

在进行主动运动时应注意的是：①对于心血管病患者和老年人，为减少心血管负荷，防止屏气的危害，不做等长训练和阻力训练；②每次剧烈运动后应有充分的休息时间，以消除疲劳；③注意控制阻力训练的强度、时间和频率，定期检查肌肉功能是进步还是退步，防止过量；④注意合适的体位并稳定肢体位置，防止训练的不是所需的肌肉或关节，预防出现替代运动；⑤注意导致挛缩的病因往往也导致骨质疏松，而骨质疏松者易导致病理性骨折，故阻力应适当控制；⑥防止肌肉疼痛。运动后肌肉立即疼痛多因血液和氧供应不足，乳酸和钾堆积，停止运动后恢复较快。运动后 24～48 小时开始疼痛，延续 1 周后消退者，为延迟性疼痛，其原因是肌肉或结缔组织的撕裂伤，继以纤维的变性和坏死，为此，用力训练前应先牵伸被训练的肌肉，逐渐增加阻力，而有利于预防疼痛；⑦肌肉关节有炎症或肿胀时不宜进行阻力训练。

3. 体位保持　有的情况下挛缩难以避免或在一定的疾病发展阶段难以避免，如在严重烧伤的增殖性瘢痕形成早期或出现侵及关节面的骨折时，为了减轻挛缩，或减轻挛缩的后果，必须使关节保持在功能位。

（1）各关节的功能位　一般肩关节功能位为外展、前屈、内旋；肘关节屈曲 100°，前臂中立位；腕关节为背伸 30°，桡偏；掌指关节及近、远端指骨关节为屈曲 45°～60°；拇指与小指为轻度对掌位。下肢各关节的功能位以便于行走为目标，髋关节为前屈 10°～15°，膝关节为屈 5°～10°，踝关节为足底与胫骨成 90°位。

（2）保持功能位的方法　功能位的保持必须 24 小时连续进行，卧位患者可以用枕头、毛毯等软性织物保持关节的固定。对于有明显挛缩倾向的患者可用石膏或塑料夹板矫形器，卧于硬床可以减少髋、膝挛缩的机会，足底垫板或用踝托可以预防足下垂。

（二）物理因子疗法

治疗挛缩的物理疗法主要是热疗。通常在主动或被动运动之前进行热疗，目的在于镇痛、松弛肌肉、减少胶原的粘弹性。几乎各种热疗法均可被采用，包括传导热的水疗、蜡疗、泥疗，辐射热的红外线与热空气浴，内生热的高频电疗与超声波。用分米波凹槽型辐射器的加热最深，宜于大关节。

研究表明，加温到 40～43℃可以减少胶原的粘弹性，增加其延展性，减少运动的阻力，但是，加温到 65℃时可以使胶原晶态结构破坏。关节加热后关节液中透明质酸增加，软骨的破坏增加。

（三）作业治疗

主要在关节活动范围和肌力均有一定好转的情况下进行，以恢复日常生活。

（四）中医康复方法

临床实践证明，中医康复方法也常用于对挛缩的治疗，如合适的按摩手法可以起到一定的塑性延长挛缩的软组织和松解粘连的作用；灸疗也可以起到类似于理疗中温热疗法的作用。

第三节　神经源性膀胱

《国际功能、残疾和健康分类》（ICF）中排尿功能指的是尿液从膀胱中排泄出去的功能。

排尿功能障碍使患者在各种环境下处于窘迫状态，常常使治疗过程中断，给患者带来很大的痛苦和不便，造成患者工作、生活上的困扰，甚而严重伤害其自尊心，严重影响患者的生活质量，增加患者重返社会的难度。

一、概述

（一）定义

神经源性膀胱是控制膀胱的中枢或周围神经伤病引起的排尿功能障碍。

（二）流行病学特点

本病目前尚缺乏权威性的较为全面的流行病学统计资料。

（三）病因及发病机制

所有可能累及储尿和／或排尿生理调节过程的神经系统病变，都有可能影响膀胱和／或尿道功能。可以由药物、多种神经系统疾病（如脑桥上部损害、脑卒中、帕金森病、多发性硬化、骶髓上损害、骶部损害、周围性损害等）、外伤等原因引起，致排尿功能减弱或丧失，最终表现为尿失禁或尿潴留。诊断神经源性膀胱必须有明确的相关神经系统病史。

（四）临床特征

1. 泌尿生殖系统症状

（1）下尿路症状 包括储尿期症状、排尿期症状和排尿后症状。储尿期症状含尿急、尿频、夜尿、尿失禁、遗尿等；排尿期症状含排尿困难、膀胱排空不全、尿潴留、尿痛等；排尿后症状含尿后滴沥等。

（2）膀胱感觉异常 如有无异常的膀胱充盈感及尿意等。

（3）泌尿系管理方式的调查 如腹压排尿、叩击排尿、挤压排尿、自行漏尿、间歇导尿、长期留置尿管、留置膀胱造瘘管等。

（4）其他 如腰痛、盆底疼痛、血尿、脓尿等。

2. 肠道症状 主要有肛门直肠症状如直肠感觉异常、里急后重感等；排便症状如便秘、大便失禁等。

3. 神经系统症状 包括神经系统原发病起始期、进展期及治疗后的症状，注意肢体感觉运动障碍、肢体痉挛、自主神经反射亢进等症状。

4. 其他症状 如发热等。

二、康复评定

神经源性膀胱既可以是先天性的，也可以是后天损伤或疾病导致。多种神经性疾病都会引起排尿功能异常，有遗传及先天性病史如脊柱裂、脊髓脊膜膨出等发育异常疾病；代谢性病史如糖尿病，有无合并周围神经病变、视网膜病变等并发症；神经系统疾病史如带状疱疹、格林-巴利综合征、多发性硬化症、老年性痴呆、帕金森病、脑血管意外、颅内肿瘤、脊柱脊髓肿瘤、腰椎间盘突出症等病史；外伤史如受伤（尤其是脊髓损伤）的时间、部位、方式，伤后排尿情况及处理方式等。

神经源性膀胱并非单病种疾病，所有可能影响有关储尿和／或排尿神经调节过程的神经源性病变（包括中枢性、外周性），都有可能影响膀胱和／或尿道功能。对病因隐匿者，应尽力寻找神经病变的病因。神经源性膀胱临床症状及严重程度的差异，并不总是与神经系统病变的严重程度相一致，因此不能单纯根据神经系统原发病变的类型和程度来臆断膀胱尿道功能障碍的类型。神经源性膀胱的分类方法采用基于尿动力学检查结果的 ICS 下尿路功能障碍分类系统。

（一）分类

1. Krane 分类 根据尿流动力学所示异常进行分类（表7-1）。

表 7-1　Krane 分类

逼尿肌反射亢进	逼尿肌无反射
括约肌协调正常	括约肌协调正常
外括约肌协同失调	外括约肌痉挛
内括约肌协同失调	内括约肌痉挛 外括约肌去神经

2. Wein 分类 是临床上使用广泛的以临床表现和尿流动力学为基础的功能分类法（表7-2）。

表 7-2　Wein 分类

临床表现	尿流动力学特点
尿失禁	A. 由膀胱引起：逼尿肌无抑制性收缩；膀胱容量减少；膀胱顺应性降低；逼尿肌正常（但有认知、运动等问题） B. 由出口引起：膀胱颈功能不全，外括约肌松弛等
尿潴留	A. 由膀胱引起：神经源性逼尿肌松弛；肌源性逼尿肌松弛；膀胱容量增大，顺应性增加，逼尿肌正常（但有认知、运动等问题） B. 由出口引起：机械性因素；内括约肌功能性梗阻；外括约肌功能性梗阻
潴留与失禁混合	A. 逼尿肌：括约肌失调引起 B. 逼尿肌和括约肌正常（但有认知、运动等问题）

（二）评定

1. 病史 全面了解患者的排尿愿望、急迫的排尿感、外界刺激感觉、排尿起始、排尿中断、尿失禁、自主神经反射亢进、大便史、性活动史等。

2. 体格检查 除注意患者有无痴呆、感觉、运动、反射的变化外，骶反射的检查特别重要，可较简单地通过肛门外括约肌的检查来进行。肛门（指诊检查）随意收缩存在，表明盆底神经支配完整，即节段神经及骶上神经完整。不能随意性收缩，提示骶上神经损伤。肌张力减退表明骶神经或周围神经损害。挤压阴茎头（阴蒂）以刺激阴茎背神经，可出现尿道海绵体肌及肛门括约肌的收缩；或牵拉留置的水囊导尿管刺激膀胱尿道黏膜，亦可引起肛门括约肌的收缩，球海绵体肌反射的存在说明骶反射弧完整，该反射的中枢位于骶$_{2\sim4}$。

3. 实验室和影像学检查 血、尿及肾功能检查，泌尿系 B 型超声检查，膀胱镜检查，腹部 X 线平片，膀胱造影，静脉泌尿系造影，放射性核素肾图检查，CT 和 MRI 等，有条件均应进行。

4. 膀胱充盈（存贮期）的评估 床边的膀胱内压测量图检查时要通过 Foley 导尿管用水充盈膀胱，通常通过一个"Y"形管连到测压计稳定性和容量，并可作为确定脊髓损伤患者是否已度过脊髓休克期的筛查方法。存在的局限性是难以确定水柱轻度上升是由于腹内压的因素（即用力）还是膀胱的收缩。若将 Foley 导尿管末端在三角区压力感受器处摩擦，会诱发膀胱收缩，但这是医源性膀胱收缩；更重要的是它不能评估排泄期情况。

5. 膀胱排空的评估   最简单的评估膀胱排空的筛查方法之一是残余尿量（PVR）；但不能确定排尿功能障碍的特殊类型。PVR 可由导尿或膀胱超声来确定。年轻人应无 PVR，无排尿方面症状的老年人可有 PVR 100～150mL。但 PVR 正常不能排除排尿问题；有时尽管有流出明显受阻（如良性前列腺增生，括约肌-逼尿肌协同失调），但若逼尿肌收缩力代偿性增加或虽无膀胱收缩但腹内压增加时 PVR 也可以是正常的。在解释 PVR 增大时也须谨慎，由于患者理解力差或存在异常的排尿环境（如在凌晨 2 点给患者床上便盆），PVR 不是在排尿后立即测得的，因而可以是异常的。

6. 尿动力学检查   尿流动力学是借助流体动力学和电生理学的基本原理和方法，检测尿路各路压力、流率及生物电活动，从而了解尿路排送尿液的功能机制，以及排尿功能障碍性疾病的病理生理学变化。

（1）**尿流率测定**   是指单位时间内自尿道外口排出的尿量，单位是 mL/s，反映排尿过程中逼尿肌与尿道括约肌之间的协调功能，可用于判断有无膀胱出口梗阻及逼尿肌收缩性，检查仪器为尿流计，主要参数有最大尿流率、平均尿流率、排尿时间、尿流时间及尿量等。尿流率测定应在一个单独的环境下，在患者有正常尿意并充分放松的情况下进行测量。检查前患者要尽量饮水达 1000mL 以上使膀胱充分充盈。到达检查室后患者再饮水 1000mL，然后让患者自己在检查室内排尿。患者排完尿后进行膀胱超声检查以测定残余尿量。当患者完成 3 次尿流率及残余尿测定后，将结果制成尿流率。最大尿流率，男性为 20～25mL/s，女性为 25～30mL/s。尿流率受到性别、年龄和排尿量等因素的影响，尿量在 200mL 以上时，测定的数值较准确，老年人随年龄增长，数值相应减低。

（2）**膀胱压力容积测定**   通过测定膀胱内压力与容积的关系，可反映膀胱的功能。将膀胱充盈（贮尿）及收缩（排尿）过程描记成膀胱压力容积曲线，从而了解膀胱顺应性、逼尿肌稳定性、膀胱容量、感觉及逼尿肌收缩等情况。正常膀胱压力容积测定结果为：无残余尿；膀胱充盈期内压恒定维持在 0.49～1.47kPa（5～15cmH$_2$O），顺应性良好；膀胱没有无抑制性收缩；膀胱充盈过程中，最初出现排尿感觉时的容量约为 100～200mL；膀胱容量为 350～500mL；在收缩期能够有意识地主动收缩逼尿肌，膀胱内压迅速上升达 7.84～9.8kPa（80～100cmH$_2$O），以及抑制逼尿肌收缩，使膀胱内压迅速降低，恢复到收缩前水平。

（3）**尿道压力分布测定**   尿道的压力是膀胱储尿期不漏尿的重要因素，由尿道内括约肌、外括约肌张力及尿道管壁静压力组成。

（4）**括约肌肌电图**   主要用于了解尿道外括约肌的功能状态。由于肛门括约肌与尿道外括约肌同时受到阴部神经支配，故可以用肛门括约肌肌电图来反映尿道外括约肌的活动情况。常用的电极有两种。①表面电极：呈哑铃状，置入肛门括约肌处，操作简单，患者痛苦小。②针形电极：经会阴部直接刺入到尿道外括约肌处，操作较繁杂，患者痛苦也大，但结果较明确。贮尿期，尿道外括约肌维持一定的张力控制排尿，肌电图可见持续肌电活动，在咳嗽用力时，为对抗膀胱内压的增高，可见肌电活动增强。排尿时，尿道外括约肌松弛，肌电图呈肌静止，一旦排尿完毕，肌电活动重新恢复。排尿时肌电活动持续存在并呈增强为逼尿肌-外括约肌协同失调的重要诊断依据。

（5）排尿期膀胱尿道造影　影像尿动力学检查较普遍地用于膀胱尿道功能失常，是在膀胱测压显示和记录尿动力学参数的同时显示和摄录 X 线透视的下尿路动态变化图形，是评价下尿路功能的动态放射学检查，常与尿流动力学联合使用。在膀胱充盈过程中应注意容量、形态，是否有膀胱输尿管反流，膀胱壁有无形成小梁或憩室，如发现"圣诞树"形膀胱提示有反射亢进性功能障碍。排尿时，膀胱颈开放呈漏斗状，嘱患者有意识中断排尿时，外括约肌收缩，膜部尿道关闭，尿流中断。若后尿道扩张，膜部变窄，常为逼尿肌-括约肌协同失调的特征性改变。

（6）联合检查　电视录像-测压-尿流率-肌电图同步检查，可收集到各种排尿障碍的最全面和完整的压力、形态资料和动态变化。

（7）进行尿流动力学检查时注意事项

残余尿：对有大量残余尿的患者，突然排空膀胱可能会改变逼尿肌压力曲线的类型，引流 2～3 日后再测，可能获得真实的曲线。

膀胱充盈速率：快速充盈（超过 50mL/min）可能改变逼尿肌活动程度，产生功能性膀胱容量减少。

膀胱重复充盈：仅作一次测定，常不能反映真实情况，尤其在逼尿肌反射亢进的患者，需要重复 2～3 次。

肠道准备：脊髓损伤患者，多数存在便秘，影响直肠压力测定，需要用缓泻剂或洗肠来进行准备，应注意间隔，避免在检查时因肠功能亢进而造成干扰。

感染：如患者下尿路明显感染，将影响检查结果。对无症状菌尿，应于检查前 1 小时注射抗生素作为预防措施。

体位：如患者能站立，应分别作卧位及立位测压；对不能站立的患者，右侧斜位是能显示膀胱颈及尿道的最佳体位。

三、康复治疗

肾功能衰竭是神经性下尿路功能障碍患者的主要死亡原因。由于膀胱排空障碍，使膀胱壁增生肥厚，膀胱输尿管连接部变成直行通过，严重时可出现反流，反流进一步感染及肾盂积水，最终导致肾功能衰竭。因此，维持膀胱的正常压力、预防和处理反流是治疗神经源性膀胱的关键。

神经源性膀胱康复的目标包括：保护上尿路功能（保护肾脏功能），确保储尿期和排尿期膀胱压力处于安全范围内；恢复/部分恢复下尿路功能，提高控尿/排尿能力，减少残余尿量，预防泌尿系感染，提高患者生活质量。

1. 留置导尿　留置导尿能彻底排空尿液，避免膀胱过度扩张，改善膀胱壁血液循环，促进膀胱功能的恢复。但留置导尿破坏了膀胱尿道的无菌状态，置管 24 小时菌尿发生率为 50%；置管 96 小时，菌尿发生率为 98%～100%，因此使用时须慎重。以下情况适用留置导尿：重症和虚弱不能排空膀胱者；尿潴留或尿失禁（女性患者）；应用间歇性导尿术有困难；上尿路受损或膀胱输尿管反流患者。需要较长时间留置导尿时，可服用维生素 C、乌洛托品等以酸化尿液，抑制细菌生长。

NOTE

2. 间歇性导尿 又称清洁导尿，是指患者在膀胱残余尿量增多（>100mL）或尿潴留时，可通过他人或自行导尿，然后拔除导尿管清洁备用。可使患者摆脱留置导尿管，降低感染率，使膀胱能有周期性的扩张与排空，得以维持近似正常的生理状态，并促使膀胱功能恢复。

间歇性导尿术的技术要求：在开始间歇性导尿前，要向患者详细说明导尿的目的，消除患者的思想顾虑，配合操作进行。操作时手法力求轻柔熟练，并了解尿道括约肌部位的阻力，当导尿管前端到达括约肌处，稍稍停顿，再继续插入，必要时加用尿道黏膜表面麻醉剂（2%利多卡因）。导尿完毕后，拔管时需缓慢，到达膀胱颈部时，稍稍停顿，同时用手压迫下腹部，最后使全部尿液引出，达到真正的排空膀胱。每次导尿后，均要求将导尿时间、尿量准确记录在专用记录纸上。对施行间歇性导尿的患者，每日液体摄入量应严格控制在2000mL以内，并要求能够逐步做到均匀摄入，即每小时在125mL左右，并避免短时间内大量饮水，以防止膀胱过度充盈，要反复向患者作解释工作，取得配合。间歇性导尿术的导尿频率为每隔4~6小时一次，每日不宜超过6次，如尿量过多，应严格限制进水量。在每次导尿前，配合各种辅助方法进行膀胱训练，以期出现自发性排尿反射。膀胱容量应控制在500mL以下，避免过度膨胀。当出现自发性排尿反射后，常因不能将膀胱排空，而需继续施行间歇性导尿术，但导尿次数可根据排尿恢复情况及排出尿量多少而作出相应的调整。具体方法：限制入液量，早、中、晚各400mL，可在上午10点、下午4点及晚8点饮水各200mL，晚8点到次日晨6点，不再饮水。两次导尿之间能自动排尿100mL以上，残余尿量300mL以下时，每6小时导尿1次。两次导尿之间能自动排尿200mL以上，残余尿量200mL以下时，每8小时导尿1次。当残余尿量少于100mL或膀胱容量20%以下时，即膀胱功能达到平衡后，方可停止导尿。在间歇性导尿开始阶段，每星期检查尿常规、细菌培养和细菌计数1次，以后根据情况延长到每2~4周一次。对膀胱逼尿肌无力，残余尿量继续保持在100mL以上或更多的患者，需要长期使用间歇性导尿术。

3. 膀胱训练 膀胱训练是恢复膀胱功能，达到自行排尿的常用方法，对神经源性膀胱尿道功能障碍的患者，应争取及早进行训练。对膀胱输尿管反流、肾积水、肾盂肾炎患者禁用；泌尿系感染、结石、高血压病、糖尿病和冠心病患者慎用。

膀胱训练的目的：保持有规律的排尿（每3~4小时一次）；减少残余尿量（小于100mL）；维护膀胱输尿管的瓣膜功能、避免产生反流；减少泌尿系感染率，保护肾脏功能；提高患者的生活质量，增强在社交活动中的独立性。

制定饮水-排尿-导尿时间表是进行膀胱排尿训练的基础，饮水量不能太多，以避免因尿量过多而使膀胱过度充盈。24小时水总摄入量不超过2000mL，排尿时间根据饮水量及膀胱容量和功能状态制定，一般3~4小时一次。膀胱训练时应循序渐进，每2~5小时一次，每次10~15分钟。常用的膀胱训练方法有：①耻骨上区轻叩法：常用于上运动神经元膀胱尿道功能障碍（骶髓以上损伤或病变）的逼尿肌反射亢进患者。通过逼尿肌对牵拉反射的反应，经骶髓排尿中枢引起逼尿肌收缩。患者用手指轻叩耻骨上区，引起逼尿肌收缩而不伴尿道括约肌同时收缩，即可产生排尿。②屏气法（Valsalva法）：增加腹部力量来提高膀胱压力并使膀胱颈开放而引起排尿。患者身体前倾，快速呼吸3~4次以延长屏气增加腹压的时间，做一次深吸气，然后屏住呼吸，向下用力作排便动作。这样反复间断数次，直到没有尿液排出为止。有痔疮、疝气的患者慎用，膀胱输尿管反流患者禁用。③挤压法（Crede法）：和屏气法相仿，均适用于逼尿肌无力患者。先用指尖部对膀胱进行深部按摩，可以增加膀胱张力。再把手指握成拳状，置于脐下 3cm 处，用力向骶尾部加压，患者身体前倾，并改变加压方向，直至尿流停止。

4. 阴部神经阻滞术　尿道外括约肌受阴部神经支配，阴部神经阻滞术可使外括约肌松弛、张力降低、尿道阻力降低，因此常与膀胱训练配合使用。

5. 外部集尿器装置　外部集尿器装置主要用于各种类型的尿失禁患者，使用时须勤清洗、勤更换。存在的问题为不易固定而滑脱，使用不当可引起皮肤过敏、感染、溃疡、坏死等并发症。男用集尿器主要是阴茎套型集尿装置，女用集尿器使用后效果仍不理想，往往需用尿垫。

6. 物理因子治疗　通过电、磁等刺激重建膀胱的排尿功能，包括体外皮肤电极和体内置入电极，如膀胱壁电刺激、盆神经电刺激等。常用的物理因子治疗主要有电刺激疗法、生物反馈疗法、磁刺激疗法等。

（1）电刺激疗法　是利用特定参数的电流，刺激盆腔组织器官或支配它们的神经纤维和神经中枢，通过对效应器的直接作用或对神经通路活动的影响，以改善储尿和排尿功能。包括骶神经根电刺激与骶神经根电调节技术、膀胱腔内电刺激和体表电刺激。有的需经外科手术将电极置入体内，通过电极直接刺激逼尿肌，诱导逼尿肌收缩。电刺激还可以对骶神经根（$S_{2\sim4}$）进行刺激，使骶神经兴奋，促使逼尿肌收缩，引起排尿。

（2）生物反馈疗法　生物反馈电刺激仪能将从患者肛门或阴道采集到的盆底肌群表面肌电信号反映于屏幕，患者可以直观地看到自己的盆底肌收缩情况，并根据提示有规律地收缩或舒张盆底肌肉。电脑反馈系统也会根据患者的主动盆底肌收缩情况自动调节刺激的强度，协助患者形成完整的生物反馈环路。相比单纯的电刺激，此疗法不易使患者感到单调、乏味，而且能使患者实时、直观地看到自己的训练效果，努力达到电脑的预设训练目标，并且最大限度引起患者的兴趣和主动性。

（3）磁刺激疗法　通过刺激骶神经达到排尿的目的，较电刺激具有无创伤性、相对无痛等特点。功能磁刺激（FMS）是利用时变磁场在组织内产生感应电流，使机体组织兴奋，从而进行无创性诊断和治疗的物理技术。FMS 的治疗效果取决于刺激部位、刺激频率、刺激强度、刺激时间、刺激方式、刺激疗程等诸多因素。在刺激之前需做相关的检查以确定病变类型，这一点至关重要，是保证刺激效果的决定因素。

7. 中医康复疗法

（1）中药内服　①膀胱湿热证，治以八正散加减：黄柏、栀子、瞿麦、萹蓄、茯苓、车前子等；②肺热壅盛证，治以清肺饮加减：黄芩、桑白皮、鱼腥草、麦冬、地骨皮等；③浊瘀阻塞证，治以代抵当丸加减：当归尾、桃仁、莪术、郁金等；④脾气不升证，治以补中益气汤合春泽汤加减：党参、白术、升麻、柴胡、茯苓、泽泻等；⑤肝气郁滞证，治以沉香散加减：沉香、橘皮、柴胡、青皮、乌药、郁金、车前子、冬葵子等。

（2）针刺疗法　调理膀胱，行气通痹。取穴以足太阴脾经腧穴为主，主穴为关元、三阴交、阴陵泉、膀胱俞；湿热下注加中极、行间清利湿热；肝郁气滞加太冲、支沟疏理气机；瘀浊阻塞加血海、膈俞化瘀散结；肾气亏虚加肾俞、太溪补肾利尿。

第四节　神经源性大肠

《国际功能、残疾和健康分类》（ICF）中排便功能指的是以粪便形式将废弃物和未消化食物排出体外的功能及相关功能。在生活水平日益提高的今天，排便功能障碍已经成为严重影响人们生活质量和身心健康的一个普遍问题。临床常见的排便功能障碍有便秘、腹泻、排便次数异常、括约肌失能或失禁。本节主要介绍由于大脑、脊髓和周围神经疾病导致排便的随意控制功能障碍，即神经源性排便功能障碍。

一、概述

（一）定义

神经源性大肠是由于大脑、脊髓和周围神经疾病导致排便的随意控制功能障碍。

可表现为两种形式：

（1）反射性大肠　如果骶髓第2～4节段相应的周围神经仍完好，则直肠功能是属于反射性的，其肛门内括约肌维持正常的休息张力，而当直肠充盈时即引起反射性松弛。由于内在及副交感神经性排便仍有功能，当直肠充盈时即会发生反射性排便。

（2）无反射性大肠或弛缓性大肠　由于脊髓或周围神经损伤，致使骶反射弧受损，副交感神经对内括约肌的正常抑制作用消失，内括约肌因而收缩，加上副交感性排便反射亦因该神经损伤而消失，结果引起大便潴留。另由于体壁神经受损，外括约肌和盆底肌松弛，若由于某种原因使大便通过失去抑制的直肠时，由于不能控制而表现为大便失禁。

（二）流行病学特点

本病目前尚缺乏权威性的较为全面的流行病学统计资料。

（三）病因及发病机制

肠道运动、分泌、血流调节受胃-肠道的神经系统支配。与排便有关的神经损伤后（如脊髓损伤、脑卒中、脑外伤、脑肿瘤、肌萎缩性脊髓侧索硬化症、多发性硬化、糖尿病等疾病），由于排便中枢、高级中枢及排便器官的联系中断，其内在神经系统调节肠道运动、分泌及血流调节的作用受到损害，使肠蠕动减慢，肠内水分吸收过多，导致大便失禁、排便困难等神经源性排便障碍。

（四）临床特征

神经源性大肠功能障碍以便秘和大便失禁最为常见。

1. 便秘

（1）括约肌痉挛　肛门内括约肌和肛门外括约肌痉挛。

（2）肠蠕动减弱　肠道反射抑制，交感神经过度兴奋或副交感神经兴奋性降低，肠道运动减弱，特别是升结肠运动减弱，卧位时升结肠和横结肠内的粪便难以克服重力向降结肠运动。

（3）大便干结　粪便过于干燥，可能与饮食结构有关，粪便在结肠内时间过长也会导致粪团干燥。

2. 大便失禁

（1）括约肌无力　肛门内括约肌和肛门外括约肌松弛，可能与骶丛失神经支配或脊髓排便中枢控制能力降低及盆底肌肉无力有关。

（2）肠道吸收障碍　一般与肠道炎症、血液循环障碍、结肠排空动力增强、粪便在结肠内停留时间过短、水分吸收时间过短等有关。

二、康复评定

通过收集病史资料、体格检查和辅助检查进行综合评定。

（一）评定内容

1. 每次大便耗时多少及粪便情况，每次大便应在半小时内完成，且量及稠度均适中。

2. 用局部刺激是否能排出大便，如手指刺激和（或）用肛门栓剂。

3. 每次大便间隔时间是否基本固定，有无大便失禁。

（二）评定方法

1. **临床评估** 评估患者首先需要了解完整病史和进行体格检查，尽管腹部症状常很模糊，但仔细探查加重或缓解因素间的关系，可提示发生部位。应考虑体位、时间、饮食、肠道护理、药物及排尿功能等方面的情况。应注意相关症状是否存在，如自主性反射异常、腹壁痉挛、发热和体重改变，以及发生症状时间前后出现的一些情况（如药物改变、肠道运动或生活起居状况）。也应仔细询问发病前的肠道功能情况，因为神经损害可改变先前存在问题的表现形式。应观察饮食情况，重点是液体和纤维的摄入量，泻剂、大便软化剂、纤维补充、抗胆碱能类药物的使用情况，还应注意肠道护理频率、间期、技术、大便软化剂及大便硬度，刺激时直肠内有没有大便失禁、出血等问题。

2. **肛门直肠指诊** 肛门、直肠及周围的结构、括约肌张力和收缩力是检查的重要内容。观察有无由粪便污染所致肛门直肠感染引起的外痔栓塞、直肠脱垂、肛裂、肛周瘙痒等；指检时感觉过高的肛门括约肌静息压可能是导致排空障碍的原因，随后嘱患者做排便动作，正常情况下，肛门括约肌和耻骨直肠肌处于松弛状态，会阴下降。如果在此过程中，出现肌肉矛盾收缩或没有会阴下降，都提示是由盆底肌肉不协调收缩所致的排便障碍。

（1）**肛门张力** 将检查者的手指插入患者肛管，手指感觉直肠内压力，肛门外括约肌、耻骨直肠肌的张力和控制能力，球海绵体反射及肛门皮肤反射情况。检查肛门局部刺激后有无大便排出；反射性大肠由于排便反射弧正常故能排出大便；弛缓性大肠由于内、外括约肌功能丧失，局部刺激也不能排出大便。同时评估直肠穹窿有无粪嵌塞。

（2）**肛门反射** 即划动肛周皮肤后出现肛门收缩，是检查上运动神经元病变（如高位脊髓损伤）最好的办法。

（3）**自主收缩** 自主性的肛提肌收缩可以增加肛门括约肌的压力。如果一个女性患者在阴道检查时不能收缩阴道周围肌肉，她的肛门也会有类似病变。这时应指导患者进行适当的肌肉锻炼以恢复盆底组织的正常功能。

3. **其他方法** 结肠传输试验、肛肠测压、盆底肌电图检查、纤维结肠镜、磁共振成像技术、排粪造影、肛门自制功能试验、便秘得分、自我观察日记等方法。

三、康复治疗

根据评定结果及早制定一个综合性的、个体化的肠道管理方案。神经源性大肠的目标包括：降低便秘或大便失禁的发生率；降低对药物的依赖性；帮助患者建立胃结肠反射、直结肠反射、直肠肛门反射；使大部分患者在厕所、便器上利用重力和自然排便的机制独立完成排便。

NOTE

（一）排便训练

进行排便训练之前，需了解几个因素：伤前排便习惯及规律；饮食结构是否合理，营养能否满足；液体摄入是否充足；每日活动情况及能否坐直到90°；损伤平面如何；损伤时间有多久。急性期过后，一旦肠鸣音恢复，预示着麻痹性肠梗阻的消失，不论损伤平面如何，都应鼓励患者进行排便训练。

1. 训练原则

（1）如果可能，尽量沿用伤前的排便习惯，如患者伤前习惯于晚餐后排便，排便训练即应尽量安排在晚餐后。

（2）应考虑患者出院后的情况，如患者出院后是去工作或上学，则把排便安排在早上可能较为合适。

（3）如果患者有陪护人员，大便时间应尽量安排在陪护人员在场的时间内。

（4）避免长期使用缓泻药：如果建立起良好的排便规律，不需常规应用缓泻药。

（5）当出现问题时，应找出是何种因素引起，如饮食结构发生变化。

（6）鼓励患者参与解决问题。

（7）患者不是每日都需要排便，不应强迫患者进行。

（8）应尽量少用药：可使用大便软化剂和肠蠕动刺激器，但用量应根据每个患者具体情况而定。

（9）应向患者讲解脊髓损伤后排便障碍的有关问题，以取得患者的理解和配合。

2. 训练方法

（1）**反射性大肠的排便训练**　上运动神经元排便的基础是利用排便反射，在确认直肠内有大便后，应进行刺激。对坚硬的大便应该用手抠出；若为软便，即戴上手套，抹上润滑油剂，然后将手指轻柔地插入直肠做环形运动，顺时针刺激30~60秒以刺激直肠排空。一般情况下，患者隔日一次大便，便前用肛门栓剂，放肛门栓剂时应深入越过括约肌贴到肠壁上，然后做10~15分钟的手指刺激以辅助排便。如果患者能坐直到90°，应让患者在坐便池或坐便椅上让重力协助排便。开始训练排便时应做记录：如大便1次需要多长时间，大便的量和组成，大便失禁的情况，这有助于决定以后的排便方式。如果一次排便耗时长达数小时，即应考虑灌肠。

（2）**无反射性大肠的排便训练**　下运动神经源性直肠因为排便反射的丧失，其处理更加困难。因为其内、外括约肌功能均丧失，经常可发生大便失禁，患者担心此问题永远得不到解决。开始时，患者每日应使用肛门栓剂，对坚硬的大便应用手抠出。手指刺激在这种患者中无作用，因而也不必要。放肛门栓剂时应顶住肠壁，放置20分钟后检查直肠，如果直肠里有大便，患者即应转移到坐便池上，让大便排出。有的患者需在大便后第2日再检查直肠，以确保下段直肠有无大便，防止大便失禁。这种检查直至患者能很好地管理大便时才可取消。

（二）药物疗法

1. 大便软化剂　也称润滑性泻药，此类药物的主要功能是润滑肠壁，软化大便，使大便易于排出，如液体石蜡、多库酯钠等。

2. 容积扩张剂　也称盐类泻药，在肠道难以吸收，但大量口服形成高渗压后可阻止肠内水分的吸收，刺激肠壁，促进肠道蠕动。

3. 泻药 可用乳果糖，为半乳糖和果糖的双糖。它在小肠内不被消化吸收，在结肠被细菌分解为醋酸、乳酸和其他有机酸，使大便酸化，减少对氨的吸收，未被吸收的双糖可增高渗透压，保留水分。

（三）饮食疗法

患者饮食应为高纤维素、高容积和高营养的。每日至少有 3 次蔬菜或水果；或每日 2 次，每次一茶匙麦麸。纤维素摄入每日应不少于 40g。要注意便秘时多吃桃、樱桃、草莓等；腹泻时多饮茶，吃米饭、苹果等。

（四）中医康复方法

1. 中药内服

（1）便秘 ①热秘，治以麻子仁丸加减：大黄、枳实、厚朴、麻子仁、杏仁等；②冷秘，治以温脾汤加减：附子、大黄、党参、干姜、当归、肉苁蓉等；③气虚秘，治以黄芪汤加减：黄芪、麻子仁、白蜜、陈皮等；④血虚秘，治以润肠丸加减：当归、生地黄、麻子仁、桃仁、枳壳等。

（2）泄泻 ①脾胃虚弱证，治以参苓白术散加减：党参、白术、茯苓、陈皮、桔梗、扁豆、山药、莲子等；②肾阳虚衰证，治以四神丸加减：补骨脂、肉豆蔻、吴茱萸、五味子、附子、炮姜等。

2. 针刺疗法

（1）便秘 通调腑气，润肠通便。热秘、气秘只针不灸，用泻法；冷秘针灸并用，用泻法；虚秘针灸并用，用补法。取穴以大肠的俞、募、下合穴为主，主穴天枢、大肠俞、上巨虚、支沟、照海，热秘加合谷、曲池清泻腑热；气秘加中脘、太冲疏理气机；冷秘加灸神阙、关元通阳散寒；虚秘加脾俞、气海健运脾气以助通便。

（2）泄泻 对寒湿困脾、脾气虚弱、肾阳亏虚者应健脾益肾、温化寒湿，针灸并用，虚补实泻；对肝郁气滞、食滞胃肠、肠腑湿热者应行气化滞、通调腑气，只针不灸，用泻法。取穴以大肠的俞、募、下合穴为主，主穴神阙、天枢、大肠俞、上巨虚、三阴交，寒湿困脾加脾俞、阴陵泉健脾化湿；肠腑湿热加合谷、下巨虚清利湿热；饮食停滞加中脘、建里消食导滞；肝郁气滞加期门、太冲疏肝理气；脾气亏虚加脾俞、足三里健脾益气；脾气下陷加百会升阳举陷；肾阳亏虚加肾俞、关元、命门温肾固本。

第五节 压 疮

压疮是人体局部所受压力和受压的持续时间超过一定限度后引起的损伤。常见于长期卧床或坐轮椅的患者，中枢神经系统损伤患者（如偏瘫、截瘫和四肢瘫患者）。任何部位长时间受压都可以出现压疮，原因是压力阻断了调节皮肤血液循环的自主神经反射弧，破坏了组织对压力的防卫反应使组织长期缺血。压疮好发于缺乏脂肪保护、无肌肉包裹或肌层较薄的骨突起部位，包括枕部、双肩胛部、双肘部、骶尾部、股骨大粗隆部、腓骨小头部、外踝及足跟部位等。其中骶尾部、坐骨结节部及股骨大粗隆部发生率最高。一旦发生压疮不仅会给患者带来痛苦，加重病情，延长康复时间，严重时还会因继发感染而危及生命。

一、概述

（一）定义

压疮，俗称褥疮，又称压迫性溃疡，是指不同程度的压力或剪切力造成皮肤及局部组织缺血、缺氧而形成的坏死和溃疡。

（二）流行病学特点

美国每年有 250 万例压疮需要住院治疗，年住院治疗总费用为 110 亿美元；每年 1 次全美和多国压疮调研现患率波动在 9.2%～15.5%；5 个欧洲国家的 25 所大学医院和综合医院住院患者的压疮现患率为 18.1%；我国 12 所医院共调查了 39951 例患者，压疮现患率在 ICU 最高为 11.916%。不同国家及医院院内压疮现患率和发生率的结果存在差异，可能与研究的人群、时间、患者病情及所接受的治疗和预防措施等不同有关。

（三）病因及发病机制

过度的压力、长时间不缓解的压力、剪切力、长时间暴露在潮湿环境中、局部或全身体温升高、皮肤胶原蛋白退化、周围血液循环障碍等因素，体重的承重面与骨隆突之间的局部组织长期受压，导致受压部位缺血缺氧，引起皮肤或皮下组织的坏死发生压疮。其中压力和剪切力是形成压疮的主要原因。

（四）临床特征

压疮的发生有阶段性，由轻到重，分为 4 期。

1. 淤血红润期 受压局部出现红、肿、热、麻木或有触痛，短时间内不见消退。此期皮肤的完整性未破坏，为可逆性改变。如及时除去其原因，可阻止压疮的发展。

2. 炎性浸润期 由于红肿局部继续受压，血液循环仍得不到改善，局部静脉回流受阻，静脉淤血，局部红肿向外浸润、扩展。皮肤变为紫红色、皮下产生硬结、疼痛加剧，皮肤因水肿而变薄，可有水疱形成。若水疱破溃，则可显露出潮湿红润的创面。

3. 浅度溃疡期 水疱破裂，局部浅层组织坏死，形成溃疡。创面有黄色水样渗出物或脓液，疼痛加重。

4. 坏死溃疡期 坏死组织侵入真皮下层、肌肉层，甚至达骨膜或关节腔。局部成黑色，脓性分泌物增多，有臭味，甚至可引起败血症。

5. 并发症

（1）感染 约有 70% 的压疮伴有感染，细菌对常用抗生素不敏感，重者可发生败血症或死亡。

（2）骨髓炎及关节炎 压疮伴发的感染可直接向深部组织或邻近的关节扩散，不适当的处理方法也可使感染扩散而引起骨髓炎或关节炎，进而可发生病理骨折、脱位。

皮肤恶变：压疮长期不愈合可刺激皮肤引起癌变，临床曾有报道。

二、康复评定

压疮的评定有助于对创面情况的了解，为去除病因、制定和实施相关的治疗提供科学的依据。

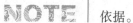

（一）压疮的分级

国内一般采用美国压疮协会压疮分级法；Shea 分级也很常用；近年来美国芝加哥脊髓损伤中心提出的新的压疮分级法（Yarkony-Kirk 分级）应用越来越广泛。

1. 美国压疮协会压疮分级　见表 7-3。

表 7-3　美国压疮协会压疮分级

评定分级	评定标准
Ⅰ度	局部皮肤有红斑但皮肤完整
Ⅱ度	损害涉及皮肤表层或真皮层，可见皮损或水疱
Ⅲ度	损害涉及皮肤全层及皮下脂肪交界处，可见较深创面
Ⅳ度	损害涉及肌肉、骨骼或结缔组织（肌腱、关节、关节囊等）

2. Shea 分级

（1）损害涉及表皮包括表皮红斑或脱落。

（2）损害涉及皮肤全层及其皮下脂肪交界的组织。

（3）损害涉及皮下脂肪和深筋膜。

（4）损害涉及肌肉或深达骨骼。

（5）损害涉及关节或体腔（直肠、小肠、阴道或膀胱）形成窦道。

3. Yarkony-Kirk 分级

（1）红斑区

①呈现时间超过 30 分钟但不超过 24 小时。

②呈现时间超过 24 小时。

（2）表皮损害不涉及皮下组织和脂肪。

（3）损害涉及皮下组织和脂肪但不涉及肌肉。

（4）损害涉及肌肉但未累及骨骼。

（5）损害涉及骨骼但未损害关节腔。

（6）损害涉及关节腔。

（7）压疮愈合但容易复发。

（二）预后评定

1. 危险度评估　评估危险度的目的是确定需要采取预防措施的危险人群和处于危险中的特殊因素。危险度评估量表用于确定最危险的人群，以使人力、物力集中于这类特殊人群。评估内容包括制动、失禁、进食、营养状况、意识障碍等，这些因素能增加压疮的发生率和严重程度。

2. 预测评定　用于早期预防及对最危险人群的重点护理，但不能用于监控危险人群或已受累者。目前常用的 Braden 评分法和 Norton 评分法，应用量表通过评分的方式对患者发生压疮的危险性进行评定。

（1）Braden 评分法　是目前国内外预测压疮的最常用的方法之一，有效性高。Braden 量表包括 6 个因素：活动性、运动能力、摩擦和切力、湿度、感觉、营养。除了摩擦和切力评分为 1~3 分，其余项目评分为 1~4 分，总分为 4~23 分。Braden 评分分值越少发生压疮的危险性越高。评分≤16 分，被认为具有一定危险性；评分≤12 分，属于高危患者，应采取相应措施实施重点预防。Braden 评分的分值越少发生压疮的危险性越高（见表7-4）。

表7-4   Braden 评分法

因素	项目/分值	4	3	2	1
活动性	身体活动程度	经常步行	偶尔步行	局限于床上	卧床不起
运动能力	活动能力改变和控制体位能力	不受限	轻度受限	严重限制	完全不能
摩擦和切力	摩擦和剪切力	无	无明显问题	有潜在危险	有
感觉能力	感觉对压迫有关的不适感受能力	未受损害	轻度丧失	严重丧失	完全丧失
湿度	皮肤暴露于潮湿的程度	很少发生	偶尔发生	非常潮湿	持久潮湿
营养	通常摄食状况	良好	适当	不足	恶劣

（2） Norton 评分法   是公认的预测压疮发生的有效评分方法，特别适用于评估老年人。其分值越低，危险度越高。评分≤14 分提示易发生压疮。Norton 量表包括 5 个因素：身体状况、精神状况、活动性、运动能力及二便失禁等情况。（见表7-5）

表7-5   Norton 评分法

项目/分值		4	3	2	1
精神状况	意识状态	清醒	淡漠	模糊	昏迷
身体状况	营养状况	好	一般	差	极差
运动能力	运动	运动自如	轻度受限	重度受限	
活动性	活动	活动自如	扶助行走	依赖轮椅	运动障碍
二便控制	排泄控制	能控制	小便失禁	大便失禁	二便失禁
	循环	毛细血管再灌注迅速	毛细血管再灌注减慢	轻度水肿	中度水肿至重度水肿
	体温	36.6~37.2℃	37.2~37.7℃	37.7~38.3℃	>38.3℃
	药物使用	未使用镇静药和类固醇类药	使用镇静药	使用类固醇类药物	使用镇静药和类固醇类药

三、康复治疗

压疮的治疗应根据它的严重程度来决定。首先应明确并去除产生压疮的病因，否则即使给予了正确的局部和全身治疗也能导致创面不愈。使用敷料、特制床垫及软垫保护创面，关注全身情况，会有助于创面的愈合。

（一） 保守治疗

Ⅰ度压疮可通过变换姿势、调整矫形器等方法设法减压，多处压疮可用气垫床解除受累部位的压力，压迫消除后即可愈合，不需用其他治疗。Ⅱ度、Ⅲ度、Ⅳ度压疮需予以下治疗。

1. 压疮创面处理   换药或更换敷料是治疗压疮的基本措施，创面的愈合要求适当的温度、湿度、氧分压及 pH 值。换药或更换敷料也是保证创面愈合的必要条件，局部应少用或不用抗生素，重要的是保持创面清洁。对创面局部不主张使用任何药液，而是普遍采用等渗盐水敷料。创面须以敷料覆盖，以便保护创面，维持其内环境的稳定和生理完整性，加快创口愈合。压疮创面如有坏死组织，则易发生感染且阻碍创面愈合。可通过对创面的彻底清洁和机械性方法，如剪除、化学腐蚀或纤维酶溶解的方法来清除坏死组织，促进健康组织生长，但应尽量避免损伤正常肉芽组织或引起感染扩散。

2. 感染处理 控制感染的主要方法是加强局部换药，保证伤口引流良好，必要时可用浸透到半湿的生理盐水敷料，创口引流要好，必要时用2%硼酸溶液，3%的过氧化氢溶液冲洗创面。局部一般不使用抗菌药物，以免影响肉芽组织的生长。个别患者因伤口处理不当，已造成严重感染而出现全身症状时，应做伤口细菌培养和药敏试验，考虑用敏感的抗生素控制感染。

3. 物理因子疗法

（1）*紫外线疗法* 治疗前应清洁创面，有坏死组织应先清除，不涂任何药物，以利于对紫外线的吸收。早期皮肤损害未累及肌肉者，采用Ⅱ～Ⅲ级红斑量，每日或隔日1次，4～6次为1个疗程；累及肌肉、骨骼者，Ⅲ～Ⅳ级红斑量，每隔1～2天照射1次，中心重叠照射法；创面肉芽新鲜，为促进愈合，剂量应小于Ⅰ级红斑。

（2）*超短波疗法* 早期皮肤损害，尚未累及肌肉者采用无热量或微热量，每次治疗10～15分钟；累及肌肉或骨骼者采用微热量，每次治疗10～15分钟。治疗前均应清洁创面，尽量少用外用药。

（3）*红外线疗法* 适用于各期溃疡创面，感染已完全控制，创口肉芽新鲜、无脓性分泌物的患者。每天1～2次，每次20～25分钟，15～20次为1个疗程。

（4）*超声疗法* 超声能刺激巨噬细胞释放因子和趋化因子，可促进损伤部位新生结缔组织的生长。超声还能促进慢性缺血肌肉内毛细血管的生成，加快循环恢复。

除了上述的局部处理外，还应加强营养，改善全身营养状况，纠正缺血和低蛋白血症，有助于压疮创面的愈合。应叮嘱患者多食高蛋白、高热量、高维生素食品等。

（二）**手术治疗**

Ⅲ度、Ⅳ度压疮通过保守治疗也能治愈，但耗时较长（长达数月）。基于这个原因，对长期保守治疗不愈合、创面肉芽老化、边缘有瘢痕组织形成、合并有骨关节感染或深部窦道形成者，应采用手术治疗。

压疮的手术方法包括直接闭合、皮肤移植、皮瓣、肌皮瓣和游离瓣转移等，目前多采用肌皮瓣转移手术覆盖原伤口。剪除坏死组织，早期闭合创口可减少液体和营养物质的流失，改善患者的全身健康状况。术后确保手术区不受压迫，使用抗生素预防感染。

四、压疮预防

压疮的预防是基于对病因学的理解，着重于能影响患者损伤的危险因子。对于压疮，预防重于治疗，因此充分注重预防可以防止其发生；相反，一旦已形成压疮，在治疗上耗费的人力、物力、财力是大量的，而且还常因压疮的存在而严重影响了主要疾病的治疗。

预防压疮的方法主要为定期给受压严重的部位减压。超长时间受到超限的压力是压疮的成因，因此应当使用各种方法避免出现此类现象。

（一）**定时翻身或变换体位**

正确体位的目标是使压力分布在最大体表面积上，避免骨突起处受压，过度肥胖、痉挛、挛缩、矫形支具、牵引及疼痛会加大体位摆放的困难。对运动障碍患者进行身体抬高和翻身是避免持久受压的最简单和最常用的方法。对卧床患者每2小时进行一次翻身。在坐位上，每隔15分钟，用各种方法给坐骨结节区减压15秒左右。体位姿势的改变按计划安排进行，主要有

4 种体位：仰卧位、俯卧位、右侧和左侧卧位。俯卧位可在标准平面上依靠桥式技术完成或不依靠桥式技术而在水床上完成。侧卧位应避免转子区直接受压。

（二）　避免由压力造成的损伤

穿用合适的衣服、鞋、矫形器；在床上，通过翻身或使用减压垫（如用厚塑料块架空骨突部位、蛋篓型床垫、分段轮流充放气的床垫、沙床、水床等）；使用合适的轮椅及坐垫，良好的轮椅坐姿应保证所达座位区域的最大支撑面，足踏板应置于不将重量传送到坐骨而是让大腿承重的高度。坐轮椅时至少每半小时调整一次姿势。

（三）　综合调护

1. 避免由于剪力、摩擦力、钝力造成的损伤，应特别注意避免碰到热源造成烫伤。

2. 改善全身营养状况，保证均衡饮食。

3. 保持皮肤清洁、干燥。

4. 每天至少需要两次全面检查皮肤，监视皮肤的完整性，特别注意骨突部位的皮肤情况，早期发现，早期处理。

第六节　慢性疼痛

在第 10 届国际疼痛研究学会（IASP）大会上专家一致达成共识，认定慢性疼痛为一种疾病，2007 年原卫生部要求我国二级以上医院成立一级诊疗科目"疼痛科"。这些都表明慢性疼痛不再是一种临床症状，而是已成为一门新的学科，也说明了慢性疼痛对人类健康影响的严重性。

一、概述

（一）　疼痛的定义

国际疼痛研究学会（International Association for Study of Pain，IASP）提出的：疼痛是组织损伤或与潜在的组织损伤有关的一种不愉快的躯体主观感觉和情感体验。疼痛的定义包括痛觉和痛反应 2 种成分，痛觉即躯体某一部分厌恶和不愉快的感觉，主要发生在大脑皮质；痛反应发生在中枢神经系统的各级水平，主要表现有屈肌反射、心率加快、血压升高、呼吸运动改变、瞳孔扩大、出汗、呻吟、恐惧、烦躁不安及痛苦表情等。

（二）　流行病学特点

欧亚诸国曾对 46394 人进行了调查，发现慢性疼痛发病率为 19%（4839 人），其中 66% 为中度疼痛，34% 为严重疼痛；美国的调查表明慢性疼痛在成人中患病率为 40%。慢性疼痛的发生随年龄的增加而发生，60～72 岁达发病率高峰。

（三）　疼痛的病因及发病机制

疼痛通常由导致组织损伤的伤害性刺激引起，如刀割、棒击等机械性刺激，电流、高温和强酸、强碱物理化学因素等。组织细胞发炎或损伤时释入细胞外液中的 K^+、H^+、血清素、缓激肽、P 物质（SP）、5-羟色胺、乙酰胆碱、组胺等生物活性物质亦可引起疼痛或痛觉过敏。全身皮肤和有关组织中分化程度最低的游离神经末梢，作为伤害性感受器，将各种能量形式的伤害性刺激传至较高级的疼痛中枢——丘脑、其他脑区以及大脑皮质，引起疼痛的感觉和反应。疼痛的中枢机制包括中枢敏化、脱抑制和扩大的易化以及结构重组等。中枢敏化能够引起炎性疼痛、神经病理性疼痛和功能性疼痛。脱抑制和扩大的易化、结构重组以及异位兴奋性是产生神经病理性疼痛的特有机制。

（四）疼痛的分类

1. 根据疼痛的发生部位分类 根据疼痛部位的组织器官、系统分类，可分为躯体痛、内脏痛和中枢痛。

（1）躯体痛 又称浅部痛，疼痛部位在躯体浅部或较浅部。躯体痛多为局部性，疼痛剧烈、定位清楚。如原发性疼痛、肩周炎、膝关节疼痛等。

（2）内脏痛 又称深部痛，疼痛位于深部。内脏痛一般定位不准确，可呈隐痛、胀痛、牵拉痛和绞痛等。

（3）中枢痛 中枢痛主要指脊髓、脑干、丘脑和大脑皮质等神经中枢疾病所致疼痛，如脑出血、脑肿瘤等引起的疼痛。

2. 根据疼痛的性质分类

（1）刺痛 又称第一疼痛、锐痛或快痛，其痛刺激冲动经外周神经中直径较小、薄髓（鞘）和传导速度较慢的 Aδ 纤维传入中枢。痛觉主观体验的特点是定位明确，痛觉产生迅速，消失也快，常伴有受刺激的肢体出现保护性反射，无明显情绪反应。

（2）灼痛 又称第二疼痛、慢痛或钝痛，其痛觉信号经外周神经中小直径、无髓（鞘）和传导速度最慢的 C 类纤维传入。其主观体验的特点是定位不明确，往往难以忍受。痛觉的形成慢，消失也慢。

（3）酸痛 又称第三疼痛。其痛觉冲动经外周神经中的 Aδ 纤维和 C 纤维传入。其主观体验的特点是痛觉难以描述，感觉定位差，很难确定痛源部位。

3. 根据疼痛的持续时间分类 根据持续时间可分为急性痛和慢性痛。关于两者时间界限的观点有 6 个月与 3 个月两种观点，但多认为疼痛持续超过 3 个月即为慢性疼痛，也有一种观点认为疼痛持续时间超过正常持续时间即可定义为慢性疼痛。

4. 根据疼痛的原因分类 按疼痛原因分类主要有：伤害性疼痛、炎性疼痛、神经病理性疼痛、癌痛及精神（心理）性疼痛等。神经病理性疼痛为源于外周或中枢神经系统的病变或功能障碍而引起的疼痛，如神经系统的损伤（截肢、脊髓损伤等）、缺血（血管梗死、脑卒中等）、感染（带状疱疹及带状疱疹后移神经痛、HIV 感染相关神经痛等）、代谢性疾病（糖尿病神经病变、尿毒症相关神经痛等）、神经受压（如肿瘤压迫、腕管综合征等）。诊断主要参考以下特征：①病理学有已知的神经损伤；②疼痛的性质为烧灼痛、放射痛、刺痛、电击样痛、发作性撕裂痛、搏动性疼痛等，可出现痛觉过敏和（或）痛觉异常；③可伴有感觉或运动神经功能障碍或自主神经症状；④对阿片类或非甾体抗炎药等只有部分敏感。

Michael 将神经病理性疼痛分为三个亚型：①周围神经病理性疼痛：包括颈、腰、骶放射性疼痛和脊神经损伤引起的疼痛；②中枢性疼痛：包括脊髓和脊髓水平以上损伤引起的疼痛；③交感神经相关性疼痛：包括复杂性区域疼痛综合征。

（五）临床特征

1. 运动功能障碍 ①全身性表现：一些外周或中枢神经系统的病变引起的疼痛多伴有运

动功能障碍；②局部性表现：主要指疼痛部位的组织器官、系统的功能障碍。如肩周炎、膝关节疼痛等躯体痛多为局部性，疼痛剧烈、定位清楚，常伴有关节局部活动障碍。

2. 感觉功能障碍 根据疼痛的性质不同，患者可有不同的感觉体验。刺痛表现为定位明确，痛觉产生迅速，消失也快，常伴有受刺激的肢体出现保护性反射，无明显情绪反应。灼痛一般定位不明确，往往难以忍受。痛觉的形成慢，消失也慢。酸痛的特点是痛觉难以描述，感觉定位差，很难确定痛源部位。另有一些神经病理性疼痛，其疼痛的性质为烧灼痛、放射痛、刺痛、电击样痛、发作性撕裂痛、搏动性疼痛等，可出现痛觉过敏和（或）痛觉异常。

3. 心理功能障碍 慢性疼痛及精神（心理）性疼痛患者多伴有焦虑、抑郁等心理功能障碍。

二、康复评定

疼痛的评定对疼痛康复有重要指导作用，下面介绍几种常用方法。

1. 视觉模拟量表 视觉模拟量表（VAS），通常是在一张白纸上画一条长10cm的粗直线，左端写着"无痛"（0），右端写着"剧痛"（10）字样。被测者在直线上相应部位做标记，测量"无痛"端至标记点之间的距离即为疼痛评分。目前常用一种改进的VAS尺，正面有从0～10之间可移动的标尺，背面有0～10的数字，当被测者移动标尺确定自己疼痛强度位置时，检查者立即在尺的背面看到VAS的具体数字。其记录方法如：VAS评分，7～8分。

2. 数字评价量表 数字评价量表（NRS）：此法是由0到10共11个数字表示疼痛强度，0表示无痛，10表示剧痛。被测者根据个人疼痛感受选择一个数字表示疼痛程度。

3. 语言评价量表 语言评价量表（VRS）是患者用口述描绘对疼痛程度进行评分。VRS将疼痛用"无痛""轻微痛""中度""重度痛""极重度痛""难以忍受痛"等词汇来表达。该评分法有4级评分、5级评分、6级评分、12级评分和15级评分等。其中以4级评分和5级评分较简便实用（图7-1）。

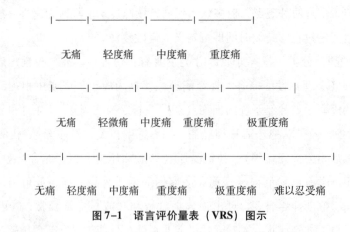

图7-1 语言评价量表（VRS）图示

4. 简明 McGill 疼痛问卷 简明 McGill 疼痛问卷（SF-MPQ）是1985年 Melzack 提出的内容简洁、费时较少的一种评价工具。它由15个代表词组成，11个为感觉类，4个为情感类，每个代表词都让患者进行疼痛强度等级的排序：0，无；1，轻度；2，中度；3，重度。由此分类求出疼痛评级指数（PRL）或总的 PRL。SF-MPQ 适用于检测时间有限，需要得到较多信息的情况。SF-MPQ 也是一种敏感、可靠的疼痛评价方法，在临床研究中更常应用（表7-6）。

表 7-6　简明 McGill 疼痛问卷

疼痛描述词	无痛	轻微痛	中度痛	重度痛
跳痛	0	1	2	3
反射痛	0	1	2	3
刺痛	0	1	2	3
锐痛	0	1	2	3
夹痛	0	1	2	3
咬痛	0	1	2	3
烧灼痛	0	1	2	3
创伤痛	0	1	2	3
剧烈痛	0	1	2	3
触痛	0	1	2	3
割裂痛	0	1	2	3
疲劳	0	1	2	3
不适感	0	1	2	3
恐惧感	0	1	2	3
折磨感	0	1	2	3

5. 面部表情评分法　婴儿出生时已经知道疼痛，2 岁儿童能报告疼痛的存在，但不能准确地报告疼痛的程度。成人的疼痛测量方法不适用于婴幼儿，人们利用一些行为标准测量婴幼儿的疼痛程度。婴幼儿疼痛的测量主要基于心率、血压等生理反应和哭闹、表情等表面行为。幼儿常用表情痛苦量表（图 7-2）评价疼痛程度，5 岁以上小儿可采用成人疼痛测量方法。

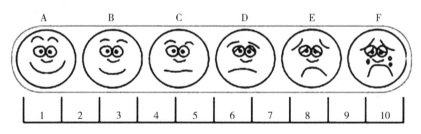

图 7-2　表情痛苦量表图示

6. 慢性疼痛影响的评估　疼痛不仅是一种生理感受，而且被描述为同时与个人经历、情感、文化背景等因素相关的体验，它受到精神、心理、情绪及经验等多因素的影响。由于疼痛是一种主观感觉，不可能对其进行直接测量，因此，实际上测定的是慢性疼痛的影响。在有些时候，患者可能只在某些方面有所改善，而其他方面却依旧。如患者下床活动时间可能延长，而主观疼痛感觉不变。因此，需从多个方面综合评定方可获得足够的有关慢性疼痛患者的病情资料，以便敏感地反映出患者的病情变化（表 7-7）。

表 7-7　慢性疼痛影响的评估方法

项目	内容
主观疼痛评定	疼痛部位图示；疼痛强度分级（目测类比评定法，VAS）全面的疼痛评估方法
生物力学评定	柔韧性（ROM 测定）；耐力（活动时间、平板或功率自行车测试）；肌肉力量（重复举一物体的次数等）

续表

项目	内容
功能评定	基本的 ADL 功能；家务活动能力；活动时间（活动日记）：包括坐、站、走、躺等；业余爱好
生理学评定	EMG；肌肉紧张度（生物反馈）；诱发电位检查；自主神经反应检查；运动耗氧量测试
心理/行为评定	人格因素（明尼苏达多相人格量表）；情绪（Beck 抑郁量表）；"疼痛行为"的频率；紧张情绪管理和应对技能；疼痛对患者和其家庭的"意义"
家庭/社交情况	婚姻及家庭状况；社交退缩情况；家庭、社会、经济情况对维持疼痛的作用
医疗评估	用药情况；治疗效果；睡眠状况；其他健康问题

三、康复治疗

（一）心理治疗

心理治疗是综合治疗方法中的一个重要组成部分。认识疼痛的主观性，尊重患者评价自身疼痛的权利，关键是帮助他们正确认识和对待自己的病情，改变患者对疾病不符合实际的目标和不正确的想法，使患者相信疼痛是可以治愈的，积极主动参与治疗。包括如下方法：

1. 认知行为疗法 大多数的慢性疼痛患者均伴有认知行为和精神心理的改变，从而进一步加重疼痛，若不及时进行干预，易形成恶性循环。认知行为疗法是略去患者对疼痛的诉说，修正痛苦表情和不良的保护性动作与行为，鼓励患者增加一些体力活动，将止痛药物用量减到最低限度，以减轻疼痛行为和药物成瘾。

2. 行为重塑 重塑正常行为，鼓励患者按计划做能够达到的积极行为目标，并给予赞扬鼓励，这样新的行为被强化，不良行为则被削弱。

总之，心理疗法是针对慢性疼痛患者的综合性多方面的治疗，其目的是鼓励患者积极参与，从而帮助患者学习自我控制和处理问题的能力，改善与疼痛相关的认知结构与过程及功能状态。

（二）物理因子疗法

1. 电刺激疗法

（1）**经皮神经电刺激（TENS）** 是通过皮肤将特定的低频脉冲电流输入人体以治疗疼痛的电疗方法。在止痛方面收到较好的效果，因而在临床上（尤其在美国）得到了广泛的应用。TENS 疗法与传统的神经刺激疗法的区别在于：传统的电刺激，主要是刺激运动纤维；而 TENS 则是刺激感觉纤维。适应证包括术后伤口痛、神经痛、扭挫伤、肌痛、关节痛、头痛、截肢后残端痛、幻肢痛、癌痛等。禁忌证包括置有心脏起搏器、颈动脉窦部位、孕妇下腹部与腰部，局部感觉缺失和对电过敏患者。

（2）**经皮脊髓电刺激疗法** 将电极安放在相应脊髓的外部进行刺激，使用高频率、短时间的电流刺激，使上行神经传导径路达到饱和，难以感觉疼痛。用此短时间刺激可以产生较长时间的止痛效应。

（3）**脊髓刺激** 用导管针经皮穿刺或椎板切除术时在相应脊髓节段的硬膜外间隙安置电极，导线引出体外。硬膜外弱电流可以兴奋后索粗神经纤维，抑制痛觉传入而止痛。对血管性疼痛尤为有效。

（4）**深部脑刺激** 通过神经外科手术，将电极置入脑部，电刺激垂体，可治疗一些顽固性疼痛。

2. 热疗　热疗可扩张血管，加快血液循环，促进炎症吸收；提高痛阈，使肌梭兴奋性下降，放松肌肉，减少肌肉痉挛。常用电热毯、电光浴等。对软组织、关节及脊柱相关疼痛具有很好的治疗作用，还可缓解胃肠道和泌尿道平滑肌痉挛。

3. 冷疗　可以减少出血、渗出，减少疼痛介质的释放，缓解痉挛以及降低痛阈。应用时要注意预防冻伤、冷变态反应（表现为面部充血、全身瘙痒、血压下降、心率加快等），冷疗忌用于雷诺氏病、外周血管病变和结缔组织疾病。

4. 光疗　包括红外线、紫外线照射、激光等治疗方法。

（1）红外线　利用它改善血液循环、促进炎症消散、可降低神经系统兴奋性的作用治疗慢性疾患引起的痉挛、软组织疼痛及促进神经功能恢复。

（2）紫外线　红斑量紫外线照射具有显著的镇痛作用，无论对感染性炎症、非感染性炎症痛、风湿性疼痛及神经痛均有良好镇痛效果。

（3）激光疗法　是以激光作为能量载体，利用激光对组织的生物学效应进行治疗。多年来，激光技术已成为临床治疗的有效手段。激光还广泛应用于肿瘤、癌症等疾病方面的治疗。

5. 超声波疗法　通过产生热缓解疼痛。超声波还有微细按摩作用，能增加局部组织血液循环和改善细胞缺血缺氧状态，使坚硬的结缔组织延长、变软，使粘连组织松解，从而使疼痛减轻。

（三）运动疗法

是指徒手或借助器械，利用力学原理通过某些运动方式（主动或被动运动等），使患者获得全身或局部运动功能、感觉功能恢复的训练方法。运动疗法治疗慢性疼痛的目的有：牵张短缩的肌肉，肌腱，关节囊及其他软组织，扩大关节活动度；增强肌肉的肌力和肌肉活动的耐力；抑制肌肉的异常张力，使肌肉松弛，缓解其紧张度；通过运动疗法的活动刺激，改善心脏，肺脏等内脏器官的功能；通过运动训练预防或治疗各种临床并发症，如褥疮，肌肉痉挛，关节挛缩，骨质疏松等。

运动疗法包括手法治疗、局部运动疗法及整体运动疗法三个方面：

1. 手法治疗　根据引起疼痛的具体情况，使用相应的治疗技术对软组织、关节及肌肉行手法治疗，减轻患者疼痛。包括推动、牵拉和旋转。这种被动活动具有一定的节律性，且患者可以对其进行控制或因疼痛产生抵抗。目前临床应用的麦肯基疗法，是一种已被多国医学实践证明非常有效的治疗颈腰痛的当前最新非手术疗法，其特点是：安全、见效快、疗程短、预防复发。

2. 局部运动疗法　有肌力、耐力、关节松动等疗法，主要保持和促进肌力恢复，改善运动功能，缓解疼痛。

3. 整体运动疗法　主动整体锻炼是慢性疼痛康复治疗的基本方式，最好选择集体运动的方法（如徒步、瑜伽、健身操、街舞、羽毛球、游泳、医疗体操和太极拳等），一起活动或锻炼便于交流和分享运动训练的经验，可以相互影响，容易坚持。

（四）康复工程

保持正常的对位、对线可以减缓疼痛。除让患者自身矫正、注意姿势外，选用适当的支具可有效减轻疼痛、保持关节的稳定性，其中包括疼痛关节支具、颈托、腰围及脊柱支具等。要注意合理使用支具及佩戴支具的时间。

（五）中医康复方法

1. 针灸疗法 操作时一般对行痹、痛痹、着痹可针灸并用，热痹只针不灸。

（1）普通针刺 一般根据病变部位局部取穴。肩部：肩髃、肩髎、臑俞；肘部：曲池、尺泽、少海；腕部：阳池、外关、阳溪；脊背：大椎、腰阳关、夹脊；髀部：环跳、居髎、秩边；股部：伏兔、承扶、风市；膝部：膝眼、阳陵泉、膝阳关；踝部：申脉、照海、昆仑等。另外行痹加膈俞、血海；痛痹加肾俞、关元；着痹加阴陵泉、足三里；热痹加大椎、曲池；各部位均可选用阿是穴。

（2）其他针刺方法 皮肤麻木不仁者可用皮肤针叩刺，使出血少许并拔罐治疗；针刀与密集型银质针疗法对慢性软组织损伤相关疼痛疗效确切，另外还有穴位注射、电针、腕踝针、火针、耳针、穴位贴敷等均可应用。

2. 中药治疗 中医学认为风、寒、湿三气杂至，合而为痹。其病机关键在于经脉闭阻，气血不通。治疗时以祛邪通络为基本原则，依邪气的偏盛辨证论治。其中行痹：以防风汤祛风通络，散寒除湿；痛痹：以乌头汤散寒通络，祛风除湿；着痹：以薏苡仁汤除湿通络，祛风散寒；风湿热痹以白虎加桂枝汤合宣痹汤清热通络，祛风除湿；痰瘀痹阻者以双合汤化痰行瘀，蠲痹通络；肝肾两虚者以补血荣筋丸培补肝肾，舒筋止痛；阳虚畏寒肢冷，加附子、干姜；肝肾阴亏，低热心烦，或午后潮热，加龟板、熟地黄；另可辨证选取青风藤、鸡血藤、乳香、没药、巴戟天、牛膝、当归等中药外敷患处或熏洗治疗。

3. 推拿疗法 以病变局部治疗为主，以促进局部血液循环，消除肿胀，缓解疼痛，改善肢体、关节功能的恢复。手法可选用点、按、揉、拿、弹拨等，若合并关节活动障碍，可配合各关节的被动活动，应注意活动幅度不宜过大、手法轻柔，以患者耐受为度。

4. 传统功法 八段锦、太极拳、五禽戏等传统功法能够改善肢体乃至全身的血液循环，畅通气血运行，调节脏腑功能，达到缓解疼痛的目的。

第七节　性功能障碍

性功能障碍的出现，使患者和其配偶无法享受正常的性生活。这不但困扰两性的身心健康，更关系到两性的和谐与幸福。正常的生理需求得不到释放和宣泄，日常生活则会出现裂痕，严重的还可能会导致婚姻破裂。随着社会的进步和医疗水平的提高，性功能障碍问题日益受到人们的重视，目前有多种口服药物、局部药物和海绵体内注射等方法用于治疗，但对性功能障碍始终未取得很好疗效，而康复以其无创性特色在性功能障碍治疗中的优势日渐突显。针对性功能障碍进行有效的康复不仅有助于夫妻间正常性生活，而且能够促进患者积极参与社会生活，提高其生活质量。

一、概述

（一）定义

性功能障碍（sexual dysfunction，SD），是指性行为和性感觉障碍，多表现为生理反应和性心理的异常或者缺失，是多种不同症状的总称。性功能是一个复杂的生理过程，正常性功能的维持依赖人体多系统的协作，涉及神经系统、心血管系统、内分泌系统和生殖系统的协调一致，除此之外，还须具有良好的精神状态和健康的心理。当上述系统或精神心理方面发生异常变化时，正常性生活的进行将受到影响，从而表现出性功能障碍。

（二）流行病学特点

性功能障碍发病率较高，不仅会影响夫妻之间的性和谐，还可引起家庭婚姻不幸。男性性功能障碍主要有性欲低下、勃起功能障碍、早泄和不射精等。性功能障碍发病率很高，据统计40～70岁男子中有52%患有不同程度的性功能障碍，如早泄的发病率是14%～41%，亚洲人群男性勃起功能障碍患病率2%～88%。相对于男性性功能障碍，女性也有性功能障碍，而且发病率较高，占成年妇女的30%～60%，其中性欲和性高潮障碍最为普遍。这些疾病都需要综合治疗，药物只是一方面，对性生活的正确认识和综合康复治疗有着重要作用。

（三）病因及发病机制

性功能是性生活质量必要且重要的组成部分。正常的性心理反应、生理结构、内分泌、神经和血管功能是性功能正常的基础，其中任何一个环节的异常都将导致性功能障碍。研究表明，年龄、糖尿病、冠心病、高血压病、脑卒中、高脂血症、身体质量指数、高同型半胱氨酸血症、吸烟、饮酒、居住环境、夫妻关系好坏等与性功能障碍有关。其致病原因大致可以分成四类：精神心理因素、器质性功能障碍因素、药物因素和文化因素。

1. 精神心理因素　精神心理因素对性功能的影响比较突出，包括错误的性观念、过去性经历的影响、环境因素、人际关系紧张和各种外界因素所造成的负面情绪等。

2. 器质性功能障碍因素　遗传、健康状况、激素水平、年龄、疾病（包括慢性病、神经精神系统疾患、内分泌疾病、生殖器官病变）等多种原因都可导致性功能障碍。

3. 药物饮食因素　药物、长期大量酗酒或吸毒者，也会出现性功能障碍。药物对中枢神经的镇静或者抑制作用，导致睾丸酮在血液中的浓度下降，另外，竹笋、芥蓝、莲心等食物，或者是长期饮酒者，都会对雄激素的代谢产生抑制作用，影响睾丸酮的合成，从而导致性功能障碍。

4. 文化社会因素　由于宗教和文化背景的影响，某些人对性生活存在偏见，认为性交会损耗元气，主观上要放弃或减少性活动，这样容易造成性压抑，最终导致性功能障碍。

（四）临床特征

性功能障碍总体上可分为功能性性功能障碍和器质性性功能障碍两大类。男性性功能障碍包括性欲障碍、阴茎勃起障碍、性交障碍和射精障碍。女性性功能障碍包括性欲障碍、性唤起障碍、性高潮障碍、性交疼痛等。

1. 男性性功能障碍

（1）性欲障碍　该表现在男性中比较少见，心理原因是其主要形成因素。包括性厌恶、性欲低下、性欲亢进。

（2）阴茎勃起功能障碍　是指阴茎持续不能达到和维持充分的勃起以获得满意的性生活。主要分为器质性和心理性两种类型，其中前者较为常见。器质性阴茎勃起障碍又可以分为多种类型，包括海绵体性、神经性、内分泌性和血管性等。

NOTE

（3）**性交障碍**   性交障碍的临床表现为性交昏厥、性交失语、性交癔病、性交猝死、性交恐惧症等。

（4）**射精障碍**   包括不射精、延迟射精、逆行射精、射精无力、早泄和痛性射精等。早泄是最常见的临床表现，约占43.71%。所谓早泄，就是性交时间<120秒就射精，或者是阴茎插入阴道后，抽动次数不足15次就射。不射精症是指阴茎能正常勃起和性交，但是不能射出精液，或是在其他情况下可射出精液，而在阴道内不射精。逆行射精是阴茎能勃起和进行性交活动，并随着性高潮而射精，但精液未能射出尿道口外而逆行经膀胱颈反流入膀胱。

（5）**性高潮障碍**   指经充分的性刺激和性唤起后，仍然发生持续性或反复的达到性高潮困难、延迟或缺如。

2. 女性性功能障碍

（1）**性欲障碍**   包括低反应性性功能障碍和性厌恶。低反应性性功能障碍指持续或反复发作的性幻想或性欲低下或缺如，并引起心理痛苦。性厌恶指持续或反复发生的恐惧性性厌恶和避免与性伴侣性接触，并引起心理痛苦。

（2）**性唤起障碍**   指持续或反复发生不能获得或维持足够的性兴奋，并引起心理痛苦。具体表现为性活动时主观上持续缺乏性愉悦和性兴奋，客观上部分或完全缺乏阴道湿润和生殖器充血。

（3）**性高潮障碍**   指足够的性刺激和性兴奋后，持续或反复发生的性高潮困难、延迟、缺如，并引起心理痛苦。

（4）**性交疼痛障碍**

①性交疼：指反复或持续发生与性交相关的生殖器和盆腔疼痛。

②阴道痉挛：指反复或持续发生阴道外1/3段肌肉不自主痉挛以干扰或阻止阴茎插入，并引起心理痛苦。

③其他性交疼：指反复或持续发生由非性交性刺激引起的生殖器疼痛。

上述每种性功能障碍均分为终身性（原发性）和获得性（继发性）、完全性和境遇性、器质性和功能性。

二、康复评定

性功能障碍康复评定是性功能障碍康复的重要内容和前提，它对康复治疗目标、康复治疗方案起着指导作用，且有利于康复效果的预测。康复评定主要涉及一般情况、病史及生理功能评定，现简述如下：

（一）男性性功能障碍评定

1. 体格检查   首先要观察患者的外貌，检查第二性征的发育情况；检查外生殖器有无畸形、外伤，睾丸大小、质地，有无畸形。疑有生殖道炎症时，应做直肠指检，检查前列腺和精囊的大小、质地，有无压痛等情况。

2. 实验室检查   测定血浆睾酮、雌二醇、催乳激素、黄体激素、促滤泡激素以及甲状腺素和血糖。如血浆黄体激素增高，睾酮下降，则病变在睾丸；如血浆黄体激素和睾酮均降低，催乳激素增高，病变在视丘下；如血浆睾酮和甲状腺素（T3、T4）同时增高则与甲状腺功能亢进有关。疑有生殖道炎症时，可做前列腺液镜检。

3. 神经系统及血管检查　检查外阴、会阴区感觉或反射情况，测定膀胱内压、球海绵体肌反射和阴茎夜间勃起等。

（1）球海绵体肌反射（bulbocavernous reflex）　挤压阴茎头，刺激肛周皮肤可引起球海绵体肌、坐骨海绵体肌、尿道周围随意肌、会阴浅横肌及肛门括约肌等肌群的收缩反射，并可通过肌电图记录。正常传导时间为 28 ~ 42ms，神经源性阳痿及下神经元病变的患者反射时间延长。

（2）阴茎夜间勃起测定　用体积描记器测定夜间阴茎的大小变化，即反映阴茎在夜间勃起的程度、勃起的次数和勃起持续的时间。正常阴茎周径最大勃起差为 1.36 ~ 4.8cm，当周径增加 1.6 ~ 2.0cm 时，即能获得有效勃起坚度。

（3）阴茎动脉血压指数测定（PBI）　常用多普勒测定阴茎动脉血压并且计算与肱动脉血压的比值。

（4）彩色多普勒检查　采用阴茎彩色多普勒检测系统在 PGE1 阴茎注射诱导阴茎勃起后，测量阴茎动脉收缩期的最大血流（PSV）、舒张期的最小流速（EDV）以及阴茎血管阻力指数（RI）。

4. 量表评分　SD 患者自己可区分几种常见的性功能障碍，如阴茎勃起障碍、性欲减退、射精障碍，是非常重要的，常用症状评分量表，如国际勃起功能评分（IIEF）（表 7-8）。

表 7-8　国际勃起功能评分（IIEF）

评定项目 （过去 6 个月内）	0	1	2	3	4	5	得分
1. 对获得勃起和维持勃起的自信程度	无	很低	低	中等	高	很高	
2. 受到性刺激而有阴茎勃起时，有多少次能够插入	无性活动	几乎没有或完全没有	少数几次（远少于一半时候）	有时（约一半时候）	大多数时候（远多于一半时候）	几乎总是或总是	
3. 性交时有多少次在进入阴道后维持勃起状态	没有尝试性交	几乎没有或完全没有	少数几次（远少于一半时候）	有时（约一半时候）	大多数时候（远多于一半时候）	几乎总是或总是	
4. 性交时维持阴茎勃起至性交完成有无困难	没有尝试性交	困难极大	困难很大	困难	有点困难	不困难	
5. 性交后是否有满足感	没有尝试性交	几乎或完全没有	少数几次（远少于一半时候）	有时（约一半时候）	大多数时候（远多于一半时候）	几乎总是或总是	

（二）女性性功能障碍评定

1. 一般检查　进行详细病史询问和体格检查，以及相应的实验室检查和其他辅助检查项目。

2. 心理测试　女性性功能障碍常由于心理因素导致，因此进行心理评估以了解是否存在心理方面障碍。

3. 量表评分　目前大多数研究采用半结构式问卷调查。性功能调查表种类繁多，无统一格式和标准。如性满意参考目录，短期个人经历问卷表，女性性功能量表（females sexual functiong index，FSFI），尿失禁妇女性功能和性健康，POP-UI 性功能问卷表，澳大利亚盆底问卷表，POP 问卷表，国际尿失禁咨询委员会（International Consultation Incontinence，ICI）问卷表等。其中以 FSFI 最为常用。FSFI 问卷表对性反应的 6 个方面进行评分，包括性要求、性唤起、性润滑、性高潮、性满足、性交疼痛。每个方面 0～6 分，总评分范围 2～36 分之间，评分越低，性功能越差。单项评分<3.6 分表示这方面功能异常，总评分<26.55 分提示性功能障碍。

三、康复治疗

随着社会的进步和医疗水平的提高，性功能障碍问题日益受到人们的重视，男性性功能障碍的诊断方法日益完善，新的治疗措施不断出现。

（一）男性性功能障碍的常见康复治疗

1. 心理疗法　男性性功能障碍和很多心理问题相关，包括抑郁、内疚、挫折、性恐惧、焦虑等，患者应保持好良好的心态，积极进行心理咨询，这是精神性勃起障碍主要的治疗方法，也是其他类型的勃起必不可少的辅助方法。为了增强治疗疗效，心理治疗应与药物治疗相互配合，不过对于有些患者而言，一些心理治疗比如性咨询甚至能够替代药物治疗。

2. 行为疗法　行为治疗主要包括 Semans 的"停止-开始"训练、Masters 的"阴茎挤捏"方法以及 2006 年 deCarufel 等提出的功能性-性学疗法。为了达到延长射精时间的目的，前两种方法的理论基础是持续给患者施加更强、更久的刺激，这样可以减弱患者的相关刺激—反射连接。而后者主要是通过调整骨盆运动来降低肌张力、减慢呼吸频率并用腹式呼吸等方式使射精时间延长。

3. 中医康复治疗

（1）中药治疗　中医认为肝郁肾虚血瘀是导致阴茎勃起障碍的最基本的病理趋势，因此中药治疗以疏肝、补肾、活血为主，其机制为以下几个方面：疏肝类中药能调节情志，并具有心理治疗的作用；补肾类的中药能调节男性内分泌，具有性激素及类性激素样作用，能提高男性性功能；活血化瘀类的中药能改善阴茎血管的血流。中药能够治疗一些原发病及其伴随症状，能整体调理身体机能，增强人体的免疫力，改善体质，进而增强抗病能力。常用中药方剂有以下四类：补肾活血类，包含枸杞子、菟丝子、淫羊藿、韭菜子、杜仲、肉苁蓉、牛膝、当归、丹参等；疏肝解郁类，包含柴胡、白芍、合欢皮、郁金等；健脾养心类，包含党参、黄芪、白术、龙眼肉、酸枣仁等；清热利湿类，包含龙胆草、黄芩、栀子、车前草、泽泻、薏苡仁等。在临床上可以根据患者病情，具体辨证加减应用，治疗血管性阴茎勃起障碍应把重点放在活血化瘀，而治疗心理性的阴茎勃起障碍应注重疏肝解郁，调节情志。

（2）针灸治疗　针灸是治疗性功能障碍安全、有效、经济、简便的方法。所取穴位主要集中在督脉（命门）、任脉（关元、中极、曲骨、神阙、会阴、气海）、足阳明胃经（足三里）、足太阴脾经（三阴交）、足太阳膀胱经（肾俞、八髎）。所取穴位主要分布于小腹部（关元、中极、曲骨、神阙、气海）、腰骶部（命门、八髎、肾俞）、会阴（会阴穴）、四肢肘膝关节以下（三阴交、足三里）。在针灸过程中，医者应注重针刺手法以及针感的传导。

（3）推拿治疗 在男性性功能治疗中，推拿手法是一种非常重要的方式，具有重要作用，尤其是在开发男性患者的性感觉区方面，对于促进性兴奋具有显著优势。这是因为，采用推拿手法可以促进经脉的疏通，调节阴阳，从而达到改善性功能的目的。推拿手法可以分为局部按摩和穴位按摩两种，适用于早泄、阳痿、遗精等疾病的治疗，且疗效显著。

4. 运动疗法 有氧运动可改善男性性功能障碍，如慢跑、游泳、健身操等，以持之以恒、循序渐进、充分休息为原则。

5. 物理因子疗法 冷热水坐浴可改善后尿道抑制射精的能力，对早泄治疗有效。低强度体外冲击波疗法（low-intensityextracorporeal shockwave therapy，LIST）作为治疗勃起功能障碍的一线治疗方法被引入到了 2013 年新版《欧洲泌尿外科学会男性性功能障碍指南》中。低于 $0.08mJ/mm^2$ 为低能量冲击波。LIST 能改善勃起功能障碍患者的阴茎血管内皮功能，增加阴茎血流量，改善勃起功能，从而提高患者的性生活满意度，是一种非常有前途的治疗方法。

6. 康复工程 真空负压装置引起的血流动力学与正常勃起时不同，无海绵体和血管平滑肌的主动松弛。使用真空负压后动脉血流未增加，但静脉回流明显减少，海绵体和阴茎皮肤血流充盈导致阴茎膨大，其海绵体内压可达到注射罂粟碱后水平。

（二）女性性功能障碍的常见康复治疗

1. 心理疗法

（1）一般心理治疗 绝大多数女性性功能障碍患者合并精神心理因素，如情绪及其相关的因素可以影响性冲动，如自尊心过重、与丈夫关系紧张、缺乏与丈夫在性活动中的默契等；心理失常患者常伴有压抑、强迫观念、行为紊乱、服用抗抑郁药物等现象，这些对女性性能力的发挥具有不良影响，提示心理因素和认知具有重要作用，所以采取积极的心理干预措施是必然选择，应对患者进行心理分析，解除疑虑，推进认知疗法、行为疗法、暗示疗法。此外，对于器质性性功能障碍患者也不意味着心理问题可以被忽视，因为心理问题往往是其原始病因和恶化因素，心理治疗在解决女性性功能障碍时有一定作用。

（2）性心理治疗 对患者及其配偶进行必要的性知识的普及教育非常重要，可以改善夫妻间的情感交流并减少紧张关系，同时可以让患者感觉到其他有类似经历的患者的康复过程，建立自己康复的基本感觉和自信心。性心理治疗的主要方式是通过咨询来完成的，这种咨询最好在诊室内单独进行，杜绝其他患者围观或旁听等现象，尊重患者的隐私，当然最好是患者及其配偶均在场。医生应采取从容不迫的方式进行问诊，给患者充裕的陈述时间。性心理疗法中的认知行为治疗与夫妻性教育是治疗的重要组成部分，性治疗也可以采取互联网的现代模式开展，与伴侣感情良好且保持情感亲密者特别适合于这种模式。

2. 行为疗法 性行为疗法，例如性感集中训练，可以单独用来治疗，也可以与其他的治疗方法联合使用，成为综合治疗方法的基础疗法。让患者熟悉自身和伴侣的性器官的解剖结构和基本功能及性生活的全部过程对治疗是大有帮助的。原发性的性高潮障碍往往需要接受必要的性治疗才能获得疗效，甚至可能获得满意结果。

3. 运动疗法 主要有盆底肌练习。女性性功能依赖于盆腔血管、神经和肌纤维的正常功能。盆底肌在性生活过程中不随意的节律性收缩，对于增加性高潮和阴道快感起重要作用，同时有维持控尿的功能，盆底肌力越强，性功能越好。盆底肌功能训练有助于增加盆底肌的肌力和持久力，让阴道有缩紧的感觉，从而改善了性欲和性高潮，同时改善了性伴侣的满意度。

4. 物理因子疗法　阴道电刺激适于各种因素导致的性功能障碍，应用电刺激设备插入阴道探头，给予交流电，电流强度从 0mA 开始，逐渐增加到盆底肌肉收缩，然后根据患者的耐受性增加强度，持续 20 分钟，可改善性欲、性高潮和性交困难，但对性唤起无效。

5. 中医康复方法　主要包括中药、针灸，根据不同证型辨证论治：对肾阳虚证型予温肾扶阳，填精益气；肾阴虚证型予滋肾育阴，养血益气；肾气虚证型予补肾益气，温养冲任；肝郁气滞型予养血柔肝，理气解郁；脾虚证型予健脾益气，佐以补肾；心脾两虚型予补益心脾，佐以养肾；阴虚阳亢型予滋阴泻火；肝经湿热型予疏肝清热，利湿除烦。

第八节　女性产后盆底功能障碍性疾病

女性产后盆底功能障碍性疾病发病率较高，不同程度上影响女性日常工作、生活和交际，对性生活产生的影响往往导致夫妻关系冷漠，甚至使患者产生孤僻、自卑的不健康情绪，严重影响患者的生活质量。目前有药物、手术等治疗方法，但现代康复理论和实践证明，积极开展女性盆底功能障碍性疾病的有效康复是一种无创治疗趋势，对维护广大妇女的身心健康具有重要意义，还能促进患者积极参与社会生活，提高其生活质量。

一、概述

（一）定义

女性产后盆底功能障碍性疾病（pelvic floor dysfunctionaldisease，PFD）是指女性产后由于盆底支持结构缺陷、损伤及功能障碍造成的疾患，主要表现为压力性尿失禁（stress urinary incontinence，SUI）、盆腔脏器脱垂（pelvic organ prolapse，POP）、女性性功能障碍（female sexual dysfunction，FSD）三大类的一组妇科问题。

（二）流行病学特点

PFD 在临床上常表现为一组疾病综合征，SUI 在妊娠中很常见，近年国内一项多中心前瞻性队列研究显示，我国初产妇妊娠期尿失禁发病率是 26.7%，其中 SUI 是 18.6%，在妊娠 32 周时是发病高峰。产后 SUI 症状有很大改善，妇产后 6 周时妊娠期 SUI 缓解率是 76.9%，其中剖宫产高于阴道分娩。第 1 次分娩可能使子宫脱垂和阴道前后壁脱垂的风险增加 1 倍，每增加 1 次分娩，脱垂的风险率会增加 10%～21%。产后 3 个月内，70.59% 的妇女存在性问题，产后 3～6 个月降为 55.63%，产后 6 个月后降至 34.17%，但未恢复到妊娠前（7.17%）水平。其发病率均随着年龄的增加而增加，且压力性尿失禁发病率随年龄增加更为明显。因此，进一步大对 PFD 防治力度，减少女性盆底功能障碍疾病的发生，对提高女性的生活、工作质量，和谐夫妻情感，稳定家庭关系有着重要意义。

（三）病因及发病机制

PFD 是多病因致病的疾病，凡是能影响盆底支持系统结构和功能的因素都有可能导致 PFD。盆底支持系统包括盆底肌肉和盆腔结缔组织。妊娠及分娩直接改变盆底结构，引起其功能的变化，被认为是 PFD 的高危因素。

1. 机械性因素　盆底肌肉与盆底结缔组织的正常相互作用是维持盆腔脏器正常功能的前提。盆底肌肉主要由肛提肌组成，肛提肌主要由盆膈部分和支持脏器部分组成。盆底肌肉纤维分为对盆腹腔起支持作用的类肌纤维和维持运动功能的类肌纤维，其中类肌纤维属于慢收缩纤维，收缩时间持久，而类肌纤维的收缩短暂迅速，但容易疲劳。

女性妊娠使子宫体积和重量逐渐增加，子宫渐呈垂直位，盆底支持组织持续受压而逐渐松弛。分娩时，腹盆腔的压力会发生变化，盆底压力增大，盆底肌肉、韧带及筋膜过度拉伸甚至断裂受损，而引起盆底功能障碍。阴道分娩被认为是盆底结构损伤的最危险因素，尤其在急产、自产和器械助产、分娩巨大儿、第二产程延长、会阴侧切等情况时更容易发生。

2. 激素因素　雌、孕激素水平的改变使盆底韧带胶原溶解增加，亦可导致张力性松弛。孕期女性的激素水平发生变化，主要表现为雌激素、孕激素及血清松弛素升高。血清松弛素可使骨盆韧带扩张，利于分娩，但同时，国外学者研究发现，血清松弛素与尿失禁的发生发展亦呈相关性。

妊娠与分娩不但损伤骨盆结构，同时激素水平的变化也改变盆底肌的功能，导致盆底支持结构的异常、阴部神经的机械损伤及盆腔血管的营养障碍，最终引发 PFD。阴道分娩特别是多次阴道分娩能加重盆底肌肉筋膜及子宫主韧带宫骶韧带的损伤。

（四）临床特征

盆底肌功能障碍综合征主要表现为二便失禁、盆底疼痛、性功能障碍、便秘或肛门痉挛。女性产后盆底功能障碍性疾病（PFD）主要表现为压力性尿失禁、盆腔脏器脱垂、女性性功能障碍等。

1. 压力性尿失禁（SUI）　尿失禁是产后 PFD 常见的表现形式，其中尤以 SUI 最为常见。国际尿控制学会诊断压力性尿失禁的标准是：如果排除泌尿系感染和阴道感染，能够诱发试验阳性，患者由于各种因素导致腹腔内压力骤然增加，尿液发生不自控的流出，并且排除了由于膀胱逼尿肌收缩和膀胱的张力压增高所引起的排尿活动，则为压力性尿失禁。

2. 盆腔脏器脱垂（POP）　是指产后因盆底肌筋膜及韧带分娩损伤未能及时得到恢复，其张力减低导致支持组织功能薄弱，从而使得盆底器官发生移位的现象。多次阴道分娩能增加发生 POP 的风险，每增加 1 次分娩，脱垂的风险率会增加 10%～21%。同为盆底功能障碍性疾病的盆腔器官脱垂和压力性尿失禁有共同发病机制，只是表现不同。盆底结构及功能非常复杂，共同维持尿自禁和支持功能。临床上压力性尿失禁常与盆腔器官脱垂合并存在，压力性尿失禁患者 60% 有不同程度的盆腔器官脱垂。

3. 女性性功能障碍（FSD）　指女性在性反应周期中的一个环节或几个环节发生障碍，以致不能产生满意的性高潮和快感。产后 3 个月内，约 3/4 的妇女存在性问题，产后 3～6 个月降为 1/2，产后 6 个月后降至 1/3，但未恢复到妊娠前水平。

女性产后盆底功能障碍性疾病的各种功能障碍，均可导致患者的日常生活活动能力和功能独立性不同程度下降，严重影响其生活质量。

二、康复评定

女性产后盆底功能障碍评定是康复的重要内容和前提，它对康复治疗目标、康复治疗方案

NOTE

起着指导作用，且有利于康复效果的预测。康复评定涉及的内容很多，主要评定如下：

（一） 一般情况评定

1. 全面评估 通常先对有盆底肌功能障碍的患者进行全面的评估，主要是盆底功能障碍有关症状及严重程度、本次分娩情况、既往史、产科病史、用药情况、社会和精神压力情况。对症状的系统回顾用于鉴别造成当前功能障碍的主要原因，如胃肠道、内分泌、泌尿系统或盆底肌障碍。同时给予患者一系列的调查问卷，评估患者生活质量和功能障碍的严重程度。

2. 妇科检查 包括会阴体弹性、最大屏气时会阴是否下降、会阴有无伤口及其愈合情况、阴道口是否完全闭合等。

（二） 盆腔脏器脱垂检测

按照盆腔脏器脱垂定量（POP-Q）分度法，对受试者盆腔脏器脱垂程度进行量化（包括阴道前壁、后壁脱出、子宫脱垂），分为0～Ⅳ度，详见下表（表7-9、表7-10）所示。

表7-9 盆腔脏器脱垂评估指示点（POP-Q）

指示点	内容描述	范围（cm）
Aa	距处女膜3cm 的阴道前壁处	-3，+3
Ba	阴道前壁脱出离处女膜最远处	-3，+TVL
C	宫颈或子宫切除的阴道残端	±TVL
D	后穹隆	±TVL 或空缺
Ap	距处女膜3cm 的阴道后壁	-3，+3
Bp	阴道后壁脱出离处女膜最远处	-3，+TVL
GH	生殖道缝隙（mid-urethra to PB）	No limit
PB	会阴体（PB to mid-anus）	No limit
TVL	阴道总长度	No limit

表7-10 盆腔脏器脱垂（POP-Q）分度

分度	内容
0	没有脱垂。Aa，Ap，Ba，Bp，都是-3cm。C 点在 TVL 和-（TVL-2cm）之间
Ⅰ	脱垂最远处在处女膜内，距离处女膜>1cm
Ⅱ	脱垂最远处在处女膜边缘1cm 内，不论在处女膜内还是外
Ⅲ	脱垂最远处在处女膜外，距离处女膜边缘>1cm，但<+（TVL-2cm）
Ⅳ	阴道完全或几乎完全脱垂。脱垂最远处≥+（TVL-2cm）

（三） 盆底肌功能评定

盆底肌功能评定包括盆底肌肌力检查和低频电诊断检查。盆底肌肌力检查从盆底肌力、肌肉收缩强度、收缩时间及疲劳度、重复收缩能力及快速收缩次数、阴道收缩压等方面进行评估。低频电诊断检查包括肌电图、神经传导速度和诱发电位。

1. 盆底肌肌力检查

（1）机测肌力 用 PHENIX 系列神经肌肉刺激治疗仪，将涂抹润滑导电膏的盆底肌肉治疗探头放于产妇阴道（同治疗方法），获得盆底Ⅰ、Ⅱ类肌纤维肌电图和疲劳度，测量盆底肌收缩强度和耐力。

（2）手测肌力　用两个手指，钩挂于宫颈后穹隆，与盆底深层肌肉接触，采用 Oxford 评分法，评估整个盆底肌肌力。

（3）直肠测压　使用通路仪进行直肠测压评估盆底肌及辅助肌肉群的生理和功能状态。将压力感受器插入肛门内可以量化盆底肌肉的张力和收缩力。基于盆底肌的压力结果可以鉴别盆底肌功能的改变情况，并将其分为两类：高张力型和低张力型。

2. 低频电诊断检查　使用肌电图对 4 个时相进行记录和分析：①最初的基线相：患者静息时记录 60 秒钟以确定患者的基线。②快速收缩相：当患者进行 5 次快速盆底肌收缩时记录肌电活动。③张力性收缩和耐力相：盆底肌和腹肌收缩 10 秒钟，放松 10 秒钟，连续 5 个循环，记录肌电活动。④后静息相：患者收缩盆底肌后再次静息时记录 60 秒钟，评估最终基线。

（四）女性性功能障碍诊断

采用女性性欲低下、性交疼痛和产后性功能障碍诊断量化评分量表，进行问卷评分；同时进行阴道动态压力测量。根据问卷评分结果和阴道动态压测定结果做出诊断。

（五）排尿功能评定

（1）尿动力学检查　通过此检查可把尿失禁的症状用图和数字表现出来并为患者的痛苦提供病理生理的解释，临床上通过尿动力学的参数及图形可以对压力性尿失禁做出正确的客观分析判断，一是判断逼尿肌的排尿功能，二是通过腹部漏尿点压力或尿道压力描记测定了解尿道固有括约肌张力。尿失禁的分型鉴别主要依赖尿动力学检查。

（2）尿垫试验　在临床上主要用于诊断压力性尿失禁。在一定时间内（24 小时、48 小时等），被试者在主观抑制排尿的前提下，通过进行某些特定的运动后出现尿液漏出而造成尿垫重量增加，通过测量尿垫增加的重量，可以反映尿失禁的严重程度。临床中 1 小时尿垫试验较为方便常用。

（六）影像学评定

影像学评定主要有超声、X 线排便造影或膀胱造影、盆底 MRI 等。超声视野对于盆腔来说较小，分辨力对于盆腔深部软组织而言不足。盆底 MRI 检查有效克服了上述不足，对盆底解剖及功能状态可以通过它进行全面评价，在脱垂的类型及程度、缺损部位确定上，明显优于其他检查方法。

三、康复治疗

由于部分产后 PFD 呈自限性，预后相对较好，一般轻、中度的患者首选非手术治疗方案。目前非手术治疗包括生活方式干预性治疗、盆底康复、子宫托及药物治疗等。生活方式干预性治疗、子宫托及药物治疗等保守治疗方法存在局限性，有待改进。盆底康复是治疗和预防产后盆底功能障碍性疾病最有前景的方法，主要包括盆底肌肉锻炼、功能性电刺激和生物反馈疗法，下面对几种相关疗法简介一下。

（一）盆底康复

盆底肌康复是一种非侵入性治疗模式，涉及诸多康复治疗内容，如调整和训练盆底肌肉和功能上相关肌肉的力量和耐力、生物反馈、电刺激以及认知行为治疗。根据患者盆底肌肉评价结果定制个体化治疗方案。每隔一周进行8～10组训练，并根据患者治疗表现给予适当家庭训练方案和生活方式的调整。

总体治疗方案包括以下方案的一种或多种：①孤立辅助肌群训练；②增强盆底肌收缩意识训练；③盆底肌力量性训练；④盆底肌耐力性训练；⑤下调盆底肌肉张力训练；⑥盆底肌电刺激。采用个体化治疗原则：每个患者的盆底损伤情况不同，初始肌肉收缩能力不同，个人学习能力不同，应根据个体情况制定个体治疗方案，具体治疗如下：

1. 运动疗法

（1）凯格尔盆底康复锻炼（Kegel excise） 是指患者有意识地对耻骨—尾骨肌群，即肛提肌群进行自主性收缩锻炼，以增加尿道、阴道、肛门的阻力，增加尿控能力，提高阴道"吞吮"力度。国内应用盆底肌锻炼法治疗女性尿失禁较多，在子宫、膀胱、直肠脱垂和阴道紧缩度降低等方面应用较少。让患者主动做缩紧肛门的动作，每次收缩不少于3秒，然后放松。每次连续做15～30分钟，每日进行2～3次；或每日做150～300次，6周为一个疗程。盆底肌康复锻炼要注意强度、速率、持续时间、重复性、疲劳度。

（2）阴道康复器治疗 患者取蹲或卧姿势，开始选一个重20g（1号）外涂专用润滑导电膏的阴道康复器，圆头朝上放入阴道，直至一个指头深度，要求患者直立行走，配合凯格尔盆底康复锻炼方法，每天锻炼一次。直至阴道康复器在阴道内保持10～20分钟不从阴道中脱出，逐渐增加阴道康复器质量，直至68g（5号）。

（3）盆底生物反馈治疗 通过肌电图、压力曲线或其他形式，把肌肉活动的信息转化为视听信号反馈给患者，指导患者进行正确的、自主的盆底肌肉收缩训练。生物反馈盆底肌训练是治疗产后压力性尿失禁及围绝经期压力性尿失禁的有效方法，尤其是对产后压力性尿失禁。

2. 物理因子疗法 盆底肌肉电刺激治疗较早应用于盆底肌肉萎缩以及损伤的防治，我国应用电刺激治疗产后PFD亦效果显著。采用专用于盆底肌评估和治疗的无创生物反馈治疗仪器，进行生物电兴奋治疗。通过放置在阴道内的电极，传送不同强度的电流，刺激盆底肌肉和神经，使盆底肌收缩强度和弹性增强。电刺激频率、脉宽、每次治疗时间和疗程总时间、每次电刺激时间和休息时间等参数的设置，因人而异，遵循个体化原则。

（二） 中医康复方法

（1）中药治疗 中医认为，妇女产后盆底肌张力下降，且逐渐进展为尿失禁、子宫脱垂等盆底疾病皆由气虚所致，多因素体虚弱、中气不足、无力系胞；或因产时损伤胞络、肾气虚而摄纳无权，失于固摄所致。治宜用补中益气汤加减，以升阳举陷，补肾益精，调和冲任，益气养血。补中益气汤由黄芪、人参、白术、升麻、炙甘草、陈皮、柴胡、当归八味药组成。

（2）针灸治疗 选穴以百会、关元、子宫穴、足三里、三阴交、会阳为主。百会穴为督脉穴，督脉为阳脉之海，主一身之阳气，故针灸百会穴具有提升阳气、固脱举陷的作用；关元为足三阴与任脉交会穴，为补阳、补气之要穴，针刺此穴可固摄下元；子宫穴乃经外奇穴，可疏调子宫气血；会阳穴为膀胱经穴位，具有疏调腰肾、温阳利水的功效，有效调节脏器虚弱，同时针灸会阳穴能够改善膀胱机能，提高膀胱收缩功能。

（3）传统功法 根据女性盆底肌功能障碍的病机，可以健身气功中的摆臀为主进行治疗，即通过反复摆臀和臀部旋转动作，以尾椎带动脊柱再带动四肢运动，配合盆底肌肉有规律的收缩和舒张，采用提肛逆腹式呼吸锻炼盆底肌肉群，对脊柱及内脏能起到按摩作用，有效缓解病情。

（三）认知行为疗法

当患者存在因提肛肌和盆底肌痉挛造成的二便失禁、慢性疼痛等问题时，可以为患者个人及其伴侣设置各种心理辅导课，但这更多依赖于很好的患者-治疗师关系。